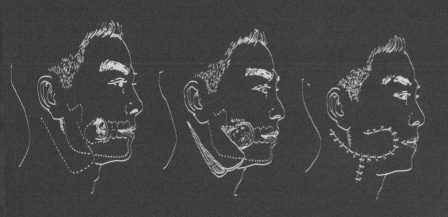

创面疑难修复病例教学与设计

Teaching and Design of Difficult Wound Repair Cases

名誉主编　夏照帆　付小兵　李　林

主　编　官　浩　吴　军　胡大海

西北大学出版社
·西安·

图书在版编目（CIP）数据

创面疑难修复病例教学与设计 / 官浩，吴军，胡大海
主编 . — 西安：西北大学出版社，2022.7
ISBN 978-7-5604-4960-9

Ⅰ . ①创… Ⅱ . ①官… ②吴… ③胡… Ⅲ . ①创伤
外科学—修复术—教学研究 Ⅳ . ① R64

中国版本图书馆 CIP 数据核字（2022）第 120813 号

创面疑难修复病例教学与设计

CHUANGMIAN YINAN XIUFU BINGLI JIAOXUE YU SHEJI

主　　编	官　浩　吴　军　胡大海	
出版发行	西北大学出版社	
地　　址	西安市太白北路 229 号	
邮　　编	710069	
电　　话	029-88303310	
网　　址	http://nwupress.nwu.edu.cn	
E － mail	xdpress@nwu.edu.cn	
经　　销	全国新华书店	
印　　装	陕西龙山海天艺术印务有限公司	
开　　本	880 毫米 × 1230 毫米　1/16	
印　　张	21	
字　　数	530 千字	
版　　次	2022 年 7 月第 1 版　2022 年 7 月第 1 次印刷	
书　　号	ISBN 978-7-5604-4960-9	
定　　价	150.00 元	

本版图书如有印装质量问题，请拨打 029-88302966 予以调换。

编委会

名誉主编　夏照帆　院士　海军军医大学第一附属医院（上海长海医院）

　　　　　　付小兵　院士　解放军总医院创伤修复与组织再生重点实验室

　　　　　　李　林　院长　空军军医大学第一附属医院（西京医院）

主　　编　官　浩　空军军医大学第一附属医院（西京医院）烧伤与皮肤外科

　　　　　　吴　军　深圳市第二人民医院（深圳大学第一附属医院）烧伤整形科

　　　　　　胡大海　空军军医大学第一附属医院（西京医院）烧伤与皮肤外科

副 主 编　吕国忠　江南大学附属医院烧创伤诊疗中心

　　　　　　罗高兴　陆军军医大学第一附属医院（西南医院）烧伤科

　　　　　　沈余明　北京积水潭医院烧伤科

　　　　　　张　逸　南通大学附属医院烧伤整形科

　　　　　　何　飞　西北大学公共管理学院

　　　　　　陶　克　空军军医大学第一附属医院（西京医院）烧伤与皮肤外科

　　　　　　赵　冉　山东第一医科大学附属省立医院（山东省立医院）烧伤整形科

编　　者（以姓氏笔画为序）

　　　　　　丁　伟　皖南医学院第一附属医院（弋矶山医院）烧伤整形科

　　　　　　于　铭　空军军医大学第一附属医院（西京医院）超声医学科

　　　　　　王　爽　天津市第一中心医院整形与烧伤外科

　　　　　　王　磊　南通大学附属医院烧伤整形科

　　　　　　王一兵　山东第一医科大学第一附属医院

　　　　　　王达利　遵义医科大学附属医院烧伤整形外科

　　　　　　王运帷　空军军医大学第一附属医院（西京医院）烧伤与皮肤外科

王德盛　空军军医大学第一附属医院（西京医院）肝胆外科

计　鹏　空军军医大学第一附属医院（西京医院）烧伤与皮肤外科

田　举　中山市人民医院烧伤整形美容科

吕大伦　皖南医学院第一附属医院（弋矶山医院）烧伤整形科

吕国忠　江南大学附属医院烧创伤诊疗中心

朱雄翔　南方医科大学深圳医院整形美容烧伤外科

乔先明　北京艾美丽医疗美容门诊部整形外科

向胜涛　西安市兵器工业五二一医院手外二科

刘　洋　空军军医大学第一附属医院（西京医院）烧伤与皮肤外科

刘　琰　上海交通大学医学院附属瑞金医院灼伤整形科

孙炳伟　苏州市立医院（南京医科大学附属苏州医院）烧伤整形科

李　罡　暨南大学附属广州红十字会医院烧伤整形科

李小兵　天津市第一中心医院整形与烧伤外科

李少珲　空军军医大学第一附属医院（西京医院）烧伤与皮肤外科

李孝建　暨南大学附属广州红十字会医院烧伤整形科

杨桂涛　空军军医大学第一附属医院（西京医院）临床技能培训中心

肖厚安　西安市第九医院（西安交通大学医学院附属西安市第九医院）烧伤整形美容科

吴　军　深圳市第二人民医院（深圳大学第一附属医院）烧伤整形科

何　飞　西北大学公共管理学院

佟　琳　空军军医大学第一附属医院（西京医院）烧伤与皮肤外科

沈余明　北京积水潭医院烧伤科

张　月　空军军医大学第一附属医院（西京医院）烧伤与皮肤外科

张　浩　空军军医大学第一附属医院（西京医院）烧伤与皮肤外科

张　逸　南通大学附属医院烧伤整形科

张　勤　上海交通大学医学院附属瑞金医院灼伤整形科

张万锋　汉中市中心医院烧伤与创面修复科

张万福　空军军医大学第一附属医院（西京医院）烧伤与皮肤外科

张丕红　中南大学湘雅医院烧伤整形科

张劲松　空军军医大学第一附属医院（西京医院）放射诊断科

张清荣　南通大学附属医院烧伤整形科

陈　阳　空军军医大学第一附属医院（西京医院）烧伤与皮肤外科

陈大志　贵州省人民医院烧伤整形科

陈向军　中国人民解放军联勤保障部队第九六九医院烧伤整形科

罗高兴　陆军军医大学第一附属医院（西南医院）烧伤科

周　琴　空军军医大学第一附属医院（西京医院）烧伤与皮肤外科

周小茜　西安市第九医院（西安交通大学医学院附属西安市第九医院）烧伤整
　　　　形美容科

郑德义　贵州省人民医院烧伤整形科

官　浩　空军军医大学第一附属医院（西京医院）烧伤与皮肤外科

赵　冉　山东第一医科大学附属省立医院（山东省立医院）烧伤整形科

胡大海　空军军医大学第一附属医院（西京医院）烧伤与皮肤外科

胡晓龙　空军军医大学第一附属医院（西京医院）烧伤与皮肤外科

段维勋　空军军医大学第一附属医院（西京医院）心血管外科

姚尚圣　深圳市第二人民医院（深圳大学第一附属医院）烧伤整形科

袁志强　陆军军医大学第一附属医院（西南医院）烧伤科

聂开瑜　遵义医科大学附属医院烧伤整形外科

原　博　上海交通大学医学院附属瑞金医院灼伤整形科

高秋芳　汉中市中心医院烧伤与创面修复科

郭在文　苏州市立医院（南京医科大学附属苏州医院）烧伤整形科

席云峰　榆林市第一医院（延安大学第二附属医院）烧伤整形与皮肤外科

陶　克　空军军医大学第一附属医院（西京医院）烧伤与皮肤外科

曹　鹏　宁夏医科大学总医院烧伤整形美容科

崔　旭　中南大学湘雅医院烧伤整形科

葛　亮　中国人民解放军联勤保障部队第九六九医院烧伤整形科

蒋丽媛　西安市第九医院（西安交通大学医学院附属西安市第九医院）烧伤整
　　　　形美容科

韩　飞　空军军医大学第一附属医院（西京医院）烧伤与皮肤外科

韩　夫　空军军医大学第一附属医院（西京医院）烧伤与皮肤外科

韩军涛　空军军医大学第一附属医院（西京医院）烧伤与皮肤外科

韩春茂　浙江大学医学院附属第二医院烧伤科

程　琳　北京积水潭医院烧伤科

程　飚　解放军南部战区总医院烧伤整形科
舒　斌　中山大学附属第一医院烧伤与创面修复科
魏在荣　遵义医科大学附属医院烧伤整形外科
秘　书　曹　鹏　李少珲

序
Preface

　　创面修复作为烧伤外科最重要的内容之一，是学科 60 多年发展过程中，高度重视和大力发展的方向之一。创面修复及相关学术内容也是历次中华医学会烧伤外科学分会的各种学术交流活动中，最为活跃的板块之一。随着学科的发展和壮大，创面修复因涉及解剖部位多，需要的跨学科技术繁杂，对医生综合素质要求高等特点，成为本学科医生学习的重点和难点内容。

　　中华医学会烧伤外科学分会一直以来十分重视创面修复及其相关新技术、新产品、新理念，同时为了规范学科发展过程中的标准化问题，分会将学科的教学内容提到了前所未有的高度，并于 2019 年中在广东珠海举办了首届烧伤外科学青年医师授课大赛。大赛之后，分会达成了比较一致的共识：烧伤外科需要规范、标准、有创造力的教师，才能培养出规范、标准、有创造力的学生；教学行为的水平关乎学科未来。据此出版了《烧伤外科教学设计与实践》。之后，分会于 2020 年为了推广创面修复关键技，又举办了全国疑、难、险、重、危创面修复病例大赛，并组织相关专家编写了《创面疑难修复病例教学与设计》。

　　系列教学书籍的出版，凸显了分会除了发挥学术引领作用外，还高度重视和强调规范化、标准化的教学。相信，《创面疑难修复病例教学与设计》一书的出版，一定可以为学科的青年人才学习创面修复技术，提供有力的帮助。也能在加深学科内涵建设的同时，扩大学科的外延，并为与其他学科的交叉融合发挥重要的桥梁纽带作用。同时，期望本套教学用书能在未来学科系统培养高质量、规范化人才的过程中，发挥更大的作用。

中国工程院院士

近年来，随着社会的发展、科学技术的进步、公共卫生与预防救援体系不断的完善，以伤为特征的伤害性疾病谱发生了显著变化。这些变化给烧伤外科带来了一定的问题和挑战，如：烧伤总体发生率呈下降趋势和大面积烧伤患者所占比例减少，能够治疗烧伤的单位数量增加，烧伤患者分流及烧伤救治队伍需要进一步稳定，等等。这些客观的变化和现实问题，使烧伤学科发展面临巨大的挑战。为了应对这一挑战，几年前我曾经提出"战时治烧伤，平时治创面"的烧伤学科转型发展思路。2019年12月3日，国家卫生健康委员会办公厅在发布《国家卫生健康委办公厅关于加强体表慢性难愈合创面（溃疡）诊疗管理工作的通知》（国卫办医函〔2019〕865号）的同时，还发布了《医疗机构创面修复科基本标准》和《创面修复科临床医师、护士基本技能要求》两个指导性文件，这标志着我国在国家层面认可的创面修复科学科体系建设正式开始，也在一定程度上为烧伤学科今后发展指明了方向。

创面修复科是应对我国创伤、烧伤和创面修复等领域疾病谱变化而产生的一个新的三级学科。由于创面修复过程中往往涉及多系统、跨学科、强整合等问题，如何在修复过程中快速掌握相关学科群的基础知识与关键技术，如何将相关学科群的技术应用到创面修复中，是学科转型中各级医生必须面对的问题。因此，对于可以用于创面修复的相关学科群的基础知识、关键技术进行了解十分重要。为此，该领域迫切需要一本直观、详尽、实用的教学专著以供学习和参考。

中华医学会烧伤外科学分会于2020年学术年会时启动了全国疑、难、险、重、危创面修复大赛。大赛最终评出的优秀作品，救治病例修复的难度、手术技巧、学科交叉深度等都具有一定的代表性。本书主编作为大赛的组织、策划、实施者，以大赛病例为蓝本，以病例实践为载体，以创面修复疑难病例技术为主线，将学科融合、技术交叉的理念普及到临床实践中，由此编著了《创面疑难修复病例教学与设计》这本专著。

本书既能满足烧伤整形、创面修复外科初、中级医生正确实施手术的要求，又能成为高年资外科医生临床工作的参考资料，还可以作为医学院校学生的重要参考书。相信《创面疑难修复病例教学与设计》的出版，对推动创面修复理念乃至创面修复学科的发展必将起到一定作用。

中国工程院院士
中华医学会组织修复与再生分会主任委员

　　中国人民解放军空军军医大学（第四军医大学）是一所培养高、中层次医学专业人才的全国重点大学，建校以来，先后培养了9万余名高素质医学人才。诞生于抗日战争烽火中的空军军医大学第一附属医院（西京医院），历经数十载建设发展，先后创造了多项国内外"第一"或"唯一"医学成就，在国内外产生重大影响。医院高度重视战创伤的救治教学体系建设，烧伤与皮肤外科作为战创伤救治体系的关键构成学科，先后涌现出汪良能、钟德才、鲁开化、陈壁、胡大海等一批烧伤、整形、创伤、创面修复外科领域的卓越专家。1960年，在著名烧伤整形专家汪良能教授主持下，成功救治的烧伤总面积98%、Ⅲ度烧伤面积68%并合并严重败血症垂危患者蒙景珍，成为当时世界上救治成功的烧伤面积最大的病例。经过几代人的艰苦奋斗，学科不断发展壮大，逐渐发展为在烧创伤危重患者救治、显微外科修复重建、瘢痕畸形修复、体表器官再造、皮肤整形美容、慢性复杂创面综合治疗、功能康复等专业领域领先及特色突出的全军烧伤中心。

　　随着时代的发展，学科面临着疾病谱的变化带来的挑战。烧伤外科充分整合技术优势，逐步涵盖创面修复外科相关领域，并不断在疑、难、险、重、危病例上实现技术突破。如何将技术传承下去，如何将个性化的治疗标准化，是本书编者思考的方向之一，这也恰恰契合了当代教学理念。

本书依托中华医学会烧伤外科学分会全国疑难病例教学大赛为基础，组织全国28个中心的66位专家，历时两年撰写而成。内容聚焦创面修复教学，以修复技术为主线，以疑难病例为载体，以引导提高为目的，以专家点评为前沿，是一本适合各个层次创面修复教学、教辅、提高的工具书。本书也是一本汇集名院、名医、名科，全景展示创面修复教学的"桌边书""枕边书"。

实践永无止境，创新永无止境。衷心希望本书可以助力破解新形势下影响和制约学科发展的关键问题、难点问题，为创面修复外科乃至战创伤救治做出更大的贡献。

李林

空军军医大学第一附属医院（西京医院）　院长

目 录
Contents

第一章 绪 论

官 浩 吴 军 胡大海 何 飞

2019 年，在夏照帆院士、付小兵院士的关心下，中华医学会烧伤外科学分会在广东珠海举办了首届烧伤外科学青年医师授课大赛。大赛之后，笔者作为大赛的主创人员会同分会相关创意、组织人员进行了深入探讨。通过讨论，大家达成了较为一致的共识：学科需要规范、标准、有创造力的教师，来培养规范、标准、有创造力的学生，教学行为的水平关乎学科未来。据此，分会组织大赛参赛选手和指导老师，历时一年编写出版了第一本烧伤教学类书籍——《烧伤外科教学设计与实践》。该书以五年制教材为蓝本，以《黎鳌烧伤治疗学》为拓展，为青年医师进行教学活动或者学习烧伤基础知识提供了一种新的基于经典书籍的参考路径。

近年来随着社会的发展，科学技术的进步，卫生预防救援治疗体系的不断完善，生产生活防护知识、技能、设施的不断升级，以创伤为特征的伤害性疾病谱发生了巨大的变化。这一变化给烧伤外科带来了一定的问题和挑战，如烧伤总体发生率下降和大面积患者所占比例减少，能够治疗烧伤的单位的数量增加，烧伤患者分流以及烧伤救治队伍需要进一步稳定等。这些客观环境和条件的变化，作为一个现实问题和挑战，摆在了烧伤外科从业者的面前。各地区烧伤中心（科）相继为适应这一现实问题和挑战，做了各种尝试。学术交流方面，中华医学会烧伤外科学分会积极开拓，勇于进取，在发挥学术引领、学术推广的同时，在学术交流中逐步增大创面修复与重建的权重并逐步将创面修复与重建纳入学科发展的主赛道中。数据显示，近 5 年来，年会创面修复与重建方向投稿数量逐年增加，近 3 年高居榜首。本学科核心学术杂志《中华烧伤杂志》改名为《中华烧伤与创面修复杂志》，进一步突出学科发展中烧伤与修复双特色；学科发展理论上推出了交叉融合，创新发展的思路，提出"一个中国，一个标准"的发展标准，指出了"平时治疗创面，战时治疗烧伤"的发展道路；组织架构（结构）逐步出现了烧伤与创面修复外科协调发展的思路；政策上出台了《关于加强体表慢性难愈合创面(溃疡)诊疗管理工作的通知》(国卫办医函 [2019]865号) 指引性文件。基于但不限于上述尝试，中华医学会烧伤外科学分会于 2020 年年会启动了全国疑、难、险、重、危创面修复大赛。大赛通过初赛、全国五大赛区预赛、决赛三个阶段，最终评出 10 件优秀作品。上述作品，无论是病例救治修复难度、手术技巧，还是学科交叉深度都具有显著的代表性。我们以大赛病例为蓝本，启动了本书的撰写，旨在以技术为主线，以病例实践为载体，将学科融合、技术交叉的理念逐步普及临床实践中。通过对本书的学习，烧伤外科医师可以掌握一大部分创面修复外科的关键技术、交叉技术和卡脖子技术，从而推动创面修复和学科的进步与发展。

一、疾病谱变化

近年来国内以夏照帆院士、付小兵院士，中华医学会烧伤外科学分会前任主任委员柴家科教授、黄跃生教授、胡大海教授、吴军教授，现任主任委员吕国忠教授，候任主任委员罗高兴教授等多位专家对学科面临的疾病谱变化做了深入的和多个方向的调研，国内各个单位也根据疾病谱的变化做了各种尝试和实践。

2017 年由夏照帆院士牵头，中华医学会第八、第九届烧伤外科学分会委员参与，中华医学会烧伤外科学分会通过调取医院质量检测系统（Hospital Quality Monitoring System，HQMS）病案首页数据，对 2010 至 2016 年的 286 064 例烧伤住院病例进行了综合数据分析，形成了《中国烧伤年度报告 2010—2016》（图 1-1）。学会对该报告进行了综合性统计学分析研究，研究表明 2010 至 2016 年烧伤患者住院病例总数为 286 064 例，超过美国烧伤学会 10 年的病例总量 205 033 例，占全国所有住院患者的 0.22%。综述报告具体内容如下。

2016 年各省住院患者中烧伤患者比例分布：赣、桂、青、贵烧伤患者占比较高，沪、辽、京、津占比较低。2010—2016 流行病学特点如下。①年龄段比例分布：学龄前儿童烧伤占比高，退休老人占比较低。②年龄、性别分布： ≤ 4 岁患儿占 32.7%，患者平均年龄 28 岁；男性烧伤患者是女性的 2 倍，且男性烧伤患者占比呈现逐年下降趋势。③季节分布：夏季烧伤患者占比最多，冬季最少。④致伤原因分布：以热液烫伤（ > 50%）为主，火焰烧伤（ > 20%）次之，化学烧伤（ > 7%）第三。⑤烧伤患者致伤原因的年龄段分布：以儿童为主，火焰、化学、电、爆炸、冻伤以工作年龄成人为主。⑥烧伤患者体表烧伤面积分布：60% 全身体表面积（Total Body Surface Area，TBSA）的烧伤患者 < 10%，90%TBSA 的烧伤患者 < 40%。⑦烧伤患者体表烧伤面积的年龄分布：儿童烧伤以小面积为主，大面积烧伤主要是工作年龄成人，老年人一旦烧伤，容易发生大面积烧伤。⑧烧伤患者烧伤部位分布：下肢 > 头颈部 > 上肢 > 躯干 > 眼 > 手 > 足 > 呼吸道 > 臀及会阴部，眼部烧伤比例下降，而足部烧伤上升趋势明显。⑨烧伤患者中烧伤部位的年龄分布：臀及会阴部、躯干部烧伤主要发生在儿童，眼及呼吸道烧伤以工作年龄成人为主，老年人易烧伤部位是下肢和足。⑩烧伤患者住院天数：烧伤患者平均住院 15.7 天，合并吸入性损伤住院 30 天，电烧伤平均住院最久。⑪烧伤患者死亡比例：烧伤患者总体死亡比例 0.74%，合并吸入性损伤死亡比例 6.46%，火焰和爆炸造成的烧伤院内死亡比例较高。⑫烧伤患者住院费用：烧伤患者住院耗材费用占 24%，药费占 30%，操作费占 21%，手术费不到 7%。⑬不同致伤原因患者诊疗：爆炸和火焰导致的烧伤住院时间长，均次费用数额大，死亡比例高。⑭不同烧伤面积患者诊疗：随着烧伤面积的增加，人均住院日、人均费用、院内死亡比例均增加。⑮不同烧伤部位患者诊疗：

呼吸道烧伤患者平均住院时长 29 天，院内死亡比例 6.46%。⑯烧伤主要的合并症：烧伤合并癫痫比例 0.78%，因精神疾病导致的烧伤应予以重视。⑰烧伤主要的并发症：烧伤并发症中除了感染外，烧伤后休克所占的比例最高，达 2.81%。烧伤所致感染以呼吸道感染发病率最高。

2010 至 2012 年间由于与 HQMS 对接的医院数量较少，且数据样本量较小，因此烧伤发病率的统计数据从 2013 年开始分析。调查数据显示，烧伤患者住院比例 2013 年为 0.24%，2014 年为 0.23%，2015 年为 0.22%，2016 年为 0.21%。因与 HQMS 对接的医院数量逐年增加，住院患者病例总数量逐年增加，但烧伤住院患者病例数量整体保持稳定，因此体现为烧伤住院患者占总入院患者比例下降，证明烧伤的发病率呈逐年下降趋势。从《中国烧伤年度报告 2010—2016》提供的烧伤总面积统计数据来看，烧伤总面积从 0.1%TBSA 到 100.0%TBSA 不同年份之间的比

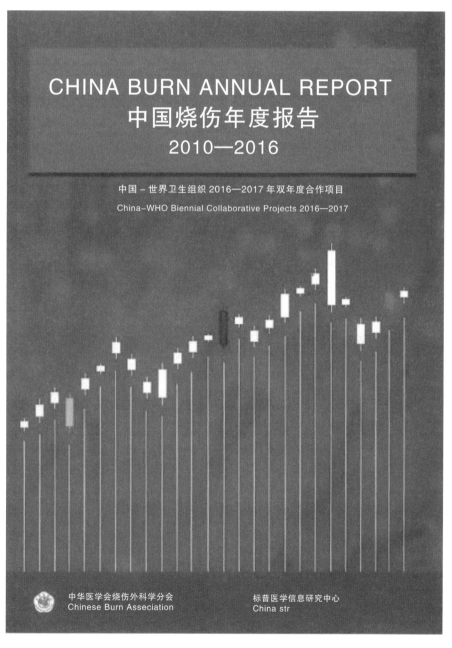

图 1-1 中国烧伤年度报告 2010—2016

例基本上没有变化，稳定在一个相对恒定的水平，但严重特大面积烧伤患者比例显著降低。以烧伤总面积50%~59.9% TBSA 患者为例，2013、2014、2015 和 2016 年分别为 1.41%、1.39%、1.21% 和 1.23%。

国内另一个横断面调查结果显示，我国烧伤年发生率为 0.2%~0.4%。此外，分会近年来调查的一些烧伤中心的资料显示，除极少数烧伤中心外，多数单位约 50% 的门诊患者和 30%~50% 的住院患者并不是烧伤患者，而是其他原因导致创面、伤口的患者。这些数据均提示，我国烧伤总体发生率呈下降或相对平稳势态。不难看出，随着社会发展和国家对烧创伤及意外伤害事故防控力度的不断加强，烧伤的发生率会进一步下降，且在发达国家这一变化趋势已经凸显。

1998 年付小兵院士通过对国内多个单位的流行病学调查发现：与近年来烧伤总体发生率呈下降趋势相比，我国创面的发生率却呈上升趋势。除创伤、烧伤和感染导致的创面外，由糖尿病、代谢性疾病、老年性疾病和肿瘤等导致的创面逐渐增多，形成了我国创面流行病学新的特征。资料显示，全球慢性创面患病率为 1%~3%。而我国每年需要进行创面（包括各种手术切口、窦道）治疗的患者在 1 亿人次左右，其中严重的体表难愈性创面患者在 3000 万人次左右。相关统计表明，至 2016 年底，我国 60 岁以上老年人为 2.3 亿，而 65 岁以上的老年人已达 1.5 亿。随着我国人口老龄化趋势加快，与之相关的慢性难愈性创面发生率还会进一步增加。另外，从创面病因的构成比来看，1998 年导致我国创面形成的主要病因是创伤、烧伤和感染，占 67.5%；而糖尿病足创面仅 4.99%。2008 年，付小兵院士在 10 年后进行的第 2 次创面流行病学研究结果显示，由创伤、烧伤和感染导致的创面由 1998 年的 67.5% 下降至 22.8%，其中男性为 26.4%、女性为 19.2%；而糖尿病足创面所占的比例则由 1998 年的 4.9% 上升至 2008 年的 33.39%，其中男性为 31.3%、女性为 35.3%。由此付小兵院士指出：创面发生率的增加和病因学的变化，使创面治疗成为中国创伤、烧伤医学的一个重点领域和新的增长点。

付院士也指出：创面是最古老的疾病形式之一，既司空见惯，又久治不愈，多年来一直没有引起人们的高度重视，是一个长期没有解决的老问题。近年来随着社会发展，人民生活水平的不断提高和对高质量生活品质的追求，高水平的创面治疗效果已经成为患者追求的目标。同时，创面治疗需要专业化的队伍，而烧伤学科本身治疗创面的特色使其成为治疗各种复杂难愈性创面的重要力量。因此，在平时没有大量烧伤患者的情况下，烧伤科把慢性难愈性创面治疗作为日常工作的重要内容既是烧伤流行病学变化导致学科转型和发展的需要，也是烧伤学科领域拓展和生存之机。这可能是初期"战时治疗烧伤，平时治疗创面"的表述方式。

黄跃生教授也指出：疾病谱变化给烧伤医学工作者带来了疑问，即在烧伤患者人数日减的情况下，烧伤学科如何发展？烧伤救治力量如何保存？烧伤医师如何生存？要解决上述问题，需要从烧伤学科进一步优化、转型与拓展等方面考虑。学科优化，需要从进一步加强烧伤学科内涵建设、优化烧伤救治流程网络化救治体系，培养高水平的烧伤医学专家，深入研究烧伤救治中仍然没有解决的关键科学问题和技术难题，进一步降低大面积和重症烧伤患者的病死率与提高后期康复率等入手，这是学科内涵发展之必需。烧伤学科与整形学科以前基本上是一体的，后来才逐步分开，但仍然有部分联合在一起。在烧伤学科转型与功能拓展等方面，尽管可与整形学科再次联合，但由于整形学科本身近年来发展势态良好，同时整形与美容学科本身也存在内涵发展和学科优化等问题，所以扩展空间不大。而创面治疗，特别是慢性难愈性创面作为许多损伤和疾病的共同特点，我国还缺乏专门的治疗专科，许多创面患者分散在相关的多个科室接受治疗。复杂创面发生机制复杂、治疗难度大、治愈率低，这就为烧伤学科发展提供了机遇。

二、适应疾病谱变化的有益尝试和积极探索

2018年付小兵院士引用夏照帆院士的流调数据撰文：《战时治烧伤，平时治创面：有关烧伤学科发展的一点思考》。该观点基于学科面临的疾病谱变化问题，提出了学科转型和学科发展的新理论体系。付小兵院士指出："我们在了解烧伤发展历史和前辈们取得的辉煌成就的同时，也应该看到烧伤学科目前面临的问题和挑战，如烧伤总体发生率下降和大面积烧伤患者所占比例减少，能够治疗烧伤的单位增加与患者分流以及烧伤救治队伍需要进一步稳定等。"面对这些新的问题和挑战，付小兵院士提出对烧伤学科转型发展的思考，即"战时治疗烧伤，平时治疗创面"。付院士对"战时"和"平时"也做了进一步的解读。所谓"战时"，并非仅限定在战争本身，而是泛指战争、地区冲突、恐怖袭击和突发的重大群体公共卫生事件、重大的自然灾害和重大特勤任务保障等。而"平时"则指除以上提及的事件以外的其他时期。由此，付院士指出：所谓"战时治疗烧伤，平时治疗创面"指在出现群体和重大烧伤事件时，我们的烧伤学科医务工作者要能够冲得上、救得下，使患者零死亡或少死亡、康复快。而在长时间没有重大和群体烧伤事件的平时，我们强大的烧伤救治力量能干什么？烧伤学科应该利用其在人才、学术、技术和设备上的优势，把创伤，特别是各种复杂难治性创面治疗等工作作为日常工作的重要部分。

中华医学会烧伤外科学分会前任主任委员黄跃生教授指出："付小兵院士在2000年左右，曾提出烧伤科应该拓展治疗范围，把体表慢性难愈性创面作为新的治疗领域的理念，但是部分专家认为这存在弱化烧伤学科的可能。现在的实践证明，当时提出这一想法，不是在弱化烧伤学科，而是在进一步强化烧伤学科功能的同时，针对烧伤流行病学变化为烧伤学科的生存和发展寻找一条新的路径，是学科发展到一定阶段的必然。2014年对69个三级甲等医院已经命名的创面治疗中心和（或）创面治疗专科进行的有关创面治疗中心和（或）创面治疗专科来源的调查显示：大约2/3，即46个创面治疗中心和（或）创面治疗专科来源于烧伤专科中独立成立的慢性难愈性创面治疗专科或病区，说明这些烧伤中心已经意识到烧伤流行病学变化对烧伤学科带来了新的要求，并开始了学科转型，同时也表明烧伤科正在成为各种体表慢性难愈性创面治疗的主体。最近统计了76个新成立的创面治疗中心建设情况，57个由中国医师协会创伤外科医师分会创面治疗专科建设1239行动计划挂牌，其中40个来源于烧伤科或烧伤整形科，占52.63%，进一步说明了最近几年'战时治烧伤，平时治创面'的理念已经得到烧伤医学工作者的认同，广大烧伤科医务工作者已认识到学科转型、开展创面治疗对于烧伤学科生存和发展的

重要性、紧迫性。此外，把创伤早期救治与烧伤救治形成一个整体，形成一个以'创伤'为核心的大的学科，也是烧创伤学科整体发展的重要方向，近年来部分单位在这方面取得了很好的成绩，值得学习与推广。"

"战时治烧伤，平时治创面"的理念是烧伤外科生存、转型与发展的思路。同时，这一理念既是烧伤学科生存、转型与发展的需要，也是迎接我国人口老龄化挑战，解决老年相关慢性创面日益增多的救治需要。当然，烧伤科医师从事各种体表慢性难愈性创面治疗时，还要理顺管理体制，既要利用烧伤学科本身的学术技术优势，同时还需要进一步加强新知识、新技术的培训，进一步拓展相关专业理论与治疗技术。因为复杂难愈性创面的发生机制相当复杂，远远超出烧伤科医师本身的知识范围，如严重的糖尿病足，涉及内分泌、代谢、感染、骨、血管和神经等许多领域，整个治疗需要借鉴相关学科在创面治疗、代谢调控、血管成型等方面的学术技术优势，是需要多学科多专业医师共同处理的疾病，值得重视。

中华医学会烧伤外科学分会前任主任委员柴家科教授针对学科人才培养中的问题指出："烧伤专业人才还存在数量不足和分布不均衡的问题，国内大的烧伤中心与基层医院之间有较大差距，有的医院甚至没有专门的烧伤专业人才。烧伤为突发事件，重伤员常难以长途转运，现场及早救治至关重要，而对大面积深度烧伤患者，早期救治的不规范和不及时将严重影响救治成功率，并对患者预后、生活质量产生深远影响。"因此，高素质烧伤专业人才的培养仍十分重要和迫切。

中华医学会烧伤外科学分会前任主任委员黄跃生教授针对学科面临的问题还提出："创面治疗是烧伤转型发展的重要方向。随着烧伤患者的减少，如何保持和发展烧伤救治技术，保留和培养烧伤救治人才，是期待解决的问题。创面烧伤治疗永恒的主题，近年来各种慢性难愈性创面日益增多，利用烧伤学科治疗创面的优势，治疗各种慢性创面，是烧伤学科转型发展的重大机遇。"

中华医学会烧伤外科学分会前任主任委员胡大海教授针对学科面临的问题和挑战指出："烧伤外科学是一门古老而年轻的学科。随着科技进步、工业自动化和职业防护措施的不断完善，烧伤患者的数量出现了一定的减少，这对烧伤外科的学科发展提出了严峻的挑战。挑战往往伴随着机遇，如何在当今国内外医学科学发展进程中发现规律、把握未来发展趋势，将对我国烧伤外科的进一步发展产生深远的影响。"胡大海教授提出烧伤外科应该走"交叉融合，创新发展"的学科发展之路。进入21世纪，同许多临床学科一样，烧伤外科的发展也面临着巨大的困难和挑战，但同时也拥有无限的机遇。学科应该走"交叉融合，创新发展"的发展之路。通过"交叉融合"建立发展烧伤临床新技术；利用"交叉融合"拓展烧伤基础研究深度和广度；透过"交叉融合"促进烧伤"转化、整合、精准医学"发展。相信伴随着学科交叉融合的不断深入，随之而来的基础研究深度广度的拓展，以及转化医学、整合医学、精准医学等不断的发展，烧伤外科学这一古老而年轻的学科必将焕发出崭新的光彩。

三、创面修复学科的建立和发展道路

经过发展，上述理念最终升华为创面修复外科的新学科出现。基于但不限于以上思考和探索，在付小兵院士等专家的多方努力下，2019 年 12 月 3 日，国家卫生健康委办公厅出台文件《关于加强体表慢性难愈合创面（溃疡）诊疗管理工作的通知》（国卫办医函 [2019]865 号），同时，国家卫生健康委办公厅还发布了有关《医疗机构创面修复科基本标准》和《创面修复科临床医师、护士基本技能要求》两个指导性文件，标志着我国在国家层面认可的创面修复科体系建设正式拉开了序幕。文件要求有条件的医疗机构按照创面修复建设标准和医护人员基本技能要求，建立创面修复科。这些文件的出台，为建设创面修复科提供了基本遵循原则，更开启了创面修复学科建设的新时代。

创面修复，特别是疑、难、险、重、危患者的救治往往存在涉及科室多、涵盖技术广、要求手段多的特点。尤其是创面修复外科理念的提出，客观上使烧伤外科、创面修复外科医师面临的疑难复杂危重各科病例逐年增多，此类患者往往为非传统烧伤科疾病，涉及的病理过程更加复杂，涉及的修复过程更需要各种相关学科技术的支持。对于创面疑难病例的修复如何抽丝剥茧找到关键，如何在疾病谱发生巨大变化的情况下，尽快掌握疑难病例的相关修复技术是创面修复外科医师必须要走过的一段道路。本书正是根据这一现实需求，以技术为主线，以病例实践为载体，将学科融合、技术交叉的理念逐步渗透到临床实践中。通过对本书的学习，烧伤外科医师可以掌握一大部分创面修复中必需且实用的交叉技术、关键技术，为完美修复、完美重建、完美再造奠定基础。

四、以疾病为中心的多学科融合治疗模式，可能是未来学科面临的机遇和挑战

烧伤学科未来的发展趋势，在一段时间内可能还是烧伤外科、烧伤整形外科、创面修复科、皮肤外科、修复重建科等多种名称，多种形式并存的状态。学科内涵，特色建设的关键是学科治疗的疾病谱变化以及由此学科进行的转型和改革。长期以来烧伤学科主要特长方向之一是修复重建、再造、再生；学科涉及的解剖学范围包括皮肤、皮肤附属器、皮下软组织、血管、外周神经、皮下淋巴系统、骨软骨组织等；学科涉及内容包括休克、感染、营养、免疫、康复、器官损伤等。学科和皮肤科、整形科、美容外科、内分泌科、骨科、胸外科、普通外科、血管外科、心脏内科等多个学科均有不同程度的交叉。学科发展趋势中其救治目标既包括完美修复，也应该有完美重建、完美再造，其终极目标一定是完美再生。学科名称的改变可以赋予学科更多业务范围，然而学科现在和未来在面对更多非传统烧伤患者时，一定要掌握和了解更多的关键技术，从而提高整体救治能力。它山之石，可以攻玉。在相互了解的基础上进行疾病诊治，对于扩大学科救治范围和能力有着积极的意义。随着未来救治内涵和外延的扩大，学科治疗模式可能是以疾病为中心的多学科融合治疗模式，也就是以烧伤科为主导，协调多学科交叉融合，

从而使得原来很难治疗或者无法治疗的疾病得到良好的救治。这种变化也是适应国家医保支付大政策改革，紧跟疾病谱的变化，利用学科的特长，重视多学科交叉融合，达到学科创新发展的必要路径。

所以学科未来要和其他学科深度融合，利用本学科优势和特点，把学科建立成以疾病为中心的临床诊疗中心。除了治疗本学科涉及疾病外，还可为各科提供条件支撑，解决各科部分疑难复杂疾病，也可收容各科后期并发症患者，从而提升学科综合实力。通过整合多学科资源，紧密交叉发展，以特定疾病或者疾病特定阶段为中心建立诊疗服务新模式，将成为学科发展中的一种重要模式。通过以我为主、交叉融合的中心化建设可以打破学科间的壁垒，避免出现疾病交叉患者无科收治的窘境。有了具体负责科室，就可以融合医、药、护、技及营养、心理、康复等诸多专科医师，使患者获得规范化、个体化的治疗，还可增强学科间交流、促进学科间合作、提高临床诊治水平。当然，所有融合都是建立在相互了解的基础上，尤其是一些非学科传统的关键技术。本书正是聚焦这些问题，期望通过本书的出版能为学科的发展贡献微薄的力量。

参考文献

[1] 付小兵.战时治烧伤，平时治创面：有关烧伤学科发展的一点思考[J].中华烧伤杂志，2018, 34(07): 434-436.

[2] 黄跃生，付小兵，陆树良，等.有关烧伤科与创面修复科协调发展的思考[J].中华烧伤杂志，2020, 36(06): 411-414.

[3] 付小兵.构建一个创面治疗学科体系：中国特色创面治疗中心建设20年的回顾与展望[J].中华烧伤杂志，2018, 34(12): 859-863.

[4] 封占增，郑玉蓉，有传刚，等.中国烧伤医疗系统基本现状调查[J].中华烧伤杂志，2015, 31(05): 399-400.

[5] 胡大海，刘佳琦.交叉融合促创新发展：浅谈烧伤外科学发展面临的挑战与机遇[J].中华烧伤杂志，2016, 32(01): 19-22.

第二章

暂时异位寄养技术在电烧伤中的应用

扫码获取教学PPT

程　琳　沈余明

第一节　暂时异位寄养技术概述

一、历史及概念

暂时异位寄养技术于 1983 年由 Godina 第一次应用于一例手掌部大面积软组织缺损且创面严重污染的病例。他将患者的手指自完全裸露的掌骨切下后，异位移植在患者的腹股沟部位，后因患者髋关节活动引起血管吻合口撕裂，导致再植失败。1984 年，他再次应用这一技术处理一例左手离断、前臂伴有 14cm 节段性碾压伤的病例，他将左手临时寄养于右腋窝，九周后移回原位，获得成功。1986 年 Godina 在文献中报道了上述成功病例。至今，暂时异位寄养技术已经开展了 30 余年，陆续有几十篇文献报道了将离断的肢体或其他部位行异位寄养，利用这一技术挽救了很多离断肢体、器官，如断指、断臂、离断的阴茎等。

暂时异位寄养技术是针对特殊疑难的断肢所采取的一种挽救肢体的新方法，即肢体完全离断后，在断肢的近端伴有广泛的节段性损伤以致无法进行血管吻合或重要组织被破坏而无断肢再植条件时，将断肢清创后以最快、最简单的方法同自身其他部位动静脉吻合，暂时异位寄养成活。待全身情况好转，断肢近端血管和重要组织重建后，再将暂时异位寄养的断肢回植于原位，并修复血管、神经、肌腱、骨等重要组织。在一些文献中由于寄养后均回植原位，故也将暂时寄养等同于异位寄养。

二、适应证

目前适用暂时异位移植术的病例相对比较少，所以学者们对手术适应证进行了探讨。Graf 等提出外科医生遇到下列情况时，应考虑暂时异位移植：预计一期原位再植将引起大量组织坏死、感染和瘢痕愈合，影响功能；希望避免因广泛而彻底的清创术带来的组织缺损；希望保留离断肢体的有效长度。Graf 指出：在决定进行暂时异位再植之前，必须排除以下三点：①离断肢体无利用价值；②离断肢体适当短缩后可一期再植；③如果条件允许，断肢再植手术的同时，可进行软组织移植来保留肢体有效长度。综上所述，其适应证为：断肢近端毁损严重而远端相对完好；避免广泛彻底清创带来的节段性软组织缺损；希望保留离断肢体的有效长度。另外，当患者病情危重，如伴有危及生命的复合伤或创伤性休克或全身状态不能耐受长时间手术时，应选择暂时异位再植。

最近的一项截肢报告显示，2008—2012 年四年时间，共有断肢病例 3417 例，而再植的数量只有 631 例，剩余 2786 例病例的肢体均被丢弃，其原因可能是近端毁损，也有可能是全身情况差。我们有充分的理由相信，在这剩余的 2700 多例中，有一部分肢体符合异位种植的指征，可以通过二次再植来保肢。

三、异位寄养受区的选择

暂时寄养受区应具备以下条件：①受区血管解剖变异少，易于显露，手术方便；②在行二期回植手术时，受区血管允许寄养组织远端携带足够长的血管蒂，避免进行血管移植，而对供区影响较小；③受区必须有利于断肢的固定，对患者日常工作影响小；④应考虑患者的要求和手术可行性。Godina 等认为：胸背动脉是最方便的受区供血动脉，在不同节断分离胸背动脉，可获得与离断部位血管口径相匹配的血管。夕木健司等认为：在腋窝部暂时移植，限制了上肢的活动，造成患者日常生活的不便。他选择腹股沟作为受区，利用腹壁下动脉作为供血动脉，利用逆行翻转大隐静脉作为回流静脉。Chernofsky 和 Hallook 在他们的病例中也采用了和夕木健司一样的受区及供血动脉。Graf 等认为：腹股沟和腋窝所能提供的供血动脉蒂短，且影响日常生活；选择足背作受区利用足背动脉供血，可提供足够长度的血管蒂，但是患者穿鞋不便，而且只能在气候温和的地区使用。因此，他选择前臂作为供区。理由是：桡动脉行程长，管径大，易于切取；断肢（指）寄养于前臂，术后患者可自己对断肢（指）进行被动活动；且离断肢体寄养部位隐蔽，不会令患者感到尴尬（如阴茎）。国内多位学者报道以小腿为受区，将离断肢体与胫后动脉、静脉进行吻合。有文献总结了目前常见的异位寄养的部位，见图 2-1。

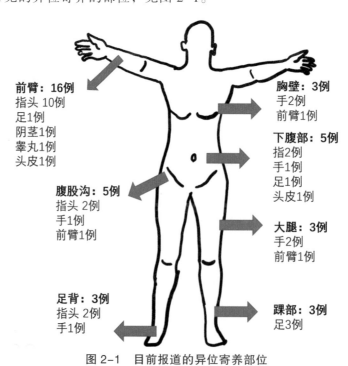

前臂：16 例
指头 10 例
足 1 例
阴茎 1 例
睾丸 1 例
头皮 1 例

胸壁：3 例
手 2 例
前臂 1 例

下腹部：5 例
指 2 例
手 1 例
足 1 例
头皮 1 例

腹股沟：5 例
指头 2 例
手 1 例
前臂 1 例

大腿：3 例
手 2 例
前臂 1 例

足背：3 例
指头 2 例
手 1 例

踝部：3 例
足 3 例

图 2-1　目前报道的异位寄养部位

（根据 Temporary ectopic implantation for salvaging amputated parts：a systematic review 加工）

四、异位寄养的时间

目前对于寄养组织回植的时间不同学者仍有争议。异位寄养的时间很大程度上取决于近端部位的伤口情况。Godina 等人作为先驱，将离断的肢体寄养于胸壁 66 天，建议较长时间寄养，有助于近端残端伤口愈合。但最近发表的报道支持早期回植。Graf 等认为延迟再植会导致关节僵硬和肌腱萎缩，不利于再植手术过程和术后康复。王江宁等 2006 年报道 2 例手再植，两只离断手分别异位寄养 319 天和 81 天，结果发现第 1 例回植时间长，功能恢复差。Higgins 建议在创面床允许的情况下，应尽早将断肢回植，较早的再植可使骨、肌腱、神经较早愈合，从而减轻患者残疾的程度，否则寄养时间过长会导致寄养相关关节出现僵硬以及肌肉挛缩，影响功能恢复。

五、离断肢体保存的研究进展

断肢再植的时限与肢体离断平面和环境因素等有关，一般而言常温下完全缺血 6 小时不会出现不可逆变化，因此常温再植时限一般不超过 6 小时。随着科技和社会发展，严重创伤尤其是高能创伤逐步增多，肢体离断发病率逐年升高。还有就是现代战争中肢体离断和毁损的情况也非常常见。但受制于救治条件，离体组织或离断肢体需要到有条件的医院才能再植，因此再植前的保存就成为再植能否成功的关键。单纯低温保存经济、简单、易操作，各种器官保存液和灌注液也都可以延长再植的时限，暂时异位寄养再回植也是保存断肢的一种办法。虽然再植肢体功能稍差，但能挽救许多无法一期再植的断肢。高压氧保存断肢仍处于实验阶段，还有一些不常用的方法也都取得了一定的断肢保存效果，但单一方法均或多或少存在一定局限性，因此能否将各种方法合理地联合应用，并与防治缺血再灌注损伤的措施结合，或许是将来影响断肢再植成功率的关键。

第二节　病例精析——左拇暂时异位寄养再植重建右拇在复杂四肢高压电烧伤创面修复与重建的应用

病例报告

患者男，39 岁，主因"高压电烧伤后 7 天"于 2020 年 1 月 18 日入院。7 天前（2020 年 1 月 11 日）患者工作中被 10kV 高压电烧伤，电接触烧伤双上肢、左胸部、左大腿、右足，现场无心搏骤停及意识丧失。在当地医院急诊行双上肢切开减张术。伤后 3 天行左肩部及左胸部切痂术，其余创面应用磺胺嘧啶银外用。为进一步治疗转入我院。

专科查体：创面共计约 15%，Ⅲ度～Ⅳ度烧伤，位于双上肢、左侧肩部、胸部、锁骨下及右足。右前臂切开减张口，腕部屈肌及肌腱坏死，右拇指、示指干性坏死，尺、桡动脉可触及搏动。左上臂及左前臂肢可见减张切口，渗出较多，减张口处肌肉呈熟肉样改变，腕部屈肌及肌腱坏死，左手掌尺侧干性坏死呈痂，可见掌骨及肌腱外露，左中指、环指干性坏死，左小指缺如，左桡动脉可触及搏动，尺动脉未触及搏动。左肩部、左胸部可见皮肤缺损，可见到肱骨头及锁骨部分外露，三角肌及胸大肌大部分坏死。右足血运良好，第一跖趾关节内侧可见Ⅲ度烧伤创面，深至关节（图2-2~2-5）。

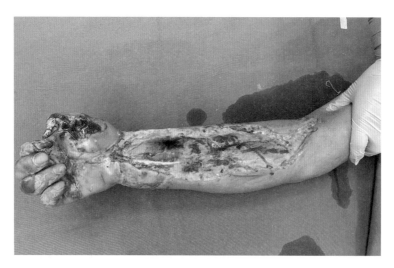

图 2-2　右前臂切开减张术后，腕部屈肌及肌腱坏死，右拇指、示指、手掌部分皮肤干性坏死

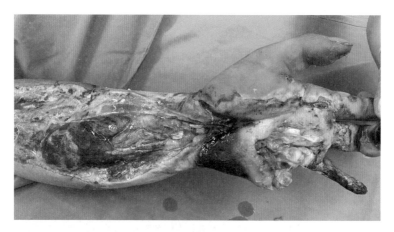

图 2-3　左手掌尺侧干性坏死呈痂，可见掌骨及肌腱外露，左中指、环指干性坏死，左小指缺如

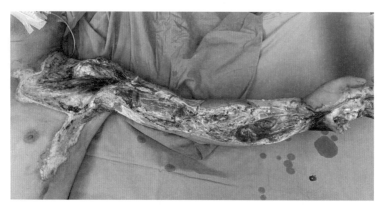

图 2-4　左上臂及左前臂可见减张切口，减张口处肌肉呈熟肉样改变，腕部屈肌及肌腱坏死，左肩部、左胸部可见皮肤缺损，可见到肱骨头及锁骨部分外露，三角肌及胸大肌大部分坏死

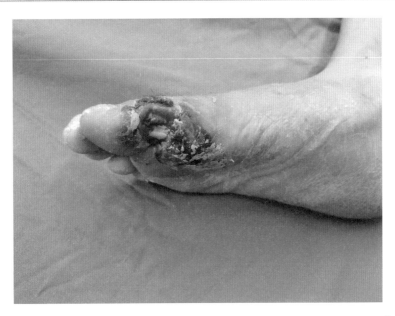

图 2-5　右足血运良好，第一跖趾关节内侧可见Ⅲ度烧伤创面，深至关节

诊疗经过

1. 第一次手术（入院后第 2 天）

将右前臂扩创去除坏死肌肉、肌腱及神经，截去坏死的右拇指、示指，创面应用游离背阔肌肌皮瓣移植术保肢，胸背动脉和桡动脉端侧吻合（图 2-6、2-7）。左胸部左上肢彻底清创去除坏死组织，为下一步保左上肢、左肩部及左胸部做准备。尤其左胸部锁骨下动脉暴露风险很高，做了有限的清创，清创后予以异种脱细胞真皮暂时覆盖（图 2-8）。

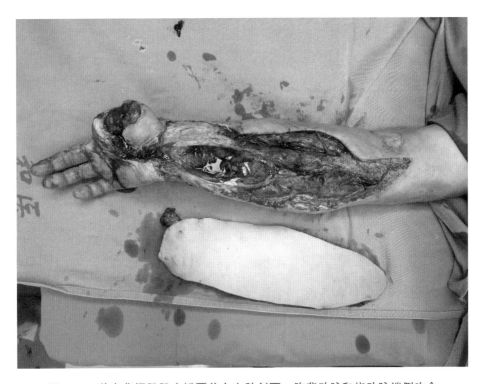

图 2-6　游离背阔肌肌皮瓣覆盖右上肢创面，胸背动脉和桡动脉端侧吻合

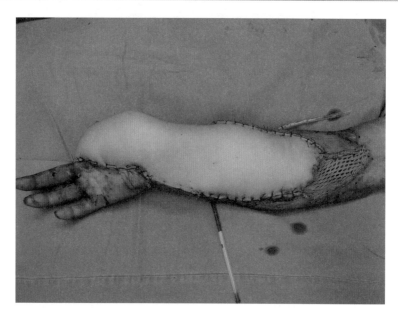

图 2-7　皮瓣缝合后即刻，皮瓣血运良好

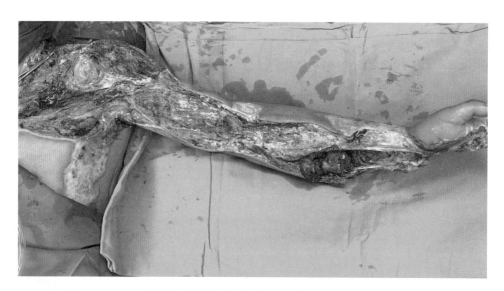

图 2-8　左胸部及左上肢清创，清创后予以异种脱细胞真皮临时覆盖

2. 第二次手术（入院后第 16 天）

　　术中发现左侧尺、桡骨长段骨坏死，腕部所有软组织均已坏死，桡动脉已暴露，仅左拇指及大鱼际还有血运，已无法实现第一次手术保肢的想法，此时必须行左前臂截肢术，否则术后桡动脉很快大出血威胁患者生命，而左拇指血运良好。因此，术中决定将左拇指游离移植至右手进行拇再造术。但是考虑到两个因素：①右手及腕部游离皮瓣术后仅 2 周，周围组织粘连、水肿明显，血管条件暂时不适合做吻合，此刻行游离移植拇再造术，失败风险很大。②左拇指的血管蒂较短，需血管桥接才能移植，风险较高。于是决定将左拇指游离移植暂时寄养在左大腿，二期再行拇再造术。将左拇指及第一掌骨周围皮肤完整切下（图 2-9），血管蒂为桡动脉背侧支及头静脉。将头静脉与大隐静脉吻合，桡动脉与旋股外侧动脉降支吻合（图 2-10、2-11）。左肩部行同侧背阔肌肌皮瓣岛状转移覆盖（图 2-12）。

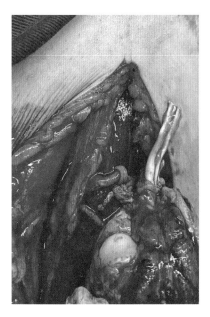

图 2-9　将左侧拇指进行解剖分离

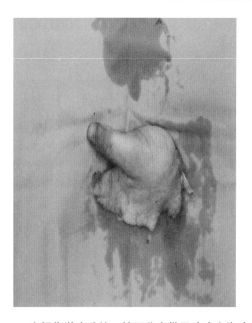

图 2-10　左拇指游离移植，镜下分离供区动脉为桡动脉背侧支及头静脉，受区血管为旋股外侧动脉降支和大隐静脉

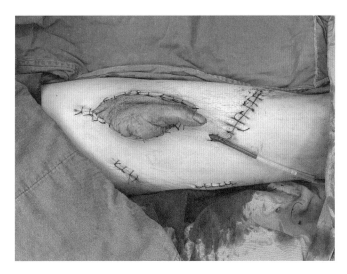

图 2-11　拇指游离移植寄养在左大腿（吻合于左大腿旋股外侧动脉降支和大隐静脉）

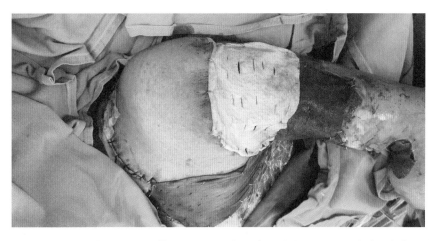

图 2-12　左肩部行同侧背阔肌肌皮瓣带蒂移植覆盖，部分未覆盖创面可用异种脱细胞真皮支架临时覆盖

3. 第三次手术（入院后第 30 天）

左胸部创面及左上肢创面，无明显骨、关节、肌腱外露，予以游离邮票植皮覆盖创面（图 2-13）。

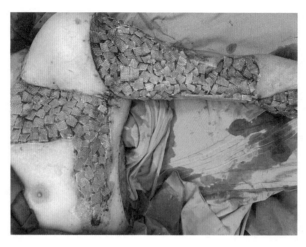

图 2-13　左胸部创面及左上肢无重要组织外露，行游离植皮覆盖创面

4. 第四次手术（入院后第 43 天）

手术清创后第一足趾及关节外露，设计逆行足底内侧皮瓣进行修复（图 2-14）。但术中皮瓣掀起后，暂时阻断近侧跖内侧血管，逆行供血皮瓣血运差。将皮瓣近端血管蒂游离足够长度，形成游离底跖内侧皮瓣，与足背动脉、足背浅静脉吻合（图 2-15、2-16）。

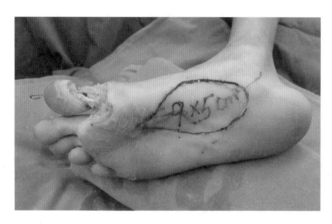

图 2-14　足底内侧皮瓣设计

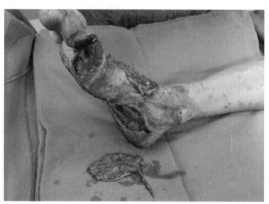

图 2-15　解部并游离足底内侧皮瓣

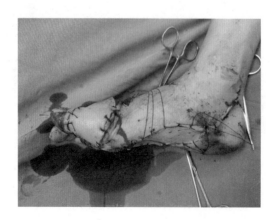

图 2-16　将皮瓣转移至受区，受区动脉为足背动脉，静脉为足背浅静脉；供瓣区游离植皮

5. 第五次手术（入院后第 57 天）

将寄养的左拇指移植至右手，重建右拇指。距离将左拇指寄养术已 40 天，右手皮瓣已很松软，下方软组织和血管具备再植重建拇指的条件。左拇指从寄养大腿处取下（图 2-17），将受区的大隐静脉、旋股外侧动脉降支向近端游离，从而获得足够长的血管蒂。将左拇指移植至右手（图 2-18），用克氏针固定在残存的第一掌骨，静脉吻合至头静脉，动脉端端吻合至桡动脉，肌腱及神经未做特殊处理，待二期重建。移植后拇指存活良好（图 2-19）。

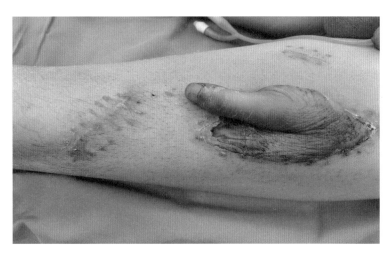

图 2-17　左拇指寄养在左侧大腿（存治良好）

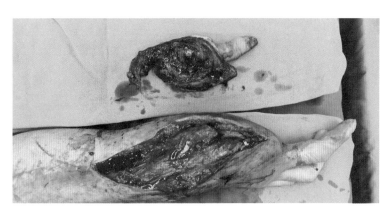

图 2-18　将左拇指移植至右手

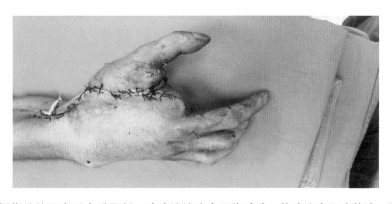

图 2-19　左拇指移植至右手术后即刻，动脉端端吻合至桡动脉，静脉吻合至头静脉，肌腱及神经未做特殊处理，待二期重建

17

6.创面修复完成后表现（图 2-20~2-26）

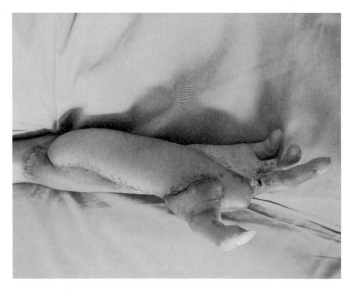

图 2-20　右前臂及右手修复后整体外观

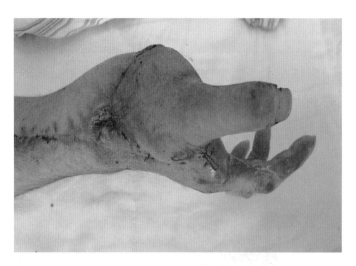

图 2-21　术后 1 个月右手侧位照片

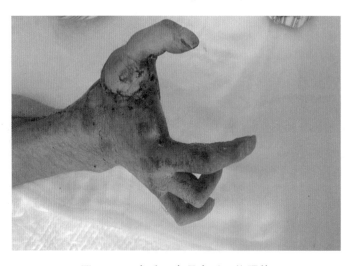

图 2-22　术后 1 个月右手正位照片

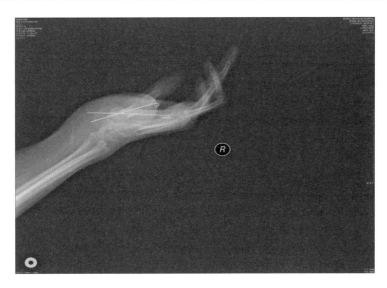

图 2-23　术后 1 个月右手侧位 X 线片（显示对位、对线良好）

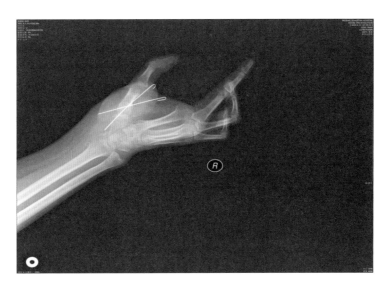

图 2-24　术后 1 个月右手正位 X 线片（显示对位、对线良好）

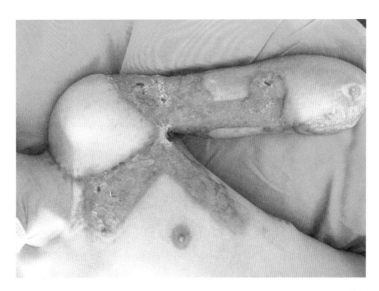

图 2-25　左胸部、左上肢残余创面行游离植皮术后，左肩部背阔肌带蒂转移术后

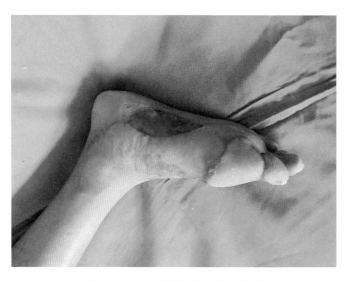

图 2-26　足部游离皮瓣移植术后

诊疗难点

肢体毁损性高压电烧伤仍是烧伤创面治疗的重点和难点，特别是腕部Ⅱ、Ⅲ度电烧伤患者，致残率、截肢率极高。本例患者除了腕部电烧伤外还伴有极严重的手部、前臂甚至上臂及肩带部分毁损伤，处理难度极大。在全身情况稳定后及早行清创、游离皮瓣或肌皮瓣修复是治疗的原则，本例患者由于在外地已治疗一段时间，7 天后才转来我院，对治疗造成一定困难。在对本例患者创面全面评估的情况下，重点放在保肢（指）、截肢（指）的抉择，游离皮瓣移植，大血管的处理以及暂时寄养后拇指的再移位再植上。

诊疗创新点

此病例创新点是将电烧伤左手拇指暂时寄养于左股前外侧，再移位植于右手，而行右拇重建，既达到了废弃组织再利用的目的，又避免了后期拇甲瓣重建右手拇指，未见国内外其他文献报道，是首例异位寄养异位再植病例。

体会与总结

首先我们对四肢创面做了全面的清创，一方面去除坏死组织以减少对全身的影响，另一方面对双上肢创面做了全面的评估，决定手术方案。第一次手术将所有创面彻底清创后，发现胸部损伤仅局限于部分胸壁，锁骨下大血管未暴露，三角肌坏死，肩关节部分外露，双上肢的毁损严重，右手拇指及示指坏死，右腕部属于Ⅱ度电烧伤，左上肢更严重，腕部为Ⅲ度电烧伤及左手电烧伤，因此考虑右上肢予以保肢，一期将右手拇指、示指截肢，右腕部清创后游离背阔肌肌皮瓣覆盖，二期行拇甲瓣再造拇指重建右手功能，左腕部及左手可再观察一段时间，看后续的发展是否具有保肢意义。

第二次手术时，可见左前臂及腕部屈侧肌群广泛坏死，尺、桡骨中段以下及腕骨坏死，除桡动脉尚通畅外其他血管和神经已坏死，左手已失去保肢的意义，桡动脉有随时破裂出血的风险，但左拇指的血运尚好，此时既能防止出血又同时保存左拇指的方案是将左前臂截肢同时将左拇指游离移植至右手进行功能重建。由于拇指外形和功能独特，不可复制，且拇指再造供区损伤大，所以保留拇指对于患者意义重大，但是如果即刻移植，面临的风险比较大。此时对于此方案的实施存在几个问题：①右手行游离皮瓣2周，受区粘连明显，血管水肿，移植失败风险很高。②用来移植的左拇指血管蒂长度不够，如果即刻移植，动脉、静脉都需要进行取静脉桥接，增加了移植的风险。因此我们采取将左拇指暂时异位寄养在左股前外侧，二期移植重建右拇指的两步走的方法。

关于寄养位置，我们选择股前外侧的旋股外侧动脉降支血管为受区，原因在于：①近些年我们团队的游离皮瓣，大部分供区为股前外侧皮瓣，操作熟练。此处解剖位置恒定，手术操作简单，降支动脉的口径与拇指营养动脉——桡动脉背侧支口径一致，并且降支血管行程长，能够提供足够长的血管蒂。周围有大隐静脉可作为一静脉备用。②移植后切取了旋股外侧动脉降支血管，损失较小。③大腿外侧位置相对比较隐蔽。

此病例我们选择在暂时异位寄养6周左右时回植，原因如下：①在拇指寄养时，伤口下方出现积血，伤口出现延迟愈合，在移植3周时才完全愈合。②由于患者右腕部肌腱已完全清创去除，尽早回植重建拇指，可为后期功能重建赢得时间。同时拇指的指间关节能够更方便地进行功能锻炼。

在寄养的这6周时间窗，我们对于剩余足部创面游离跗内侧皮瓣进行了修复，修复效果良好。此患者经过四次显微外科操作和一次背阔肌岛状皮瓣的修复，创面完全修复，成功保存右上肢、左前臂近端及重建了右拇指，等待下一步右手功能重建。

第三节 专家点评

专家简介：沈余明，北京积水潭医院烧伤科主任，主任医师，北京大学医学部教授，中华医学会烧伤外科学分会副主任委员，中国医药教育协会烧伤专业委员会副主任委员，中国研究型医院学会创面防治与组织损伤修复专业委员会副主任委员，《中华烧伤杂志》《中华损伤与修复杂志》常务编委。

烧伤科医师应进一步加强对皮瓣的研究

创面处理主要包括清创换药、缝合、植皮和皮瓣修复，传统治疗方法中烧伤科处理创面应用更多的是换药与植皮，20世纪70年代以前烧伤科医师也习惯于应用此类方法对创面进行治疗，但对深度烧伤、电烧伤、热压伤等创面的处理就显得非常被动，致残率、截肢率极高，目前这类创面很显然需要早期清创、早期皮瓣修复。20世纪70年代以后，轴型皮瓣、肌皮瓣、筋膜皮瓣、游离皮瓣、预构皮瓣、皮肤扩张后皮瓣、皮神经营养血管皮瓣、穿支皮瓣修复等手术方式相继发展与普及，为深度烧伤创面的修复带来新的理念、新的手段、新的技术、新的疗效，深度烧伤创面的治疗也提升到了一个崭新的高度，降低了致残率和截肢率。该病例的成功归根结底在于对双上肢电烧伤创面的精准评估，得益于皮瓣技术的进步，得益于显微外科技术的灵活运用以及医师对患者高度负责的精神。

一、烧伤科医师研究皮瓣的必要性

目前烧伤科创面修复仍面临艰巨的任务：一方面，深度烧伤创面未见减少，各种特殊原因的深度烧伤还层出不穷；另一方面，由于烧伤疾病谱的变化，烧伤科面临的创面更多的是一些创伤后复杂性创面、各种原因导致的慢性复杂创面、医源性复杂创面、体表肿瘤切除后复杂创面等；再一方面，目前皮瓣外科发展非常迅速，传统的皮瓣修复理念也有了很大的改变。因此需要烧伤科医师进一步加强对皮瓣的学习与研究，以对深度烧伤创面、复杂急慢性创面进行更加完美的修复。

二、烧伤科皮瓣修复的适应证

烧伤科需要采用皮瓣进行修复的主要是深度烧伤创面也就是Ⅳ度烧伤创面，包括电烧伤、热压伤及其他深度烧伤等；其次是各种原因导致的复杂性创面、难愈性创面，如放射性溃疡、压疮、慢性骨髓炎、医源性创面、体表肿瘤切除后创面等；另外还包括各种瘢痕、畸形的修复等。具体包括：①各种原因所致的重要组织结构外露或损伤的创面，如肌腱、神经干、大血管、骨、关节甚至脏器的外露及损伤；②改善创面局部血运、促进创面愈合；③为二期重建手术创造良好的局部皮肤条件；④修复洞穿性缺损、器官再造；⑤深度烧伤后外观和功能部位严重瘢痕、畸形的修复。

三、肢体复杂性创面的皮瓣修复

上肢创面多为深度烧伤特别是高压电烧伤，对上肢深度电烧伤创面处理的重点在于对手、腕、肘、肩等处的处理。早期清创后应采用血运丰富的组织瓣进行移植，特别是游离皮瓣、肌皮瓣，对有主干动脉损伤的肢体，除了采用游离血管移植外，目前也选择性地采用血流桥接皮瓣，在血管重建的同时，创面也得到一期修复，避免截肢。手指电烧伤的修复重点在拇指，拇指坏死缺损应尽量采用拇指再造的方法，特别是拇甲瓣移植，再造一个外形逼真、功能良好的拇指；对于腕及前臂电烧伤创面，目前更多地采用游离皮瓣、肌皮瓣。笔者常采用游离股前外侧皮瓣、背阔肌肌皮瓣或胸背动脉穿支皮瓣、腹壁下动脉穿支皮瓣，这些皮瓣切取面积大，必要时可形成复合皮瓣。广泛的肘部、上臂电烧伤往往造成上臂肌群受损，清创后首选背阔肌肌皮瓣，必要时可以行屈肘或伸肘功能重建。对于严重的肩部电烧伤，可以根据缺损情况选用背阔肌肌皮瓣或斜方肌肌皮瓣，应用斜方肌肌皮瓣修复，必要时可行肩外展功能重建。

肢体严重高能量毁损伤截肢率高，由于毁损性创面往往是多发的，截肢下来的废弃的肢体也可充分利用，可切取组织瓣修复别的部位的毁损性创面，包括两种类型：一种是采用弃用肢体的剔骨皮瓣修复巨大毁损性创面；另一种是在截下来的废弃肢体上选择有用的组织或器官切取游离皮瓣或复合皮瓣修复毁损性创面、重建器官及功能。本例既很好地演绎了此类方法，同时最大程度保护了患者的利益。

显微外科皮瓣技术一直在稳步向前发展，这具有划时代意义。随着科技的进步，修复重建外科医师包括烧伤科医师可以在自由设计的穿支皮瓣、超级显微外科、皮瓣预制、皮瓣预构及机器人技术等领域取得更突出的成绩。

参考文献

[1]　TU Y, LINEAWEAVER WC, CULNAN DM, et al. Temporary ectopic implantation for salvaging amputated parts: A systematic review[J]. The Journal of Trauma and Acute Care Surg, 2018, 84(6): 985-993.

[2]　ZHENG W, ZHENG GQ. Should children who experience traumatic amputations be offered temporary ectopic implantation instead of a prosthesis[J]. MCN Am J Matern Child Nurs, 2014, 39(1):6-7.

[3]　WANG JN, WANG SY, WANG ZJ, et al. Temporary ectopic implantation for salvage of amputated lower extremities: case reports[J]. Microsurgery, 2005, 25(5): 385-389.

[4]　王江宁, 童致虹, 张铁慧, 等. 暂时性异位断足寄养再回植术 [J]. 中国修复重建外科杂志, 2003(1): 46-49.

[5]　GODINA M, BAJEC J, BARAGA A. Salvage of the mutilated upper extremity with temporary ectopic implantation of the undamaged part[J]. Plast Reconstr Surg, 1986, 78(3): 295-299.

[6]　WANG JN, TONG ZH, ZHANG TH, et al. Salvage of amputated upper extremities with temporary ectopic implantation followed by replantation at a second stage[J]. J Reconstr Microsurg, 2006, 22(1): 15-20.

[7]　TOMLINSON JE, HASSAN MS, KAY SP. Temporary ectopic implantation of digits prior to reconstruction of a hand without metacarpals[J]. J Plast Reconstr Aesthet Surg, 2007, 60(7): 856-860.

[8]　王江宁, 尹叶锋, 李腾飞, 等. 暂时性异位断足寄养再回植术的临床及实验研究 [C]. 第二十一届全国中西医结合骨伤科学术研讨会暨骨伤科分会换届大会论文汇编, 2014: 251.

[9]　GRAF P, GRÖNER R, HÖRL W, et al. Temporary ectopic implantation for salvage of amputated digits[J]. Br J Plast Surg, 1996, 49(3): 174-177.

[10]　HIGGINS JP. Ectopic banking of amputated parts: a clinical review[J]. J Hand Surg Am, 2011, 36(11): 1868-1876.

[11]　MCCUTCHEON C, HENNESSY B. Systemic reperfusion injury during arm replantation requiring intraoperative amputation[J]. Anaesth Intensive Care, 2002, 30(1): 71-73.

[12]　OZKAN H, EKINCI S, UYSAL B, et al. Evaluation and comparison of the effect of hypothermia and ozone on ischemia-reperfusion injury of skeletal muscle in rats[J]. J Surg Res, 2015, 196(2): 313-319.

[13]　IKEDA M, BANDO T, YAMADA T, et al. Clinical application of ET-Kyoto solution for lung transplantation[J]. Surg Today, 2015, 45(4): 439-443.

[14]　石柱, SERGELEN ORGOI, BAYARMAA ENKHBAT, 等. 低温灌注液灌注保存肢体的研究进展 [J]. 实用手外科杂志, 2020, 34(2): 214-216.

[15]　YIN X, WANG X, FAN Z, et al. Hyperbaric Oxygen Preconditioning Attenuates Myocardium Ischemia-Reperfusion Injury Through Upregulation of Heme Oxygenase 1 Expression: PI3K/Akt/Nrf2 Pathway Involved[J]. J Cardiovasc Pharmacol Ther, 2015, 20(4): 428-438.

[16]　陈冠军, 陈敏亮. 离断肢体保存的研究进展 [J]. 中国美容医学, 2017, 26(06): 126-129.

第三章 感染性休克治疗技术在严重皮肤及软组织感染中的应用

扫码获取教学PPT

原 博 张 勤 刘 琰

第一节 严重皮肤及软组织感染概述

一、皮肤及软组织感染概念及诊断

皮肤及软组织感染是累及皮肤及皮下组织甚至肌肉的感染。这一定义从解剖跨度看，是从皮肤一直深达肌肉。而不同深度或范围的感染，其临床表现不一，在诊断皮肤及软组织感染时必须确定严重程度，而严重皮肤及软组织感染诊断及临床救治又与脓毒症诊断及救治吻合，更适合应用美国感染疾病学会的脓毒症诊疗意见。本篇聚焦于严重皮肤及软组织感染诊治。

早在 2000 多年前，希波克拉底提出了感染的概念是基于"组织溃烂恶臭"，最终导致死亡的过程。就当时感染认识而言，希波克拉底概念的外观表现为组织溃烂，特别符合冷兵器时代外伤伤口的表现，而最终结局是死亡。20 世纪 90 年代美国胸科医师协会（ACCP）与美国危重病医学会（SCCM）将脓毒症明确定义为"因为感染导致的失控炎症反应"，对创伤或外科引发脓毒症特别重视双相反应即"两次打击"理论。2016 年欧洲危重病医学会（ESICM）、ACCP 及 SCCM 将脓毒症重新定义为宿主对感染的失控反应导致危及重要脏器并致功能障碍。流行病学调查显示：就整体发病情况而言，肺部感染是脓毒症患者最常见的感染源，其次是腹腔感染及泌尿系感染。脓毒症概念将当时看到的希波克拉底外表感染引向深部组织甚至内脏，并提出导致感染死亡除了细菌毒力外，更有组织反应因素。从本专业的研究来看，皮肤及软组织感染显然是造成感染性休克的重要原因之一。根据 IDSA 指南定义，烧伤感染就是皮肤与软组织感染的主要表现之一，而烧伤后脓毒症导致死亡率居高不下，严重脓毒症与脓毒性休克患者的住院病死率超过 60%。烧伤恰恰既是皮肤与软组织损伤的典型表现，又由于其具有可度量性因而可作为创伤感染的模型，因此有必要从烧伤视角看严重皮肤及软组织感染的预警、救治、康复。

严重皮肤及软组织感染（skin and soft tissue infections，SSTI）病情变化迅速，往往短时间内会出现多器官功能障碍而危及生命。国际 SSTI 定义也解释为皮肤及皮肤结构感染（skin and skin structure infections，SSSI），将感染的范围涵盖到皮肤、皮下脂肪、筋膜层及肌肉层感染坏死性病变。Liopis 等通过调查 49 个急诊科 SSTI 患者分布情况发现，SSTI 占急诊患者总数的 1.6%，平均发病年龄52岁，16%的患者有耐药革兰氏阳性菌感染危险因素，但仅有2.5%的患者需要应用抗生素治疗。脏器移植、使用免疫抑制剂、癌症及艾滋病患者是严重皮肤及软组织感染的高发人群。

患者免疫状态、局部皮肤的健康与清洁状况，以及生活环境等是SSTI发病的风险因素。应用抗肿瘤、艾滋病、糖尿病药物及长期应用糖皮质激素、免疫抑制剂等导致皮肤屏障受损的患者是SSTI高风险人群，其中糖尿病患者SSTI发病率较非糖尿病患者高4倍。居住环境温暖、潮湿及人口密集、高龄、贫穷、卫生条件较差均是SSTI的高危因素。

由于皮肤表面微生物特点，SSTI主要致病菌为金黄色葡萄球菌和链球菌，以金黄色葡萄球菌居多。而基层卫生院等医疗机构患者发生的SSTI则以耐甲氧西林金黄色葡萄球菌（methicillin resistant staphylococcus aureus，MRSA）居多。关于致病菌毒力，金黄色葡萄球菌能产生α毒素、表皮溶解毒素、中毒综合征毒素Ⅰ、杀白细胞素（PVL）及肠毒素等多种毒素损伤皮肤及软组织结构。实验室将α毒素注入动物皮下，动物会发生皮肤坏死样变化。表皮溶解毒素可引起皮肤烧灼感甚至发生表皮剥脱。化脓性链球菌产生的透明质酸酶、蛋白水解酶、脱氧核糖核酸酶和链激酶，导致感染沿组织间隙迅速播散。深部组织甚至肌肉的产气荚膜梭菌产生的胶原酶、蛋白酶，在坏死组织溶解和感染快速弥散中具有重要作用。梭状菌属和化脓性链球菌在会阴部及下肢可迅速发展成脓毒症而危及生命。

二、皮肤及软组织感染相关指南及临床意义

1998年美国食品药品监督管理局（FDA）将SSTI分为单纯性SSTI和复杂性SSTI，主要是用于评估新型抗菌药物的临床试验。单纯性SSTI包括表面感染，常见的有蜂窝织炎、单纯脓肿、脓疱病及疖，常用的治疗手段包括切开引流和敏感抗生素的使用，对生命的威胁较小。复杂性SSTI包括深部软组织感染，如坏死性感染、感染性烧伤及严重脓肿，需要进行较大的外科手术以清创和引流，复杂性SSTI发生危及生命的感染风险较高。但FDA指南主要用于药物临床研究的分类，对临床治疗指导作用相对较弱。

2003年结合局部和全身体征的严重程度、并发症等情况提出的Eron分级（表3-1），对门急诊患者是否需入院治疗、临床评估、治疗具有良好的指导作用。2009年中国医师协会皮肤科分会发表的《SSTI诊断和治疗共识》中，也引用了这一分类。

表3-1　SSTI的Eron分级

分级	患者标准（均有SSTI）
1	一般情况良好，但除外蜂窝织炎
2	发热、疾病面容+稳定的合并症
3	中毒表现，至少一项不稳定的合并症或有威胁肢体的严重感染
4	脓毒症或危及生命的感染如坏死性筋膜炎

2014年美国传染病协会（Infectious Diseases Society of America，IDSA）更新了2005年发布的SSTI治疗指南。该指南中将SSTI分为化脓性SSTI和非化脓性SSTI，前者包括疖、痈、脓肿，后者包括坏死性感染、蜂窝织炎和丹毒，并在两种类型中均加入轻度、中度及重度分级。轻度指仅有局部症状，中度指合并有发热等全身表现，重度指简单的切开引流（针对化脓性）及口

服抗生素应用治疗失败，该分级用于指导治疗。中重度分级主要涉及全身感染征象，包括体温 > 38℃，心率 > 90 次 / 分，呼吸 > 24 次 / 分，血常规中白细胞计数 > 12×10^9/L 或 < 0.4×10^9/L，或存在免疫缺陷的患者。治疗主要包括切开引流（incision and drainage，I&D）、细菌培养和药敏试验（culture and sensitivity，C&S）、抗生素使用（口服或静脉途径）等。比如对于化脓性 SSTI，需要及时 I&D；对于中度和重度化脓性 SSTI，还需要做 C&S；常用的抗生素包括复方新诺明（甲氧苄啶、磺胺甲噁唑）、头孢氨苄以及针对 MRSA 的万古霉素、利奈唑胺、达托霉素。重度非化脓性 SSTI 需要做紧急的清创手术，以排除坏死性感染。该指南也对外科手术切口感染治疗路径进行了详细的说明。指南中共对 25 个 SSTI 临床问题给出了 75 条建议，建议以强、弱推荐，低、中、高质量证据划分相结合的形式呈现，给临床问题做出了翔实的回答。

2014 年世界急诊外科协会（World Society of Emergency Surgery，WSES）也发表了一篇 SSTI 的治疗指南。它将 SSTI 分为三大类：外科手术部位感染（surgical site infection，SSI）、非坏死性 SSTI、坏死性 SSTI。其中 SSI 又可分为切口感染和器官感染两个亚类。切口感染进一步分为皮肤和皮下组织的表浅感染和肌肉层、筋膜层的深部感染。显然，器官感染并不是真正的软组织感染。非坏死性 SSI 包括丹毒、脓疱病、毛囊炎、单纯脓肿和复杂脓肿，或可通过单用抗生素或引流治愈。而像坏死性蜂窝织炎、坏死性筋膜炎、坏死性肌炎和 Fournier's 坏疽这些坏死性 SSTI 除了使用抗生素，还需要外科干预，包括引流、扩创、去除坏死组织。该指南重点讨论坏死性软组织感染（necrotizing soft tissue infection，NSTI），提出 NSTI 成功治愈须迅速明确诊断、及时清创引流、积极复苏和恰当使用抗生素。NSTI 可依引发感染的病原菌类型分为三型，包括：多微生物的 I 型，单致病 β – 溶血性链球菌或社区获得性 MRSA 的 II 型，继发于多种致病杆菌的单微生物的 III 型。NSTI 更多表现为脓毒症的全身症状，查体可见在红斑、蜂窝织炎范围之外有明显压痛，以及应用抗生素治疗效果差。此外，皮肤大疱性及瘀斑改变、感觉丧失都应怀疑为坏死性感染。"捻发音"是组织内气体集聚的常见表现。组织内存在气体和扪及"捻发音"高度提示 NSTI。在有氧条件下生长的所有细菌均产生 CO_2。CO_2 的自由扩散通常会限制气体聚集，这就是为什么快速进展的化脓性感染中缺乏"皮下积气"体征。由于临床上 NSTI 恶化可在数小时内发生，不能及时诊断将导致脓毒症、多器官功能衰竭，而及时诊断、外科清创及抗生素的合理使用将阻止脓毒症的发生，降低相关死亡率。2004 年曾提出坏死性感染的实验室风险指标评分〔Laboratory Risk Indicator for Necrotizing infection（LRINEC）score〕，主要包括六大方面：血清 C 反应蛋白水平 >150mg/L，白细胞计数 >15×10^9/L，血红蛋白水平 <135g/L，血清钠水平 <135mmol/L，血清肌酐水平 > 141μmol/L，血糖水平 >10mmol/L。若评分 ≥ 6 须严密评估是否存在 NSTI，而评分 ≥ 8 则有 75% 发生 NSTI 的风险。但是，LRINEC 评分对诊断 NSTI 的敏感性较低，限制了它的应用。X 线摄片、超声、计算机断层扫描（CT）、磁共振成像（MRI）均有助于诊断 NSTI。

2018 年 WSES 和欧洲外科感染协会（Surgical Infection Society Europe，SIS-E）联合发布了一版 SSTI 治疗指南，这是一项由普通外科、急诊外科、ICU 和感染疾病多学科专家商议后达成的共识，对好发于多种部位的 SSTI 的治疗具有良好的指导意义。文中提到：多学科团队对于 NSTI 的治疗是非常必要的，如这类患者的初期治疗需要外科医生、烧伤科医生、ICU 医生、感染科医生的加入，治疗主要包括快速清创、血流动力学支持和使用广谱抗生素。因该类疾病治疗周期较长，通常达数月之久，后期还需要整形外科、康复科的介入。因此，依据时间轴，不同学科专家的接力性治疗模式值得推荐。

三、烧伤学科治疗严重皮肤及软组织感染休克的切入点

（一）皮肤及软组织感染概念的烧伤学科视角

皮肤及软组织感染是指微生物侵入皮肤及其支撑组织如皮下脂肪组织、筋膜层和肌肉组织。烧伤是热力导致皮肤及软组织损伤，如果没有恰当预防及治疗，会出现感染甚至危及生命，这就是皮肤及软组织感染与烧伤创面感染在概念上的契合。烧伤创面脓毒症主要因坏死组织富含的变性蛋白质是细菌良好的培养基，体温、创面渗出和创面坏死组织溶解造成的温暖潮湿的环境是细菌培养的适宜条件，这就与 SSTI 在致伤原因方面形成契合。

侵袭性感染理念让烧伤学科将皮肤及软组织感染的细菌学证据理解得更为透彻。烧伤学科提出焦痂下未烧伤组织细菌数量 ≥ 10^5CFU/g 活组织时，易发生侵袭性感染，为脓毒症提供量化依据。即烧伤创面感染严重程度和病情发展是否迅速取决于烧伤总面积和深度烧伤面积，感染创面面积和深度，细菌密度、毒力和侵袭程度。其中最重要的是细菌密度和侵袭深度。当细菌侵袭创面下活组织时，不但会出现局部炎症反应，通常还会出现全身炎症反应综合征（SIRS），并进一步发展成烧伤脓毒症，出现多器官功能障碍（MODS）和脓毒症休克。

（二）临床上不同学科对严重 SSTI 治疗的主要争议焦点

在讨论这个问题前，我们提出一个问题：SSTI 出现感染性休克时由什么学科负责治疗？

一些专家对 SSTI 专家共识和国际脓毒症指南提出了许多质疑，美国感染病学会（IDSA）在 *Clinical Infectious Diseases* 发表文章，不认同拯救脓毒症运动——2016 国际脓毒症和感染性休克管理指南，IDSA 提出八个方面分歧。

1. IDSA 认为 2016 拯救脓毒症运动（SSC）指南并未关注到在临床约 40% 被诊断为脓毒症的 ICU 患者并没有感染证据，而参照国际脓毒症指南看这部分患者可能被过度治疗，但事实上许多患者又被指南推荐手段救活，因此需要对脓毒症诊断有全新方法与新指南匹配。

2. IDSA 对 2016 SSC 指南推荐在判定脓毒症或出现感染性休克后 1 小时内尽快启动静脉抗生素使用并不认同，就临床感染判断的复杂性而言，强硬地设定一个时间点启动抗生素的治疗，导致许多非脓毒症患者、出现脏器功能损害患者过早使用过强抗菌药物而导致损害加剧，无论对诊断确立还是后续抢救都有害。

3. IDSA 认为 2016 SSC 指南对血行感染和导管感染并未提出可操作意见。

4. IDSA 认为 SSC 指南推荐联合多种抗菌药物应对感染性休克早期处理依据不足，过于强调联合用药比单药效果更优，而未强调依据某中心细菌流行病学和患者个体情况进行用药。

5. IDSA 认为需要提高 PCT 作为感染及评估抗菌药物效果的地位。

6. IDSA 认为应用药效动力学和（或）药代动力学治疗方案需要具体化，并有更多指标加以考评。

7. IDSA 认为需要更细化抗菌药物滴注时间和剂量调整，而非简单提倡抗菌药物剂量及单剂使用时间。

8. IDSA 认为抗菌药物应用实践需要根据具体疾病和患者情况决定，而非由一个指南设定时间与方法。

从 IDSA 质疑 SSC 指南看 SSTI 指南与共识地位，SSC 指南由 31 个国际医学组织编写，参考文献达 650 篇，并应用大量循证学证据论证其观点，而 IDSA 仅从病原体治疗就能提出 8 条强有力质疑无法聚焦于脓毒症定义与临床"尽早诊断"与"过度诊断"、"精确治疗"与"及时治疗"间的矛盾。其实无论何种争议都基于下面两个问题：感染的全身病变基于炎症 - 免疫架构失衡、脏器功能障碍；单一干预和解读无法解决所有问题。中医对脓毒症治疗都从"脏腑保护"出发，并将脓毒症分为热证、瘀证、虚证，治疗上扶正固本、解毒化瘀、升清降浊。这些观点与外科学全身支持、感染病灶引流、抗菌药物应用和对症处理四条原则有类似表现。而真正能解决 SSTI 多学科衔接问题的场所和方案在于烧伤学科。这种争议性话题恰恰反映了不同学科对严重皮肤及软组织感染疾病治疗侧重点不同。世界大多数主流外科学教科书将 SSTI 归于外科疾病，而是否有外科学会对皮肤及软组织感染提出共识或指南？而且归于外科感染基础部分，其治疗原则是全身支持或调控、局部治疗包括引流、局部和全身抗菌药物治疗、对症处理这四条。而这四条原则让大多数 SSTI 得到有效治疗，即使出现脓毒症表现，但经过外科引流等综合措施治疗后，许多患者也得到救治。目前针对皮肤及软组织感染的临床共识大多出自急诊或皮肤科，而更多皮肤科医师提出 SSTI 共识恰恰因为皮肤科介入了 SSTI 定义伤口和治疗，从治疗方式上更强调各种抗菌药物治疗但未超越 IDSA 的指南范畴，反而对谁是主诊科室造成一定混乱。是否有一个科室既能进行外科治疗和创面修复，又对抗感染药物治疗有全面了解？中国的烧伤学科恰具有这种特性，这也就是目前一些烧伤学科改名烧伤与皮肤外科的优势，这种优势必须从烧伤脓毒症谈起。

（三）烧伤对皮肤及软组织导致感染的理论与实践积累

1. 损伤控制理念的基本要素和实践

（1）坏死组织存在是感染发生、发展的"万恶之源"，尽早清除坏死组织可显著降低脓毒症发生率和病死率已是大家的共识。但临床常见手术后患者脏器功能反而受损，患者反而失去拯救机会。烧伤脓毒症定义可为严重皮肤及软组织感染提供救治基础理论支持：对烧伤脓毒症（burn induced sepsis）的定义是由于存在广泛和（或）深度烧伤创面，发生侵袭性感染，引起全身炎症反应综合征（SIRS），广泛和（或）深度烧伤创面是烧伤脓毒症发生的独有的基础。导致烧伤脓毒症的主要危险因素是：存在广泛和（或）深度烧伤创面、烧伤早期病情和内环境不稳定、烧伤后代谢障碍、机体免疫 - 炎症格局失衡。这一定义在两个方面与严重 SSTI 救治契合：强调了皮肤结构损害是感染基础，强调了脏器损害与皮肤结构损害及全身打击的相关性，为因皮肤及软组织感染造成的脏器损害提供理论借鉴。

（2）烧伤损伤控制外科理念为严重 SSTI 循环障碍围手术期提供理论和实践支持。烧伤学科认识到：手术目的是清除烧伤脓毒症最主要的风险因素——创面，但手术过程是在创伤导致循环稳态失常和原发创伤导致应激与全身炎症反应综合征状况下叠加打击。手术麻醉，手术出血，低体温风险，酸中毒和凝血机制变化，手术前、术中和术后没有很好维护机体内环境稳定等因素，使手术打击成为脓毒症重要风险因素，术后脓毒症发生概率增高。广泛和（或）深度烧伤即使稳态控制良好，手术过大、手术方式选择不当，也是烧伤脓毒症的高风险因素。烧伤专业认识到患者发生感染性休克时手术成功与否基于对危重患者的损伤控制技术和理论，即有赖于我们：①是否能够确切知晓患者在麻醉状况下循环变化和及时术后处理。②手术是否引起在原发感染时叠加创伤，双重打击对机体全身稳态有什么影响？③是否 SSTI 感染患者也存在类似广泛和（或）深度烧伤后第一个 24 小时机体处于应激抑制期（ebb phase）？此时进行一次叠加手术打击和循环稳态后进行手术之间有什么差异？④感染休克阶段手术对全身免疫系统和内环境会产生何种影响？

"损伤控制外科"基本概念于 1908 年由 Pringle 处理急性肝脏外伤时提出：对危重患者做一个迅速止损手术，防止致伤因子继续威胁生命；经过止损手术后着力纠正病理生理变化后再施行"决定性"手术。他的做法是初期仅仅采取纱布填塞进行肝脏外止血，待患者"平稳"后再施行修复手术。20 世纪 90 年代，Rotondo 等报道过去 20 年采用肝周包裹等"损伤控制"原则治疗肝外伤患者可显著降低其死亡率，使损伤控制外科观念在创伤外科得到重视。烧伤领域在对脓毒症脏器损害机制认识的基础上，广泛和（或）深度烧伤早期切痂手术目的是止损，阻止大量坏死组织成为感染病灶恶化病情；但此时患者正处于应激、再灌注损伤、全身炎症反应综合征三大打击下，手术在清除坏死组织的同时，严重创伤患者容易出现低体温、凝血障碍、代谢性酸中毒的"致死三角循环"。因此需要从损伤控制外科角度看切痂手术的风险，从而在围手术期针对性加强支持，趋利避害，真正让清创手术成为对患者有利的损伤控制手术。由此可见，烧伤学科运用损伤控制理念及外科手段为 SSTI 感染性休克患者提供理论支持。

SSTI 感染性休克为何需要损伤控制手术：患者处于低容量休克时需要大量液体复苏，胶体和大量电解质溶液等复苏液温度较低，每输入 1L 25℃室温溶液可能带走 50.3kJ 热量，患者体温不断因低温溶液对流而降低，造成低体温风险。且手术时患者暴露在室温中时间较长，麻醉状态下机体神经内分泌调节能力降低等因素显著增加低体温风险。低体温造成心功能降低，导致心输出量减少和外周血管阻力增高，降低肾小球滤过率，减少钠再吸收。凝血反应是温度依赖反应，凝血系统生理反应只有在 37℃时最完全，低体温风险导致凝血酶原时间、凝血时间和部分凝血活酶时间显著延长，导致血小板功能降低。体温降低可以抑制免疫反应，加剧免疫抑制，反而造成手术后患者风险。手术方式也可能增加烧伤脓毒症风险，挤压与止血带驱血可将炎症因子和微生物挤入循环，手术后短时间就会出现典型脓毒症症状。烧伤早期处于应激、再灌注损伤和全身炎症反应综合征的三重打击下，开放烧伤创面坏死组织是引起这些危害机体的病理生理基础，又是潜在感染病灶，切痂手术具有绝对必要性；但手术面临低体温、代谢性酸中毒和凝血障碍三者相互影响的致命风险，会加剧应激、再灌注损伤和全身炎症反应综合征失控。从损伤控制外科角度看，需要充分认识切痂手术的必要性和风险因素，从而在围手术期采用针对性支持措施，趋利避害，快速扩创引流是最恰当的损伤控制手术选择，而不因扩大范围手术增加脓毒症休克及手术后脏器损害风险度。

因此，烧伤学科应对严重 SSTI 患者救治基本原则包括：①维持免疫反应、感染致病因素、医疗干预措施三者之间的平衡。②充分引流，不追求完全清除坏死组织。③及时应用抗菌药物。具体可以：急诊手术应充分打开脓腔，不追求完全清除坏死组织，而应让伤口充分敞开引流。禁忌对感染伤口进行非常彻底甚至暴力的清创，"彻底清创"破坏局部结构，加重创面感染和细菌侵袭的风险；初期处理需应用局部抗菌药物防止和减轻感染。手术前和手术过程中均应采集渗出物标本进行创面细菌培养以确定创面感染的病原菌，根据细菌种类和耐药情况指导选择局部抗菌药物并确定用药方式。

2. 用烧伤学科积累延伸于 SSTI 感染休克患者围手术期循环、呼吸等脏器支持

为降低扩创引流手术打击而增加脓毒症脏器的风险，需要在围手术期从降低应激反应、良好的循环和呼吸支持做起。如果早期复苏效果良好，且无复合伤时心率一般可以维持在 80~100 次 / 分，多数患者不用镇静剂可以保持安静状态，尿量维持在 0.5~1ml/kg，末梢循环良好，足背动脉搏动有力，血气分析无严重酸中毒和碱剩余增加，微循环灌注较好。如果心率持续超过 120 次 / 分，排除呼吸道等因素后，应该首先考虑循环容量不足和心肌损害，需在循环评估下确定是否增加胶体和晶体量。如果增加胶晶体量后，心率仍持续增快，但足背动脉搏动有力，可以考虑应用镇静药物。多普勒超声技术、脉搏轮廓心排血量（pulse contour cardiac output，PiCCO）技术等无创及有创诊断技术给临床循环状况判断提供了更多依据。

肺是严重烧伤时常见的较早受累的器官，与手术后患者呼吸系统的一些演变密切相关。如果患者呼吸频率进行性加快超过 35 次 / 分，心率增快超过 140 次 / 分，应及时复查血气。由于呼吸频率增快导致通气过度，动脉氧分压可能无明显下降甚至可能较高，而动脉二氧化碳分压已经出现明显下降，因此动脉二氧化碳分压的意义更大。如果动脉二氧化碳分压低于 3.5kPa，需要考虑用呼吸机辅助呼吸。严重深度烧伤患者常有不同程度肺间质水肿，压力辅助模式往往是比较好的选择。氧流量可以先设定在 40%，以后根据血气分析结果加以调整。重点在于通气压力设定，气道压力可以从 $15cmH_2O$ 开始逐渐升高。如果没有严重循环障碍，可以加用 PEEP（呼气末正压）模式，PEEP 可以先设定在 $6~10cmH_2O$，PEEP 低于 $12cmH_2O$ 时因呼吸机导致肺损伤的可能性比较小。肺通气和弥散维持良好，患者会逐渐安静，心率下降并稳定在 100~120 次 / 分，呼吸频率稳定在 20~24 次 / 分。

需要重视麻醉方法选择和手术后复苏，静脉 – 吸入复合麻醉的基本用药是异丙酚和芬太尼类药物联合应用，而严重感染时，用这种麻醉方式可以严重降低血管张力，对循环特别是微循环影响甚大。我们的经验是手术中需要充分扩容，保证有效循环血量。

严重感染常并发肺间质水肿和微循环灌注不足，要求手术过程中和手术后维持平均动脉压 65mmHg、中心静脉压 12~16mmHg、尿量大于每小时 0.5ml/kg、混合静脉血氧饱和度大于 70%，以获得满意的循环 – 呼吸复苏联动效果。须注意脓毒症常表现为动脉灌注不足和静脉压力过高，在手术后容易加重肺间质水肿。如果手术后早期出现两肺哮鸣音，则可应用氨茶碱和利尿药物。如果已经输入大量液体，但尿量不多，两肺哮鸣音明显，可以应用小剂量去甲肾上腺素或肾上腺素，前者升高麻醉后过低的外周血管压力，后者还具有强心作用；如果容量充足而动脉压力不足，在应用血管活性药物 2 个小时后使用利尿药物，可排出体内多余的容量，从而降低手术后肺间质水肿发生风险。

手术后单纯进行容量扩充往往有加重肺间质水肿的风险，如果中心静脉压已经改善，但混合静脉血氧饱和度未能提高，可以应用提高心肌收缩力、外周动脉张力和改善氧合等措施，如使用多巴酚丁胺和给予单采红细胞。另外还须注意氧合指数，手术后往往最早表现的是 $PaCO_2$ 降低，这时需要连续监护氧合指数，小于 350 需要密切注意其变化，低于 300 则可以考虑机械通气支持。通气弥散与通气血流往往具有很高相关性，不能单靠呼吸支持改善弥散，需要提高心肌收缩力和减轻肺间质水肿。

外伤后皮肤神经迅速反应，释放局部血管收缩神经介质，引起血管收缩，表现为一过性心输出量增高；单皮肤软组织感染时儿茶酚胺通过提高外周阻力弥补有效循环血量不足，但心输出量并没有明显增加；在进行充分液体复苏后，儿茶酚胺分泌水平未下降，血管阻力继续增高，回心血量未增加。早期全身应激反应和低血容量促使机体释放儿茶酚胺、血管加压素、血管紧张素 Ⅱ 以及神经肽，作用于动脉平滑肌，引起外周阻力增高和心脏后负荷增加；作用于毛细血管后静脉，增加其阻力，导致大量液体在毛细血管床集聚，儿茶酚胺对血管的收缩作用反而加剧烧伤后脏器灌注不足，如胃肠道血管收缩缺血，导致胃黏膜 pH 值降低，引起胃肠道黏膜损害，增加细菌内毒素和细菌移位导致烧伤脓毒症风险。肺间质水肿部分原因也是儿茶酚胺作用使肺动脉阻力增高，同时因大量液体复苏，毛细血管压力增高，继发肺血管阻力增高，肺楔压高于左心房收缩压力，导致肺间质水肿加剧。左心功能障碍和烧伤后低蛋白血症也是肺间质水肿的重要原因。肺毛细血管通透性显著增加，容易出现急性肺损伤。

感染性心功能障碍主要表现为心输出量减少，心肌收缩力降低的病理生理尚不完全清楚，炎症反应和缺血－再灌注损伤可能是其重要原因。手术和感染双重打击后需要重视心肌细胞进入"类冬眠状态"（hibernation like response），心肌细胞线粒体功能受抑制，导致其收缩力降低。另外心肌细胞肿胀也是心肌收缩力降低的重要原因。

3. SSTI 免疫－炎症网络格局变化

烧伤学科认为皮肤和软组织感染本身是炎症与免疫架构间互依互损的矛盾体，感染时组织间隙水肿可以伴随液体复苏而加剧，即使循环血量恢复和前负荷已经改善，但在应激激素和炎症介质的作用下，肺和全身血管阻力以及心肌抑制仍然会发生。这些病理生理变化进一步启动和加剧全身免疫－炎症格局的不平衡，导致机体进入功能障碍的恶性循环，造成组织氧弥散障碍，加剧细胞和组织缺氧，导致细胞损害；增加组织压力，导致组织血流减少更加明显，加剧组织损害和加深创面，导致脏器损害。

免疫－炎症网络格局是机体生物进化过程中形成应对异物或微生物入侵、清除自身代谢或坏死产物最重要的防御体系，是生物最原始的抵抗反应机制。而个体反应方式和程度不一，与生物进化过程有关，是生物多样性的结果。导致严重 SSTI 免疫－炎症网络格局变化的基本原因是组织损害，创面坏死组织引起局部炎症反应；存在皮肤软组织损伤的伤口坏死组织、反复手术打击或感染，进一步发展为全身炎症反应；同时，机体免疫力失衡出现免疫抑制甚至免疫麻痹。目前认为，免疫－炎症格局失衡，在抗击原发创伤打击和感染的同时，出现微循环灌注和细胞氧合障碍，引起组织细胞功能障碍，甚至导致患者死亡。原因在于：严重创伤并不是人类必然会发生的事件，这种失衡是人类原始抵抗反应进化不完全的产物。广泛和（或）深度烧伤免疫－炎症格局变化由原发创伤、烧伤早期病情、存在广泛深度烧伤创面和合并伤等因素引发。

严重 SSTI 时抗炎介质与促炎介质相互作用、相互制约形成免疫－炎症格局平衡。而广泛和（或）深度烧伤坏死组织持续存在、创面感染、创面处理方式和手术打击，持续破坏机体内环境稳态，炎症细胞如单核细胞激活并释放大量促炎细胞因子——肿瘤坏死因子（TNF-α）、白介素 -1 和白介素 -6 等，反过来刺激中性粒细胞、内皮细胞和单核细胞本身，导致自身级联反应持续扩大，释放大量致炎因子，为维护机体炎症反应平衡，免疫抑制介质过度产生并大量释放入循环，导致淋巴细胞增殖能力下降、淋巴细胞凋亡和 Th1 向 Th2 漂移，Th2 占优势的免疫格局，IL-4 和 IL-10 产生增加，造成机体对病原体的易感性增加，而此时过度炎症反应并未因为免疫抑制增强而终止，造成炎症反应失控而免疫抑制甚至免疫麻痹，病情向脓毒症方向发展。

4. 烧伤结合全身反应和循环呼吸多维度评估与支持技术为严重皮肤及软组织感染提供更多理论与实践基础

（1）优化的液体复苏是既满足组织灌注需要又避免紧缩液体复苏的风险，即按照患者真实需要实施个体化液体复苏。为此需要以临床病情判断为复苏终点，临床需要更加灵敏地实时评估组织灌注监测指标，实时评估组织灌注状况，经治医师需实时监测反应组织灌注指标，如患者是否表现烦躁和每小时尿量情况，调整输液速度、输液量和组织灌注情况。通过动态调整复苏液体性质和复苏液体量、降低外周阻力，从而改善微循环灌注并减轻应激反应、降低 RAS 兴奋性、改善心功能。

近 5 年，我们应用 PiCCO 技术，评估应用瑞金公式的预判方案进行液体复苏的患者伤后 48 小时心功能和肺间质水肿程度。结果为严重烧伤后早期（伤后 3~4 小时）机体存在容量缺失，全身应激引起的外周血管阻力升高动员非压力性血容量（unstressed volume，主要为外周静脉血管系统）进入体循环以缓解回心血流量（全心舒张末期容量，GEDV）急剧下降，心脏前负荷略低于正常值。此时患者左心室收缩力指数（dP_{max}）较正常值下降 18.3%，与文献报道的动物实验结果一致，dP_{max} 下降先于前负荷的明显下降并在液体复苏过程中持续存在至伤后 48 小时才开始恢复；同时早期外周血管阻力显著提高损害了心肌射血能力，全心射血分数（GEF）仅为正常值的 41%，患者心输出量与心指数仅为正常值的 68%，提示烧伤后早期心脏泵功能受损虽然与容量负荷、周围血管阻力因素有关，但更重要的是烧伤后心肌收缩力的改变。临床上反映心肌细胞受损的特异性指标血清肌钙蛋白 I（TnI）在伤后 4 小时即出现显著升高，也表明部分心肌细胞在烧伤后早期就已经发生了损害，提示严重烧伤早期即已发生心肌受损、收缩力下降并持续存在，是加重烧伤休克与全身组织器官缺血缺氧损害的重要原因。

患者伤后肺血管外肺水量的监测表明：伤后 2 小时未进行液体复苏时，肺血管外肺水量已呈现增加的趋势；随着液体复苏的进行，肺血管外肺水量显著增加，肺间质水肿风险上升，肺部氧合作用受影响。伤后 48 小时当循环血容量、心肌泵功能、外周循环阻力恢复或接近正常水平，机体血液动力学趋于稳定时，肺血管外肺水量达（14±2.37）ml/kg（正常值为 3~7ml/kg），肺氧交换与氧合逐步下降，组织氧输送不能满足氧耗，组织细胞仍处于缺氧状态。这些研究印证我们的液体复苏观点：严重烧伤早期在液体复苏的同时，需在心肌收缩力、心脏泵功能维护和外周血管张力调节、减少肺间质水肿环节上加以干预，尽早改善严重烧伤患者细胞氧合和维护脏器功能，如采用间隔给予胶体维持血管内外渗透压、降低后负荷和营养心肌等措施。

应激激活肾素 - 血管紧张素系统、原发损伤导致炎症反应、缺血再灌注损害、存在心肌细胞钙离子超载是导致烧伤早期心肌收缩力降低的主要原因，此时应用洋地黄类药物并不能提高心肌收缩力。如果液体复苏量已经足够，而心肌收缩力降低没有改善，则可应用多巴酚丁胺增强心肌收缩力，但长时间应用多巴酚丁胺类药物虽然可增强心肌收缩力，但同时会加剧心肌缺氧，且易导致心律失常。

Henri Laborit 提出人工冬眠应用有三大要点：降低体温、减少休克并发症和减轻全身应激反应。瑞金医院烧伤中心在充分容量复苏基础上应用冬眠合剂时不降低体温以保证患者体温不低于36.5℃，明确冬眠合剂的作用在于减轻烧伤应激反应而不是抗休克作用。严重烧伤早期应用人工冬眠疗法的目的在于抑制中枢神经系统的过度反应，在容量充足情况下改善微循环灌注。不降低体温，可以避免低体温导致循环抑制和凝血及免疫功能障碍，而充分容量复苏可以避免冬眠合剂所造成的由血管扩张引起的低血容量相对减少。烧伤早期在保证容量充分前提下应用冬眠合剂和严密观察每小时或30分钟尿量及补液量，结合患者的神志、精神状态、心率等随时调整液体复苏量，优化液体复苏治疗，使患者平稳度过休克期。

必须强调，冬眠合剂主要起减轻应激反应的调控作用，而不作为镇静药物应用。烧伤早期患者烦躁首先需要排除容量不足和通气或弥散障碍，还需排除合并伤，切忌单纯为镇静而在未保证血容量基础上应用冬眠合剂。

（2）调控免疫 - 炎症失衡格局的基本医疗策略是使患者适应严重创伤打击造成的病理生理变化，而不强调过度干预。20 多年前，普遍认为广泛和（或）深度烧伤并发感染导致失控的、持久性炎症反应是烧伤脓毒症的主要危害，曾尝试应用炎症细胞因子抗体、细胞因子受体拮抗剂和抗内毒素治疗等措施，许多动物实验也认证这种疗效，但临床实践大多失败。这就让我们认识到广泛和（或）深度烧伤引起的机体过度炎症反应并不表示抗感染能力增强，而免疫抑制在烧伤后脓毒症风险中扮演重要角色。因此单纯从源头上使用致炎因子抑制剂或拮抗剂控制炎症反应，治疗最终失败或无效。姚咏明提出在烧伤后感染或烧伤脓毒症的炎症反应中，致炎和抑炎反应呈现非线性关系，这可以解释为什么单纯抗炎治疗或者临床应用一些炎症因子拮抗剂没有得到预期效果，甚至失败。有关机体在创伤或创伤感染时的炎症反应研究可追溯到生物的原始基因或原始防御反应，而反应程度的个体差异又可以追溯到基因多样性及遗传特性。在早期免疫反应失衡和炎症反应扩散阶段，采用胸腺肽和弹性蛋白酶抑制剂单独或联合应用进行干预，能获得一定效果。针对广泛和（或）深度烧伤后非特异性炎症反应亢进和特异性免疫功能状态抑制，临床观察到应用弹性蛋白酶抑制剂或者类似药物的效果令人期待。这些药物不具有抗感染作用，也不能从源头上调控炎症反应，但能控制继发的组织损害，是目前研究的热点，但具体广泛和（或）深度烧伤应用多少剂量可以有效保护脏器还待进一步研究。

20 世纪 60 年代开始，上海瑞金医院烧伤中心从中医病机探讨烧伤后病理生理变化，从严重烧伤后炎症 - 免疫反应失衡角度看具有价值。许伟石等教授提出：烧伤是损伤性疾病，广泛和（或）深度烧伤导致气滞血瘀——烧伤致血瘀、血瘀生热，烧伤脓毒症为"痈毒内陷"，因此治疗重点在于活血化瘀；活血化瘀可推陈致新，减轻损伤反应，增强局部防御能力，有利于创面修复；创面严重感染细菌侵袭至正常组织，为毒盛正虚，须扶助正气托毒外出用补托法。提出活血化瘀治则，基本方由生黄芪、全当归、炒赤芍、紫丹参、杜红花、桃仁泥、金银花和净连翘等药物组成。广泛和（或）深度烧伤后免疫 - 炎症格局失衡的主要原因是应激、循环障碍和存在大量坏死组织，降低脓毒症风险的主要措施是改善微循环、减轻应激反应和早日去除坏死组织和覆盖创面，直接应用针对炎症 - 免疫失衡的药物是有益的。冬眠合剂可降低烧伤早期应激反应从而调控炎症 - 免疫反应，是有效干预措施。这种中医学观点为严重皮肤及软组织感染性休克患者的治疗提供更宽泛的认识。

（3）将烧伤脓毒症多层次多参数监护理念用于严重皮肤及软组织感染。如果说烧伤 Evans 公式是数学和医学的一次握手，计算机、生命支持科学、病理生理学进展则让重症医学有了坚实的翅膀，今天基因遗传学进步、结合人工智能和大数据算法的决策智能化技术与精准医疗理念正大踏步走来。例如：已经发现危重损伤患者 24 小时超过 5000 个基因表达发生改变的基因组风暴。这种现象在危重烧伤患者中可持续达 90 天或更长时间，将我们的视野引入严重创伤后患者基因表达模式改变研究，从而为识别具有复苏失败风险的患者创造条件。建立在烧伤患者循环功能、脏器状态、治疗过程大数据基础研究基础上的初期液体复苏决策智能化与精准医疗时代也必然会到来。笔者认为，治疗决策智能化目前尚不能代替医师在烧伤初期液体复苏领域的决断作用，但其能从信息获得全面性及决策路径普遍性角度对千百年来医师独立判断的权威性造成巨大冲击，并将引领未来医学发展。为应对未来挑战，国外已加紧开展大规模前瞻性、随机队列研究以占领数据和样本高地。

现代 ICU 中具有应用前景的监测法激增，如经胸和（或）经食管超声心动图、中心静脉压心脏前负荷测量或液体反应性测定〔如每搏量百分变异、胸腔内血容量指数（ITBVI）或肺动脉楔压、心脏指数〕、氧输送和（或）氧消耗〔如中心静脉氧饱和度（ScvO$_2$）〕、血清标志物（如碱缺失、乳酸），以及细胞代谢水平测量（如胃张力测量、激光共聚焦扫描显微镜、近红外光谱、测硫暗视野视频镜）等，结合现代科技对烧伤面积及深度的精确判断，为更为精确评估我们以往的液体复苏策略提供强有力武器。但多参数监护也使临床医生可追逐目标太多，已有多个研究报道证明，这可能是液体蠕变（fluid creep）现象的重要原因。由于要将这些新的检测指标在烧伤人群中作为复苏终点的观点尚未获得验证，因此目前应该是研究作用大于选择这些目标指导液体复苏，尚不能放弃尿量作为评判指标，更需要将尿量与多参数监护结合起来，拿到能反映烧伤病理生理学和临床表现真相的大数据。真正做到这点，需要多学科融合，加强烧伤学科与重症学科的思维交流与技术交融，才能让中国在新的起点上站在国际前沿。

（4）烧伤多层次多角度救治感染性休克监护与救治技术

① PiCCO：PiCCO 监测在危重症患者血容量评估、液体反应性预测等血流动力学监测方面更加准确和敏感，是目前在呼吸循环衰竭的急危重患者的病情评估、容量复苏指导中应用最广泛的一种有效的监测手段，可以帮助临床医生正确了解患者临床状态并有针对性地开展循环支持（图 3-1）。

PiCCO 监测下的心排血指数、血管外肺水指数、胸腔内总血容量指数、系统血管阻力指数等指标将休克期内容量、压力和血流速等静态参数变为动态参数，较中心静脉压等常规观察指标能更客观地反映机体对液体治疗的反应性，通过 PiCCO 监测指标及时调整补液成分、补液速度，可有效指导补液，减少因过度补液造成的肺水肿。也可更好地纠正肾脏血流灌注不良和组织细胞缺氧，提高乳酸清除率，减轻机体炎症反应，更快地促进损伤心肌恢复，保护脏器功能。但也有研究报道显示：以 PiCCO 监测指标指导特大面积烧伤患者液体复苏效果并不理想，其原因可能是影响大面积烧伤患者延迟复苏液体量的因素诸多，包括吸入性损伤、Ⅲ度烧伤面积、镇痛药物用量及补液成分等。若患者同时行血液净化治疗、连续性肾脏替代治疗可使 PiCCO 测得的 CI 和

GEDVI 较真实值小幅下降，因此需在 CRRT 启动前或 CRRT 停止后且待血液温度恢复稳定后，再进行参数测量；对机械通气患者实施 PiCCO，需注意 PEEP 对 EVLWI，潮气量对 SVV、脉压变异测量值均有影响；若有器质性心脏病或主动脉瘤，都会影响 PiCCO 监测参数的准确性。

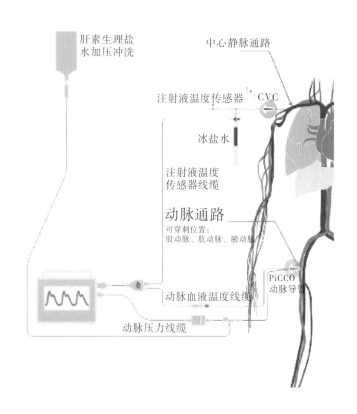

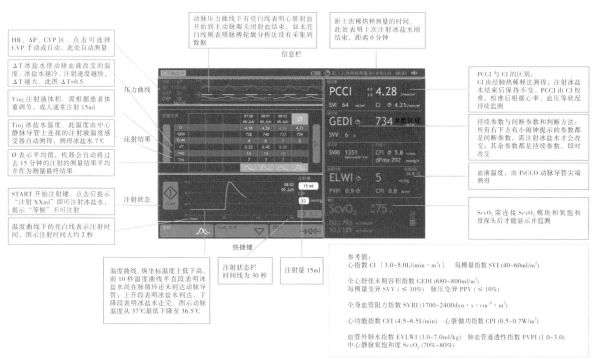

图 3-1　PiCCO 工作管路及屏幕参数说明图
（图片来源：前茂企业提供）

② 超声心输出量监测仪（ultrasonic cardiac output monitor, USCOM）：USCOM 与 PiCCO 在监测脓毒症患者心功能方面具有同样的准确性。与 PiCCO 相比，USCOM 是一种无创、方便且操作简便易掌握的监测方法。USCOM 采用成熟的连续波多普勒经皮监测升主动脉或肺动脉的血流速度、方向、流出道截面积、峰值速度、心室射血时间、速度 – 时间积分（VTI）、心率（HR）等指标，精确测定心脏每次搏动时的血流动力学状况，直接反映心脏泵血功能，可以连续、实时、快速、直接反映心脏每搏输出量的情况，但 USCOM 对患者的条件要求较高，如肥胖、胸部皮下气肿、心脏瓣膜反流及严重心律失常等则不能获取满意的图像，限制了其应用（3-2）。

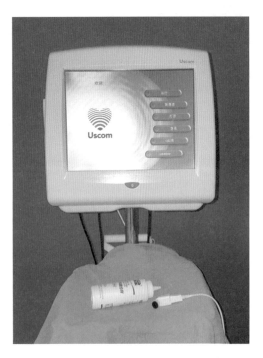
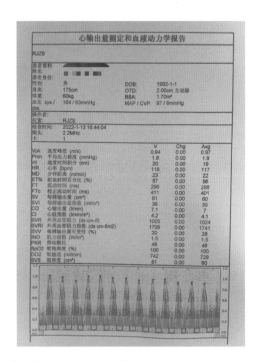

图 3-2 USCOM 机器及检测结果报告（含采集图形及各参数数据）

③影像学检查：诊断坏死性感染主要依据临床表现，但影像学资料可为诊断困难的病例提供有用的信息。但需要注意的是：X 线摄片参考价值有限，依靠它并不能排除坏死性感染；在不稳定的患者中，超声有助于鉴别诊断是简单蜂窝织炎还是坏死性筋膜炎；不应该因等待影像学检查结果而推迟清创术的时机。

疾病早期，X 线摄片结果通常是正常的，当感染和坏死进展到一定程度，软组织才会出现增厚和模糊不清。软组织内出现气体是感染的特征性表现，但只有在不多的坏死性感染病例中出现，且如化脓性链球菌这类单纯需氧菌感染并不会出现气体集聚。

较于 X 线摄片，CT 对于早期 NSTI 具有更高的敏感性，可达 100%，特异性为 81%（增强 CT 可达 98%），阳性和阴性诊断率分别为 76% 和 100%。感染常表现在脂肪组织内，其内气体和液体累积，可分割筋膜层，使得气体集聚在软组织内。在增强 CT 中，筋膜层增厚和显影未加强常提示筋膜坏死（图 3-3）。

MRI 也可用于诊断坏死性筋膜炎，在脂肪抑制的 T2 加权像可表现为：≥ 3mm 厚的异常信号强度，局灶或弥漫性非增强部分出现在低信号强度的深筋膜层；深筋膜层广泛累及，一个肢体可有 3 个以上的隔层（compartment）。但是在急救情况下，MRI 不作为首选的影像学检查。

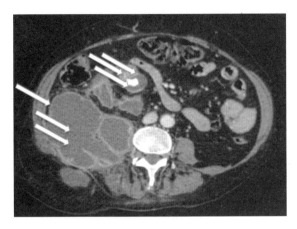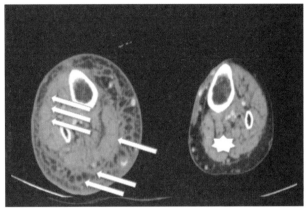

图3-3　左图：增强CT下，右侧腰大肌巨大脓肿，可见包膜样脓肿（单箭头），内有化脓性液体成分（双箭头），部分内部可见钙化（三箭头）。右图：增强CT下，右小腿蜂窝织炎，可见皮下脂肪组织抑制及分隔化（双箭头），和对侧（星形）相比，肌肉肿胀明显（三箭头），但深筋膜并未累及（单箭头）

〔图片来源：Radiol Med. 2016，121（2）：106-121〕

第二节　病例精析——烧伤科在严重皮肤及软组织感染治疗中的作用

病例报告

　　患者女，67岁（162cm，55kg，BMI：21.0），因右颈部皮肤红肿疼痛，口服头孢类药物无效且在1周后出现所谓"乏力，无法站立"，被家人送至我院急诊。

　　查体：T 38.2℃，P 132次/分，R 30次/分，BP 95/56mmHg（既往高血压病史，服药不规律，血压波动于162~178/88~102mmHg），右颈部皮肤破溃溢脓，右项背部皮下有捻发感。

　　影像学检查：急诊CT显示头、颈、躯干后侧和部分前侧（以背部为主）巨大软组织脓肿（162.6mm×133.5mm×400mm），积气明显（图3-4）。

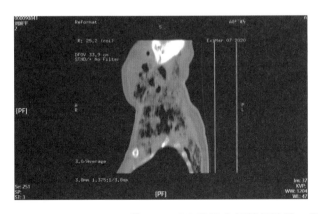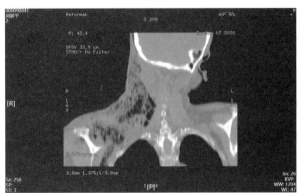

图3-4　CT显示右侧颈部脓肿，呈现蜂窝样改变，向头侧及背侧延伸

　　实验室检查：急性感染指标（白细胞计数及中性粒细胞百分比、CRP、BNP、PCT等）增高。

　　既往史：患者既往有高血压30年，入院前半年体检时被诊断为糖尿病，两年前行右肺结节切除（具体术式不详）。

诊疗经过

针对患者情况，入院后急诊迅速实施了液体复苏（乳酸林格钠液体），两小时后血压稳定于113/65mmHg，急诊外科行右颈背部脓肿引流术，术中在颈背部留置双腔引流管各1根。但术中出现心率、血压快速下降，当时立即予液体复苏，并运用去甲肾上腺素 0.5 μg/（kg·min）。术后带经口气管插管转急诊ICU，全院紧急召开急诊内科、普通外科、神经内科、灼伤整形科、感染科、呼吸内科、心脏内科多学科会诊MDT。经过讨论，烧伤科提出将这位患者由急诊ICU病区转至烧伤科ICU进一步治疗。

1.烧伤科工作第一步

对病情进行再评估并找到治疗的切入点。

（1）烧伤学科从感染表现、急救过程和脏器功能相关指标，参照国际急诊学会、美国感染治疗学会、美国FDA和中国《坏死性软组织感染的诊治》指南，确认患者诊断为严重皮肤及软组织感染，Eron分级4级，目前合并感染性休克（中度休克）、中度昏迷、呼吸衰竭、电解质紊乱（高钠血症）、2型糖尿病、高血压。

（2）循环评估　①体循环评估。心率105次/分、血压190/96（MAP 127）mmHg〔既往高血压病史，目前应用去甲肾上腺素 0.5 μg/（kg·min）〕。②微循环评估。尿量 100~200ml/h、乳酸 2.64mmol/L。③心脏功能评估。USCOM是监测左心功能的无创仪器，得出数据如下：心脏收缩力 Vpk：1.1m/s，前负荷（容量）FTc：389ms，每搏输出量 SV：65cm³，后负荷（外周阻力）SVRI：1607dyn·s·cm⁻⁵·m²，心脏指数 CI：4.3L/（min·m²）。

结合以上得出：在高剂量的去甲肾上腺素维持下，血流动力学暂时得到稳定，且血压偏高。

（3）呼吸评估　患者自主呼吸存在，吸氧浓度为70%情况下氧合指数、动脉氧分压正常，经口气管插管情况下机械通气，但呼吸机单纯用压力辅助和容量辅助模式均导致呼吸频率加快至28次/分，呼吸机报警提示每分通气量减少约为5.2L/min，结合血气分析结果和呼吸参数（$P_{0.1}$ > 0.6kPa）提示患者呼吸动力不足而弥散功能正常，短时间难以脱离呼吸机。需要气管切开，并调整呼吸机模式。

（4）局部脓肿及全身感染情况评估　患者急诊表现为头、颈、躯干部位脓肿，结合CT图像得出：脓肿上界为腮腺、中耳乳突、右枕部皮下（跨越中线向左侧侵袭），下界为肝脏平面（第二肝门水平）；其中颈部为脓腔最大处，其横径162.6mm，前后径133.5mm，脓肿从上（头部）至下（上腹部）长度近400mm。该病例的创面培养和血培养迅速回报，为肺炎克雷伯菌（klebsiella pneumoniae，KP），对泰能、头孢他啶等多种抗生素均敏感。

经过外科的初期引流，白细胞计数由 16.73×10^9/L 降为 6.48×10^9/L，中性粒细胞百分比由94.9%降为88.7%，降钙素原由 20.26ng/ml 降为 3.74ng/ml，白蛋白由 16g/L 升为 29g/L（参考值35~55g/L），前白蛋白手术前后均为38mg/L（参考值180~380mg/L），活化部分凝血活酶时间（APTT）由45.5秒降为41.4秒（参考值22.3~38.7秒），并存在高钠血症、低钾血症等电解质紊乱，引流口依然有大量的脓液溢出，提示在引流未彻底情况下，全身情况只是处于短暂的稳定窗口期。

此外，患者处于昏迷状态，Glasgow 评分为 6 分，而患者外科手术前神志尚清。因术中心率和血压下降，术后带经口气管插管返回病房，用 7ml/h 咪达唑仑镇静维持中，疼痛刺激时仅有下肢扭动。

2. 烧伤科工作第二步

结合评估结果，得出主要的治疗举措。

（1）高剂量升压药物支撑下血压平稳，可逐步下调升压药剂量；

（2）高剂量的镇静药物，或对神志恢复有碍，可待气管切开后逐步下调镇静药物剂量；

（3）容量模式机械通气下，潮气量无法维持，呼吸驱动力弱，可调整呼吸机模式为 PRVC，提高组织顺应性，等待呼吸肌功能恢复；

（4）原发病灶——巨大的软组织脓肿，需进一步扩创引流。

烧伤科的第一次手术为在充分证据学基础上的损伤控制手术，内容包括纵行切口气管切开和扩创引流术。首先，先行脓肿扩创引流。结合 CT 影像学资料，采用翻身俯卧位，我们使用了内窥镜，利用其可冲洗和探测组织腔隙的特点，了解了脓肿的大致构成，并排除了脓肿侵犯大血管壁及术中大出血的风险。拔出了前次手术放置的引流管，采用广泛打开脓腔、洗必泰轻柔冲洗及磺胺嘧啶银纱条引流的方法。

气管切开径路遇到问题：颈胸部 CT 显示巨大脓肿积气明显，且靠近颈总动脉和气管，依据颈部 CT，脓肿靠近颈外侧区，且累及胸锁乳突肌后侧，为避免"引爆"脓肿，采用纵切口。气管切开后逐渐下调直至停止使用镇静药物，根据患者呼吸情况改用 PRVC 模式，逐步过渡到 SIMV 和压力 SIMV、PSV，最后成功撤机。

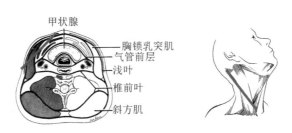

图 3-5　颈部解剖及模拟脓肿（红色矩形）位置

经过上述处理，患者感染指标明显下降，意识恢复，体温正常，且在入科 3 周后成功撤机，自主呼吸氧合可维持，Glasgow 评分由 6 分上升为 11 分，APARCH-Ⅱ评分由 36 分下降为 10 分，SOFA 评分由 11 分下降为 2 分，神志恢复，感染指标中 CRP 由 326mg/L 降为 31.90mg/L，BNP 由 5372.0pg/ml 降为 629.5pg/ml，PCT 由 20.26ng/ml 下降为 0.15ng/ml，提示全身感染得到初步控制。

3. 烧伤科工作第三步

将创面修复作为重点，避免感染再次袭来。

烧伤科采用扩创—引流—负压联动作为患者创面治疗方案。患者行 CT 重建发现脓肿主要位于皮肤深部，按照解剖部位可大致分为头颈部、前胸部及后背部，脓肿最大横径处位于颈部，前胸部脓肿约位于第 2 肋水平，但后背部创面接近肝脏平面水平，呈中间大、两头小、前侧短、背侧长，形似于汉字"广"，因外科已予颈部及肩胛角处留置引流条，相当于在"广"字的一撇的起始各有一个切口。根据对脓肿的特征分析，我们制订了以下治疗策略。

（1）不同于烧伤创面，患者深部脓肿，并无明显的皮肤缺损，脓肿在肌肉组织下，因此治疗原则应为"引流、控制感染"。

（2）脓肿的分区策略，主要包括头颈部、前胸部及后背部。颈部及前胸部脓肿包绕右侧锁骨下动脉，但尚未累及右侧颈总血管、胸膜及肺组织，间隔在2cm以上。结合术中内窥镜的探查结果，提示在背部脓肿的深部与颈胸部的脓肿间存在连续性，因此可利用目前已有的切口，分别清除颈部、背部脓腔中的坏死组织，但对于靠近锁骨下动脉的危险区域，则建议以钝性分离为主，避免大出血。

（3）引流的彻底性和序贯策略。考虑到脓肿呈现"多室蜂窝状"特征，充分引流需打通各室腔，而早期术中内窥镜探查结果提示脓腔基底有大量的坏死筋膜组织，分泌物呈黄白色，不适宜直接行负压治疗。故先予充分打开脓腔，双氧水、生理盐水及洗必泰轻柔冲洗，待坏死组织量明显减少后，再运用羧甲基纤维素钠银烧伤敷料包裹引流管（输液管制备而成）放置在脓腔底端，结合负压材料，间断冲洗治疗。采用这种新型敷料的原因：一是它有自溶性清创的作用；二是它可以防止高位的脓腔先于底部脓腔愈合关闭，反而在底部形成一封闭的脓性腔隙，再次成为感染源（图3-6）。最后，在脓腔基本为新鲜肉芽组织，需要用负压治疗促进愈合的情况下，我们采取了封闭颈胸部创面，单背部肩胛骨处创面连接负压装置，这样避免两处采用负压而"压力互相抵消"的情况发生，待背部创面愈合后，再行修复头颈部创面。

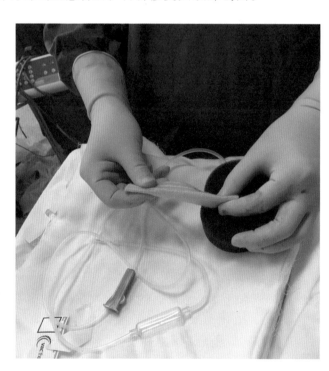

图3-6　采用羧甲基纤维素钠银烧伤敷料包裹引流管，能保证引流充分，防止在负压环境下形成密闭的脓性腔隙，并发挥其自溶性清创作用

在治疗过程中，我们也通过创面及血培养结果及时调整抗生素。早期主要以肺炎克雷伯菌和鲍曼不动杆菌为主，采用泰能联合稳可信；后期以鲍曼不动杆菌为主，主要运用舒普深联合斯沃的抗感染组合。

经过七十多天的治疗，患者创面基本封闭（图3-7），出院时已经能简答对答，转入康复医院进行康复治疗。

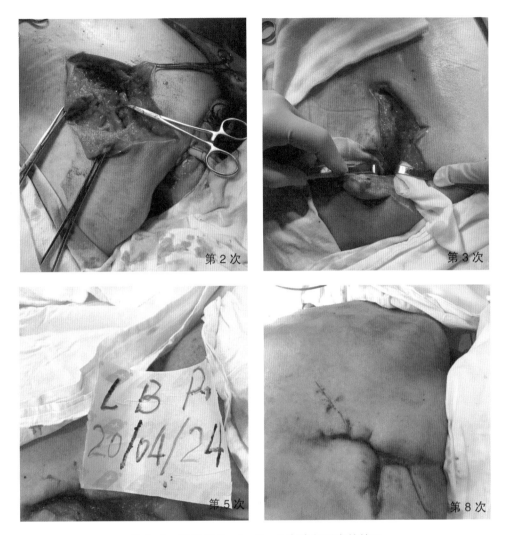

图3-7 患者第2、3、5、8次清创手术的情况

诊疗创新点

1.通过量化评估，抓住感染性休克患者复苏后暂时的循环稳定的时机，充分进行脓肿引流。

（1）在气管切开方面，依据患者的颈部CT结果，脓肿位于项部、颈外侧区和乳突肌区，若使用横切口，或会"引爆"脓肿，造成感染扩散，甚至会引起纵隔感染，治疗将会更加复杂。因此我们采用了纵切口，减少组织分离，降低感染风险。

（2）在通气策略方面，我们面临的问题是何时撤机。患者入科室时自主呼吸是存在的，为撤机考虑，我们将SIMV容量模式调整成PSV模式，但发现患者呼吸频率加快，提示潮气量的维持存在问题，因此我们使用PRVC模式的通气策略即压力主导的通气模式，在保障潮气量的情况下适时调节气道压力。最后我们在逐步停用镇静药物后从PRVC到SIMV再到PSV模式，在入科3周后成功撤机。

2.烧伤科治疗的一个关键就是明确脓肿与大血管及主要脏器的关系，确定创面处理方案。患者的 CT 重建图像上，见脓肿侵犯右侧斜方肌、右侧胸锁乳突肌后侧、右侧冈下肌边缘，在胸部包绕右侧锁骨下动脉，但未累及右侧颈总血管、胸膜及肺组织，测量间隔在 2cm 以上。带着以上信息，我们运用内窥镜经背部进入脓腔，观察了脓腔的大小、坏死组织的范围及是否存在邻近大血管搏动，再一次排除了大出血可能。在创面处理上，我们采用扩创 + 引流 + 负压联动作为患者的创面治疗方案。前后进行了多次手术，每次均修剪坏死组织，反复用内窥镜探查与深部组织关系，采用羧甲基纤维素钠银烧伤敷料包裹引流管，防止在负压环境下形成密闭的脓性腔隙，且利用该敷料的自溶性清创作用。此外，为了防止出血意外发生，采用了间歇负压吸引模式。

通过对这名患者的救治，我们可以看出：首先，烧伤科具有危重患者救治和创面处理经验，烧伤视角可以更全面地观察与救治严重皮肤及软组织感染的患者，这是烧伤学科的先天优势，即"倚天"。其次，如何在从 ICU 平台学科转入时生命体征平稳但问题远未解决的情况下寻找烧伤治疗的切入点，是我们烧伤学科的强项。当然，牢牢把握外科脓毒症治疗三原则——脏器支持、扩创引流、敏感抗生素运用，尤其是脏器支持、彻底引流，是皮肤及软组织感染治疗的关键所在。现今，CT 重建技术、内窥镜的使用可以让复杂创面处理更得心应手。

诊疗难点

该病例是一名严重皮肤及软组织感染并发脓毒症的患者，早期经大急诊的救治后，尽管生命体征平稳，但属于暂时的稳定，存在同时运用高剂量的血管活性药物和镇静药物，合并昏迷、呼吸衰竭、电解质紊乱及原发疾病——巨大皮肤及软组织脓肿未解决等问题。在治疗中如何找到救治的切入点，如何制订治疗策略，是需要深入思考的问题。

未来需要改进的地方

目前除了重症医学进展外，影像技术、内窥镜技术日臻成熟，对于严重皮肤及软组织脓肿需要紧密结合这些进展，取得科学依据，并可利用这些技术进行临床治疗，让皮肤及软组织感染等治疗更可视化、更精准，损伤更小。

体会与总结

由此病例，我们概括出对于皮肤及软组织重度感染伴休克的烧伤视角：

1. 由急诊 ICU 转入烧伤病房后循环状态的"机"与"遇"。

2. 呼吸机模式的选择：PRVC—SIMV—PSV—Weaning—撤机。

3. 气管切开的路径：纵切口，减少分离。

4. 脓肿部位的解剖基础和创面的分区封闭策略。

第三节　专家点评

专家简介：张勤，上海交通大学医学院附属瑞金医院灼伤整形科副主任，主任医师，硕士生导师，中华医学会烧伤外科学分会重症学组副组长，上海市烧伤医学分会副主任委员，上海市感染与化疗医学会委员，《中华烧伤杂志》编委，《中华损伤与修复杂志》常务编委。

将重症理论、技术与创面修复有机结合的烧伤学科

一、烧伤科在多学科共同参与时的切入点

一个严重皮肤及软组织感染（SSTI）患者来到急诊，医师会迅速进行判断其是否需要进行复苏治疗，在初期复苏成功后哪个科室应接诊这位患者。

回到指南与共识：国际和国内多个学科医学会如急诊医学会、美国感染病学会（IDSA）、美国 FDA、欧洲皮肤病学会分别发表过 SSTI 救治指南或临床共识，多学科制订指南与共识而疾病从轻到重的大跨度造成多学科诊疗现状。在我们看来，该病例已经出现脓毒症休克表现，急诊和烧伤科的最初工作都聚焦于脓毒症救治与创伤控制外科手术是正确的，这种做法符合各类指南针对 SSTI 的诊疗实践与共识，更体现出烧伤科是一个将重症医学理念与技术手段和创面治疗技术紧密结合的特色学科。

二、烧伤创面脓毒症理论和实践对 SSTI 诊治的意义

20 世纪 70 年代烧伤学科发现当焦痂下未烧伤组织细菌数量 ≥ 10^5CFU/g 活组织时，即发生侵袭性感染，即创面感染最重要的是细菌密度和侵袭深度。当细菌侵袭创面下活组织并大量繁殖时，即便血液中没有培养出细菌，也可诊断为脓毒症。

并且，烧伤"损伤控制外科"理念，使烧伤科对已经出现脓毒症休克表现的皮肤和软组织感染患者做什么手术、围手术期做什么已经形成完整共识。具体就这个病例我们聚焦于：①麻醉状况下循环变化和及时术后复苏；②对手术作为原发感染时叠加创伤后全身如何维持稳态；③力求临床经验与循证医学的证据学支持下的创面修复技术改进。

三、技术的未来及中医学观点

目前，烧伤多维度脏器功能评估与处理技术为 SSTI 休克患者提供技术支撑，现代 ICU 中具有应用前景的监测法激增，如经胸和（或）经食管超声心动图、中心静脉压心脏前负荷测量或液体反应性测定〔如每搏量百分变异、胸腔内血容量指数（ITBVI）或肺动脉搜压、心脏指数〕、氧输送和（或）氧消耗〔如中心静脉血氧饱和度（ScvO$_2$）〕、血清标志物（如碱缺失、乳酸），以及细胞代谢水平测量等在烧伤科已经被广泛使用。烧伤学科认为皮肤和软组织源感染本身是炎症与免疫架构间互依互损的矛盾体，这种失衡是人类原始抵抗反应进化不完全的产物。但如何理解这种复杂全身病变？ 20 世纪 60 年代许伟石等教授就提出：烧伤感染是细菌侵袭至正常组织，

为毒盛正虚，须扶助正气托毒外出用补托法。活血化瘀治则这种中医学观点，为严重皮肤及软组织感染休克患者提供更宽泛认识。其实中医是从哲学层面上提出了严重感染的本质，摆在烧伤学科面前的是如何将现代监护技术与中医等未来整体医学理念紧密结合。

参考文献

[1] SINGER M, DEUTSCHMAN CS, SEYMOUR CW, et al. The Third International Consensus Definitions for Sepsis and Septic Shock(Sepsis-3)[J]. JAMA, 2016, 315(8): 801-810.

[2] MARTIN GS. Sepsis, severe sepsis and septic shock: changes in incidence, pathogens and outcomes[J]. Expert Rev Anti Infect Ther, 2012, 10(6): 701-706.

[3] CHENG B, XIE G, YAO S, et al. Epidemiology of severe sepsis in critically ill surgical patients in ten university hospitals in China[J]. Crit Care Med, 2007, 35(11): 2538-2546.

[4] LLOPIS F, GONZÁLEZ-CASTILLO J, JULIÁN-JIMÉNEZ A, et al. Review of 1.250 episodes of skin and soft tissue infections attended at 49 hospital emergency departments[J]. Rev Esp Quimioter, 2014, 27(2): 115-121.

[5] STEVENS DL, BISNO AL, CHAMBERS HF, et al. Practice guidelines for the diagnosis and management of skin and soft tissue infections: 2014 update by the Infectious Diseases Society of America[J]. Clin Infect Dis, 2014, 59(2): e10-52.

[6] ERON LJ, LIPSKY BA, LOW DE, et al. Managing skin and soft tissue infections: expert panel recommendations on key decision points[J]. J Antimicrob Chemother, 2003, 52 Suppl 1: i3-17.

[7] SARTELLI M, MALANGONI MA, MAY AK, et al. World Society of Emergency Surgery (WSES)guidelines for the management of skin and soft tissue infections[J]. World J Emerg Surg, 2014, 9(1): 57.

[8] WONG CH, KHIN LW, HENG KS, et al. The LRINEC (Laboratory Risk Indicator for Necrotizing Fasciitis) score: a tool for distinguishing necrotizing fasciitis from other soft tissue infections[J]. Crit Care Med, 2004, 32(7): 1535-1541.

[9] MALGHEM J, LECOUVET FE, OMOUMI P, et al. Necrotizing fasciitis: contribution and limitations of diagnostic imaging[J]. Joint Bone Spine, 2013, 80(2): 146-154.

[10] SARTELLI M, GUIRAO X, HARDCASTLE TC, et al. 2018 WSES/SIS-E consensus conference: recommendations for the management of skin and soft-tissue infections[J]. World J Emerg Surg, 2018, 13: 58.

[11] Infectious Diseases Society of America (IDSA) POSITION STATEMENT: Why IDSA Did Not Endorse the Surviving Sepsis Campaign Guidelines[C]. Clin Infect Dis, 2018, 66(10): 1631-1635.

[12] Rudiger A. Beta-block the septic heart[J]. Crit Care Med, 2010, 38(10 Suppl): S608-S612.

[13] 刘健, 张勤, 郑捷新, 等. 烧伤早期容量复苏阶段心肌收缩力改变情况的临床研究[J]. 中华损伤与修复杂志: 电子版, 2012, 7(5): 501-505.

[14] 姚咏明. 烧伤脓毒症免疫功能障碍的基础与临床[J]. 中华烧伤杂志, 2010, 26(6): 466.

[15] HAN D, SHANG W, WANG G, et al. Ulinastatin-and thymosin α1-based immunomodulatory strategy for sepsis: A meta-analysis[J]. Int Immunopharmacol, 2015, 29(2): 377-382.

[16] 李晓亮, 李琰光, 叶向阳, 等. PiCCO 监测对烧伤机械通气患者休克期补液的临床指导意义[J]. 感染、炎症、修复, 2020, 21(2): 92-97.

[17] 蒋南红, 王德运, 李凤, 等. 脉搏轮廓心输出量监测技术指导特重度烧伤患者液体复苏对脏器功能的影响[J]. 中华烧伤杂志, 2020, 36(10): 939-946.

[18] 杨雯娴, 郭光华, 沈国良, 等. 脉搏轮廓心排血量监测技术在成批特大面积烧伤患者延迟复苏中的应用效果[J]. 中华烧伤杂志, 2016, 32(3): 140-146.

[19] 中国老年医学学会烧创伤分会. 脉搏轮廓心排血量监测技术在严重烧伤治疗中应用的全国专家共识: 2018 版[J]. 中华烧伤杂志, 2018, 34(11): 776-781.

[20] 薛锋, 刘春广. USCOM 与 PiCCO 脓毒症患者心功能的相关性[J]. 中国老年学杂志, 2019, 39(13): 3096-3099.

[21] MARTINEZ M, PEPONIS T, HAGE A, et al. The Role of Computed Tomography in the Diagnosis of Necrotizing Soft Tissue Infections[J]. World J Surg, 2018, 42(1): 82-87.

[22] ZACHARIAS N, VELMAHOS GC, SALAMA A, et al. Diagnosis of necrotizing soft tissue infections by computed tomography[J]. Arch Surg, 2010, 145(5): 452-455.

[23] 崔瀛书, 李怡, 代站站, 等. 坏死性软组织感染的诊治 [J]. 中华损伤与修复杂志: 电子版, 2019, 14(5): 374-379.

[24] 朱晓冬, 马辉, 陈宝元. 阿斯美对老年哮喘患者中枢驱动力的作用 [J]. 实用心脑肺血管病杂志, 2007, 15(7): 500-503.

[25] SINGH G, CHIEN C, PATEL S. Pressure Regulated Volume Control(PRVC): Set it and forget it[J]. Respir Med Case Rep, 2020, 29: 100822.

第四章

磨痂术在大面积深Ⅱ度烧伤治疗中的应用

扫码获取教学PPT

赵 冉 王一兵

第一节 磨痂术概述

一、磨痂术的理论基础和研究进展

近30年来,烧伤创面早期处理的方法和术式并没有显著的进步和革新。对于大面积烧伤患者,传统的创面处理理念以"宁过勿缺"为原则,旨在尽可能多地去除坏死组织至健康层面,降低全身感染的风险,以提高抢救成功率;而对于小面积烧伤患者,传统理念又多秉持"宁保勿清"的原则,等待或促进创面坏死组织自行溶痂脱落,以减少人为清创对基底非坏死组织的破坏或清除。从理论上来讲,任何坏死组织的残留均是创面感染的来源,而创面感染则是创面加深并延迟愈合最重要的原因。因此,及时清创是必要且意义重大的。同时,任何非坏死组织都可能存留上皮细胞,能帮助创面尽快完成上皮化并减轻瘢痕增生,所以,过度清创对未来的外观和功能恢复非常不利。

随着社会的发展和重症抢救水平的提高,大面积重症烧伤患者在治疗恢复过程中的抗风险能力大大提升,这使患者对远期功能及外观的恢复产生了更高的期望。此时,为了减少全身感染的风险,以牺牲部分健康组织为代价的"过度清创"逐渐显得不合时宜。而随着社会节奏的加快和单位时间产值的提高,烧伤患者及家属也开始对小创面保守治疗所需要的漫长的愈合时间产生了质疑和拒绝心态。

在这样的理论思考和现实背景下,"精确清创"的概念被提出来。我们希望摒弃基于肉眼观察和临床经验的"体表评估法"来武断判断烧伤的深度,而直面创面本身,通过逐层清创、边清创边评估的方式,尽可能地清除坏死组织并最大限度地保护非坏死组织。磨痂术,正是目前笔者认为最符合这种理念的清创术式。

磨痂术并不是一项新技术。它源于皮肤摩擦术,即应用表面不光滑的硬质材料对皮肤进行反复机械性摩擦,用钝性剪切力清除皮肤表层组织,刺激胶原纤维重构和上皮细胞迁移,从而改善愈合后的皮肤外观,主要用于处理痤疮、色素沉着、文身、瘢痕、光老化等皮肤问题。20世纪60年代法国医生Lorthioir首次应用磨痂术处理烧伤创面,指出该技术可清除表层坏死组织,促进深Ⅱ度创面愈合。几乎同时，南斯拉夫医生 Zora Janzekovic 开始利用可调节刻度的手动滚轴刀（又称"洪氏刀"，Humby Knife）削除表层坏死组织并即刻行自体皮移植，显著提高了当时烧伤创面治疗的成功率和患者的成活率；1968 年，她在国内外的会议上汇报其团队应用"削痂术"治疗 1300 例患者的经验和随访结果，引起巨大轰动；1970 年，她详细介绍"削痂术"临床经验的文章成为当年创伤领域引用率最高的文章。很快，全世界的教科书都将"削痂术"作为深Ⅱ度创面的标准治疗方案，并指出：如果操作准确，削痂不会损伤正常基底，深Ⅱ度创面可在 21 天左右自然愈合并留有瘢痕；功能部位应当削痂后即刻植皮以防止瘢痕增生和（或）挛缩。然而，现实并非如此理想，"削痂术会造成过度清创并显著增加残余创面植皮率"这件事成为全世界烧伤医师心中的"皇帝的新衣"，越来越多的烧伤从业者在临床实践中低调选择更为保守的清创方式，例如药物溶痂、酶溶痂及磨痂术等。

自 20 世纪 80 年代皮肤摩擦术引入我国，就一直有烧伤整形界的前辈尝试应用该器械处理面部小面积烧伤早期创面，以减轻后期色素沉着和瘢痕增生；直到 1998 年，南昌第一附属医院苏子毅先生最先在《江西医学院院报》上报道指出该技术适用于处理头面部深Ⅱ度创面，并将之命名为"磨痂术"；随后，山东省立医院的王一兵、傅洪滨相继报道了大宗临床病例总结和前瞻性随机对照研究，指出应用金属丝球作为磨痂器具，可扩大适应证至全身各处非Ⅲ度创面，其临床结局（植皮率、愈合时间、瘢痕评分等）显著优于削痂术；随后该医院王德昌、王明青和傅洪滨及其团队通过一系列动物实验展示：①磨痂去除的物质内包含大量坏死组织，无真皮及皮肤附件（毛囊、汗腺和皮脂腺），仅含有少量纤维组织细胞；磨痂后基底表层可见大量皮肤附件及表皮干细胞。说明磨痂术既能有效清创，且对创面愈合有效成分的破坏很少。②磨痂后组织内炎性细胞浸润较轻，循环内炎症因子（LPS、TNF-α、IL-6、IL-8）迅速下降，说明磨痂有利于减轻烧伤患者局部和全身的炎症反应水平。③磨痂后小血管淤滞减轻，创面局部组织缺氧情况显著改善，细胞代谢率明显提升。④磨痂后成纤维细胞生长因子（FGF）、表皮细胞生长因子（EGF）、角蛋白、表皮细胞生长因子受体（EGFR）表达量增加，新生表皮细胞 S 期比例增加，说明磨痂可加速创面上皮化，缩短愈合时间。

二、磨痂术的应用现状和临床优势

（一）应用现状

近 20 年来，磨痂术在我国，尤其在山东地区，一直应用于临床，并时常有相关研究成果的报道，也得到了国内外同人的积极评价。然而，金属丝球作为磨痂器具，尽管平价、简易、高效，却始终存在无医疗器械资质的根本性问题，严重限制了该技术的应用、发展和推广。山东省立医院团队怀着对该技术的信任和热忱，几代人薪火相传，一直致力于该技术的临床及基础研究和规范化推广。2020 年，由山东省立医院和山东省威高集团新生公司联合研发的一次性电动磨痂器获得国家二类医疗器械注册证并成功上市，解决了该技术推广"卡脖子"的症结。2021 年，由中华医学会烧伤外科分会推出的《磨痂术在烧伤创面中的临床应用专家共识（2020 版）》在《中华烧伤杂志》发表，系统介绍该技术处理烧伤创面的渊源和病理生理机制，规范了该技术的适应证、操作要点、术后处理等关键问题，为该技术的传播推广奠定了基础。

（二）临床优势

1. 术中出血少，手术时间短

磨痂术采用钝性清创的方式，不造成皮肤浅表血管断层开放，创面仅出现广泛针尖样微量渗血或鲜红色充血，手术过程中出血量一般不超过 50ml，几乎不出现术中及术后血红蛋白（Hb）水平下降的情况，无须备血及输血（指浓缩红细胞）。

磨痂术的手术时间主要取决于磨痂效率，同一部位的摩擦次数通常在 100~300 次，大面积烧伤患者可多人同时操作，并不延长手术时间。经验而言，中小面积烧伤患者手术时间（包括创面包扎）通常不超过 60 分钟，大面积患者通常不超过 120 分钟。

2. 换药次数少，换药痛苦轻

磨痂术后创面表层为近乎无菌的新鲜正常组织，需覆盖适宜的内层敷料，提供无菌、温暖、湿润、微酸的优良愈合环境，等待其自行愈合。所以，非特殊情况下，术后不推荐移动或更换内层敷料。但磨痂术后创面表层坏死组织移除，基底组织显著充血，组织液大量经创面渗出，术后外敷料渗液明显。可应用红外线照射促进蒸发，保持外敷料干燥，防止细菌增殖；当外敷料被渗液浸透时，需要及时予以更换。经验而言，术后首次敷料的更换可在第 3 天或第 7 天，此后每周更换 1 次外敷料观察创面愈合进展即可。有报道称磨痂术联合应用生物敷料覆盖创面，术后换药次数仅（1.6±0.4）次。

烧伤换药操作疼痛主要来自移除内层敷料时对创面表面神经末梢的刺激；磨痂术后仅更换外层敷料，内层敷料保持不动，所以换药疼痛感轻微，儿童亦可较好地耐受。临床应用时无须给患者镇痛药物。

3. 操作简易，适用特殊部位

磨痂术操作简单，不需要高超的手术技巧；磨痂术以逐层、渐进式清创为特点，给操作医师充分的时间评估创面基底情况，以确定磨痂终点平面，几乎不会造成磨痂层次无法掌握的情况。

磨痂术适用于全身所有部位，尤其适用于面部、颈部、腋窝、关节、会阴、指蹼等特殊部位的创面。不仅能促进特殊部位创面的顺利愈合，且减少了这些部位细菌增殖对其余创面的入侵和迁移，降低全身创面感染的可能性。

4. 精确判断深度，准确推断预后

目前判断烧伤创面深度的主流方法为"体表评估法"，即通过观察评估创面的水疱情况、基底颜色、皮温、痛觉等，判断烧伤的深度并给出诊断，进一步决定后续的治疗问题。然而，烧伤创面的致伤原因、创面暴露的时间、早期处理的措施、患者的肤色等各种因素均会影响上述创面表征而造成深度判断不准确。丰富的临床经验可以减少这种诊断不准确的情况，却不能避免。激光多普勒成像（LDI）、激光多普勒灌注成像（LDPI）及激光散斑成像（LSI）等深度诊断辅助设备可通过探测浅层皮肤血流信号来判断烧伤深度，诊断结果相对客观、量化、准确。但该类技术在临床应用时仍有较多限制：①体表温度对皮肤血流信号结果的影响较大，冷疗后创面较冷疗前创面在同一系统中的分析诊断结果显著加深，而烧伤后局部冷疗是规范化措施，需待冷疗结束 30

分钟以后方可进行诊断检测；②LDI、LDPI检测操作耗时较长，50cm×50cm的创面分析耗时数分钟，伤后患者处于痛苦状态，难以平静配合；③SI虽可每秒分析百张图像，显著缩短分析时间，但有效扫描需要相对固定的对焦距离，机器设计需将创面部位置于固定的检测台上，故多适用于手足等部位的烧伤深度检测。而磨痂术在全麻状态下通过反复摩擦的方式逐层清创，可以给临床医师充分的时间精确观察组织坏死的层次，从而精确判断创面的深度，并以此为基础准确推断创面的愈合时间和预后情况。临床经验显示：磨痂术后临床医师对创面的愈合时间及瘢痕情况判断与患者的临床预后高度一致。

三、磨痂术的系统介绍

（一）适应证

磨痂术主要适用于以深Ⅱ度为主的烧伤创面，尤其适用于处理小儿热液烫伤、电弧烧伤、爆炸伤皮肤创面，以及其他不适合削痂处理的情况。

1. 小儿热液烫伤

婴幼儿皮肤较薄，热液烫伤形成的创面通常以深Ⅱ度为主，深度不均一，形状不规则，尤其容易累及颈部、会阴、腹股沟、足踝等易于液体积聚的部位。磨痂术是处理此类创面的理想术式，可实现针对不均一深度、散在部位、不规则边界的所有创面的精确清创，显著缩短愈合时间，减轻远期瘢痕形成。同时，患儿术后仅需更换外层敷料1~4次，内层敷料通常无须更换，可显著减轻患儿痛苦（图4-1）。

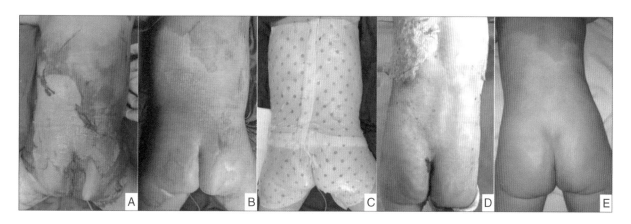

图4-1　磨痂术治疗小儿热液烫伤病例（患儿男，30个月，20%TBSA，深Ⅱ度）

A.背部创面；B.磨痂术后创面；C.纤维素敷料贴敷固定；D.术后16天，创面基本愈合，内层敷料干燥脱落；

E.伤后3个月，瘢痕轻微，局部遗留轻微色素脱失

2. 电弧烧伤

电弧烧伤通常为致伤时间极短的火焰烧伤，形成创面多以深Ⅱ度为主，易累及头面部、双上肢等裸露部位。此类创面通常较干燥，表面呈苍白色，无水疱形成，临床中容易误判为Ⅲ度创面；且头面部包扎不便，通常选择暴露疗法，造成创面干燥加深，远期遗留明显瘢痕。磨痂术也是处理此类创面的理想术式，可在伤后早期清除表层干燥的坏死组织，改善真皮内血液灌注，提供良好湿性环境，加速创面愈合。术后通常头面部不遗留增生性瘢痕，仅出现轻微色素沉着或脱失。

3. 爆炸伤皮肤创面

爆炸伤经常发生在工厂、加油站、液化气站和厨房等处，患者被瞬间极大膨胀的高温气体烧伤，通常造成累及多人的、累及全身多处的、以深Ⅱ度为主的大面积成批烧伤。此类创面常出现休克期迅速加深，若保守清创治疗极易出现严重创面脓毒症及系统性感染，而早期切削痂处理则会造成远期瘢痕增生、功能不良。休克期磨痂术适用于处理此类创面，可迅速清除表层坏死组织，显著改善创面微循环淤滞，防止创面加深，减轻全身炎症反应，平稳度过愈合期，减少植皮面积，远期瘢痕轻微。同时，该术式手术简易、时间短、出血少，可集中处理成批患者。

4. 其他不适合削痂处理的情况

削痂术作为处理深Ⅱ度创面的经典术式，在临床中应用范围极广。然而，仍有一些特殊情况限制了削痂术的应用，比如：①涉及关节、腋窝、颈部、会阴、指蹼等特殊部位，削痂难以操作；②躯干部大面积烧伤创面，削痂出血过多造成无法一次性削痂处理全部创面；③无法准确评估深度的烧伤创面等。作为削痂术的有效补充，磨痂术可以用于处理这些不适合削痂处理的情况。

（二）禁忌证

烧伤磨痂术没有绝对禁忌证。对于以浅Ⅱ度或Ⅲ度为主的非适应证创面，磨痂术依然是准确判断创面深度的一种方式（电烧伤创面除外），可基于磨痂清创过程中对创面深度的判断选择或更改适宜的处理方式。但是，对于非新鲜的烧伤创面（通常指伤后超过72小时，创面表面痂皮形成并开始溶脱，痂皮下有细菌感染征象），磨痂术清创效果不佳，且不能避免创面局部细菌及代谢产物在操作中进入全身循环系统，所以不适宜采用该术式。此外，磨痂术需要行气管插管全麻，对于相关麻醉风险，需要准确评估和预判。

（三）磨痂器具

文献中曾报道应用的磨痂器具有多种（表4-1），包括电动磨钻、金属丝球、电刀清洁片、砂纸、手动锉刀等，但均有其应用限制而未能得到临床推广；目前我国已有合法注册的一次性电动磨痂器上市，配备不同形状和磨削效率的磨头，可满足临床应用需求。

（四）磨痂术后敷料

创面覆盖一直是创面处理的重要环节，经过多年的发展，目前市场供应的创面敷料种类丰富，各有特点，总体来说分为两大类：生物敷料和非生物敷料。生物敷料是指非人工合成的、生物来源的、以三维胶原结构为主的敷料，主要包括：同种异体皮肤、异种皮肤（猪皮、羊皮等）、脱细胞真皮产品（猪）、胎膜产品（牛、羊、猪等）。生物敷料应用于临床，通常经过辐照、醇化、高频振荡等措施破坏产品内细胞结构，保留三维胶原结构，以降低受体排异反应。所以，这些生物敷料通常可与创面早期实现生物连接，作为生物半透膜阻止细菌侵袭、减少液体渗出、维持上皮迁移良好微环境，促进创面愈合。但这些生物敷料的排异时间是不确定的，通常敷料脱细胞越彻底，排异反应越迟。如果排异反应过早（如术后1周内），创面上皮化比例过低，会造成创面暴露、细菌侵袭、愈合受阻；如果排异时间过晚（如超过术后1月），会造成生物敷料占位，肉芽组织过度增殖，阻碍上皮细胞迁移，导致愈合时间延长。而非生物敷料通常指人工合成的敷料，包括普通纱布、凡士林纱布等，以及逐渐发展出现的各类功能性敷料，包括水胶体敷料、泡沫敷料、藻酸盐敷料、透明质酸敷料、亲水性纤维敷料、碳纤维敷料等。这些敷料通常具有某种或某些特定的功能，如抑制细菌增殖、保持创面湿性、大量吸收渗液、维持创面酸性微环境等，在临床中具有广泛的应用价值。

表 4-1 可用于烧伤磨痂术的磨痂器具

中文名称	英文名称	操作注意	图片
电刀清洁片	Tip cleaner	可吸收渗血，易摩擦过度并低估失血量；手持操作较费力，仅适用于指蹼、耳朵等特殊部位	
砂纸	Sandpaper	多目可选择，摩擦精确；但易残留金属颗粒，诱发肉芽过度增生，操作后需用大量盐水冲洗创面	
金属丝球	Steel wool	表层相对干燥，创面难以磨痂彻底，对操作者体力要求高	
手动锉刀	Manual dermabrader	浅创面易磨痂过度，远期出现线状瘢痕	
电动磨钻	Dermabrader or grinder	转速 3000~25000r/min，需准确评估磨痂深度；磨头小且锐度差，仅适用于面部小面积创面	
一次性电动磨痂器	Disposable electric dermabrader	用力按压可出现磨头锁死；易侧向滑动，注意术中防止被磨头误伤	

山东省立医院傅洪滨前辈曾这样评价磨痂术："磨痂将烧伤创面转变为创伤创面，术后良好的覆盖对这个创伤创面的顺利愈合至关重要。"基于本单位多年的实践经验和研究，良好的覆盖物需满足以下要求：①维持创面湿性愈合环境；②渗液引流通畅；③面积较大，顺应性佳，可与创面完美贴合。按照以上要求，油性纱布（普通纱布浸润油性制剂）、凡士林纱布、水胶体敷料、藻酸盐敷料、透明质酸敷料等，理论上均可作为磨痂后创面的覆盖物。然而，由于磨痂操作可造成创面局部显著充血、浅表微循环活跃、血管通透性增加，术后早期可见大量组织液自新鲜创面渗出，对大面积烧伤患者来说，几乎等同于再一次休克打击，此时选择生物敷料作为磨痂术后创面覆盖物显然是更明智的。

（五）磨痂操作要点

1. 手术时机

磨痂术作为烧伤清创术的一种，理论上可处理各个时期需要清创的创面。目前文献报告的经验主要集中于两个时期：伤后早期和伤后 2~3 周。伤后早期应用磨痂术通常在患者一般情况稳定和禁食时间满足手术要求的情况下，建议尽早进行磨痂术，最晚不应超过伤后 72 小时；伤后 2~3 周时磨痂术可用于清除残留的坏死组织和已增生的肉芽组织，促进创面愈合或为植皮做创面准备。本单位的临床经验主要集中于伤后早期：对于中小面积创面而言，通常在 24 小时内行磨痂处理；大面积烧伤患者，通常在 72 小时内行创面磨痂术。

2. 术前准备

患者需按照气管插管全麻手术常规术前准备。

术前创面必须以无菌油性敷料或膏剂覆盖保护，防止创面干燥，干燥创面磨痂效果不佳。

对于小儿及大面积烧伤患者，需术前备血浆或白蛋白，无须备红细胞；术中及术后需密切监测血流动力学参数，积极补液复苏，防止因大量组织液经创面渗出而继发低血容量性休克。

术前需经验性应用针对体表细菌的抗生素，术后通常继续应用 3~5 天，根据患者体温、创面渗液情况及血液内感染性指标，调整或停用抗生素。

3. 手术操作步骤

（1）麻醉满意后，所有待术创面区域常规消毒、铺巾、铺单；患者身下无菌巾需常规贴无菌贴膜，防止浸湿。所有创面无须应用止血带。

（2）湿纱布擦拭创面，擦除碘伏残留及表层疱皮，暴露创面基底。

（3）应用合适的磨痂器具对创面进行反复摩擦，对创面施加的压力和侧向滑动的剪切力需灵活调整，以每次有效摩擦能够擦除微量坏死组织为宜。根据本单位临床经验，同一部位通常需摩擦 100~300 次。手动磨痂器具对操作者体力要求较高，通常需要多名医师接力操作或同时操作；电动磨痂器具与创面的接触位置会有明显的侧向离心力，要求术者控制握持，防止误伤。

（4）磨痂终点的确定是本术式操作的核心。通常而言，磨痂器具对坏死组织移除容易，对正常真皮组织损伤轻微，当同一部位反复摩擦却无明显坏死组织随磨具脱落时，基本可判断到达磨痂终点。此时，用湿纱布擦拭后，可根据创面表现精确判断组织层次，从而判断烧伤深度和磨痂深度。通常来说，创面基底情况与供皮区取皮后基底表现类似。基底呈鲜红色，可见真皮血管网显著充血，无明显渗血点，考虑为浅Ⅱ度创面；基底红润，可见细小、密集针尖样渗血，考虑为深Ⅱ度偏浅创面；基底红，创面可见沟壑感，散在较大颗粒针尖样渗血，考虑为深Ⅱ度偏深创面；基底粉白，真皮韧，无明显出血点，考虑为Ⅲ度创面，需采用其他清创术式进一步清创（图4-2）。

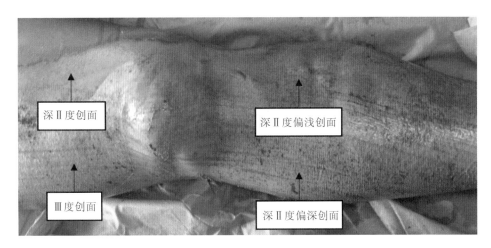

图4-2　磨痂术后创面表现有助于判断创面的深度

（5）磨痂满意后，用大量生理盐水冲洗创面，清除表层定植或附着的细菌。

（6）选择合适的创面覆盖物，需预制密集引流孔，贴敷于创面上。注意保持敷料无张力、顺应皮肤弧度、自然贴敷，多块敷料间需叠加覆盖，防止术后敷料皱缩、创面裸露。外用超过60层无菌纱布覆盖内层敷料，绷带加压包扎，弹力绷带或自粘绷带外层固定。关节活动部位需确切包扎，轻微制动，防止内层敷料移位、脱离、皱缩等。

（7）术后嘱患者限制活动72小时，促进内层敷料贴敷、粘连；创面外用红外线等照射，促进渗液蒸发，维持外敷料相对干燥；大面积烧伤患者需卧悬浮床，防止身体重力侧濡湿；腋窝、会阴等部位注意晾置或局部吹风，防止濡湿，保持外敷料干燥。

（8）当外层敷料浸湿，须即刻予以更换。外层敷料浸湿的速度与内层敷料选择、外层敷料厚度、创面包扎情况、术后促蒸发处理等均有关系。通常而言，术后72小时后，可首次更换外层敷料；对于包扎较为困难的儿童患者，可延长至术后1周再行外敷料更换。术后72小时后，创面渗液显著减少，可适当减少红外线照射等促蒸发措施，防止创面过度干燥、愈合延迟。

（9）术后2周更换外层敷料后，如内层敷料相对干燥，可不再包扎，选择半暴露治疗，等待内层敷料自行脱落；如内层敷料仍相对湿润，可探查内层敷料情况，有积液时需及时开窗引流处理，如有感染征象，可局部更换内层敷料，必要时加用局部抗感染制剂，外层仍需以大量无菌纱布覆盖包扎。

（10）术后3~4周，磨痂后创面通常会逐渐愈合，内层敷料干燥，必要时可应用医用石蜡油涂抹促进内层敷料脱落。若出现残余肉芽创面或内层敷料占位现象，择期及时与患者沟通，安排手术植皮处理覆盖创面。

（六）磨痂术评价与展望

在"精确清创"理念逐渐成为主流的今天，磨痂术作为一项传统技术，具有操作简易、成本低廉、效果理想等诸多优点，重新得到了广大同人的关注和认可。然而，磨痂术作为一种机械钝性清创的术式，仍需要依赖临床医师的肉眼来经验性判断清创的终点，这显然不是能够引领未来的清创技术。未来理想的清创术式，首先的要求是高选择性，能够特异性地分辨坏死组织和非坏死组织，摆脱对医师肉眼观察的依赖；其次要求高效率，烧伤患者的特殊性要求清创术必须在短时间内有效完成，尽量降低患者的麻醉风险、休克风险及创面长时间暴露的加深风险等。我辈烧伤人仍需关注清创这个浅显但重要的议题，上下求索、反复论证，以期找到理想的、革新性的、引领未来的清创方案，甚至能改变烧伤治疗的基础理念。

第二节 病例精析——磨痂术在深Ⅱ度烧伤治疗中的应用

病例报告

患者男，43岁，因"热液烫伤全身多处7小时"入院。患者7小时前不慎落入冷却池于约70℃热液内浸泡1~2分钟后被救出，立即冷水冲洗约5分钟后，送至当地医院，行静脉补液、留置尿管后，转运至我院急诊。急诊评估后，以"特重烧伤（90%TBSA，Ⅱ度~Ⅲ度，热液）"收入院。

查体：体重72kg；生命体征尚平稳，脉率稍快（113次/分）；全身除头、面、颈及左肩部外均为热液烫伤创面，创面湿润，表面可见疱皮菲薄的水疱形成并部分破溃；水疱覆盖区域基底呈暗红色，疱液清，呈粉色；创基裸露部分红白相间，以白色为主；会阴、手掌及足底亦可见散在水疱形成（图4-3）。

既往史：体健无特殊。

个人史：抽烟15年余，日均10~20支。

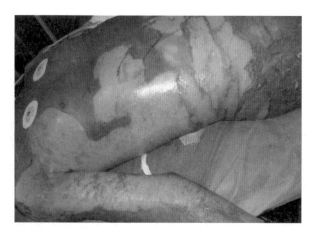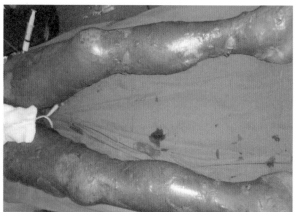

图4-3 全身大面积热液烫伤创面

诊疗经过

1. 入院第1天（伤后7~24小时）

于左侧股静脉行床旁穿刺置管术。

迅速补液抗休克，维持脉率<100次/分，尿色清，尿量>40ml/h。

急诊局麻下行预防性气管切开术。

充分镇痛，气道充分湿化，呼吸机辅助呼吸（SIMV 模式）。

经验性应用广谱抗生素抗感染治疗（美罗培南 + 万古霉素）。

床旁行十二指肠管及胃管置入术，4 小时后床旁腹平片复查置管位置满意。

十二指肠管持续肠内营养泵入（30ml/h），胃管持续胃肠减压。

2. 入院第 2 天（伤后 24~48 小时）

全科病例讨论，评估患者生命体征、血流动力学、脏器功能均能够耐受手术。

伤后 26 小时，在气管插管全麻下行"烧伤磨痂 + 生物敷料覆盖术"。术中多名医师同时应用金属丝球对消毒后的创面进行反复摩擦，至创面呈鲜红色，基底可见密集针尖样出血点（图 4-4），用生理盐水冲洗后，应用脱细胞异种生物敷料覆盖（图 4-5），并外用 60 层以上纱布妥善包扎。术中输注病毒灭活血浆 600ml，出血约 50ml，手术时间约 80 分钟，术中尿量 190ml。

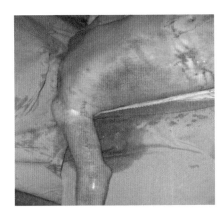
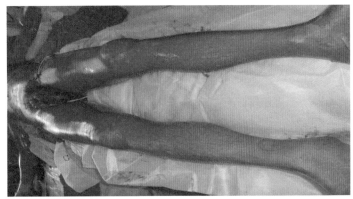

图 4-4　磨痂术后即刻，创面情况

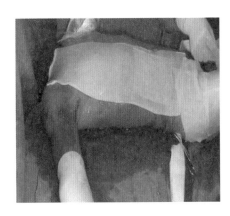
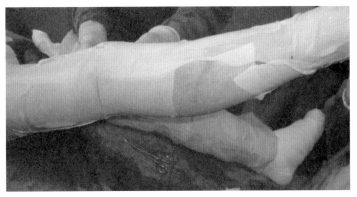

图 4-5　磨痂后创面覆盖生物敷料

术后患者卧悬浮床，红外线持续照射。

灵活调整补液计划，维持血流动力学及内环境稳定。

3. 入院第 3 天（伤后 48~72 小时）

根据细菌培养结果调整抗生素为相对窄谱抗生素（万古霉素）。

停胃肠减压，少量渐进性经口入流食。

灵活调整补液计划，维持血流动力学及内环境稳定。

4．入院第 4 天

更换全身外敷料，采用相对无菌操作，保持内层敷料的贴敷效果。

拔除胃管，十二指肠管持续留置。

5．入院第 5 天

更换深静脉穿刺管至右侧股静脉。

6．入院第 6 天

更换全身外敷料，发现内层敷料贴敷良好，渗出明显减少，敷料下无积液等情况。

7．入院第 7 天

停用抗生素。

拔除十二指肠管，鼓励经口进食。

更换尿管。

8．入院第 8~14 天

移除深静脉穿刺管，颈外静脉穿刺输液。

规律换药处理，部分生物敷料脱落部分更换为非生物银敷料覆盖。

更换气管套管为金属套管，停呼吸机。

9．入院第 15~21 天

拔除气管内金属套管。

规律换药处理，内层敷料完全干燥区域可半暴露治疗，自动脱离的内层敷料可剪除。

10．入院第 23 天

行烧伤浸浴术，可见全身创面愈合超过 90%，右下肢残余少量创面，可见皮岛散在（图 4-6）。

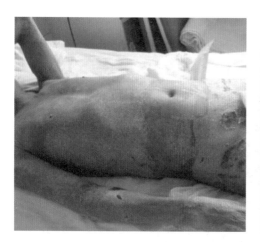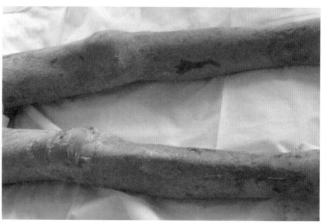

图 4-6　伤后 23 天，烧伤浸浴术后，创面大部分愈合，右下肢散在残余创面

四肢创面加压包扎后，下地进行渐进式康复锻炼。

11．入院第 35 天

全身创面基本愈合，残余散在小水疱及小创面。

医嘱离院，至当地医院继续康复治疗。

诊疗创新点

针对 90%TBSA 大面积特重烧伤患者，全面评估伤情后，早期（伤后 26 小时）果断行全身创面的烧伤磨痂 + 生物敷料覆盖术，减轻了后续可能发生的全身炎症反应及感染情况，为创面愈合提供优良环境，创面愈合顺利，全身瘢痕轻微。

诊疗难点

对大面积特重烧伤患者，在伤后 24 小时内充分复苏、保护脏器功能并完善相关准备，要敢于并力争在 48 小时内行全身的清创术，为后续治疗打下良好基础。

应根据创面的深度选择合理的清创术式（如切痂术、削痂术、磨痂术）。

未来需要改进的地方

本例患者的治疗过程中对"全程康复"的理念贯彻不足，以后对于类似病例，需要更早开始系统性康复治疗，以期实现创面愈合和骨肌功能恢复的同步进行。

体会与总结

对于大面积烧伤患者，临床医生评估病情时通常优先考虑面积，其次考虑深度。对于非Ⅲ度大面积烧伤患者来说，临床医生对诊疗方案的选择是相对困难的。原因在于：非Ⅲ度创面愈合后的皮肤质量远远优于Ⅲ度创面，对于供皮区匮乏的大面积烧伤患者来说，充分利用创面残余的可生发组织，让创面自然愈合，对患者远期的生活质量有着重要意义；然而，造成大面积烧伤患者救治失败最主要的原因是感染，创面感染是此类患者最重要的感染来源，早期清创去除表层坏死组织是防止创面感染的最重要措施。创面彻底清创和保留创面可生发组织，两者的矛盾深深困扰着临床医生，不同的选择可能为患者带来完全不同的临床结局。

传统的切痂术和削痂术都是经典烧伤外科清创术式，可以有效清除创面坏死组织，同时也必然造成非坏死组织的过度清除，造成创面事实上加深，后期植皮面积增大。烧伤磨痂术选用钝性材料，对创面进行摩擦式清创，利用剪切力擦除表层坏死组织，对Ⅱ度创面具有理想的清创效果，同时不会对正常真皮组织造成损伤。针对大面积非Ⅲ度烧伤患者，磨痂术可以一次性处理全部创面，手术时间控制在 2 小时以内，术中出血不超过 100ml，手术风险低，对患者打击小，可以在伤后早期（休克期内）实施完成，避免创面局部细菌增殖和创面加深。这种术式，基本实现了大面积非Ⅲ度烧伤患者"创面彻底清创"和"保留创面可生发组织"的理想平衡。

本例患者烧伤面积 90%TBSA，以深Ⅱ度为主，伤后 26 小时行"烧伤磨痂 + 生物敷料覆盖术"，术后患者一般情况平稳，全程无明显感染征象发生，术后 1 周即停用了经静脉给药的抗生素，超过 90% 的创面在 3 周左右顺利愈合。患者治疗过程痛苦少、花费低，临床预后理想，瘢痕轻微，功能恢复好。

第三节 专家点评

专家简介：王一兵，山东第一医科大学第一附属医院党委书记，主任医师，中华医学会烧伤外科学分会常务委员，中华医学会烧伤外科学分会第八届委员会烧伤康复与护理学组副组长，中华医学会医学美容与美容学分会常务委员，《中华烧伤杂志》常务编委。

新鲜烧伤创面的"精确清创"时代

烧伤创面是烧伤患者所有病生理改变的基础，针对创面的妥善处理是整个烧伤治疗过程的基石。新鲜烧伤创面一般是指伤后 48 小时内的创面，此时期创面特点为：创面及周围部位外周毛细血管扩张，体液渗出，组织水肿；间生态组织层出现炎症细胞聚集，但尚未出现明显细菌繁殖征象，坏死组织尚未开始自溶。新鲜烧伤创面的处理，早在 20 世纪 80 年代便形成了常规：浅度烧伤创面予以保守治疗，辅助或促进坏死组织的溶解脱落，等待创面在肉芽生长的同时，自行完成上皮化；深度烧伤创面早期予以手术清创，锐性清除创面表层一定深度的组织，通常以"彻底清创"为原则，再通过植皮覆盖创面。30 多年来，烧伤外科在很多方面都有巨大的进步，然而针对新鲜烧伤创面的处理，似乎已经不再被大家所关注，主流的杂志和会议上，很少有相关的讨论和报告。

进入 21 世纪后，以重症医学的发展为契机，烧伤重症患者的生命监测技术（swan-ganz 漂浮导管、PiCCO 监测、床旁超声等）和呼吸循环营养支持技术（肺保护通气、高频振荡呼吸机、ECMO、CRRT 等）已广泛应用；依托生命科学和材料学研究，各种功能性敷料、组织工程敷料和生物敷料层出不穷，配合各类外用药物，可在各个信号通路层面改善创面愈合的速度和质量；还有抗感染药物的发展，包括以糖肽类为主的抗球菌药物和碳青霉烯类为主的抗杆菌药物，对控制烧伤脓毒症相关的死亡意义重大。得益于这些相关领域的发展，烧伤外科医师有了更大的施展空间，越来越多的大面积烧伤患者不再有性命之忧，最大程度帮助患者复原，成为我们新的目标。那么在新的时期，传统的外科"彻底清创"的理念是否应该被修正？所谓的"清创不彻底"一定是负面词汇吗？我们针对新鲜烧伤创面的清创理念是否需要与时俱进？

一、烧伤创面清创理念的与时俱进

在我们教科书以及临床工作中，新鲜烧伤创面的清创理念可归结为 8 个字：浅的不清，深的不留。也就是说，对于经肉眼判断有机会自行愈合的创面，我们通常选择不清创或者姑息清创，通过长期换药的方式，缓慢清除坏死组织，同时等待肉芽的形成和上皮的生长；而经验判断难以自行愈合的创面，我们通常选择手术方式彻底清除坏死组织，甚至不惜损失一层健康组织，然后通过植皮修复创面。这种清创及治疗创面的理念深入人心，并作为治疗常规传承多年，我们称之为"传统清创理念"。然而，烧伤创面是因为热量由表及里逐渐入侵而造成的，组织的损伤程度也是由表及里逐渐减轻的，并没有确定的分界；此外，由于接触热源的时间和距离不同，组织损伤的深度也不均一。所以，通过各种方式评估创面的深度，然后再按照所谓的"层次"进行清创，实在过于武断和粗暴。

所以，越来越多的人开始尝试和探索新的清创方法，以便能够保留更多的未完全坏死的组织，区别对待非均匀分布的不同深度的损伤。目前，这类新方法已经有了成熟的技术和设备，并有相当数量的文章予以介绍。但是，大家虽然熟知这些技术，也尝试应用，却从未想过这些技术能够替代传统的清创方式。究其原因，很重要的一点，就是大量烧伤医师尚未革新自己的清创理念。我们认为，"传统清创理念"已经不符合时代的要求，"精确清创"的时代已经到来。根据烧伤的致伤原理和特点，我们认为，符合"精确清创"理念的技术虽各有不同的清创原理，但其清创方式都符合3个特点：由表及里、逐层清创、且看且清。这类技术符合烧伤由表及里致伤的机制，也符合烧伤局部病理结构，可以最大限度地清除坏死组织并最大限度地保留正常组织，也可以减轻炎症反应从而避免创面二次加深（尤其对于儿童）。

二、符合"精确清创"理念的技术

符合"精确清创"理念的技术有很多，其清创过程需要借助的媒介多种多样，所消耗的时间长度也不同。只有那些能够在较短时间内完成，清创媒介又易于获得的清创技术，才能够在临床中应用并推广。我认为值得学习和推广的精确清创技术有以下几种：

1.酶清创

酶清创是指提取自细菌、植物或是动物中的外源性酶类，可清除坏死组织，同时又不损害周围正常组织，具有高度选择性，所以符合"精确清创"的理念。常见的外源性酶类包括胶原酶、木瓜蛋白酶和菠萝蛋白酶等。胶原蛋白酶不仅可以作用于变性的胶原蛋白，还可以分解连接坏死组织和创面底部的胶原蛋白丝条，清创效果彻底；其实现有效清创时间为1~16周，是慢性精确清创技术的代表，目前已广泛添加于各类溶痂药物。木瓜蛋白酶达到有效清创的时间为1~6周，对集中于伤口表面的纤维蛋白和纤维结合蛋白的水解能力超强，但过敏率高，会引起剧烈疼痛，FDA已禁止其应用于创面。菠萝蛋白酶达到有效清创的时间最短，为4~24小时，最有可能在短时间内实现精确清创（表4-2）。

关于菠萝蛋白酶的研究很多，目前已上市的代表产品是Nexobrid®，它也是目前酶解快速清创的代表性产品。Nexobrid®2012年12月于欧洲上市，目前尚未进入中国市场。此药物可针对任何深度、任何部位的新鲜烧伤创面，在4小时内完成有效清创。研究显示，Nexobrid®的清创过程并非将坏死组织全部溶解，而是作用于炎症细胞聚集层，促进坏死组织和深部组织的分离。所以经过4小时清创，将表面的坏死组织轻轻刮除后，终点平面即活性组织。目前，以Nexobrid®为代表的酶清创产品，已写入欧洲烧伤急诊处理指南，完全改变了目前烧伤创面处理的常规流程。也就是说，不再需要医师根据经验预先判断烧伤深度，而是常规应用此类清创产品，4小时后清创完成，根据清创后的基底情况，进行明确的诊断，并选择覆盖敷料等待自行愈合或者一期进行植皮手术（图4-7）。这将大大减少烧伤医师接诊的主观因素，有利于实现地区间的医疗同质性。

2.烧伤磨痂术

在Nexobrid®进入中国市场之前，外科清创依然是我国烧伤清创的主流技术。与切痂术和削痂术相比，烧伤磨痂术的历史并不短，却因为器具的限制，没有得到广泛的应用和认可。但是磨痂术这项技术，却因为其独有的"钝性清创"的特点，对组织的清除具有高度选择性，符合"精确清创"的理念。

表4-2　常见外源性酶的比较

项目	枯草菌酶	胶原酶	菠萝蛋白酶	木瓜蛋白酶	磷虾酶	弧菌溶血素
提取来源	枯草菌群	溶组织梭状芽胞杆菌	菠萝类植物块茎内	番木瓜果实的胶乳	南极海洋虾样甲壳类动物的消化系统	副溶血弧菌
达到有效清创时间	5天~2周	1~14周	4~24小时	1~6周	不详	24小时内
评价	对除外胶原蛋白的其他蛋白水解能力强，对胶原蛋白水解能力是胶原酶的1/6	可作用于变性的胶原蛋白，并分解连接坏死组织和创面底部的胶原蛋白丝条	水剂、油剂中无活性，雪花膏剂中有活性，磺胺嘧啶银抑制活性	对集中于伤口表面的纤维蛋白和纤维结合蛋白的水解能力强	具有胰蛋白酶活性，体外具有超过木瓜蛋白的蛋白水解能力	体外水解纤维蛋白和胶原蛋白的速度是枯草菌酶的5倍和2倍
优点	可与SD-Ag联用	清创效果彻底	清创速度快	清创能力极强	蛋白水解能力强	金属离子无抑制作用，清创速度快
缺点	增加脓毒血症发生率	金属离子抑制酶活性	局部疼痛、烧灼感	过敏率高，剧烈疼痛	仅有体外实验	尚无稳定溶剂
代表产品	无	Sigma® Amresco® 胶原酶软膏	Nexobrid®	FDA已禁止应用于创面	尚无	尚无

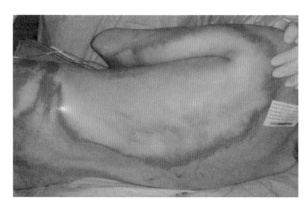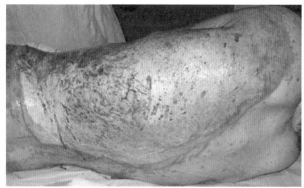

图4-7　Nexobrid® 清创效果

左：火焰烧伤创面；右：Nexobrid® 作用4小时后

　　烧伤磨痂术是利用非锐性器械与创面发生相对移动，通过摩擦作用将附着在创面表面的坏死组织进行钝性清除。通过高频超声，可清楚地观察到磨痂前后创面表面皮肤结构的变化，即表皮层及与真皮层交界处不连续回声结构被清除。而通过超声多普勒观察皮肤浅层血流信号，发现磨痂术后即刻及术后3天内皮肤浅层的血流信号较术前明显增强，且血流信号的强度与创面愈合时间呈负相关。

　　本例病例是经典的大面积非Ⅲ度烧伤患者，在伤后早期实施烧伤磨痂术后，全身创面顺利自行愈合，整个过程没有明显感染征象出现，术后全身瘢痕轻微，是一例非常成功的治疗病例。但是，该病例的跟踪、随访资料稍显不足，若能有伤后超过2年的外观及躯体运动功能随访，则更加完整。

3. 激光清创

激光清创的文献报道目前有CO_2激光和Er:YAG激光，应用均较少。CO_2激光波长为10 600nm，具有剥脱性、热效应强，仅能单层清创，同一创面部位一般不重复发射激光。Er:YAG激光波长为2094nm，具有浅剥脱性、无热效应，可重复清创，对相同部位创面可反复发射激光。

因为Er:YAG激光具有浅剥脱性，且无热效应，所以不会对组织造成额外损伤，可以同一部位反复多次清创，这符合我们精确清创的理念。当局部清创至微量出血，则认为到达目标层次；若未出血，则可同一部位再次照射激光。有研究显示，Er:YAG激光清创后，深度不均的创面可同时达到目标层次，并可立即安排植皮。但是Er:YAG激光清创耗时长、费用高，仅适用于小面积门诊清创（图4-8）。

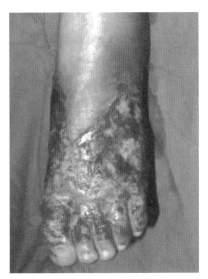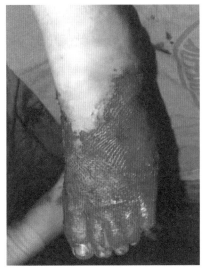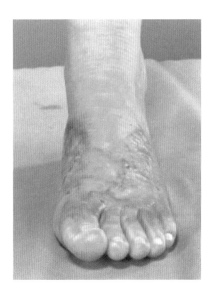

图4-8　Er:YAG激光处理火焰烧伤创面
左：清创前；中：激光清创并拉网植皮后；右：愈合后

4. 水动力清创术

水动力清创是用移动刀柄在创面上做切线运动，刀片一样薄的超音速高压生理盐水水雾移除失活组织、碎屑、细菌及生物膜，并可以将切除掉的所有残渣吸走，目前的产品是Versajet®。关于水动力清创的基础和临床研究已经比较多，病理切片显示清创后表层坏死组织和炎症细胞聚集层均被清除，表面附着的细菌量也明显减少。水动力清创不仅适用于烧伤创面，对于各类创伤伤口均适用，由于表面附着的细菌和生物背膜也一并被清除，部分创伤创口清创后可实现一期缝合，并显著减少创伤性色素沉着（图4-9）。

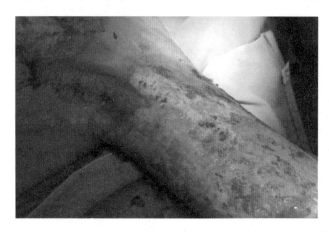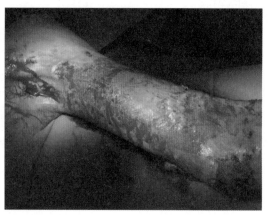

图 4-9　Versajet® 清创效果

左：火焰烧伤创面；右：Versajet® 清创后

三、关于未来的思考

烧伤医学发展至今日，我国烧伤前辈创造的各种前沿优势正逐渐消失。烧伤患者减少，科技进步，以及各兄弟学科的发展，让很多烧伤科传统经典理念和技术变得有些不合时宜。我希望年轻的一代，能够打破 20 世纪编写的教科书的束缚，能够站在新的高度，彻底审视烧伤治疗的每一个环节，争取做得更好。

精确清创理念，"精确"二字或许难以实现，却应该是我们的目标。

要力争"精确"，首先要摆脱利用主观经验判断深度的传统做法。激光多普勒成像技术（LDI）判断烧伤深度的技术早已成熟，成为欧美烧伤中心的标配。研究显示，利用 LDI 判断烧伤深度后，儿童烧伤创面的削痂植皮率降低了 30%。这说明人为判断烧伤深度是非常不可靠的，依赖人为判断深度所制订的诊疗方案更是值得怀疑的。

其次，创面处理技术需要对不同深度的创面区别对待。根据 LDI 的图像，可以清晰地观察到，每一个患者的热损伤图像均呈地形图样，即深浅不均，交界不规则。目前只有像 Nexobrid® 这样的产品能实现短时间内对各种深度的创面完成个性化清创，这必将改变将来烧伤外科的治疗理念和流程，希望我们能拥抱并适应这种改变。

烧伤磨痂术作为一项经典有效的精确清创术式，理应得到更大范围的推广应用。以前受限于没有市场流通的磨痂器具，很多机构难以开展该项技术。目前，拥有二类注册医疗器械证的一次性电动磨痂器已正式上市，可有效减轻手术医师的体力消耗，保证磨痂效果，更利于一次性处理大面积创面。希望中国青年医师秉持"精确清创"的理念，敢于挑战传统诊疗常规，去探索、尝试、更新并推广新型的技术和方法，力求给患者带来更好的预后。

参考文献

[1]　LORTHIOIR J, BURNS. II. The Abrasion Treatment of Burns[J]. Mod Trends Plast Surg, 1964, 16: 89-95.

[2]　JANZEKOVIC Z. A new concept in the early excision and immediate grafting of burns[J]. J Trauma, 1970, 10(12): 1103-1108.

[3] 苏子毅, 刘德伍, 吴志宏, 等 . 磨痂术治疗头面部深 Ⅱ 度烧伤 [J]. 江西医学院学报 , 1998, 38(3): 57-59.

[4] 王一兵 , 傅洪滨 , 王德昌 , 等 . 削刮术治疗面部深 Ⅱ 度烧伤 16 例 [J]. 中华烧伤杂志 , 2000, 12(6): 47.

[5] 傅洪滨 , 王德昌 , 王明青 , 等 . 磨痂手术治疗早期非 Ⅲ 度深度烧伤的研究 [J]. 中国医刊 , 2001, 36(8): 21-22.

[6] 傅洪滨 . 磨痂术治疗早期 Ⅲ 度烧伤 [J]. 山东医药 , 2002, 33: 71.

[7] 王德昌 . 休克期磨痂术治疗深 Ⅱ 度烧伤创面的病理学基础 [J]. 山东医药 , 2002, 33: 72.

[8] 王明青 . 磨痂术的动物实验观察 [J]. 山东医药 , 2002, 33: 71-72.

[9] FENG Y, HUO R, FU H, et al. Dermabrasion with steel wool in the extensive partial burns during shock stage: A case report and review[J]. Burns, 2007, 33: 526-529.

[10] GUO Z-Q, QIU L, GAO Y, et al. Use of porcine acellular dermal matrix following early dermabrasion reduces length of stay in extensive deep dermal burns[J]. Burns, 2016, 42: 598-604.

[11] YONTAR Y, CORUH A, DINC N, et al. Steel Wool-Aided Dermabrasion of Deep Partial-Thickness Burns[J]. J Burn Care Res, 2017, 38: 179-186.

[12] 中华医学会烧伤外科学分会 . 磨痂术在烧伤创面中的临床应用全国专家共识 (2021 版)[J]. 中华烧伤杂志 , 2021, 37(6): 481-487.

[13] 姚兴伟 , 孙伟晶 , 陈向军 , 等 . 早期电动磨痂结合不同种敷料覆盖修复小儿深 Ⅱ 度烧伤创面的疗效观察 [J]. 感染、炎症、修复 , 2013, 03: 155-157.

[14] 粘永健 , 陈志强 , 薛冬冬 , 等 . 烧伤深度诊断技术研究进展 [J]. 中华烧伤杂志 , 2016, 32(11): 698-701.

[15] 胡维 , 王爱民 , 王建民 . 酶清创的研究进展 [J]. 创伤外科杂志 , 2010, 12(1): 87-90.

[16] CORDTS T, HORTER J, VOGELPOHL J, et al. Enzymatic debridement for the treatment of severely burned upper extremities-early single center experiences[J]. BMC dermatology, 2016, 16(1): 8.

[17] REYNOLDS N, CAWRSE N, BURGE T, et al. Debridement of a mixed partial and full thickness burn with an erbium: YAG laser[J]. Burns, 2003, 29(2): 183-188.

[18] HYLAND EJ, D'CRUZ R, MENON S, et al. Prospective, randomised controlled trial comparing Versajet hydrosurgery and conventional debridement of partial thickness paediatric burns[J]. Burns, 2015, 41(4): 700-707.

第五章 自体微粒皮浆种植技术在肉芽创面修复中的应用

扫码获取教学PPT

肖厚安　周小茜　蒋丽媛　官　浩

第一节　创面湿性愈合与自体微粒皮浆肉芽创面种植技术概述

一、湿性环境下的创面愈合

创面湿性环境是指通过应用保湿敷料、药物等为创面提供一个湿性的愈合环境，它可促进坏死组织液化排除，保护间生态组织，防止过多的水分蒸发，使创面在合适的湿度、温度、微环境条件下，再生修复。烧伤后形成的创面局部疼痛存在时间长、程度重，不仅使患者产生心理恐惧，也会加重其应激反应，影响内环境稳定。湿润的创面环境可明显减轻患者疼痛。故烧伤创面的治疗过程应注意：创面的组织始终暴露或半暴露在一个湿润的环境中，在保持烧伤创面湿润环境的同时务必保持创面引流通畅，引流可以将坏死组织最大限度地由表及里液化后排出。

二、创面湿性环境下自体微粒皮浆肉芽创面种植修复深度烧伤创面

切削痂后植皮是深度烧伤创面目前治疗的主要方法，而大面积烧伤患者因皮源紧张问题常常使用微粒皮移植来扩大植皮面积。传统术式中微粒皮移植成功与否的影响因素较多，其中覆盖物的选择是手术成功的关键性因素之一。经典的微粒皮移植术是以同种异体皮（有时亦用异种皮）作为覆盖物，临床效果较好。但是同种异体皮（或异种皮）有传染病原微生物的风险，来源极度匮乏、价格昂贵，并且在术后7~14天时会出现排斥反应。在同种异体皮或异种皮排斥溶脱过程中，微粒皮植皮区创面易发生感染，影响微粒皮成活而使创面裸露，需要重新植皮进行修复。因此寻求新的创面覆盖物是当前烧伤界研究的热点问题之一。

临床工作中发现，将自体微粒皮浆直接肉芽创面种植，因其皮粒微小，成活需要的营养支持比其他形式的皮片也少，而且微粒皮任意一面接触创基后都有成活的可能，更利于同创面融合、覆盖。对于新鲜肉芽组织创面，虽仍含有细菌，但肉芽组织具有丰富的血管网和血小板衍生因子，使微粒皮易黏附。将自体微粒皮浆直接涂抹种植在不用削、刮的肉芽创面上，用保持湿润的敷料直接覆盖，种植后上皮生长、爬行速度较快，在7~15天内逐渐形成稳定的皮岛并迅速扩散生长，

皮岛相互融合封闭创面。

随着上述技术的提出和成熟运用，笔者提出了结合创面湿性环境条件下"自体微粒皮浆肉芽创面种植技术"的概念。即：将自体微粒皮浆直接种植在肉芽创面床，并直接覆盖保湿敷料。微粒皮的生长需要有良好的细胞生殖的环境，理想的覆盖物应能保证细胞在适宜的微环境中扩增，且可防止病原菌侵袭和体液的过度丢失，维持内环境稳定。本文作者形成的治疗体系解决了这一难题。

对于Ⅲ度创面的烧伤患者，在做好全身感染预防，保护重要脏器功能，纠正机体水、电解质紊乱及全身支持治疗的前提下，在换药过程中通过分次浅削痂方式对焦痂进行打薄去除。以创面不出血、患者不疼痛为原则。将创面以保湿性敷料进行覆盖，以培植新鲜肉芽创面床。肉芽创面床形成后，直接在肉芽创面床上行自体微粒皮浆种植术，手术后用保湿敷料包扎并换药直至创面愈合。该技术不存在排异及严重感染的风险。

笔者从 2008 年 3 月至 2021 年 2 月将此方法用于经前期处理后的深度烧伤形成的肉芽创面上，治疗了 200 余例患者，结果显示：种植的微粒皮全部成活，创面封闭良好，长期观察瘢痕增生较轻，临床效果确切。

在肉芽创面上直接自体微粒皮浆种植手术的新方法中，自体微粒皮浆种植创面采用保湿敷料覆盖使创面保湿，有利于种植创面微粒皮存活、上皮细胞扩增。自体微粒皮浆种植的肉芽创面虽然仍含有少量细菌，但肉芽组织上具有丰富的血管网，使微粒皮可以较快地在创面床上存活，在 7 天内逐渐形成稳定的皮岛并迅速扩散生长，逐渐封闭创面。肉芽创面上直接自体微粒皮浆种植术，不受清创失血等因素影响，一次手术便可封闭较大面积创面；肉芽创面上直接自体微粒皮浆种植术，仅需要在供皮区采用局部肿胀麻醉的方法即可完成手术，极大地降低了手术失血和全麻风险。

三、创面湿性环境下自体微粒皮浆肉芽创面种植修复慢性难愈性创面

对于慢性创面，如糖尿病足部溃疡的患者，溃疡创面的主要形成原因为下肢动脉血管病变，血管超声检查证实均存在不同程度的血管病变，如中 – 内膜增厚、粥样斑块形成及管腔狭窄。这类创面临床多见，应用皮瓣转移或游离植皮修复风险大、预后差。其他慢性创面如骨关节肌腱外露创面，通常认为最好的修复方法是以皮瓣覆盖，术后外形及功能恢复较好。在皮瓣的选择上，知名动脉皮瓣血供充沛，皮瓣成活可靠。对部分因全身各种疾病不宜行上类手术的患者，均可采用自体微粒皮浆肉芽创面种植修复。首先创面在湿性环境下换药处理，去除坏死组织后培植肉芽创面床，然后在其上直接行自体微粒皮浆种植修复。手术过程安全，创伤少，对周围脆弱的血管侧支循环损伤小，对全身内环境影响小，微粒皮易成活，皮岛可相互融合封闭创面，该术式具有一定的优势。

综上所述，创面湿性环境下肉芽创面上直接自体微粒皮浆种植术，不但节约了购买异体（异种）皮、麻醉、输血等的费用，而且避免了异体（异种）皮传染疾病的风险。使用该方法封闭较大面积深度烧伤创面，具有良好的安全性和有效性。使用该方法封闭各种慢性难愈合创面也有很大优势。该手术风险小、技术难度低、操作简单、费用低廉，具有便于推广的特点，容易在基层医院实施，是可以封闭由各种原因导致的创面的可供选择的手术方法之一。

四、自体微粒皮浆肉芽创面种植技术的应用现状和临床优势

（一）应用现状

自 2008 年来，第一例自体微粒皮浆肉芽创面种植技术在我院开展，临床应用一直持续至今。相关内容在领域内核心期刊 *Burns* 等发表，得到了国内外同行的积极评价，先后多次参加国际国内烧伤及创面修复学术会议并报告交流，吸引了国内外学者前来交流学习。基于对该技术效果的肯定，我们一直致力于该技术的临床推广应用和操作规范化。我们在深度烧伤创面和慢性难愈性创面的治疗过程中，探索该技术封闭创面，临床观察实践了 400 余例不同面积深度烧伤和多种慢性创面患者，解决了该技术的适应范围、操作要点、术后处理细节等关键问题。

（二）临床优势

1. 术中出血少，手术时间短

自体微粒皮浆肉芽创面种植技术，采用在培植好的新鲜肉芽创面上直接种植自体微粒皮粒（浆）的方式，不造成肉芽组织创基损伤，植皮区仅偶有点状渗血或完全不出血。一次封闭肉芽创面面积从几平方厘米至 55%TABS 不等。但手术过程中出血量一般不超过 50ml，主要为取皮区取皮时出血，故无须术中和（或）术后输血治疗。

手术时间主要取决于微粒皮制备时间及包扎时间。微粒皮的制备时间因面积增加而增加一些，包扎的时间相应增加。手术时长统计显示：中小面积烧伤或慢性创面患者手术时间（包括创面包扎）通常不超过 60 分钟，大面积烧伤患者一般也不会超过 120 分钟。

2. 术后换药痛苦小

经术前培植准备后的受皮区，为相对清洁的新鲜肉芽组织，自体微粒皮浆种植后也有少量渗出，覆盖保湿的内层敷料，不但提供了温暖湿润的愈合环境，而且在更换敷料时，敷料与创基很少紧密黏附，不易出血。此外，术后换药只需更换外层敷料，此后每天更换 1 次外层敷料并观察。取皮区更是只需更换外层敷料即可自愈。由于术后换药不需要移除内层敷料，减少了对创面表面暴露的神经末梢刺激，从而大大减轻了疼痛。临床观察发现，即使是儿童也可较好地耐受。如此，明显提高了受术者的依从性。

3. 操作简易，特殊部位及复杂创面都适用

本技术各个操作环节都比较简单：肉芽创面的培植在临床已有比较成熟的经验；而取皮、种植及包扎固定属烧伤外科基本操作；特别是在负压引流装置辅助下，特殊部位的包扎也已经不是难题。所以该技术适用于体表大部分部位，包括腋窝、会阴等特殊部位。

4. 无须全麻，手术风险降低

手术麻醉选择：供皮区选择局部肿胀（浸润）麻醉，受皮区无须麻醉，大大降低了全身麻醉带来的风险。

5. 无须异体皮覆盖，减轻经济压力

自体微粒皮浆肉芽创面种植技术中微粒皮浆种植后创面只需要覆盖具有保湿效果的敷料，无须昂贵又稀缺的同种异体皮肤或异种皮肤，从而节约了患者的经费消耗，减轻其经济压力。

6. 创面修复后外观丰满，组织弹性好

手术过程中保留新鲜肉芽组织不做切除，愈合后皮下组织较厚，外观丰满，有一定的弹性，虽然肤色有一定的色差，但是接近正常皮肤颜色。

五、自体微粒皮浆肉芽创面种植技术介绍

（一）适应证

1. 适用于深 Ⅱ 度以上各种原因引起的烧伤冻伤创面（包括：热液烫伤、电弧烧伤、爆炸伤、化学伤等）；不适合、不能耐受或不接受全身麻醉的患者；小儿、老年等特殊人群的深度烧伤创面。

2. 适用于各种疾病引起的慢性创面（包括糖尿病、静脉炎、硬皮病、手术后不愈等引起的慢性创面）。

（二）禁忌证

该技术没有明显的禁忌证。在功能部位、颜面部位、关节部位不作首选。

（三）手术器械

滚轴式取皮刀（电动或气动取皮刀）；眼科小剪刀（或碎皮机）；植皮镊子。

（四）自体微粒皮浆肉芽创面种植术后应用的敷料

首选保湿类敷料，如水凝胶类生长因子、夫西地酸乳膏、莫匹罗星软膏、复方多黏菌素 B 软膏等外用药物；也可选用藻酸盐、水凝胶等保湿材料的不同组合制作的保湿敷料；也有单位用中药、湿润烫伤膏。有时应用负压封闭引流装置辅助包扎。敷料在理论上也可以采用：有活力同种异体皮（液氮、深低温冰箱、亲属皮）；无活力同种异体皮；有活力异种皮；无活力异种皮（戊二醛、辐照、冻干）；基因转染猪皮；脱细胞异种皮（脱细胞羊皮）；脱细胞同种和（或）异种真皮；人工合成敷料（壳聚糖）；组织工程皮肤；等等。

六、自体微粒皮浆肉芽创面种植技术操作要点

（一）手术时机

对于烧伤创面：在早期全身救治的同时，有计划地分期分区进行浅切和（或）削痂，在其上应用保持湿润敷料（条件允许也可自溶性清创、机械清创及酶清创相结合）。每次操作以无疼痛、创面不出血或少量渗血为宜。一般 10~20 天可形成鲜红肉芽创面，患者全身情况平稳，即可计划自体微粒皮浆种植。

对于慢性创面：首先治疗原发疾病，同期创面清创，去除坏死组织，用保湿敷料覆盖促进肉芽组织增殖，待鲜红肉芽创面形成，即可有计划地进行微粒皮浆种植。

（二）微粒皮浆种植术前准备

1. 术前进行对症支持疗法及病因治疗，按前述培养好创基。

2. 术前手术医生应与患者充分沟通，向患者及家属讲明手术方法及术前、术后注意事项，得到患者及家属的积极配合。

3. 手术可在手术室进行，也可在消毒后的病房内进行。一般情况无须备血。

（三）微粒皮浆种植手术操作步骤

1. 受区创面床的准备

培育好的新鲜肉芽创面，依次使用碘伏溶液消毒、0.5% 过氧化氢溶液冲洗后，用生理盐水反复冲洗，蘸干创面；拧干的生理盐水纱布湿敷创面床，等待自体微粒皮浆种植。注意操作轻柔，

避免创面出血。

2. 供皮区

通常选大腿外侧健康皮肤或可供取皮部位。常规消毒铺单后以 2% 利多卡因溶液 5~20ml+ 生理盐水 50~300ml+ 盐酸肾上腺素注射液 15~40 滴混合液行取皮区局部肿胀麻醉,以滚轴式取皮刀切取所需面积的刃厚皮片,清洗后备用。供皮区常规包扎换药。供皮区面积的确定见下文。

3. 确定种植比例

大面积深度烧伤皮源紧缺,肉芽创面新鲜,基底血运条件较好的,受皮区面积:供皮区面积比例可为(5~11):1;大面积深度烧伤皮源紧缺,肉芽创面存在耐药菌珠,创基条件较差的可为(5~8):1;中小面积深度烧伤,不存在皮源紧缺,肉芽创面新鲜,创基血运条件较好的,可为(5~7):1;对不存在皮源紧缺,面积较小的骨膜、肌腱外露培养的肉芽创面、感染严重的及糖尿病慢性溃疡创面培养的肉芽创面和压疮创面培养的肉芽创面,受皮区面积:供皮区面积比例可提高为 1:(1.5~2)。

4. 自体微粒皮切取、制备

根据受皮区和供皮区比例切取所需面积刃厚皮片。在无菌生理盐水中,用眼科剪(或碎皮机)剪碎皮片至直径 0.5~1mm^2 大小微粒状,备用(图 5-1)。

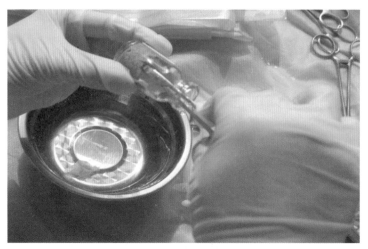

图 5-1 手工制备微粒皮浆

5. 自体微粒皮浆种植

将制备好的自体微粒皮浆,用植皮镊直接均匀涂抹于肉芽创面,使皮粒均匀分散在肉芽创基上,操作时避免用尖锐器具损伤致肉芽创面渗血(图 5-2)。

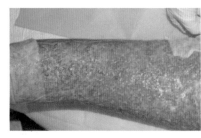 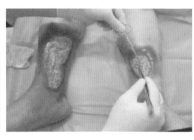 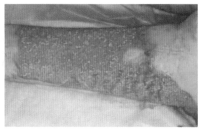

耐药菌株存在的肉芽创面种植　　　　下肢溃疡创面种植　　　　烧伤后培养好的肉芽创面种植

图 5-2 不同类型的肉芽创面种植微粒皮

6.受皮区包扎

受皮区应用保湿敷料覆盖，适当加压包扎、固定。使皮粒与肉芽创基黏附紧密，避免敷料移位造成皮粒移位，影响存活。外层敷料厚度参照经典的自体微粒皮移植要求（图5-3）。

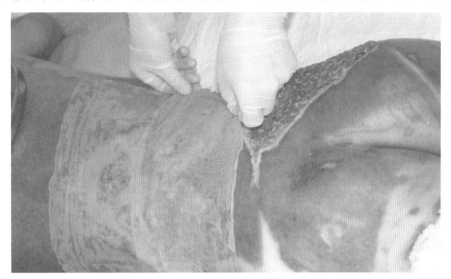

图 5-3　创面种植微粒皮结束后行保湿敷料包扎

（四）术后处理

术后种植皮术区适度加压固定，功能部位制动抬高，特殊部位可采用负压引流装置辅助固定。依据手术前创面细菌培养结果选择敏感抗生素，一般全身抗感染治疗3~5日。种植皮后体弱者需加强全身营养支持。

（五）创面换药及观察

常规术后1天种植皮区首次更换敷料。根据创面渗出情况及时更换外层保湿敷料（保留最内层敷料）并继续加压包扎，防止微粒皮浆移位，影响成活率。首次换药后每日更换种植皮浆区外层保湿敷料一次，并依据渗出决定是否更换最内层保湿敷料。通常15~25天创面痊愈，创面痊愈后可进行瘢痕预防治疗。

七、评价及展望

自体微粒皮浆肉芽创面种植技术可加快创面愈合速度，降低瘢痕造成的肢体功能障碍，有适应证广、可操作性强、风险低、费用低等优点，值得临床推广使用。

目前自体微粒皮浆肉芽创面种植技术虽得到长期、广泛应用，但仍需进一步探究和改进。如：提高微粒皮浆制备自动化、精准化；微粒皮浆种植的方向性和均匀性精准化；与其他技术联合（干细胞、培养表皮细胞、Recell等）的研究；理想覆盖物的研究；寻求治疗与感染之间的平衡点；等等。这些探究和改进也必将推动和提升该技术的临床效果，相信会出现令人惊喜的结果。

第二节　病例精析——自体微粒皮浆种植技术在肉芽创面修复中的应用

病例报告 1

患者男，56 岁，因蒸汽烫伤全身多处创面未愈 9 月伴高热 7 日入院。9 月前被热蒸汽烫伤，一直于外院住院治疗，伤后即行气管切开，已先后行 7 次切痂 meek 植皮手术，最后 2 次植皮因创面感染皮片未成活，持续高热 7 日转我院。以"①全身多处热蒸汽烫伤后肉芽创面 25% TBSA；②全身多处热蒸汽烫伤深Ⅱ～Ⅲ度 98%TBSA 切痂植皮术后；③吸入性损伤气管切开术后；④烧伤脓毒症；⑤双肺肺炎；⑥尿路感染；⑦烫伤后瘢痕挛缩畸形（小口畸形、右手爪形手畸形、颌颈胸粘连Ⅲ度、双侧腋窝瘢痕挛缩畸形、双侧足下垂、双耳廓缺如）；⑧消化道应激性溃疡"诊断收入院。

既往史：无特殊。

查体：神志清，精神差；T 39.7℃，P 146 次 / 分，BP 90/50mmHg，R 30次 / 分；咳嗽，咳少量稀薄白色痰液；腹胀，解褐色糊状便；偶有尿急、尿痛、尿液浑浊。四肢、躯干、双臀部后侧可见水肿凸起肉芽组织，表面有黄白色坏死组织，有大量黄绿色脓性分泌物，面积共约 25%TBSA。全身多处烧伤瘢痕愈合，植皮术后改变，小口畸形改变，颌颈胸粘连明显，下唇外翻，双侧腋窝、肘部、双膝瘢痕增生挛缩，功能受限，双足下垂（图 5-4、5-5）。

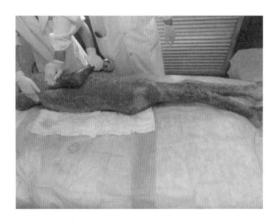
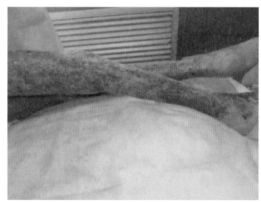
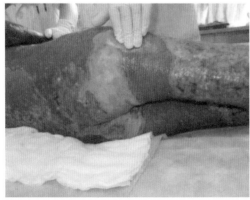
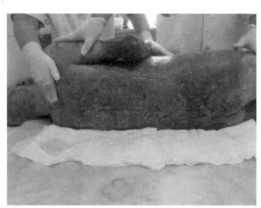

图 5-4　患者入院时创面情况

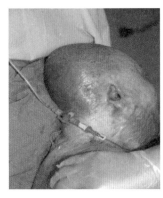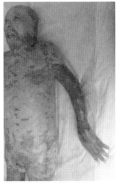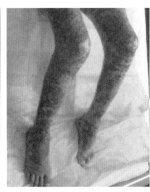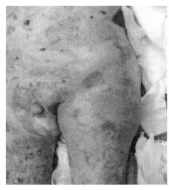

图 5-5　入院时头皮及可供皮区情况

辅助检查：①病原学检查。创面分泌物培养多次为多重耐药鲍氏不动杆菌、铜绿假单胞菌、肺炎克雷伯菌亚种；痰液培养出多重耐药肺炎克雷伯菌亚种；血液培养出多重耐药铜绿假单胞菌，深静脉导管培养出多重耐药热带假丝酵母菌。②胸片。右下肺膈下区域斑片状高密度影，炎症可能，两肺纹理增粗。③胸部 CT。双肺多发炎症，以右肺为著，双肺多发小结节。④感染指标。降钙素原 0.27ng/ml；血常规示白细胞 13.98×10^9/L，中性粒细胞 8.75×10^9/L，红细胞 3.24×10^{12}/L，血红蛋白 81g/L，血小板 90×10^9/L，红细胞压积 0.26L/L，C- 反应蛋白 110mg/L，超敏 C- 反应蛋白 >10mg/L。

诊疗经过

术前治疗：入院后积极抗感染治疗，静脉联合口服营养支持，输注新鲜冰冻血浆、20% 人血白蛋白注射液等全身对症支持治疗，烧伤创面每日保湿换药一次。

手术治疗：创面肉芽组织新鲜后在局麻下行全身多处烧伤肉芽创面自体微粒皮种植术 + 右足背、左手背取皮术，术后每日保湿换药，25 天后约 20% 创面愈合。未愈合创面再次在局麻下行残余肉芽创面自体微粒皮种植术 + 右腹股沟、阴囊取皮术，术后每日保湿换药处理。第 2 次术后15 天创面全部愈合（图 5-6~5-8）。

治疗结果：患者于第 2 次手术后 15 天创面痊愈，经积极康复锻炼 1 个月后可在辅助下行走。建议出院并继续康复锻炼，每月定期复诊。出院后 6 个月可自主行走，生活自理（图 5-9）。

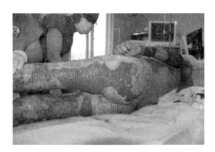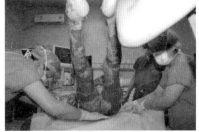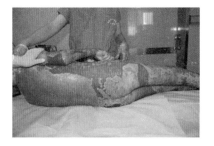

图 5-6　手术前创面

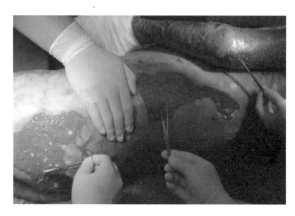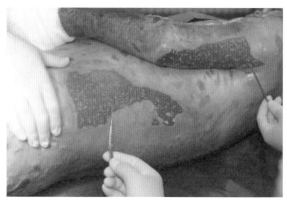

图 5-7　手术中微粒皮直接肉芽创面种植

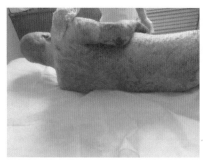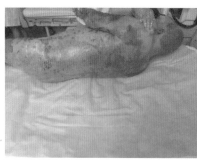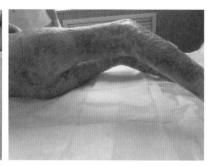

图 5-8　第 2 次术后 15 天创面全部愈合

诊疗创新点

　　本例患者全身 98%TBSA 蒸汽烫伤合并有呼吸道烧伤，早期治疗难度极大。患者烫伤后于外院积极治疗 9 个月，多次行手术植皮治疗后大部分创面愈合。但因感染问题，转院前 3 个月创面几乎无变化，同时两次植自体刃厚皮术后因创面、全身感染均未成活。患者经历休克期、感染期、以及先后 7 次植皮手术打击后，全身情况差，剩余 25% 未愈创面，近 1 周持续发热，病情危重。在这样的条件下，为保证患者生命安全，尽快封闭创面就显得尤为重要。患者烧伤面积大，皮源紧张，前期多次切取头皮已导致瘢痕化，无法再利用。全身仅剩右足背、左手背、阴囊等约 1.5%TBSA 的部分正常皮肤和 Ⅱ 度烧伤创面愈合后皮肤作为供皮区。综合这些因素，我们选择自体微粒皮浆直接肉芽创面种植进行创面修复治疗。

　　术前除了全身系统抗感染、支持、对症治疗，我们每日进行保湿换药，及时引流、清除坏死组织及渗液，全身情况稳定、肉芽组织新鲜后及时行手术治疗。我们在术中对肉芽创面进行消毒冲洗后就将微粒皮浆直接种植在肉芽创面上，术中不刮除肉芽，通过简化手术方式，缩短手术时间，减少出血，减轻疼痛；受皮区无须麻醉，供皮区仅行局部浸润麻醉，整体降低了手术风险和对全身的再次创伤打击；覆盖物选用自制保湿辅料，亦降低了治疗费用。

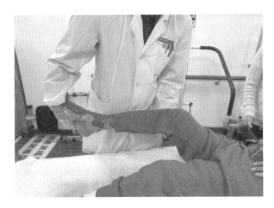
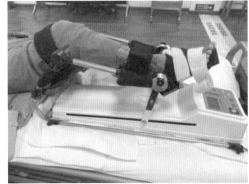
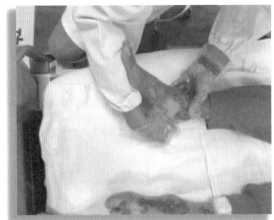
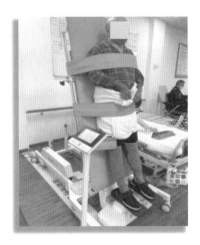
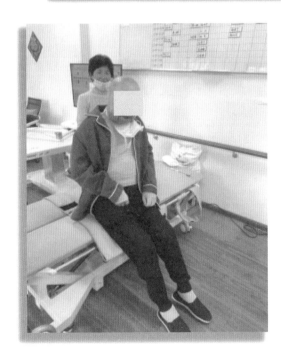
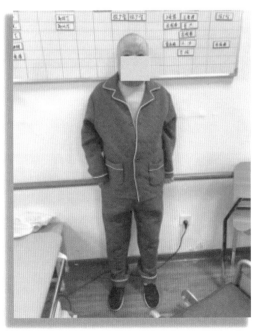

图 5-9　治疗结果（创面愈合后患者进行功能锻炼）

病例报告 2

患者女，26 岁，2007 年 11 月 29 日入院。

入院诊断：全身多处火焰伤Ⅱ～深Ⅱ度73%TBSA；休克；中度吸入性损伤；经前期抢救及多次网状皮及邮票皮移植治疗后，存在全身散在肉芽创面10%TABS（图5-10）。患者对手术和换药疼痛极其惧怕，并且由于经济原因，拒绝再次行全麻手术治疗。针对这一情况，予以行局部麻醉下湿性环境下肉芽培养和微粒皮浆肉芽创面种植。

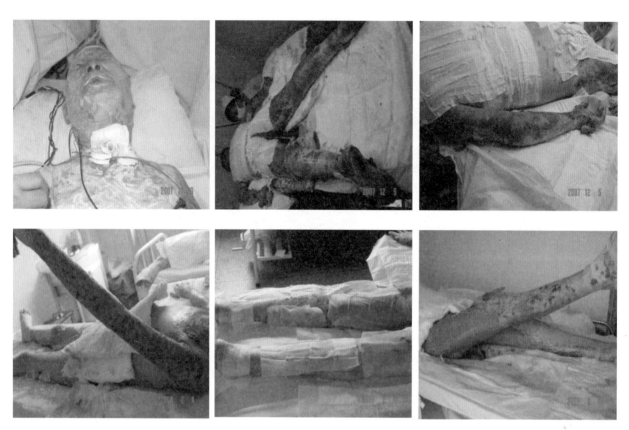

图5-10 患者受伤时的情况及治疗后遗留的残余创面（右下）

既往史：无特殊病史。

查体：神志清，精神较差；T 37.8℃，P 132次/分，BP 93/50mmHg，R 32次/分；咳嗽，咳少量稀薄白色痰液；全身多次网状皮及邮票皮移植治疗术后，植皮术后改变，全身散在肉芽创面10%TABS。

诊疗经过

患者入院后，历经2月余共11次网状皮及邮票皮移植手术后，对手术和换药疼痛极其惧怕，拒绝再次行全麻手术治疗。针对这一情况，予以行湿性环境下肉芽培养和自体微粒皮浆肉芽创面种植术（图5-11）。肉芽培养满意后，第11天在消毒后的病房对患者行肉芽创面自体微粒皮浆种植术，术后予以湿性敷料包扎（图5-12）。术后每日更换外层敷料，术后第5日，打开外层敷料后发现渗出不多，内层敷料与创面贴合紧密，于是做了局部敷料开窗观察，可见皮粒固定种植，皮粒边缘可见云雾状上皮细胞扩增表现（图5-13）。术后10日打开内层敷料见微粒皮基本成活且大部分连接成片（图5-14）。继续给予湿性敷料换药后，术后24日完全愈合（图5-15）。随访愈合后5年，皮肤颜色、柔韧度、肢体的丰满度总体较自愈部分及经典微粒皮植皮术后部分满意（图5-16）。

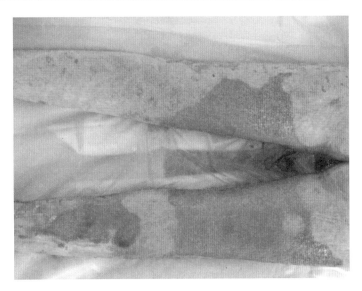

图 5-11　经过 10 天湿性环境肉芽培养后的鲜红肉芽组织

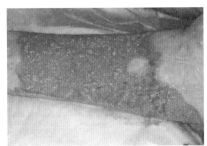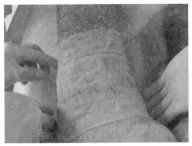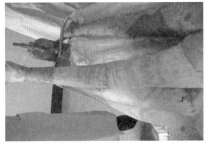

图 5-12　予以培养肉芽创面行微粒皮浆种植术，术后行保湿敷料包扎

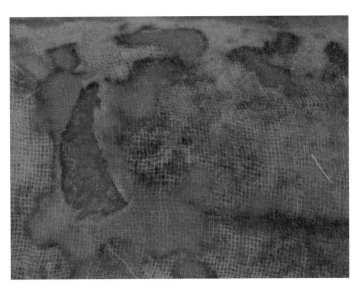

图 5-13　敷料开窗观察，可见皮粒边缘云雾状上皮细胞扩增表现

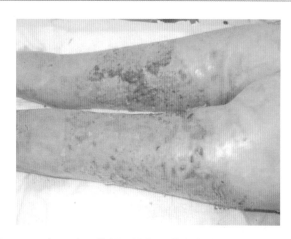
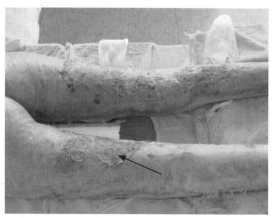

图 5-14 打开内层敷料见微粒皮基本成活且大部分连接成片（箭头所指局部薄层纱布粘连，按痂下愈合处理）

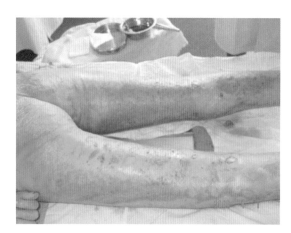
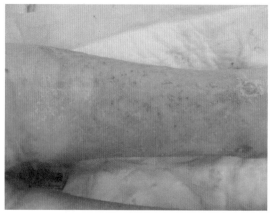

图 5-15 术后 24 日完全愈合

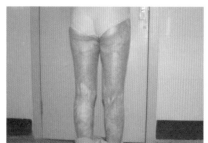
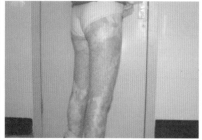
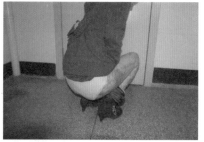

图 5-16 随访愈合后 5 年，皮肤颜色、柔韧度、肢体的丰满度总体较自愈部分及经典微粒皮植皮术后部分满意

诊疗创新点

　　本例患者全身 73%TBSA 烫伤合并有休克、吸入性损伤等，早期治疗难度极大。患者入院后，经历休克期，以及 2 月余先后 11 次网状皮及邮票皮移植手术打击后，术前除了全身系统抗感染、支持、对症治疗，我们每日还进行保湿换药并及时引流、清除坏死组织及渗液，全身情况稳定、肉芽培养满意后及时行手术治疗。患者对手术和换药疼痛极其惧怕，拒绝再次行全麻手术治疗。针对这一情况，予以行湿性环境下肉芽培养和自体微粒皮浆肉芽创面种植术。我们在术中对肉芽创面进行消毒冲洗后就将自体微粒皮浆直接种植在肉芽创面上，术中不刮除肉芽，通过简化手术

方式，缩短手术时间，减少出血，减轻疼痛；受皮区无须麻醉，供皮区仅行局部浸润麻醉，整体降低了手术风险和对全身的再次创伤打击；覆盖物选用自制保湿辅料，亦降低了治疗费用。

体会与总结

在临床进行"创面湿性环境条件下自体微粒皮浆种植技术在肉芽创面修复中的应用"的长期实践中，该手术方式适用于各种创面的封闭治疗（功能部位在有皮源的情况下，暂不推荐使用该技术），包括大面积深度烧伤和各种原因所致慢性难愈性创面，具有手术风险小、技术难度低、操作简单、大幅度降低治疗费用、便于推广的特点，容易在基层医院实施，是封闭较大面积深度烧伤创面和不同原因导致的各种慢性难愈创面可供选择的手术方法之一。

第三节　专家点评

专家简介： 官浩，空军军医大学第一附属医院（西京医院）烧伤与皮肤外科副主任，副主任医师，副教授，中国医疗保健国际交流促进会创面修复与再生分会副主任委员，中国医疗保健国际交流促进会烧伤外科学分会副主任委员，中国医师协会烧伤外科学分会常务委员，中华医学会烧伤外科学分会常务委员兼秘书长，全军烧伤外科学分会常务委员兼秘书长，《中华烧伤杂志》《中华损伤与修复杂志》编委。

重视新的简便皮肤覆盖方法的探索

通过在临床进行"自体微粒皮浆肉芽创面种植技术"的长期实践，作者发现，除了功能部位，该技术适用于各种创面的封闭治疗。

该术式有以下优点：①早期创面分期分部位的溶痂磨痂具有手术风险低、患者耐受性好的优点。②术中受皮区肉芽组织不需切除，大大缩短了手术时间，减少了出血量，降低了术中风险，控制了损伤程度和范围。③该术式使愈合后尤其是四肢的外观线条柔和丰满，对患者远期的生活质量有着重要意义。④覆盖物不需要昂贵的同种异体皮肤或异种皮肤，患者承受的经济压力显著减小。⑤临床预后瘢痕轻微，皮肤柔韧性佳，功能恢复满意。

随着人口老龄化和生活条件的改善，糖尿病等慢性疾病发病率逐年提升，由于慢性创面具有发病机制复杂、涵盖多学科、容易反复、治疗时间长、费用高等特点，其治疗给社会和家庭带来了沉重的负担，作者发明的"自体微粒皮浆肉芽创面种植技术"节约了医疗成本，减轻了资源消耗，提高了患者的生活质量。这一有益的探索，应该引起我们的重视。

参考文献

[1]　XIAO H, LI C, ZHOU X, et al. A new method of microskin autografting with a Vaseline-based moisture dressing on granulation tissue[J]. Burns, 2014, 40(2): 337-46.

[2]　肖厚安，王梅，周小茜，等 . 自体微粒皮移植治疗慢性难愈性创面 98 例 [J]. 陕西医学杂志，2015, 44(10): 1323-1350.

[3] 肖厚安，任军勃，王梅，等.自体微粒皮在深度烧伤患者肉芽创面移植的效果观察 [J]. 陕西医学杂志，2014, 43(10): 1300-1301.

[4] NI Z, SUN J, QI S. Application of Easy Wet Healing Therapy for Chronic Noninfectious Wounds in Limbs[J]. Int J Low Extrem Wounds, 2022, 21(1): 87-91.

[5] HE X, LIU R, LIU H, et al. Facile Preparation of Tunicate-Inspired Chitosan Hydrogel Adhesive with Self-Healing and Antibacterial Properties[J]. Polymers (Basel), 2021, 13(24): 4322.

[6] TANG HT, ZHU F. Acute stress response after critical burn[J]. Zhonghua Shao Shang Za Zhi, 2017, 33(11): 657-659.

[7] 蔡柔妹，林裕华，肖华梅，等.联合局部湿敷法在难愈性伤口换药中的应用 [J]. 吉林医学，2018, 39(09): 1791-1792.

[8] 赵贤忠，孙记燕，葛永亮，等.皮肤原位再生医疗技术在烧伤创面修复及瘢痕防治中的临床转化应用 [J]. 中国烧伤创疡杂志，2016, 28(02): 81-96.

[9] 刘公洪，廖毅.湿性敷料治疗在烧伤创面的应用进展 [J]. 西南军医，2012, 14(01): 113-114.

[10] FUCHS C, PHAM L, HENDERSON J, et al. Multi-faceted enhancement of full-thickness skin wound healing by treatment with autologous micro skin tissue columns[J]. Sci Rep. 2021, 11(1): 1688.

[11] WANG C, ZHANG F, LINEAWEAVER WC. Clinical Applications of Allograft Skin in Burn Care[J]. Ann Plast Surg. 2020, 84(3S Suppl 2): S158-S160.

[12] MCHEIK JN, BARRAULT C, LEVARD G, et al. Epidermal healing in burns: autologous keratinocyte transplantation as a standard procedure: update and perspective[J]. Plast Reconstr Surg Glob Open. 2014, 2(9): e218.

[13] ZHANG ML. [Retrospection and future of microskin grafting][J]. Zhonghua Shao Shang Za Zhi. 2008, 24(5): 343-345.

[14] 张广侠.自体微粒皮与异体皮混合移植在大面积深度烧伤切削痂创面治疗中的应用效果 [J]. 世界临床医学，2017, 11(17): 1.

[15] 牛亚明，李民，徐礼笑子.MEBO 与 EGF 在自体微粒皮种植修复肉芽创面中的临床疗效比较 [J]. 中国烧伤创疡杂志，2012, 24(01): 52-54.

[16] 李继洋，郑玉红，王文洁.肉芽创面微粒皮种植配合 MEBO 治疗深度烧伤 27 例 [J]. 河南外科学杂志，2003(04): 42-43.

[17] 吕国忠，周锡兴，樊玉卿.自体皮浆埋入植皮术在慢性肉芽创面上的应用 [J]. 中华整形烧伤外科杂志，1998(04): 311-312.

[18] 席云峰，张斌，苏伟，等.保湿性敷料覆盖肉芽创面自体微粒皮移植术治疗深度烧伤创面临床研究 [J]. 陕西医学杂志，2018, 47(11): 1387-1389.

[19] YUNIR E, HIDAYAH CD, HARIMURTI K, et al. Three Years Survival and Factor Predicting Amputation or Mortality in Patients with High Risk for Diabetic Foot Ulcer in Fatmawati General Hospital, Jakarta[J]. J Prim Care Community Health,2022, 13: 21501319211063707.

[20] TENCI M, ROSSI S, BONFERONI MC, et al. Particulate systems based on pectin/chitosan association for the delivery of manuka honey components and platelet lysate in chronic skin ulcers[J]. Int J Pharm, 2016, 509(1-2): 59-70.

覆膜支架技术在头颈部电击伤中的应用

扫码获取教学PPT

张 月 韩 飞 佟 琳 朱雄翔

第一节 电击伤患者血管介入技术概述

电击伤已经成为一个新的健康问题，尤其是在发展中国家，主要是因为公众对用电安全问题的认识及防护不足造成。电击伤分为低压（<1000V）和高压（>1000V）电击伤。大多数与电气相关的损伤是由于家庭环境中使用的低压电器造成的，而高压电烧伤更常见于工作中，并且会造成更严重的伤害，造成极高的致残率和死亡率。除皮肤伤害外，电流流经身体还可能损伤肌肉、血管、神经、肌腱、骨骼和内脏器官等。这些组织损伤的严重程度取决于电流类型、电强度、接触时间、身体受伤部位、致伤环境和继发伤害等。

所有伤害中，大血管破裂是威胁患者生命的最直接损伤之一。电击伤在导致广泛的组织损伤的同时，还可能会发生血管损伤并导致血栓形成和血管自发性破裂，由此会导致患者循环障碍，严重者出现休克，更有甚者直接死亡。其通过多种机制严重损坏血管。组织损伤主要是热量导致的结果，但膜通透性和蛋白质变性也起重要作用。Robson等人证明，电击伤会导致血栓烷A2（TXA2）水平升高，可引起微循环中的血管收缩和血栓形成进而导致进行性组织坏死。电击损伤时，可能会发生部分或完全的血管闭塞，尤其是在较小的营养动脉，也可立即或延迟发生动脉血栓形成。这是由于电伤害会对血管的不同层次造成不同程度的损坏。Wang等检查了电击伤患者的主动脉和肺动脉内皮细胞，发现在电击后24小时内出现了细胞膜穿孔，而在24小时后内皮发生了分解。Jaffe等发现，电击伤会导致内皮细胞完全丧失功能，而外膜几乎没有变化，这是因为血管内膜对电流最敏感。Carmeliet等对小鼠股动脉的血管周围进行电损伤实验，证实了类似的发现。培养基中的平滑肌细胞受到损伤，内皮细胞被完全剥除，血管壁被多形核细胞浸润。内皮细胞的剥落导致血小板黏附在暴露的基底层上，从而引起非闭塞性附壁血栓形成。电击伤后肢体截肢的血管检查也显示出类似的血管变化。电镜检查电损伤后的血管显示，损伤后2个月仍存在内皮细胞丢失和平滑肌细胞损伤。

因此，电击伤患者需严密观察有无血管损伤，并预防血管继发性损害所造成的血栓或出血风险。研究表明，对于颈部电击伤造成血管损伤的治疗，已从结扎作为唯一的手术选择，逐渐发展为可行的开放性或血管内修复技术。开放性手术的选择包括临时分流、血管旷置、血管成形、介入旁路、颈动脉移位和结扎等。血管内修复手术选择包括覆膜支架置入和假性动脉瘤的线圈栓塞。手术潜在的并发症包括颈动脉夹层、血栓形成或假性动脉瘤。并发症可能会在受伤后几天延迟出现。对于生命体征稳定、无昏迷、技术上可修复且伤口覆盖良好的患者，建议修复受伤的血管。而结扎则被推荐用于患有严重的脑损伤和创伤的患者。

随着对血管损伤的诊断和治疗的不断发展，血管内修复技术日渐成熟，腔内技术在血管损伤治疗的优势日渐凸显，各种血管支架的使用逐渐广泛。血管支架最初运用在动脉粥样硬化性疾病的治疗中。1969 年 Dotter 首次用螺旋弹簧管状支架植入动脉血管以恢复血流。1979 年 Gruntzig 等提出球囊导管成形技术并证实该技术的可行性。20 世纪 80 年代初，镍钛合金支架和导丝的使用促进了球囊扩张支架发展。覆膜支架是在金属支架表面覆盖特殊膜性材料的支架，既保留了金属支架的功能，又具有膜性材料的特性，还通过膜的机械性阻隔和膜表面的特殊物质起到防治血栓形成和内膜过度增生的作用，具有良好的可塑性，能够精确定位、释放。覆膜支架是一个中空的管道，使用时其覆盖在损伤血管的内壁，但允许血液从管道流过，从而达到修复破损血管的目的。在手术过程中，使用长导丝和导管通过人体其他部位（通常在腹股沟）穿过血管，即可进入受损血管内部（图 6-1）。同时将一个小的滤篮插入患病区域的上方，以捕获可能在手术过程中折断的任何斑块，以最大限度地减少术后中风的风险。患者通常在手术过程中处于清醒状态。

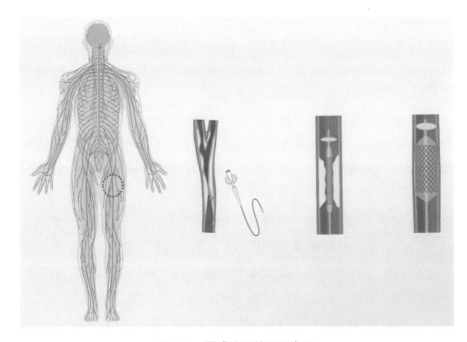

图 6-1 覆膜支架使用示意图
①导管放置于动脉并引导至狭窄区域（通常在腹股沟）；②过滤器用于捕获任何松散的斑块；③气囊充气以打开狭窄的区域，放置的支架用于保持动脉开放

覆膜支架目前主要包括 5 类。①自体血管移植支架：包括自体动脉移植支架（AAGCS）和自体静脉移植支架（AvGCS），将四肢的血管移植到支架表面，再将支架植入体内后，再狭窄率明显低于未覆盖的支架，可导致内皮化过程加速，减轻了血管的损伤程度，对于减少血栓的形成，特别是血管壁损伤疾病具有很好的疗效。②"人工内皮"支架：血管内皮细胞是血管内膜的主要成分，其完整性对保持血管壁的正常结构和功能极为重要。在体外将从自体静脉收集的健康

的内皮细胞通过支架覆盖到血管壁的表面，在体外实验中，已成功地获得内皮细胞的移植和生长，但其技术仍需进一步完善。③生物聚合性膜支架：生物性高分子聚合物与金属或合金相结合的覆膜支架既保留了金属支架的防止血管回缩的特性，又具有生物性聚合物的性质。聚合物支架根据其生物稳定性可分为生物聚合物支架和生物可吸收支架，目前采用镍钛合金支架、Palmaz 支架、Wallstent 支架等覆以聚四氟乙烯、聚酯、聚甲基丙烯酸甲酯或可降解性左旋乳酸聚合等。总体来说，生物可降解性支架具有较好的生物相容性并可用作药物载体进行局部用药，起到抗血栓和抗内膜增生的作用。其用于人体具有可行性和安全性，但长期效果仍需进一步研究。④药物包膜支架：是将经过药物灌输的多聚物包膜支架植入血管局部，利用局部持续释药增强治疗效果，抑制内皮细胞的增殖，达到降低再狭窄率的作用，目前临床上应用较为成熟的是肝素膜支架。但是有研究表明，肝素膜支架没有抑制内皮细胞增生的作用，再狭窄率并不低于空白支架对照组，只有覆以抗增生药物的肝素膜支架才有抑制内膜的作用。⑤放射性膜支架：是将支架覆盖一层放射性核素，通过在局部发挥作用，抑制血管内膜和平滑肌细胞增殖达到预防再狭窄的作用。大量的临床研究表明，放射性膜支架对防治血管再狭窄具有很好的疗效，但最佳的放射源、照射剂量及远期疗效仍需进一步评价。

对于颈动脉而言，支架的选择主要取决于其解剖结构和病变形态。当治疗弯曲的解剖结构时，优选具有柔性和适形的开孔构造的支架；在颈总动脉和颈内动脉直径明显不匹配的动脉中，应选择钴铬或锥形镍钛合金支架；怀疑具有高栓塞性的病变，最好选用闭孔构型的支架覆盖；而高度钙化的病变则需选用镍钛合金支架进行治疗。因此，必须全面了解不同支架的特性、优缺点和工作原理，以选择最适合于颈动脉血运重建患者的支架。影响颈动脉支架成功的因素也有很多，例如：操作员的经验不足，插入支架可能引起内膜损伤，导致血小板黏附和血栓形成；又如，裸金属材料本身就可能会引起血栓形成，不少病例早期就会出现急性血管闭合；还有手术中使用的技术和解剖困难因素，包括钙化、血管曲折、长度大于 15mm 的病变、复杂的主动脉弓曲折等，主动脉弓的曲折在个体中是可变的，并且随着年龄的增长而趋于曲折。这些因素都会延长手术的时间并增加手术的风险和脑栓塞的风险。

一项研究报告说，大部分血栓发生在支架植入后的前 14 天内。尽管事实上早期的支架手术通常使用非常大剂量的肝素（最多 15 000U），有时还会进行右旋糖酐或尿激酶注入，以及同时口服抗凝剂，但仍发生了这些并发症，而这些并发症则导致了较高的死亡率。在支架疗法的发展中，最重要的进展之一是证明了与口服抗血栓治疗相比，阿司匹林和二磷酸腺苷受体抑制剂双重抗血小板治疗可以减少血栓和出血并发症。指南建议在术前和术后应用双重抗血小板治疗（表 6-1）。

支架放置之后，最常见的风险就是出现支架失效。支架失效的两个主要原因是支架内再狭窄（ISR）和支架内血栓形成（ST）。再狭窄的机械作用因素可分为 5 类：①斑块的急性或亚急性脱垂；②血管壁的弹性后坐力；③收缩性重塑；④新内膜增生（由细胞外基质沉积和平滑肌细胞增生造成）；⑤新生支架内动脉粥样硬化。近年来，支架失效的发病率已大大降低。当前具有广泛纳入标准的随机试验显示，临床支架内再狭窄的发生率为 5%。支架内血栓形成的发生率在 1 年后为 1% 或 <1%，此后每年为 0.2% ~0.4%。在许多晚期支架失效的情况下，支架段内的新动脉粥样硬化改变代表了血栓形成和再狭窄事件的最终共同结局。

表 6-1　颈动脉支架的术中和术后治疗指南

指南制订机构	推荐治疗措施
美国中风协会 2011	术前 3 天，81~325mg 阿司匹林和 75mg 氯吡格雷（如果不耐受氯吡格雷，则用 250mg 噻氯匹定，每日 2 次），术后持续"至少 30 天"
欧洲血管外科学会 2017	在 CAS 前 3 天，先用阿司匹林（最初 300mg，最多 14 天，然后每天 75mg）和氯吡格雷（每天 75mg）开始 DAPT。阿司匹林和氯吡格雷应持续至少 1 个月，其后再使用氯吡格雷，除非治疗医师选择其他长期抗血小板治疗方案
血管外科学会 2011	325mg 阿司匹林和 75mg 氯吡格雷或 250mg 噻氯匹定在术前至少使用 3 天，在术后精确 30 天，之后应单独使用阿司匹林

覆膜支架治疗仍然存在许多问题。我们需要继续关注以下事实：尽管支架植入可以预防血管破裂出血，但手术风险较高，如果患者当时并无出血指征，而支架手术出现风险，则可能危及患者生命。且覆膜支架有继发血栓的可能，介入术后需要予以完善的抗凝治疗，这有可能影响后续手术。是否放置覆膜支架以及何时放置还需临床医生根据经验和多学科协作，协同诊疗。血管介入仍然是针对预防和治疗血管急性破裂出血常见途径而不是潜在疾病治疗的上游疗法。只有更好地了解这种疾病的发生发展过程，设计针对性的疗法，以防止其发生可能会对患者产生重大影响的后果。总之，需全面评估患者伤情，制订系统的修复计划，从而为患者提供专业、精准、综合、全面、全程和个性化、规范化的诊疗服务。

第二节　病例精析——血管介入治疗及水动力清创系统等新技术在高压电击伤中的应用

病例报告

患者男，50 岁。因高压电烧伤全身多处 11 小时入院。患者于 11 小时前不慎被 10kV 高压电烧伤，左手接触。致命创面位于右侧颈部，创基极深，血管外露，污染严重。肌肉组织焦黑炭化，肿胀明显。既往体健。急诊评估后，以"高压电烧伤 20% Ⅲ～Ⅳ度（全身多处）"收入院。常规行气管切开术（图 6-2）。

诊疗经过

1. 入院当天

行气管切开后，同时急行颈部血管造影，提示：右侧椎动脉起始部狭窄（约 40%），右面动脉及舌动脉未见显影。入院第二天行全科室临床病例讨论，讨论结果如下：患者致命伤位于颈部。目前高度怀疑患者有颈部血管损伤，若术前或术中破裂，则有致命性，死亡率极高。如果电烧伤后继发性出血或血管栓塞，极易造成肢体偏瘫。故术前有必要预先请血管外科医师行支架植入手术以降低出血可能性。

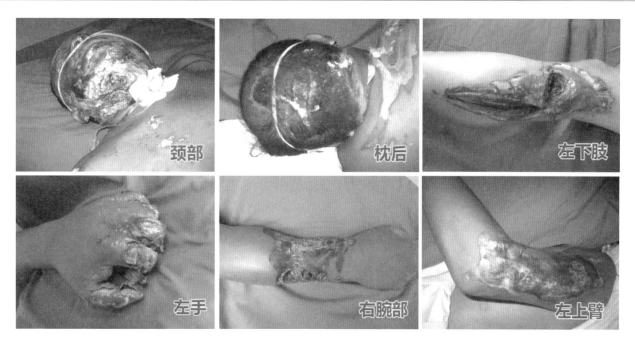

图 6-2　高压电烧伤全身多处创面

2. 伤后第 4 天

请 9 个相关学科（口腔医院、输血科、神经外科、血管外科、胸外科、放射科、耳鼻喉科、超声科、麻醉科）行全院会诊，我们提出："患者需早期清创与早期修复，为防止术中大出血，术前可否行血管介入右颈部血管覆膜支架置入术。"该方案未得到会诊专家的支持，原因在于：①当时患者并无出血指征，支架手术风险极高，如若出现风险，则可能影响患者颅内 Wills 环的完整性和通畅性，甚至危及患者生命。②覆膜支架有继发血栓的可能，介入术后需要完善的抗凝治疗，影响后续手术。如果坚持行血管介入治疗（右颈部血管覆膜支架置入术），需行颈部血管三维重建，术前造影明确颅内 Willis 环完整性与通畅性（图 6-3）。继续给予患者抗感染、对症支持治疗。

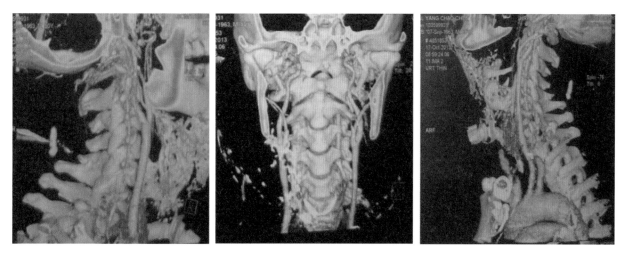

图 6-3　颈部血管三维重建

3. 伤后第 8 天

患者行血管造影当天早晨发生颈部出血，紧急给予补液、抗休克等对症支持治疗，同时压迫止血，联系放射科行介入手术治疗。术中造影提示患者颈总动脉、颈内外动脉分叉处出血，给予覆膜支架置入手术治疗，术后患者出血停止。到达病房20分钟后，颈部再次出血，再次入放射科行介入治疗，未发现明确动脉出血，考虑为颈部较大静脉出血可能，给予明胶海绵填塞压迫止血，出血停止。行补液、抗休克、输血等对症支持治疗后，进行手术治疗修复创面。

4. 伤后第9天

于全麻下行颈部创面清创神经及血管探查，咽部成形修补+背阔肌肌皮瓣移植术。术中可见颌下腺坏死，下颌骨外露，甲状软骨外露并部分坏死，舌骨外露，咽部及喉腔开放，可见悬雍垂及食管入口，扁桃体坏死，胸锁乳突肌坏死。颈总动脉及颈内动脉支架固定可靠，颈外动脉有破口，考虑为脑部基底动脉环血流倒灌所致，故将颈外动脉结扎。结扎后右侧颞浅动脉搏动消失，左侧正常。台上请耳鼻喉科会诊给予修补咽侧壁，修补喉腔。同时设计左侧背阔肌肌皮瓣，吻合左侧面动静脉，修复颈部创面（图6-4）。

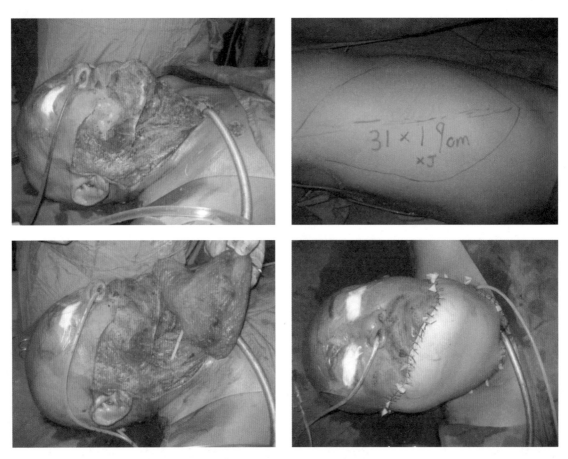

图6-4 手术修复颈部创面

5. 伤后第17天（术后第8天）

患者咳痰后气管套管内有新鲜出血，口腔及皮瓣边缘可见血凝块，疑为喉部损伤出血。急送手术室行喉部清创探查+喉修复。术中将颈部皮瓣掀起后可见皮瓣下正对喉部有大块血肿，清除血凝块后可见喉部右侧下咽，咽侧壁吻合口裂开，局部感染坏死有伪膜。用水刀仔细清除创面坏死组织后，将颈部皮瓣下肌肉组织部分切取合适大小，转移至下颌骨下缘，填塞腔隙，转移后的肌瓣可覆盖保护颈总动脉（图6-5）。术后36天，患者因进食后呛咳、误吸导致吸入性肺炎，给予添加成形剂，进食糊状食物，加强咽部吞咽活动；更换抗生素，给予万古霉素（每次 1g）+ 头孢哌酮钠舒巴坦钠（每次 3g），每日 3 次；加强化痰、雾化吸入、解痉、平喘等对症治疗；监测血气，必要时行呼吸机辅助通气等方式改善进食，避免误吸并治疗吸入性肺炎。患者病情平稳后，继而进行了枕部颅骨外露创面的修复（图 6-6），右前臂尺骨外露创面的修复，左侧腘窝的修复，以及左下肢、左前臂创面的修复等，先后进行 13 次手术后，患者痊愈出院。

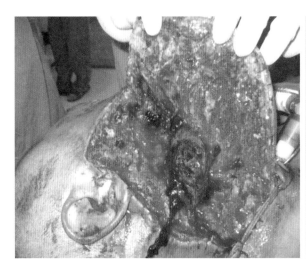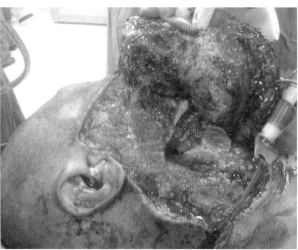

图 6-5　喉部清创探查 + 喉修复

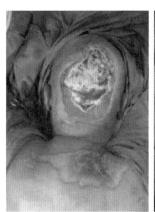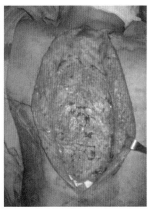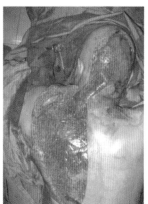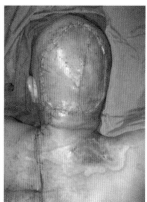

图 6-6　枕部颅骨外露创面的修复

诊疗创新点

　　血管介入治疗及水动力清创系统等新技术的合理运用。患者随时可能出现颈部血管破裂出血，危及生命。血管介入治疗可减少出血的可能，保障患者生命及手术安全。水动力清创系统的应用，做到了精细、精准清创，保留了愈后较好的间生态组织，最大限度保护了患者正常组织。此外，针对患者的咽瘘，术者设计"三明治"样夹心皮瓣，将颈部肌皮瓣下肌肉组织与皮瓣部分分离，设计合适大小，转移至下颌骨下缘，填塞腔隙，转移后的肌瓣既修复了咽瘘，又覆盖保护颈总动脉。

诊疗难点

患者致命伤位于颈部。入院时高度怀疑患者有颈部血管的损伤，若术前或术中破裂，则有致命性，死亡率极高。如果电烧伤后血管栓塞形成，极易造成肢体偏瘫。因此，颈部血管的处理时机和修复方式是该患者的救治难点。

未来需要改进的地方

我们对电击伤患者创面周围血管损伤的判断，以及对血管壁、血管内膜损伤的早期诊断和治疗需要更加及时和完善。如果选择游离皮瓣覆盖创面，则对于受区血管的评估需要更加全面合理，以防因为血管的原因影响皮瓣成活。

体会与总结

患者入院时处于浅昏迷状态，颈部创面极深，救治难度极大，需多学科协作模式、协同治疗，为患者提供专业、精准、综合、全面、全程和个性化、规范化的诊疗服务，以提高临床诊疗水平和医疗服务质量。患者随时可能出现颈部血管破裂出血，危及生命。血管介入治疗减少出血的可能，保障患者生命及手术安全。水动力清创系统的应用，做到了精细、精准清创，保留了预后较好的间生态组织，最大限度保护了患者正常组织。

背阔肌肌皮瓣是修复大型复杂创面的理想材料，其血运丰富，抗感染能力强，生物学清除作用较一般皮瓣好，操作简单，有较厚的肌肉组织充填患者创面腔隙，其带血管神经的移植可用于一些病损肌肉的功能重建，临床应用极为广泛。精湛过硬的显微外科技术是临床操作的基本保障，是患者各个部位创基修复的基础与前提。只有熟练掌握了该技术，才可精细操作各类手术，推动学科的发展，造福患者。此外，需全面评估患者伤情，制订系统的修复计划，做到与患者及其家属充分的沟通，使患者全力配合。给予患者足够的信心和希望，是一切治疗的保障。

第三节　专家点评

专家简介：朱雄翔，南方医科大学深圳医院整形美容烧伤外科中心主任，主任医师，教授，硕士生导师，国家科技部专家库专家，中华医学会烧伤外科学分会委员，中国研究型医院学会整形美容分会常务委员，中国老年医学会烧创伤分会常务委员，《中华烧伤杂志》《中华损伤与修复杂志》编委，获得国家科技进步二等奖1项、军队医疗成果一等奖1项、教育部自然科学奖二等奖1项。

重视学科交叉、学科融合，提高电击伤救治水平

电击伤的救治一直是烧伤治疗领域中的难点和重点。本例患者颈部创面极深，救治难度极大，对于电击伤后颈部血管损伤的预判是能否救治成功的第一关键点。术者团队高度怀疑患者有颈部血管的损伤，若术前或术中破裂，则有致命性，死亡率极高。若电烧伤后继发性出血或血管栓塞，

极易造成肢体偏瘫。故术者团队术前请血管外科行覆膜支架植入手术以减少出血可能性。手术时机的掌握是救治该患者的第二个关键点。需在维持患者生命体征平稳的前提下，尽快手术，争取在伤后 72 小时内彻底清除坏死组织。这有几个好处：其一是可以减轻患肢肿胀程度，充分减张，避免挤压引起的继发性组织坏死。其二，在细菌大量定植前清除坏死组织并封闭创面，可以有效避免或减轻感染，有利于神经、肌腱等间生态组织的转归，有利于患肢的功能恢复。此外，部分患者早期可能会出现创周重要血管的栓塞，只有尽快手术重建血管，才有可能保肢成功。对于创面大量间生态组织（尤其是肌腱、血管、神经等），如果二期修复创面，通常会导致干性坏死，只有早期用血运丰富、抗感染能力强的皮瓣或肌皮瓣覆盖，才会有好的转归。通过学科交叉、学科融合，术者团队为本例患者选用了覆膜支架技术，通过血运的建立，为良好的救治结果提供了保障。总之，该重症患者得以救治成功，除了得益于术者团队准确的预判以及精湛的外科技术，特别要强调的是通过多学科协作模式、协同治疗，为患者提供了专业、精准、综合、全面、全程和个性化、规范化的诊疗服务，从而提高了电击伤救治成功率。

参考文献

[1]　SHIH JG, SHAHROKHI S, JESCHKE MG. Review of Adult Electrical Burn Injury Outcomes Worldwide: An Analysis of Low-Voltage vs High-Voltage Electrical Injury[J]. J Burn Care Res, 2017, 38(1): e293-e298.

[2]　PARAKKATTIL J, KANDASAMY S, DAS S, et al. Atypical Exit Wound in High-Voltage Electrocution[J]. Am J Forensic Med Pathol, 2017, 38(4): 336-338.

[3]　AGHAKHANI K, HEIDARI M, TABATABAEE SM, et al. Effect of current pathway on mortality and morbidity in electrical burn patients[J]. Burns, 2015, 41(1): 172-176.

[4]　GENTGES J, SCHIECHE C. Electrical injuries in the emergency department: an evidence-based review[J]. Emerg Med Pract, 2018, 20(11): 1-20.

[5]　WANG Y, LIU M, CHENG WB, et al. Endothelial cell membrane perforation of aorta and pulmonary artery in the electrocution victims[J]. Forensic Sci Int, 2008, 178(2-3): 204-206.

[6]　CARMELIET P, MOONS L, STASSEN JM, et al. Vascular wound healing and neointima formation induced by perivascular electric injury in mice[J]. Am J Pathol, 1997, 150(2): 761-776.

[7]　WHITE JM, STANNARD A, BURKHARDT GE, et al. The epidemiology of vascular injury in the wars in Iraq and Afghanistan[J]. Ann Surg, 2011, 253(6): 1184-1189.

[8]　FELICIANO DV. Management of penetrating injuries to carotid artery[J]. World J Surg, 2001, 25(8): 1028-1035.

[9]　PATEL N, MCVEIGH K, SHARMA P, et al. An impalement injury to the oropharynx in a paediatric patient--a case report[J]. Br J Oral Maxillofac Surg, 2011, 49(5): e12-e13.

[10]　BENT C, SHEN P, DAHLIN B, et al. Blunt Intraoral Trauma Resulting in Internal Carotid Artery Dissection and Infarction in a Child[J]. Pediatr Emerg Care, 2016, 32(8): 534-535.

[11]　JOSEPH MM, LEWIS S. Stroke after penetrating trauma of the oropharynx. Pediatr Emerg Care, 2002, 18(3): 179-181.

[12]　WINDFUHR JP. Aneurysm of the internal carotid artery following soft tissue penetration injury[J]. Int J Pediatr Otorhinolaryngol, 2001, 61(2): 155-159.

[13]　BAIU I, STERN JR. Carotid Artery Stenting[J]. JAMA, 2020, 324(16): 1690.

[14]　BOSIERS M, DELOOSE K, VERBIST J, et al. Carotid artery stenting: which stent for which lesion[J]? Vascular, 2005, 13(4): 205-210.

[15]　CORRIERE MA, DATTILO JB, MADIGAN MC, et al. Risk factors and angiographic technical considerations to guide

carotid intervention[J]. Ann Vasc Surg,2008, 22(1): 52-57.

[16] VERZINI F, DERANGO P, PARLANI G, et al. Carotid artery stenting: technical issues and role of operators' experience[J]. Perspect Vasc Surg Endovasc Ther,2008, 20(3): 247-257.

[17] LAMANNA A, MAINGARD J, BARRAS CD, et al. Carotid artery stenting: Current state of evidence and future directions[J]. Acta Neurol Scand, 2019, 139(4): 318-333.

[18] AKBARI SH, REYNOLDS MR, KADKHODAYAN Y, et al. Hemorrhagic complications after prasugrel (Effient) therapy for vascular neurointerventional procedures[J]. J Neurointerv Surg, 2013, 5(4): 337-343.

[19] OLAFSON EM, DEGROTE JR, DROFA A, et al. A Case Series of 18 Patients Receiving Ticagrelor After Carotid Stenting[J]. J Pharm Pract, 2018, 31(5): 519-521.

[20] NAYLOR AR. Letter by Naylor regarding article, "Guidelines for the prevention of stroke in patients with stroke or transient ischemic attack: a guideline for healthcare professionals from the American Heart Association/American Stroke Association"[J]. Stroke, 2011, 42(6): e386.

第七章　皮瓣衬里技术在洞穿性损伤修复中的应用

扫码获取教学 PPT

王　爽　李小兵

第一节　皮瓣衬里概述

皮瓣是一种自身具有血供的复合组织块，包含皮肤、皮下组织，乃至深层各种组织。皮瓣多用于覆盖深部组织、修复缺损、矫正畸形、器官再造和功能重建，是创面修复不可或缺的材料。

在处理各种原因导致的体表组织缺损时，应遵循医学美学原则。按照创面损伤组织的组织类型，在最大限度恢复其完整性和功能的同时，尽可能达到无或少瘢痕增生与色素沉着，使修复部位外形达到或基本符合美学要求，是创面修复的终极目标。要实现比较完美的修复，首先应遵循皮瓣选择的基本原则，根据缺损程度和部位选择适宜的皮瓣进行修复。其次，应该根据损伤部位的美学特点，实施美学修复，尤其对鼻、耳、眼睑、唇、颊等具有立体结构的部位应尽可能达到三维外形的修复。再次，采用新型缝合线材与缝合技术，尽可能减轻组织损伤，消灭微小死腔；同时尽可能将伤口置于相对隐蔽的部位，或与皱纹、轮廓线、朗汉氏线一致，以减轻瘢痕增生。最后，应遵循"早期介入，全程关注，综合治疗"的现代康复治疗理念，使修复部位的功能与外形得到最大限度的恢复。

各种原因造成的体表组织缺损，多会同时波及不同类型的组织，可以涵盖自皮肤至骨组织，这就是复合组织缺损。临床上认为某些器官洞穿性缺损或畸形（如唇、颊、鼻、眼睑等），就属于复合组织缺损。对于这类缺损的修复，除选择合适的皮瓣之外，衬里的重建往往是成功修复的关键。在衬里的选择上，应遵循"缺什么补什么，缺多少补多少"和"宁近勿远，宁简勿繁"的原则，以及相似性替代原则和微创原则。1920年鼻整形医师 Gillies 就指出：对于有黏膜覆盖的腔隙应该重建其黏膜衬里。

一、目前可以作为皮瓣衬里的修复材料种类

（一）黏膜或黏骨膜

在修复唇、颊、鼻或眼睑等部位的洞穿性缺损时，有效遵循相同或相近原则，衬里组织应该就近选择相同或相近组织进行修复。在转移皮瓣的肉面，可选择黏膜或黏骨膜作为衬里，适用于

缺损范围小的洞穿性创面。优点是：组织结构相似，更符合生理结构和功能。缺点是：供区有限（主要包括上、下唇内侧，硬腭黏膜，鼻中隔黏膜和颊部黏膜，女性阴道壁黏膜），能够修复的范围有限，取材有一定的难度。

1985 年，R.J. Siegel 报道了应用自体硬腭黏膜进行眼睑衬里修复的方法，之后该方法逐渐得到了推广。王宁等切取全层口腔黏膜（包括黏膜上皮、固有层及少许黏膜下层），移植于带蒂皮瓣的肉面用于修复上睑缺损，取得了良好效果。史俊虎等对 180 例中、重度全层眼睑缺损患者采用自体硬腭黏膜移植联合局部皮瓣进行眼睑重建，维持了眼睑轮廓和外形，并取得了良好的支撑效果。赵瑜采用鼻中隔软骨黏膜瓣移植重建 57 例恶性肿瘤切除术后全层眼睑缺损，术后总有效率为 100%。

（二）皮片

在皮瓣转移前或转移同时，在皮瓣的肉面覆盖游离皮片作为衬里，从而消灭皮瓣肉面的裸露，防止皮瓣感染和被腐蚀，也是临床常见的一种做法。通常选择薄中厚断层皮预制形成的衬里。优点是：供区大，可以修复较大范围的缺损，易成活。缺点是：皮片移植后常伴有收缩，可能会影响皮瓣的形态。宁金龙曾应用移植皮片预构衬里的额部扩张皮瓣修复 1 例鼻侧面洞穿性缺损，取得了良好效果。他建议如需扩张大面积的衬里，应在皮片移植后 2 周再行扩张，以保证衬里皮片的成活和后期形态。

（三）皮瓣

1. 折叠皮瓣

洞穿性缺损范围大，其周围有广泛瘢痕时，可在皮瓣移植前或移植时，将皮瓣的远端折叠形成衬里组织（图 7-1）。优点：方法简便，收缩少。缺点：皮瓣折叠或扭转后可能出现血运障碍；外形臃肿，常需二次修整。邢树忠等将一个皮瓣的远端折叠瓦合，以反折部分作为口腔衬里。

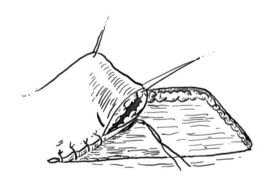

图 7-1　局部皮瓣远端折叠形成衬里

2. 瓦合皮瓣

在洞穿性缺损的周围设计一个或几个局部皮瓣，使蒂部位于缺损边缘，将皮瓣向缺损部做 180° 翻转，以形成衬里组织，将另一皮瓣旋转覆盖于其上（图 7-2）。适用于缺损范围小的洞穿性缺损。优点：操作简便，术后收缩小。缺点：对皮瓣供区要求较高。由于缺损边缘多为瘢痕组织，因此设计及切开时应注意皮瓣蒂部留有足够血供，应避免将蒂部过于靠拢缺损边缘，影响衬里皮瓣的血运。

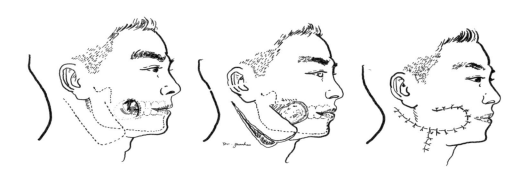

图 7-2　红色虚线标志的局部皮瓣翻转作为衬里皮瓣，与另外一个局部皮瓣瓦合修复缺损

（四）筋膜瓣

在颌面外科、耳鼻喉科，筋膜瓣也可以作为衬里应用。优点是：筋膜瓣较薄，受区不臃肿，功能和外形好；血供丰富，抗感染能力强；供区保留皮肤，无明显畸形，外观影响小；手术操作简单，易推广。

Y. Hirasé 等应用颞顶筋膜作为衬里修复严重鼻畸形的患者，结果显示对于修复因鼻膜性瘢痕挛缩引起的严重鼻畸形效果佳。Shinsuke 等应用颞浅筋膜瓣作为衬里重建鼻腔，8 年后对重建的鼻腔进行了内窥镜检查，发现鼻腔的内表面被黏膜完全覆盖，无法识别皮瓣的边缘，鼻腔的大小不变，没有任何挛缩，重建的鼻子没有明显的变形，保持了美观的形状。

（五）扩张器纤维包膜

顾云鹏等在新西兰大白兔完全性上睑缺损模型中，应用扩张器包膜作为衬里组织的推进皮瓣，代替正常的睑结膜作为眼睑衬里，为修复皮瓣提供了光滑的类黏膜样的抗感染屏障和衬里结膜化的平面。他们认为扩张纤维包膜可以作为睑结膜替代物，为大面积全层眼睑缺损的修复提供结膜化的平面和抗感染的屏障。

（六）异体脱细胞真皮

异体脱细胞真皮是人源的脱细胞真皮基质，常作为全层睑板缺损修复时眼睑内层的衬里和支架，也可作为全层眼睑重建中各种成分的包裹材料。优点是：生物相容性好，毒性及致敏性低；可塑性较强。章余兰等采用异种脱细胞真皮基质替代睑板及结膜，联合邻位皮瓣Ⅰ期修复 35 例眼睑肿瘤切除术后全层缺损，随访半年发现异种脱细胞真皮基质已完全溶解，被爬行结膜上皮覆盖，所有患者无排斥反应。

随着细胞、分子生物学的深入研究和组织工程、材料科学的飞速发展，更加符合生理、无排异、可以长时间留存体内的替代物，未来将逐渐被应用于临床，医用修复材料研究有望获得突破性的进展，为皮瓣衬里技术的发展带来新的希望。

二、鼻腔洞穿性缺损衬里的修复

在所有洞穿性缺损的修复中，鼻子由于独特的解剖学特征，其重建有许多公认的原则和手术技巧。由于鼻解剖涉及 3 层结构，包括衬里组织、支架结构、外被皮肤，因此修复时也必须同时包括这 3 个部分，才能完成三维立体修复。衬里的缺失会导致瘢痕收缩，暴露的移植物易感染，导致移植失败。挛缩和结构性丧失均会导致畸形和鼻塞，使得重建工作失败。因此内衬的修复可以说是三层重建中最关键的部分。

（一）鼻腔衬里的修复时机

在鼻再造时，理想的状况是在一次手术中，外被、支架、衬里一期完成。然而若衬里缺损较大时，手术常需要分次完成，必须首先将局部皮瓣掀起形成衬里，衬里成活后，再进行皮瓣转移。这种手术顺序提高了安全性，但手术周期延长了。并且在整个过程中瘢痕增生明显，影响了皮瓣的塑形。不过，分期手术，避免了再造过程中组织的丢失等问题。手术时机的选择要根据每一个病例的具体情况综合考虑。

（二）鼻腔衬里的修复原则

鼻部重建的第一步是对缺损进行深入分析。根据缺损的范围、解剖部位和损伤结构，选择替代衬里。Barton 医师总结以下几条选择替代衬里的原则：①衬里要有充足的血运，以支撑软骨支架；②需要足够柔软，以提供软骨支架塑造外形的条件，并符合鼻腔内部正常的生理结构；③要求足够薄，以防止鼻腔内部堵塞或形成鼻内阀门活瓣障碍引起通气不畅；④张力小，不易发生挛缩，以保持外层皮瓣术后的外形。

（三）鼻腔衬里的选择

鼻腔衬里修复的方法需要视具体情况而定。术前应充分考虑局部缺损的大小、位置以及残留组织周围可利用的组织量，才能正确地选择。学者们认为对小范围的鼻腔衬里缺损，前庭皮瓣可能是最佳选择，利用残留的前庭皮肤和软骨的转位可以修复直径 <7mm 的缺损，为一期鼻再造提供理想的衬里替代物。较大的缺损需要单侧或双侧鼻中隔黏膜瓣转位至外侧替代缺失的前庭或侧壁衬里组织，然而这些鼻内衬里皮瓣手术方法相对较复杂，需要在鼻内进行操作，术后可能引起鼻中隔瘘等并发症。对于年纪较大的和较为虚弱的患者，以及暂时的气道阻塞或者鼻出血的患者，都应该尽量避免，选择其他的手术方案更为适宜。

1. 鼻部局部皮瓣翻转

鼻部翻转皮瓣是以缺损外面的瘢痕缘为蒂将鼻局部皮肤向下翻转形成的衬里皮瓣（图 7-3）。这种皮瓣最适合于支架植入的情况，因为支架的上下两层要求均是有血运的创面。Grace 等修复 21 例鼻翼的全层缺损，平均缺损大小为 $1.9cm^2$。这些小到中等大小的鼻翼的全层缺损可以通过第二次手术修复。

2. 双蒂前庭推进皮瓣

1989 年 Burgut 和 Menick 报道了双蒂黏膜推进皮瓣，它以鼻中隔内侧和梨状孔的外侧为蒂。这个皮瓣以前庭底部的侧方为蒂，向内侧推进，修复缺损为 1cm 或以下的鼻翼或鼻尖缺损。移植到鼻翼后，具有一定硬度的耳软骨能够立即得到血运良好的黏膜营养，无须经过预制阶段。供区衬里留下的缺损，可以用对侧的软骨黏膜瓣二期修复，或来自同侧的鼻中隔纵型皮瓣闭合（图 7-4）。

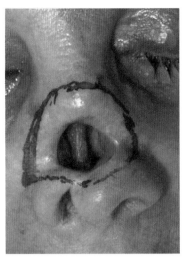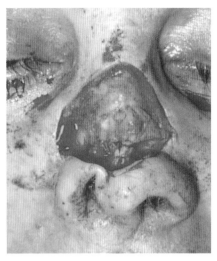

图 7-3　鼻部损伤周围的局部正常皮肤翻转形成皮瓣衬里

（图片来源：Curr Opin Otolaryngol Head Neck Surg. 2016 Oct）

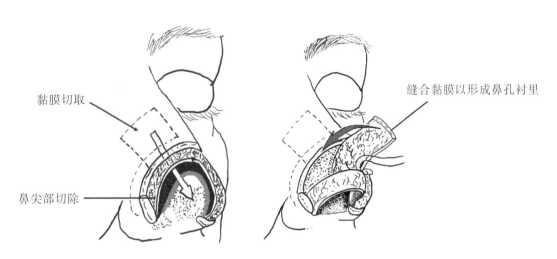

图 7-4　黏膜推进瓣形成鼻前庭和鼻中隔黏骨膜瓣

（图片来源：《格－斯整形外科学》）

3. 鼻中隔黏骨膜铰链瓣（中隔合叶状皮瓣）

这个皮瓣是以鼻中隔前动脉为基础，用于直径超过 1.5cm 的鼻翼、鼻尖和侧壁的缺损。鼻中隔黏骨膜铰链瓣可以为鼻翼和鼻拱提供足够的黏膜衬里。来自间隔的黏膜软骨膜瓣应设计得尽可能大，范围可达到长 4~4.5cm、宽 2.5~3cm，可以提供足够的黏膜软骨膜覆盖整个下鼻穹窿和部分中穹窿尾侧。这个技术包括去除缺损侧中隔黏膜，在中隔软骨上形成适当大小的皮瓣。中隔就像门一样，朝向再造侧开放，以致中隔黏膜的远端架在创面上，并在鼻孔内形成衬里。这个皮瓣还有更多的用处。由于皮瓣主要用于支撑鼻背的中间部分，防止塌陷和突出鼻尖，皮瓣到达鼻侧软骨的边缘就受到了限制。另一种方法是保留缺损侧的黏膜，以后封闭中隔空洞（图 7-5）。

4. 额部皮瓣下植皮

Lossen 1898 年最先采用将皮瓣移植到前额皮瓣下作为鼻衬里，之后 Gillies 加以改良。Converse 从鼻中隔取一软骨膜片移植在前额皮瓣下。Barton 在向鼻转移前进行了耳郭皮肤软骨移植至正中额部皮瓣下。今天这些衬里方法仍广泛地被人们接受（图 7-6）。

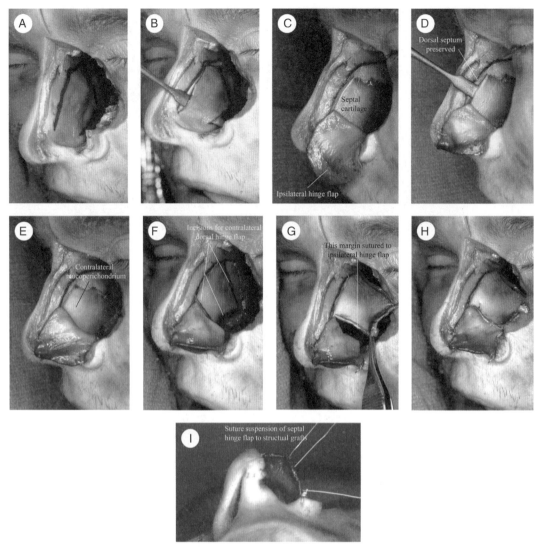

图 7-5　图 A~D 掀起缺损侧黏膜；E~G 去除部分中隔软骨，制作对侧黏骨膜瓣；H~I 缺损侧黏膜与对侧鼻中隔
黏骨膜瓣形成右侧鼻翼及鼻背衬里

（图片来源：Operative Techniques in Otolaryngology，2011，22：72-83）

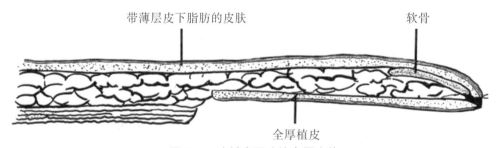

图 7-6　皮瓣肉面移植全厚皮片

（根据《格－斯整形外科学》加工）

5. 中隔轴型瓣

中隔轴型瓣是以唇上动脉为分支的供血动脉，蒂在前下方的较大的黏膜或软骨膜复合组织瓣。由于皮瓣的蒂在前下方，接近鼻背，容易向外折叠，所以中隔轴型瓣可以用作鼻尖重建的基础。抬高双侧中隔皮瓣并向下翻，为前庭和鼻前庭提供衬里。这一方法也可以雕刻成 L 形背部支架（图 7-7）。

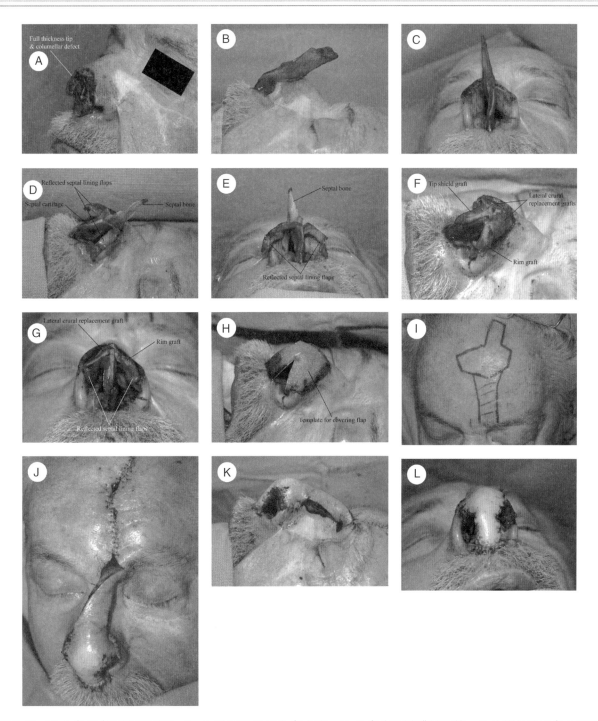

图 7-7　图 A 鼻尖鼻翼缺损病例；B~C 肋软骨移植为鼻中隔；D~E 鼻中隔黏膜瓣翻转；G 肋软骨形成鼻尖盾牌及鼻翼，翻转的中隔黏膜瓣形成衬里；H 鼻尖皮瓣模型；I 设计额部皮瓣；J-L 额部皮瓣翻转修复鼻尖缺损

（图片来源：Operative Techniques in Otolaryngology，2011，22：72-83）

6. 筋膜瓣

Seth 发表了具有里程碑意义的文章。他用筋膜瓣为皮瓣衬里提供了重要的解决方案，使用游离的股前外侧筋膜瓣作为衬里修复了全鼻或部分鼻。由于筋膜瓣较薄，此方案防止了术后鼻塞，且所有患者的鼻轮廓和鼻通气均令人满意，供区无并发症。在随后的研究中，其团队还描述了使用大腿前外侧脂肪筋膜瓣治疗较大黏膜缺损的方法。Shinsuke 等应用颞浅筋膜瓣作为衬里重建鼻腔，8 年后对重建的鼻腔进行了内窥镜检查，发现鼻腔的内表面被黏膜完全覆盖，无法识别皮瓣

的边缘，鼻腔的大小保持不变，没有任何挛缩。

7. 折叠皮瓣

（1）折叠的额部皮瓣　Labat 首先提出前额皮瓣向内折叠修复鼻衬里的概念。对一个非吸烟患者进行了前额皮瓣的远端 5~7mm 向内折叠再造鼻翼缘（图 7-8、7-9）。

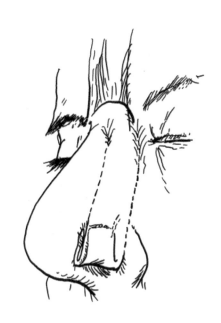

图 7-8　额部皮瓣远端折叠形成鼻前庭衬里
（图片来源：《格－斯整形外科学》）

（2）折叠的鼻唇沟皮瓣　鼻唇沟皮瓣也可以穿过鼻翼基部形成衬里，或简单以皮下组织为蒂翻转，其皮面向鼻孔内替代鼻前庭的皮肤。

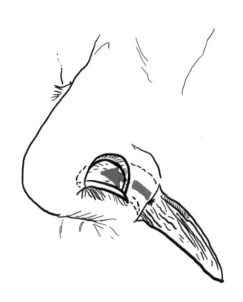

图 7-9　鼻唇沟皮瓣穿过鼻翼基底翻转形成衬里
（根据《格－斯整形外科学》加工）

8. 下鼻甲黏膜瓣

下鼻甲皮瓣是重建全层缺损的常用且有价值的选择。它主要用作衬里襟翼，或与其他技术结合使用。根据尸体解剖，皮瓣平均长度为 2.8cm，平均宽度为 1.7cm。

第二节　病例精析——皮瓣衬里技术在洞穿性缺损中的应用

病例报告

患者男，58 岁，主因"热铁器击中面部后导致中面部洞穿性缺损 2 个月"入院。

现病史：入院前 2 个月患者工作时被铁器击中中面部，导致局部空洞型损伤，就诊于当地医院行相关检查后，诊断为"脑挫裂伤，颅内积气，额骨骨折，眶内、外侧壁骨折，上颌骨骨折"，于当地医院行清创及颅底修补术后，遗留中面部复合组织缺损，为进一步治疗就诊于我院。

既往史：既往身体健康，无高血压、糖尿病、冠心病、传染病等。

个人史：无吸烟及饮酒嗜好。

家族史：无家族遗传病病史。

查体：鼻根及左中面部可见空洞型缺损，累及眉间区、鼻根及鼻背、左侧眼眶。右侧额窦底可见黄白色明胶海绵覆盖；左筛骨、右侧鼻骨残端外露，左侧鼻骨缺失，右侧鼻骨残存少许，左侧上颌骨鼻突、额骨鼻突缺失；左筛骨、右鼻骨残端外露；左内眦韧带断裂，左下睑闭合不全，内侧皮肤终点附着于眶下缘，左眼球向下方及后方移位（眼球塌陷明显）伴有左侧眼球角膜约 8mm×8mm 大小的溃疡，表面可见黄白色分泌物附着；左上颌骨部分缺失，残存的内侧壁可见白色胶管留置，残存上颌窦内有较多黄色黏性分泌物，鼻中隔中上 2/3 缺如（图 7-10）。

入院诊断：中面部复合组织缺损（洞穿性缺损）；额骨骨折；上颌窦前壁、内侧壁、后外侧壁骨折（左）；鼻骨骨折（右），鼻骨缺如（左）；眶内侧壁、外侧壁骨折（左）；颅底骨折；鼻中隔粉碎性骨折伴大部分缺如；眶内侧壁骨折（右）；下睑闭合不全（左）；内眦韧带断裂（左）；暴露性角膜炎（左）。

诊疗经过

入院后完善手术前相关实验室检查及心肺功能检查，头面部的 CT＋三维重建，评估患者耐受手术的能力。

手术前组织全科及相关科室（眼科、耳鼻喉科、神经外科）进行病例讨论，拟定诊疗方案为：①颞浅筋膜瓣作为衬里修复洞穿性缺损；② 3D 打印钛板作为支架；③前额皮瓣或皮片作为皮肤覆盖；④额窦及残存上颌窦的窦腔黏膜由耳鼻喉科协助开窗；⑤左侧眼球下陷及内眦韧带重新固定由眼科协助完成；⑥颅底区目前不存在继发损伤，予以保守治疗。

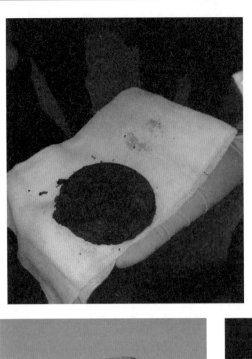
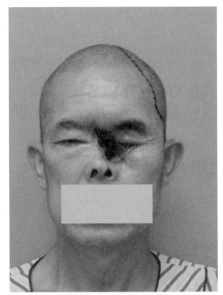
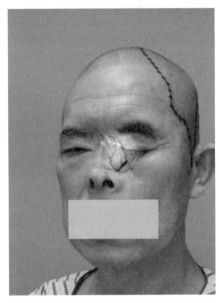
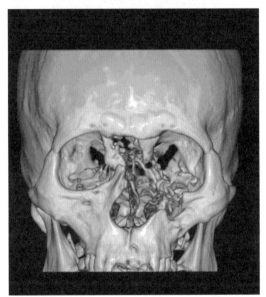

图 7-10 致伤物体及伤后体格检查和影像学资料

利用计算机成像技术定制 3D 打印的钛板，经过反复修改后确定钛板形态与大小。

测量左侧颞浅动脉的长度并标记颞浅筋膜动脉的走行（图 7-11）。

安排第一次手术，制作颞浅筋膜瓣填塞眶下壁，增加眶内容，包裹支架组织，并予以中厚皮片覆盖表面，鼻腔予以碘仿纱条填塞，术后鼻背部植皮成活差（图 7-12）。

根据最终恢复情况，第一次手术后 1 个月行二期手术，清除坏死组织后予以额部皮瓣修复残余洞穿性缺损（图 7-13）。

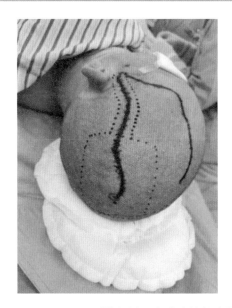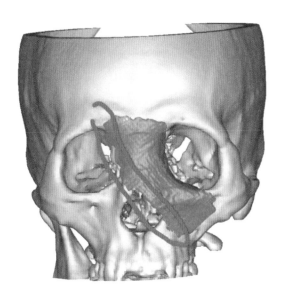

图 7-11　测量左侧颞浅动脉的长度并标记颞浅筋膜动脉的走行，头面部的 CT+ 三维重建

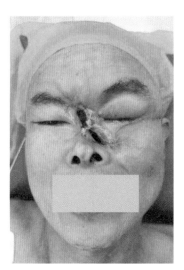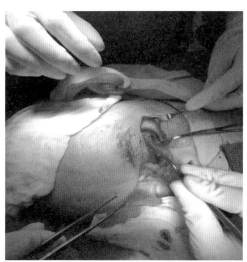

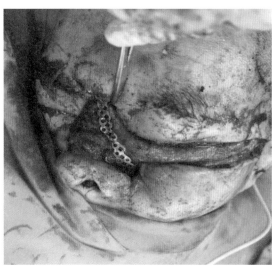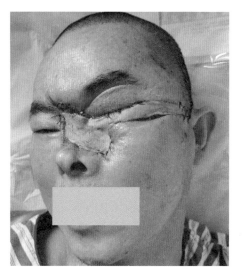

图 7-12　制作颞浅筋膜瓣填塞眶下壁，增加眶内容，包裹支架组织，并予以中厚皮片覆盖表面，
鼻腔予以碘仿纱条填塞

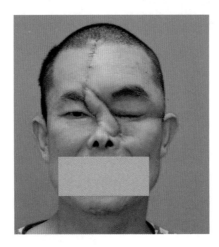

图 7-13 额部皮瓣修复鼻背部残余洞穿性缺损

诊疗创新点

选择超长范围的颞浅筋膜瓣作为衬里修复大范围黏膜组织缺损，利用黏膜组织爬行能力强等特点，使鼻腔内的筋膜瓣黏膜化。

眼眶外侧处进行了眶外缘骨质部分去除，避免了筋膜瓣移植后眼眶外侧的臃肿，防止了筋膜瓣蒂部受压。

充分利用颞浅筋膜瓣的中段作为填充物填塞眶底，对内陷眼球起到了良好的支撑，并增加眼窝的内容（鼻再造同期完成了部分眼窝再造）。

在修复过程中应用了计算机 3D 辅助技术。

诊疗难点

本例患者的中面部损毁性洞穿缺损伴有支架组织缺失及大范围黏膜组织缺失。其治疗难点之一在于选择何种组织既能包裹支撑物又能避免臃肿导致的鼻腔内阻塞；治疗难点之二在于对缺损的修复不仅仅限于鼻再造术，还涉及眼眶及眶内容的修复，以及眼球的复位。

未来需要改进的地方

在救治本例患者的过程中，我们的大局观理念不完善，对于患者缺少系统化的救治经验，导致筋膜瓣远端组织量不充足，救治时间较长。

本例患者治疗中可以早期于颞浅筋膜瓣远端下方埋置软组织扩张器，既可以增加颞浅筋膜瓣的长度，又可以达到预制筋膜瓣增加远端血运的效果。

缺损修复前可以在前额皮瓣下方埋置软组织扩张器，实现缺损的一期完美修复。

体会与总结

综合考虑了供受区的特殊性，以及从血供到皮瓣长度再到皮瓣厚度对鼻腔的影响，我们认为颞浅筋膜是用于创面修复的最佳皮瓣。对于鼻全层缺损修复过程中衬里的选择，最理想的选择是等量相似组织，直径不超过 1cm 的黏膜缺损都可以利用鼻腔内的黏膜软骨瓣进行修复。然而本例患者中面部大面积缺损，没有足够的黏膜组织用来重建鼻腔。我们选择了轴形颞浅筋膜瓣，它具有组织薄、有固定的血运、复杂形状的缺损可以通过分支血管重建分支筋膜瓣等优点。本例患者除有外鼻缺损、支撑组织缺损，还需要大面积的衬里组织，我们将颞浅筋膜瓣用作鼻腔衬里与残存的黏膜组织相连，利用了黏膜上皮的爬行能力，实现了整个鼻腔的黏膜化。

结合我们的经验及国外相关文献的支持，我们认为衬里组织除皮瓣、周围组织黏膜及瘢痕瓣之外，还可以应用颞浅筋膜、大腿筋膜瓣等，既修复了大范围的鼻腔缺损，还可有效防止较厚皮瓣相关的鼻塞，无论从外观还是通气功能上均能达到良好的修复效果。

第三节　专家点评

专家简介：李小兵，天津市第一中心医院整形与烧伤外科主任，主任医师，教授，硕士生导师，中华医学会烧伤外科学分会委员，中华医学会整形外科学分会常务委员，中国医师协会烧伤科医师分会常务委员，中国整形美容协会皮肤与微创整形分会常务委员和眼整形分会常务委员，天津显微外科分会常务委员，中国医师协会天津整形美容分会副会长，中国研究型医院学会创面防治与组织损伤修复专业委员会常务委员，中国老年医学会烧创伤分会常务委员，《中华烧伤杂志》《中华卫生应急电子杂志》《中华损伤与修复杂志》编委。

鼻部缺损的重建原则和手术技术

鼻精致复杂的三维结构对面部表情有重要影响。由于外伤或肿瘤切除导致鼻结构的部分或全部丧失，除了对鼻功能产生影响外，还会明显损害患者的生活质量。鼻再造最佳的手术选择是为患者提供出色的美学效果和全面的功能。近几个世纪以来，鼻部再造的目的已经从单纯的"缺陷填充"演变为对鼻三维结构的重建，以达到外观和功能尽可能接近原鼻。因此，外科医生面临的挑战是对不同组织分层进行重建，以重建皮肤外层、黏膜内层及骨软骨支撑，从而恢复鼻的外观和功能。

一、鼻部重建原则

Burget 和 Menick 最初将鼻亚单位化，根据鼻的高光和阴影的轮廓描述鼻的形状。虽然鼻的解剖结构极其重要，但表面特征使鼻看起来"正常"或"异常"。亚单位修复原则的基础是通过重建亚单位修复鼻部缺损。这一原则曾提出，当超过 50% 的亚单位缺失时，最好切除剩余的亚单位，以达到重建的最佳结果。但现在人们普遍认为这一原则不适用于皮肤移植物或局部皮瓣。另外，鼻背和侧壁可以在不应用亚单位原理的情况下重建。

二、鼻部缺损分析

在做出鼻部重建的决定之前，对缺损进行详细分析很重要。外科医生应仔细检查缺损的形状、大小、位置和深度，并确定缺损涉及哪些亚单位。小于 1.5cm 的较小缺损通常可以使用全层皮肤移植物或局部皮瓣进行重建，大于2cm的缺损通常需要使用插入式皮瓣。缺损的深度直接关系到术式选择。如果软骨暴露，局部或插入式皮瓣将是必要的；如果缺损涉及鼻翼或鼻侧壁，那么确定剩余的支撑程度将很重要。在大多数情况下，鼻翼和侧壁需要用软骨支撑以避免鼻瓣塌陷。全层缺损增加了重建的复杂性。对于这种缺损，需通过三层重建来修复鼻的解剖结构：衬里、支撑结构和皮肤覆盖。

缺损的位置会影响重建方法的选择。对于皮脂腺较多，尤其是鼻尖和鼻翼上方的皮脂腺较多的患者，全层皮肤移植将不是良好的选择。对于深部缺损的患者，全层皮肤移植可能会提供足够的覆盖范围，但会造成明显的凹陷。当然，也可以通过二期使用局部或插入式组织瓣，转移具有足够厚度的软组织来消除缺损，从而消除这种情况。

鼻部分析完成后，外科医生应向患者提供重建计划。在这一点上，重要的是要结合患者的经济状况、期望和愿望，以及合并症、并发症风险，因为它与重建方法和未来患者自我认知有关。在计划过程中，与患者进行开诚布公的讨论至关重要。外科医生应概述所涉及的计划程序、替代方案、预期结果、风险和难度。需要强调的是，复杂的重建通常需要多次手术。

三、衬里的选择

所有全层缺陷都需要将衬里作为重建的一部分。根据缺陷的大小、范围和位置，可以使用不同来源的衬里。例如，可以使用双蒂黏膜瓣修复鼻翼边缘的小缺陷。

用于衬里重建的最常见皮瓣之一是鼻中隔黏骨膜铰链瓣（中隔合叶状皮瓣）。复合鼻中隔皮瓣适用于鼻尖和鼻小柱部分缺损的鼻中隔缺损。下鼻甲皮瓣是修复全层缺损的一种灵活而有价值的选择。它可以作为主要的衬里皮瓣或与其他技术结合使用。前额折叠皮瓣，已经成为在鼻中隔铰链皮瓣和下鼻甲皮瓣由于之前的手术或放射治疗而受损的情况下，衬里皮瓣的可靠替代物。

在重建全鼻或次全鼻缺损时，衬里几乎总是最关键的问题。修复鼻内膜成为重建中最关键的方面。衬里必须薄、柔软且血管化，衬里组织还需要容纳重建鼻所需的多个移植物。多年来，游离皮瓣已被用于鼻缺损的重建。然而，这些皮瓣的固有缺点是：鼻内衬有厚厚的角化鳞状上皮，供瓣区并发症多，以及需要多次手术等。

四、支架结构

在鼻部重建中，最重要的原则之一是建立和维持对软组织的支持，以减少功能性后遗症，如构音困难、鼻塞等，以及减少重建后鼻梁收缩和迁移的风险。

软骨移植被广泛地用于鼻部重建，因为软骨有助于防止覆盖的软组织收缩，可减少鼻塞和衬里畸形，并可以作为一个坚固的框架，防止亚单位结构的运动。如：在鼻翼和鼻翼上非解剖性的软骨移植，恢复鼻翼亚单位的形状，同时防止鼻翼塌陷和鼻翼收缩。软骨移植在几乎所有全层缺损的修复中起着至关重要的作用，它们提供结构和框架，以支持重建的轮廓。

在重建全部或次全鼻缺损时，可能需要使用肋软骨或颅骨移植物，以充分恢复外形和支撑。不过，大多数鼻缺损可以用鼻中隔和（或）鼻甲软骨重建。鼻翼缺损由于移植物其固有的弯曲而更适合使用耳甲软骨进行重建。一般来说选用缺损对侧耳重建鼻翼可以得到更好的鼻翼轮廓。

五、皮肤重建

能否选择最合适组织进行鼻部皮肤缺损的重建，直接反映了外科医生的经验和知识。使用局部皮瓣进行重建不必遵循亚单位原则，但是要想取得良好的效果，则需要用相似的颜色、质地和厚度的邻近组织进行修复。对于浅表缺损，皮肤移植可能是理想的选择，可以避免额外的切口。对于更大的缺陷，两级或三级内插瓣可能会提供最佳结果。

六、复合移植物

如选用复合移植物用于皮肤重建，例如重建鼻翼，可从耳凸面的皮肤收获移植物。如果使用两层复合移植物来提供内衬（凹面的皮肤），则耳甲舟是首选的供瓣区。需要强调的一个要点是，软骨段应该比皮肤部件长，因为它会插入缺损两侧的口袋中。为了增加血运，可以使用 2mm 穿孔仪在软骨移植物内制造小穿孔。

成人鼻再造已得到广泛研究。外科医生有责任对鼻部缺损进行彻底分析，制订提供最佳结果的手术计划，并利用周密的术前计划以避免并发症的发生。包括衬里的鼻重建仍然是重建手术的一个热点和难点，十分具有挑战性。

参考文献

[1]　曹谊林，祁佐良，王炜 . 整形外科学高级教程 [M]. 北京：人民军医出版社，2014.

[2]　刘毅 . 整形美容外科中的皮瓣选择与合理应用 [J]. 中华医学美学美容杂志，2016, 22(5): 257-258.

[3]　王淑琴，谭谦，郑东风，等 . 随意型皮瓣在面部软组织缺损美学修复中的应用 [J]. 中华医学美学美容杂志，2016, 22(5): 259-261.

[4]　李青峰，昝涛，李海洲，等 . 颜面部皮肤软组织缺损分型与治疗建议 [J]. 中国修复重建外科杂志，2013, 27(3): 257-261.

[5]　高慧，郭莉，康彦玲，等 . 以硬腭黏骨膜瓣做衬里的颞部扩张皮瓣修复下睑全层缺损 [J]. 中国美容医学，2014, 23(4): 281-283.

[6]　王宁，廖瑞端，陈梅，等 . 带蒂皮瓣联合全层口腔黏膜移植进行上眼睑功能性再造 [J]. 现代肿瘤医学，2004, 12(5): 427-428.

[7]　史俊虎，刘杉，白萍，等 . 自体游离硬颚黏膜重建眼睑的效观察 [J]. 中国组织工程研究，2017, 21(12): 1921-1925.

[8]　赵瑜 . 眼睑恶性肿瘤切除术后重建方法的临床研究 [J]. 中外医疗，2017, 36(21): 71-72.

[9]　宁金龙 . 预构带衬里额部扩张皮瓣修复鼻侧面洞穿性缺损一例 [J]. 中华耳鼻咽喉头颈外科杂志，2013, 28(8): 685-686.

[10]　邢树忠，张丽英，陈效文，等 . 皮瓣折迭修复颌面部洞穿性缺损 [J]. 中国修复重建外科杂志，1991, 5(2): 208-209.

[11]　Y HIRASÉ, T KOJIMA, M TAKEISHI, et al. Nasal reconstruction using free temporoparietal fascial flap transfer (Upton's method)[J]. Ann Plast Surg. 1994, 33(6): 629-632.

[12]　SHINSUKE AKITA, YOSHIHISA YAMAJI, KAZUKI YAMASAKI, et al. Total Nasal Reconstruction with a Nonlaminated Vascularized Free Temporal Fascia as the Lining[J]. Plast Reconstr Surg Glob Open, 2019, 7(12): e2583.

[13]　FABRIZIO T, DONATI V, NAVA M. Repair of the pharyngocutaneous fistula with a fasciocutaneous island flap pedicled on the superficial temporalis artery[J]. Plast Reconstr Surg, 2000, 106(5): 1573-1576.

[14]　VAHDANI K, SIAPNO DL, LEE JH, et al. Long-term outcomes of acellular dermal allograft as a tarsal substitute in the reconstruction of extensive eyelid defects[J]. J Craniofac Surg, 2018, 29(5): 1327-1331.

[15]   章余兰，石璐，宋映，等 . 异种脱细胞真皮基质联合邻位皮瓣修复眼睑全层缺损的临床观察 [J]. 眼科新进展，2017，
        37(7)：671-673.

[16]   MICHELOTTI B, MACKAY D. Nasal reconstruction[J]. Clin Anat, 2012, 25(1): 86-98.

[17]   MASSON JK, MENDELSON BC. The banner flap[J]. Am J Surg, 1977, 134(3): 419-423.

[18]   BURGET GC, MENICK FJ. Nasal support and lining: the marriage of beauty and blood supply[J]. Plast Reconstr Surg,
        1989, 84(2): 189-202.

[19]   AUSTIN GK, SHOCKLEY WW. Reconstruction of nasal defects: contemporary approaches[J]. Curr Opin Otolaryngol
        Head Neck Surg, 2016, 24(5): 453-460.

[20]   SETH R, REVENAUGH PC, SCHARPF J, et al. Free anterolateral thigh fascia lata flap for complex nasal lining
        defects[J]. JAMA Facial Plast Surg, 2013, 15(1): 21-28.

第八章

脱细胞真皮技术的临床应用

扫码获取教学PPT

丁　伟　吕大伦

第一节　脱细胞真皮技术概述

一、脱细胞真皮技术的理论基础和研究进展

因烧伤、创伤、各种慢性溃疡、皮肤肿瘤或瘢痕切除、皮瓣切取、皮肤软组织感染等原因导致皮肤缺损形成的创面，往往难以自愈，植皮是修复这些创面的方法之一。传统植皮方法是切取患者自体皮肤进行移植修复，按照切取皮肤的厚度或结构，分为刃厚植皮、中厚植皮、全厚植皮、带真皮下血管网植皮。刃厚植皮对供皮区损伤最小，但因其缺少真皮结构，创面植皮愈后外观、耐磨性、弹性等方面不甚理想；中厚植皮、全厚植皮、带真皮下血管网植皮可以满足植皮创面愈后外观、耐磨性、弹性等方面要求，但存在供皮区遗留不同程度的瘢痕、取皮面积受限等缺点。因此，如何既能获取满足创面结构需求的皮肤组织，又能减少供皮区损伤，甚至不受自体皮源的限制获得满足需要的皮肤组织，一直以来都是创面修复领域研究的热点之一。近年来皮肤组织工程学的发展与应用，为提高移植皮片的愈合质量，减少供皮区损伤，以及解决皮源匮乏提供了新的思路和途径，其中真皮替代物是目前研究的热点。

组织工程学主要涉足3个方面的内容：种子细胞、组织工程支架、再生组织或器官。其基本原理是：第一步形成细胞－支架复合物，将获取的活体组织附着于生物材料支架上；第二步形成稳定形态结构和功能的组织或器官，种子细胞在体内或体外不断增殖，并且生物材料被逐渐降解吸收。

种子细胞必须有能分裂为新组织结构的能力，自体、同种异体或异种是主要来源。异体或异种细胞由于免疫排斥反应而限制了其临床应用。成体干细胞可分为表皮干细胞、骨髓间充质干细胞、脐带间充质干细胞、毛囊干细胞、脂肪干细胞等，是目前种子细胞研究的重点。组织工程支架类似于细胞外基质的多孔结构，具有一定的细胞外基质功能，能提供细胞生长所需环境，更能促进和引导种子细胞在三维支架结构上形成组织或器官。对于皮肤组织工程而言，根据支架来源不同可将其分为天然的生物材料和人工合成的高分子材料两种。天然的生物材料主要有细胞外基质、胶原、纤维蛋白、壳聚糖、海藻酸钙、透明质酸等。其中细胞外基质为完整的天然生物材料，

可能存在着某些复合生长因子，与细胞的生物相容性好，可诱导调节细胞的生长、分化、增殖，并且可生物降解等，在组织工程和再生医学领域备受关注。而胶原、纤维蛋白、壳聚糖、海藻酸钙、透明质酸等因为有不同批次原料间的性质差异、物理机械性能较差、降解过快等缺点，大大限制了其在临床医学领域的推广与应用。因此设计和改造天然生物材料，是组织工程皮肤构建的重要方向之一。

根据皮肤结构类型，组织工程皮肤主要可分为组织工程表皮、组织工程真皮及组织工程复合皮片。经过多次不同的实验研究发现，真皮替代物因其有能提高创面愈合的质量，恢复皮肤弹性、柔韧性，增加皮肤耐磨性，以及愈合后创面瘢痕明显减少等优点，成为皮肤组织工程学研究的热点之一。根据真皮替代物原材料来源的不同，真皮替代物分为天然真皮替代物和人工真皮替代物两大类。

天然真皮替代物的组织工程学产物即脱细胞真皮基质（ADM），是由人或者动物皮肤经脱细胞处理后得到的保留真皮细胞外基质和三维空间框架结构的生物材料，具有去表皮、脱细胞、无细菌生长、无毒性及无排斥反应等特点，且具有有弹性、质地柔软及不易断裂等优点。并且ADM胶原成分及排列与自体皮肤十分接近，具有完整的三维立体胶原结构，其生物相容性也非常高，不但能为组织提供机械支持，还能促进细胞黏附并调节细胞行为，是人体皮肤的一种理想的替代品。ADM作为天然的真皮替代物，有双面，即基底膜面与真皮面。基底膜面有利于上皮细胞的定植，而真皮面有利于血管化。ADM按照材料来源可以分为异体ADM（人源性）和异种ADM（动物源性）。异体ADM主要是由捐献的同种异体真皮制成，保留了真皮内的细胞外基质、胶原蛋白和蛋白多糖等，其生物相容性较高，免疫排斥发生率极低；异种ADM的主要来源为猪和牛的软组织，其结构虽然与异体ADM相似，但是由于供受体之间的组织相容性复合体的分子结构以及基底膜成分差异较大，异种ADM移植后炎症反应较异体ADM大。

1913年，Loewe首次应用异体真皮移植获得了成功，然而由于组织排斥反应，异体真皮并不能长期保留，主要原因是异体真皮内的细胞具有免疫原性，后续研究发现脱去真皮内具有免疫原性的细胞获得的胶原纤维支架结构的细胞外基质，可作为真皮替代物，可以提供细胞迁移、增殖的场所。细胞外基质没有免疫原性，生物相容性好；具有正常的胶原三维结构；含有多种生长因子和其他成分，有调节诱导细胞长入的作用。根据这一研究结论，美国LifeceII公司生产了异体ADM即AllodermR。AllodermR是由人尸体皮经过消灭病原体及去掉表皮成分和真皮内的细胞制成，不仅可以像自体表皮一样移植封闭创面，在整形美容方面也有良好的临床应用，如用于乳房重建手术和腹壁疝修补术。国内也有人真皮来源的脱细胞真皮产品，目前用于整形科、烧伤科、泌尿外科、骨科等多学科的临床实践。

二、同种异体脱细胞真皮应用现状、临床优势及临床应用

（一）同种异体脱细胞异体真皮的应用现状

同种异体真皮经过酶和化学处理后，清除了具有高度抗原性的细胞成分，仅保留了细胞外基质的结构和组成成分，是外观呈乳白色、有弹性、质地柔软、不断裂的组织工程学材料。姜笃银等于1993年开始就开展了一步法复合移植经胰蛋白酶处理后的异体真皮相关动物实验或者冷冻

异体胎儿真皮的临床应用研究。随后，1994年Wainwright第一次将脱细胞异体真皮应用在烧伤患者身上，取得了良好的效果。1998年，孙永华等应用脱细胞异体复合真皮复合自体薄皮片成功修复Ⅲ度烧伤创面。此后，脱细胞异体真皮开始被广泛应用于烧伤创面。

（二）同种异体脱细胞异体真皮的临床优势

1. 无免疫排斥反应

脱细胞异体真皮经过化学处理后，清除了具有高度抗原性的细胞成分，仅保留了细胞外基质的结构，因此不会诱发特异性免疫排斥反应，生物相容性好。

2. 创面愈合质量好

脱细胞异体真皮具有调节、引导及促进细胞长入的作用。观察发现，其在创面愈合质量与自体断层中厚皮片差别不大，可满足各个部位真皮组织缺损的替代和修复。

3. 降解慢

脱细胞异体真皮植入机体后，其天然的三维空间结构可以长期存在于机体内，降解率低。

4. 手术操作简单，可与自体皮移植同步完成

脱细胞异体真皮植入只需创基达到传统植皮手术条件即可进行。脱细胞异体真皮植入后，可以即刻在其上移植自体刃厚皮、薄中厚皮，一次完成修复，操作简单。

5. 减少供皮区损伤

应用脱细胞异体真皮修复创面，仅需切取自体刃厚皮、薄中厚皮覆盖，明显减少了供皮区损伤和供皮区瘢痕形成。

（三）同种异体脱细胞异体真皮的临床应用

1. 适应证

脱细胞异体真皮目前临床上广泛运用于烧伤创面、外伤性创面、瘢痕切除后创面、供瓣区创面、肌瓣表面创面、糖尿病足创面等各种急慢性创面的修复，理论上需要植皮修复的创面均可以运用脱细胞异体真皮植入技术。

（1）烧伤创面 在烧伤患者度过休克期后，可行深度创面浅切（削）痂，同时应用脱细胞异体真皮联合自体刃厚皮片对创面进行封闭。

（2）瘢痕创面 对于体表不同部位的严重瘢痕增生患者进行瘢痕修复过程中，将瘢痕完整切除，保留瘢痕下脂肪组织或深筋膜层，可采用脱细胞异体真皮联合刃厚皮片复合移植进行治疗。

（3）外伤创面 外伤性全层皮肤缺损创面，尤其是大面积的缺损创面，需要首先彻底清创，及时清除迟发坏死组织。必要情况下，可应用负压引流装置对创面进行处置，促进间生态组织恢复活性，然后再进行脱细胞异体真皮移植。

（4）糖尿病足等慢性创面 对于糖尿病足等慢性溃疡创面使用脱细胞异体真皮治疗时，应在治疗原发疾病的同时，彻底清创、控制感染，至创面清洁、基底血运良好时，再行脱细胞异体真皮移植术。

（5）供瓣区、肌瓣表面 在创面修复过程中遇到骨关节或者肌腱外露，如果用肌瓣修复，在肌瓣表面可采用脱细胞异体真皮联合自体刃厚皮片移植来改善术后外观，减轻后期挛缩。

（6）其他方面的应用　脱细胞异体真皮还可以应用于各种先天性和后天性的缺损和凹陷的填充。

2. 禁忌证

（1）感染未控制的创面。

（2）肌腱、骨外露、植入内固定外露的创面。

（3）可能出现进行性加深的创面，如电击伤早期清创后的创面。

（4）晚期恶性肿瘤的患者及放射治疗后形成的深度创面。

（5）关节液渗出、关节腔或者骨髓腔外露的创面。

三、同种异体脱细胞异体真皮手术操作要点

（一）手术时机

脱细胞异体真皮广泛运用于烧伤创面、外伤创面、瘢痕切除后创面、供瓣区创面、肌瓣表面创面、糖尿病足创面等各种急慢性创面的修复，理论上需要植皮修复的创面均可以运用脱细胞异体真皮植入技术。同样，就手术时机而言，达到传统植皮手术创基条件的各种急慢性创面均可运用脱细胞异体真皮技术修复创面。但是不同原因导致的创面，脱细胞异体真皮植入手术的时机也不尽相同。

深度烧伤创面运用脱细胞异体真皮技术目前主要集中于烧伤早期（伤后 3~5 天）切痂后创面和烧伤后期新鲜肉芽创面。对中小面积的深度烧伤创面，特别是功能部位的深度烧伤创面，在伤后 3~5 天烧伤部位组织水肿开始消退后，给予深度创面浅切痂的同时采用脱细胞异体真皮联合大张自体刃厚皮（薄中厚皮）一步法修复创面，复合皮移植愈后远期随访皮肤外观饱满度、柔软度、弹性、耐磨性、色泽、功能均较满意；对于大面积烧伤患者的深度创面处理，在尽快缩小烧伤创面的基础上，尽早在切和（或）削痂或溶痂后形成的新鲜肉芽创面上给予脱细胞异体真皮联合自体刃厚皮（薄中厚皮）一步法修复创面，也获得较为满意的效果。通过对烧伤患者在不同时期进行脱细胞异体真皮联合自体刃厚皮（薄中厚皮）一步法修复创面随访（1 年），对比烧伤不同时期复合皮移植后皮肤外观饱满度、柔软度、弹性、耐磨性、色泽、功能、瘢痕形成等各项指标后发现，烧伤早期（浅）切痂同步复合皮移植后皮肤上述各项指标优于烧伤后期肉芽创面复合皮移植。

急性外伤、糖尿病足、各种皮肤软组织急慢性感染等形成的创面，早期需要进行清创、换药、创面负压吸引等处理，等到创面无坏死组织、异物、血凝块等残留，创面肉芽组织新鲜、无水肿及分泌物，创面无明显骨、肌腱、内固定等外露时，方可进行脱细胞异体真皮植入手术。

瘢痕切除后创面、难以直接缝合的供瓣区创面、肌瓣形成后肌瓣表面创面等，这些术中形成的新鲜创面可以在手术同期进行脱细胞异体真皮植入手术。

（二）术前准备

脱细胞异体真皮植入手术术前除按一般植皮手术常规准备，包括纠正贫血、低蛋白血症及维护机体内环境稳定等之外，重点是创面术前准备。

拟早期行（浅）切痂同步复合皮移植的深度烧伤创面，笔者单位的经验是给予碘伏纱布覆盖创面半暴露处理，避免使用无菌油性敷料或膏剂覆盖创面无菌厚棉垫包扎处理，防止创面提前溶

痂甚至感染,影响创面切痂和脱细胞异体真皮植入。

　　对于烧伤、急性外伤、糖尿病足、各种皮肤软组织急慢性感染等形成的创面,经过切痂和(或)削痂或溶痂、清创、换药、创面负压吸引等处理形成肉芽组织后,可在拟行复合皮移植手术前数日,每日对创面及周边用无菌生理盐水、醋酸氯己定溶液清洗,5% 氯化钠溶液 + 庆大霉素溶液湿敷肉芽创面;对于肉芽组织表面形成的蛋白胨、分泌物甚至细菌生物膜等,可以通过手术刀刮除或超声清创仪等机械清创方式进行处理后,再按上述一般肉芽创面处理方法给予术前处理。通过上述术前肉芽创面处理,使得创面肉芽组织新鲜且无水肿、分泌物时,方可进行脱细胞异体真皮植入手术。

　　供皮区创面术前 1 日需给予清洗清洁处理,可以有效减少供皮区术后感染的发生;另外,如需采用头皮作为供皮区,术前 1 日应彻底剃除头发。

(三)手术操作步骤

以右小腿外伤性创面行脱细胞异体真皮联合自体刃厚头皮修复为例。

1.患者麻醉满意后,常规用碘伏消毒右下肢创面手术区域和头皮供皮区手术区域,铺无菌手术敷料(图 8-1、8-2)。

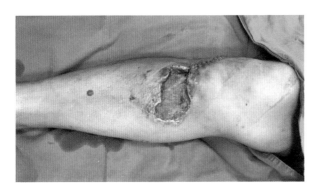 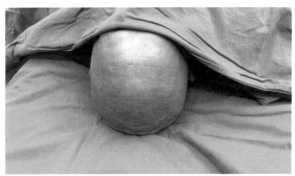

图 8-1　右小腿创面　　　　　　　　　　图 8-2　头皮供皮区

2.植皮术前创面进一步准备。无菌生理盐水、醋酸氯己定溶液反复清洗右小腿创面后,用手术刀对创缘修整整齐,无菌生理盐水纱布覆盖于创面上待行植皮手术(图 8-3)。

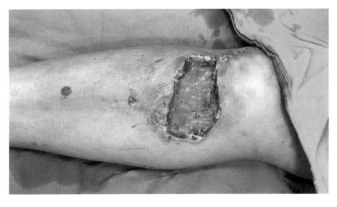

图 8-3　右小腿创面植皮前准备(清洗后修整创缘)

3.选取适合植皮创面面积规格的脱细胞异体真皮,用生理盐水反复洗涤 3 遍后,覆盖于右小腿创面上,修剪超出创缘的多余的脱细胞异体真皮,用 5-0 可吸收线将脱细胞异体真皮缝合固定于创面；注意缝合后需要保持脱细胞异体真皮网眼充分扩拉伸开（图8-4）。

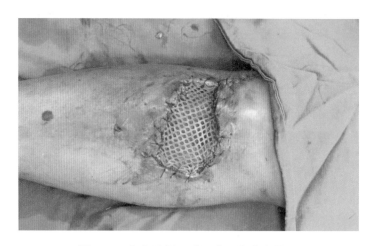

图8-4　右小腿创面脱细胞异体真皮覆盖

4.头皮用无菌生理盐水于帽状腱膜上层注射，使头皮充分肿胀后，用电动取皮刀切取略大于创面的刃厚头皮；头皮供皮区覆盖单层无菌凡士林纱布及适当厚度的无菌纱布、无菌敷贴固定内层敷料（图8-5~8-8）。

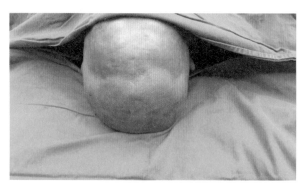

图8-5　头皮充分肿胀

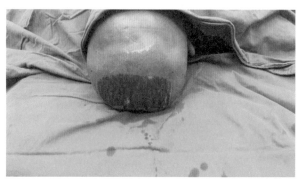

图8-6　头皮供皮区

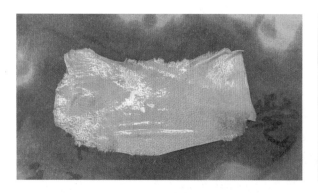

图8-7　切取头皮

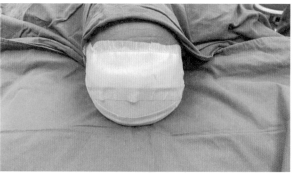

图8-8　头皮供皮区覆盖无菌敷料

5.用生理盐水清洗去除所取头皮遗留的毛发组织，将所取头皮覆盖于右小腿创面脱细胞异体真皮之上，妥善缝合固定。如需打包加压包扎，缝合时留取打包线（图8-9）。

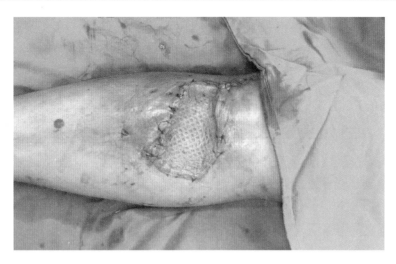

图 8-9　右小腿创面头皮覆盖

6. 将多层无菌纱布平整覆盖于所植复合皮上，用适当力度按压皮片，挤出皮片下积液，同时使创面、脱细胞异体真皮、自体皮片三者紧密贴合；外用单层无菌凡士林纱布、多层无菌敷料平整覆盖于创面，绷带加压包扎。如留取打包线，将适当厚度无菌棉纱平整覆盖于所植复合皮上，打包加压包扎。关节部位复合皮移植敷料包扎固定皮片后，需给予石膏或高分子夹板妥善固定，防止后期因关节活动导致复合植皮失败（图 8-10）。

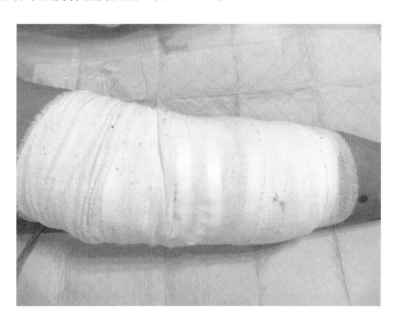

图 8-10　右小腿妥善加压包扎并制动

7. 术后 24 小时后，供皮区给予半暴露处理，一般 7~10 天供皮区内层凡士林纱布自然脱落，供皮区愈合（图 8-11、8-12）。植皮区外层敷料干燥，无明显渗出和异味，一般术后 7~10 天首次更换内外层敷料，观察复合皮移植存活情况（图 8-13、8-14）。如果术后出现外层敷料有明显渗出、异味、分泌物等异常情况，需及时更换植皮内外层敷料，必要时加用局部抗感染制剂，外层仍需以多层无菌纱布覆盖并加压包扎，每日观察外敷料情况，必要时及时更换内外层敷料。如果术后因感染、皮下积血或积液、皮片移位等原因导致自体皮片部分或全部坏死，后期需根据创面具体情况再次行自体刃厚皮片补充植皮修复残余创面。

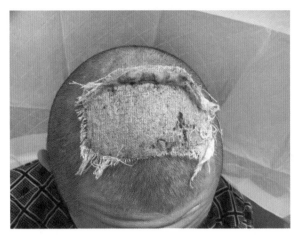

图 8-11　术后 7 天头皮供皮区

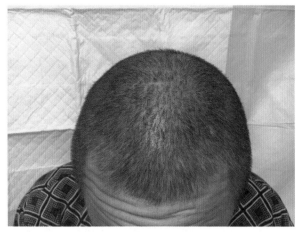

图 8-12　术后 10 天头皮供皮区（毛发生长良好）

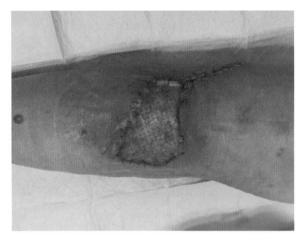

图 8-13　术后 7 天右小腿复合植皮换药时的情况

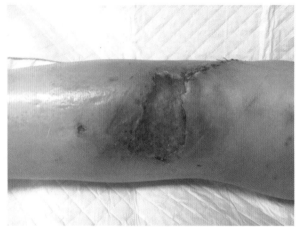

图 8-14　术后 10 天右小腿复合植皮存活良好

四、脱细胞真皮评价与展望

当前应用于临床的真皮材料基本上分为 3 种：脱细胞异体真皮、人工合成的高分子真皮、由天然组织和人工高分子材料合成的复合真皮。相比较而言，同种异体脱细胞异体真皮具有完整的真皮纤维的三维结构因而更接近人体真皮结构，且含有天然的胶原蛋白和细胞外基质成分，无排异反应，不易降解，一次手术即可完成创面修复等；但价格昂贵、新鲜异体皮来源不易等因素限制了其在临床上的广泛使用。

随着生命科学、材料学、组织工程学及生物工程学的不断发展，未来我们可以从以下几方面着手创造出理想的正常真皮的替代物：

1. 自体表皮快速培养技术快速发展，可以获得大面积大张自体刃厚表皮层覆盖于脱细胞异体真皮上，使受皮区修复好，且供皮区无痕化。

2. 随着皮肤组织工程的不断发展，各种人工合成的真皮可以达到脱细胞异体真皮的效果，从而更好地解决脱细胞异体真皮材料来源匮乏、价格昂贵等问题。

3. 随着皮肤组织工程和 3D 打印技术的不断发展，可利用少许自体表皮细胞、动物胶原等直接获得人工合成皮肤组织植入材料，从而更好地对创面进行修复。

第二节 病例精析——脱细胞异体真皮联合自体皮技术在创面治疗中的应用

病例报告

患者女，16 岁，因"双上肢火焰烧伤伴疼痛 1 小时"入院。患者 1 小时前在家中使用酒精时不慎起火，在救火过程中致双上肢烧伤，烧伤后患者立即用冷水冲洗双上肢约 3 分钟，未做其他处理，被家人送入我院就诊。急诊拟以"双手、双前臂烧伤 7% Ⅱ～Ⅲ度（浅Ⅱ度 4%、深Ⅱ度 1%、Ⅲ度 2%）"收入住院。

查体：神志清楚，精神良好，痛苦貌，步入病房，自主体位；呼吸平稳，呼吸 20 次/分，双肺呼吸音清，未闻及干湿啰音；心率 76 次/分，律齐，各瓣膜区未闻及病理性杂音；腹平软，全腹无压痛、反跳痛，移动性浊音（-）；双下肢无浮肿。右手各近节指背、右手背、右手腕部背侧及右前臂背侧远端表皮焦化，去除焦化表皮后见上述部分创面基底苍白，无触痛感，弹性差；右手各指中远节背侧基底暗红色、触痛感略减退、弹性尚可（图 8-15）；右手掌侧、左手、左前臂创面表面可见大小不等的水疱形成，疱液清，水疱覆盖区域基底呈粉红色，潮湿，触痛感明显，弹性正常；双手轻度肿胀，双手末梢循环正常。

既往史：体健无特殊。

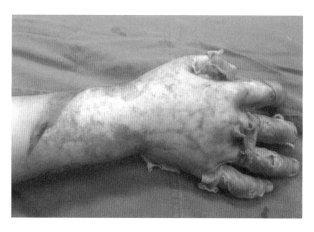

图 8-15 右手、前臂烧伤创面

诊疗经过

1. 入院第 1 天（伤后 7~24 小时）

对右上肢肿胀程度和焦痂张力、右手末梢循环及感觉情况进行评估，发现暂时无须焦痂切开减压处理。

根据入院时创面情况对不同深度创面进行不同处理：无菌生理盐水、酸醋氯己定溶液清洗双上肢创面后，右手各近节指背、右手背、右手腕部背侧及右前臂背侧远端给予稀碘伏纱布覆盖，其余创面给予揉合生长因子凝胶的凡士林纱布覆盖，外用多层无菌纱布和无菌棉垫包扎保护创面。

抬高双上肢，并对右手末梢循环及感觉情况每2小时评估1次。

2. 入院第2天（伤后24~48小时）

双上肢创面外敷料有较多淡黄色渗出液，更换无菌敷料。

换药时对右上肢肿胀程度和焦痂张力、右手末梢循环及感觉情况进行评估，发现暂时无须焦痂切开减压处理。

继续抬高双上肢，并对右手末梢循环及感觉情况每2小时评估1次。

3. 入院第3天（伤后48~72小时）

双上肢创面外敷料有较多淡黄色渗出液，去除双上肢全部敷料，见双上肢创面深度和入院时相比无变化，双手肿胀开始消退，按入院时相同方法更换双上肢无菌敷料。

科室讨论意见汇总：患者右手部分近节指背、右手背侧、右手腕部背侧及右前臂背侧远端为Ⅲ度创面，难以自然愈合，目前创面肿胀开始消退，且尚未溶痂，伤后第4天手术较为适宜；综合考虑传统深筋膜上切痂中厚皮移植手术方案对右手及腕部愈后的外观、功能及供皮区的损伤等方面的影响，拟定伤后第4天行"右手、前臂深度创面浅切痂＋脱细胞异体真皮联合自体皮修复术"。

4. 入院第4天

在气管插管全麻下行"右手、前臂深度创面浅切痂＋脱细胞异体真皮联合自体皮修复术"。术中未使用止血带，用手术刀紧贴右手、前臂深度创面真皮下锐性剥离焦痂组织，边浅切痂边止血，保留正常浅筋膜层组织，勿损伤浅静脉系统（图8-16）；取150cm² 脱细胞异体真皮用无菌生理盐水反复洗涤3遍后，覆盖于切痂创面上，用5-0可吸收线缝合固定（图8-17）；用电动取皮刀于右大腿外侧取与切痂创面相同大小薄中厚皮片覆盖于所植脱细胞异体真皮之上，用5-0可吸收线缝合固定（图8-18）；最后外用无菌凡士林纱布、湿棉花、无菌纱布加压包扎植皮创面于手部功能位状态，完成手术。术中出血约20ml，手术时间约120分钟。

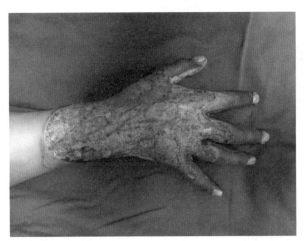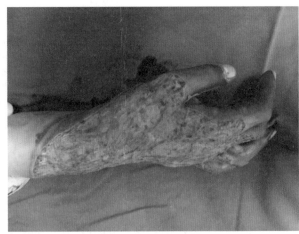

图 8-16　浅切痂后创面

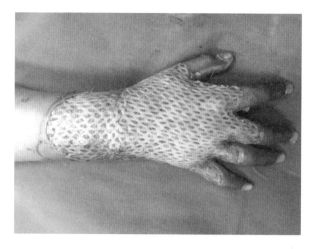

图 8-17 创面覆盖脱细胞异体真皮

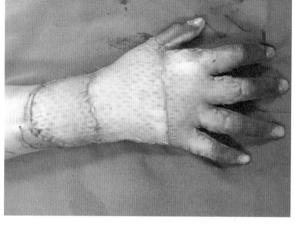

图 8-18 创面覆盖自体薄中厚皮片

5. 入院第 11 天（术后第 7 天）

拆开右手、前臂敷料，见所植皮复合皮片除因点状皮下血凝块致少许皮片坏死外，其余所植复合皮片存活良好。右手、前臂给予无菌凡士林纱布覆盖半暴露处理，并开始指导患者适当进行右手功能锻炼（图 8-19）。

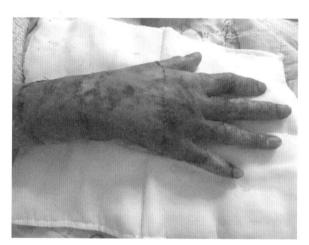

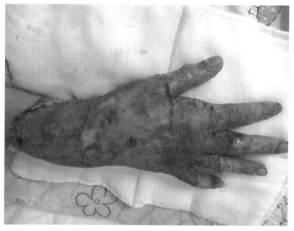

图 8-19 复合植皮术后第 7 天

6. 入院第 14 天（术后第 10 天）

右手、前臂残余散点状小创面外，其余创面基本愈合。

医嘱离院，门诊继续康复锻炼治疗。

术后 3 个月随诊（图 8-20）。

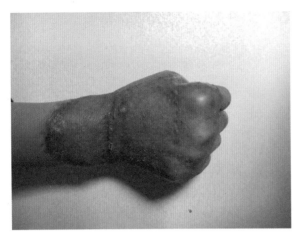
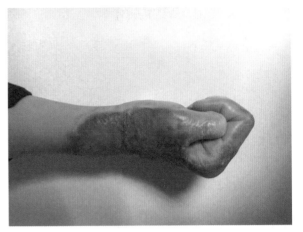

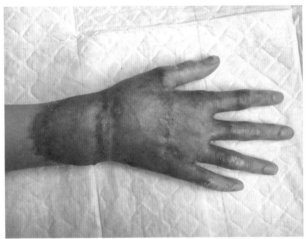

图 8-20 复合植皮术后 3 个月

7. 术后 1 年随诊（图 8-21）

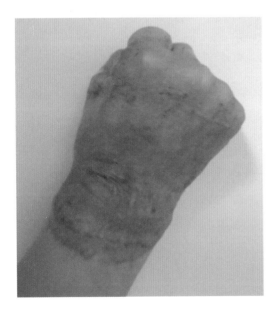
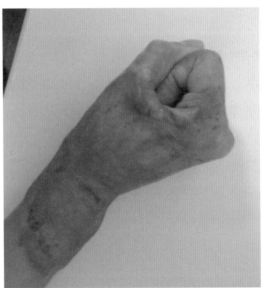

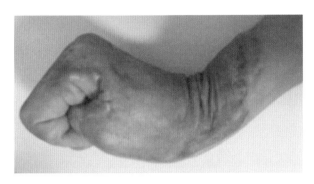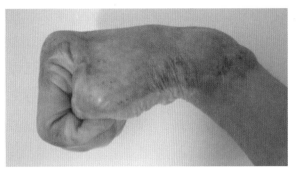

图 8-21　复合植皮术后 1 年

诊疗创新点

本例患者手部、前臂在伤后早期（伤后第 4 天，烧伤创面组织水肿消退后）采取浅切痂手术方式，减少了传统在深筋膜上切痂对组织的损伤，且保留了正常浅筋膜层，有利于手部、前臂外观及功能的恢复；浅切痂后即刻对创面采取脱细胞异体真皮联合自体皮同步覆盖，既可以达到传统功能部位利用中厚皮移植后的效果，同时供皮区切取薄中厚皮片或刃厚皮片，避免了切取中厚皮片导致供皮区不同程度瘢痕的形成，最大限度减少供皮区的损伤。符合"受区修复好，供区损伤小"的修复理念。

诊疗难点

手部、前臂浅切痂时机的选择；手部、前臂浅切痂剥离层面的把握；术者在浅切痂过程中需仔细与耐心地剥离焦痂，控制出血，认真止血，尽可能不损伤手部浅静脉网；手部、腕部脱细胞异体真皮联合自体皮移植后必须妥善均匀加压包扎并呈功能位，避免所植皮片下产生积液、积血导致手术失败。

未来需要改进的地方

首先，本例术中止血和加压包扎尚有不足，术后患者出现散在点状皮片下出血，后经换药创面愈合。其次，本例术后给予患者手部、前臂定制弹力衣结合硅酮类瘢痕贴预防瘢痕形成，术后 1 年在手部、前臂植皮缝合缘出现浅表增生性瘢痕且植皮区出现色素沉着；未来可以早期联合使用光电治疗（血管激光、点阵二氧化碳激光）预防和治疗瘢痕形成、色素改变。最后，对年轻女性患者来说，大腿非最佳供皮区。本例选择患者右大腿外侧作为供皮区，术后供皮区出现色素沉着。未来可选择后背作为供皮区，或利用自体刃厚头皮对供皮区回植，或直接利用自体刃厚头皮覆盖于脱细胞异体真皮上，减少供皮区损伤，从而最大限度避免供皮区后期色素改变或瘢痕形成。

体会与总结

针对中小面积Ⅲ度烧伤创面，特别是手、足等功能部位Ⅲ度烧伤创面，在患者自体皮源充足的情况下，尽快修复创面，最大限度恢复外观和功能，一直以来都是外科医生追求的目标。近年来，针对中小面积Ⅲ度烧伤创面的治疗已经形成了共识："早期手术、早期修复创面、早期功能锻炼、早期抗瘢痕处理"是避免遗留瘢痕、畸形或者功能障碍的关键。对于中小面积Ⅲ度烧伤创面的手术方式，目前报道较多的是：早期切痂至深筋膜后移植大张自体中厚皮或全厚皮修复创面，远期效果较为理想。该手术的不足之处是：①切痂至深筋膜，提高了植皮存活率，但是牺牲了切痂部位的组织，切除了健康的皮下脂肪、静脉、淋巴管、皮神经等组织，这就导致术后修复部位饱满度、柔软度不足，甚至出现组织硬性水肿、创面远端感觉丧失等并发症；②大张全厚皮切取面积有限；③中厚皮切取后供皮区遗留不同程度的瘢痕。

因此，在制订治疗方案时，考虑了患者的性别、年龄、学生身份等特点，就手术的时机、切痂的方式、创面覆盖物的选择、供皮区的损伤、远期烧伤部位功能恢复等方面充分讨论后，确定伤后第4天行"右手、前臂深度创面浅切痂＋脱细胞同种异体真皮联合自体皮修复术"，体会如下：

1. 手术时机的选择

功能部位深度烧伤后手术修复创面的时机，与后期继发畸形和功能障碍有明显的关系，早期手术修复创面是取得良好预后的关键。烧伤后瘢痕形成的原因之一是炎症反应期长，导致成纤维细胞转化生长因子β1（TGF-β1）分泌增加，其下游成纤维细胞增殖过度且向肌成纤维细胞转化，细胞外基质堆积，从而引起瘢痕增生。早期切痂植皮术，及早去除了创面坏死组织，减轻创面感染，减少创面炎症反应；尽早封闭创面，缩短病程，可以减少纤维化及瘢痕增生，符合减少瘢痕增生和挛缩的生物学基础；同时创面愈合时间缩短，可以使患者尽早接受正规系统功能康复训练及抑制瘢痕的治疗，尽快恢复外观和改善活动功能。

所以烧伤后3~5天内手术效果较好，此时组织水肿开始消退，创面尚未溶痂，炎症反应和感染较轻，术中出血少，一期复合皮移植成活率高，故将手术定为伤后第4天。

2. 切痂方式的选择

本例患者术中在未上止血带的情况下，用手术刀于右手、前臂深度创面真皮下锐性切除焦痂组织，边浅切痂边止血，尽可能地保留正常浅筋膜层组织。浅切痂是将坏死组织切除至浅筋膜（甚至保留部分健康的真皮组织）。其要领是切除层次不要过深或过浅；术中边止血边切痂；尽可能地保留健康脂肪组织（愈后局部形态饱满，功能好）；尽可能地保留皮神经（愈后感觉较好）；尽可能地保留皮下血管网和浅部动静脉（愈后皮下可见静脉，外形和循环较好）；尽可能地保留健康的皮下淋巴系统（愈后发生硬性水肿概率小）。

3. 创面覆盖物的选择

随着社会经济的发展，以及患者对疗效要求的不断提高，术者不仅要考虑受伤部位的外观和功能，同时也要考虑到供皮区的损伤，特别是大片供皮区遗留的瘢痕。中厚皮切取皮片越厚，受皮区创面外观和功能越好，而供皮区创面愈后瘢痕形成越明显，两者呈反向关系。如何能既保证受皮区创面的疗效，又抑制供皮区瘢痕的形成，两者的矛盾深深困扰着烧伤外科医师。

中小面积功能部位Ⅲ度烧伤创面切痂后覆盖物，传统选择全厚皮或中厚皮移植，虽然远期外观和功能可以取得良好的效果，但是大张全厚皮切取后创面需要缝合，限制了全厚皮切取面积；中厚皮虽然不受切取面积限制，受皮区创面远期效果也较为理想，但是很多文献报道中回避中厚皮切取后供皮区预后效果，而中厚皮切取后创面自然愈合后，往往留下不同程度瘢痕，影响着患者的生活。

本例患者右手、前臂浅切痂后创面选择脱细胞同种异体真皮联合大张自体薄中厚皮片移植覆盖，脱细胞异体真皮移植后无免疫排斥，创面收缩受到强烈抑制并能作为真皮模板诱导成纤维细胞的长入，促进真皮胶原纤维的恢复，使其进一步向正常真皮发展，且不易降解；脱细胞异体真皮覆盖大张刃厚自体皮片或薄中厚皮片，移植后可达到中厚皮移植效果；脱细胞异体真皮同步覆盖大张刃厚自体皮片或薄中厚皮片，一次完成植皮手术，明显缩短患者住院时间，减少住院费用，减轻患者痛苦；供皮区仅需切取刃厚皮片或薄中厚皮片，明显抑制供皮区瘢痕的形成。

本例患者术后从烧伤到创面基本愈后出院仅仅 2 周，伤后 10 天即开始进行功能锻炼。伤后 3 周残余创面全部愈合，开始使用弹力衣抗瘢痕治疗。1 年随访见复合植皮创面外观光滑、柔软、弹性好，腕部可见明显皮肤皱褶，少色素沉着，活动及功能恢复良好；右大腿供皮区仅仅遗留色素沉着，未遗留瘢痕。

综上所述，对本例烧伤患者的治疗，体现出脱细胞同种异体真皮同步覆盖大张刃厚自体皮片（薄中厚皮片）在中小面积深度烧伤创面的应用，在较好地满足了受皮区创面疗效的同时，又减少供区的瘢痕形成。笔者单位应用脱细胞异体真皮同步覆盖大张刃厚自体皮片（薄中厚皮片）技术，不仅用于修复深度烧伤创面，也广泛应用于急性外伤性创面、慢性创面、供瓣区创面、肌瓣表面等各种创面，取得了良好的疗效；同时，部分病例切取自体刃厚头皮联合脱细胞异体真皮修复创面，达到了供皮区无瘢痕或少瘢痕的要求。脱细胞异体真皮同步覆盖大张刃厚自体皮片（薄中厚皮片）技术基本实现了"受区修复好，供区损伤小"的创面修复理念。

第三节　专家点评

专家简介：吕大伦，皖南医学院第一附属医院（弋矶山医院）烧伤整形科主任，中国医师协会烧伤外科医师分会委员，中国医师协会创伤外科医师分会创面治疗专业委员会委员，中国研究型医院协会美容医学专业委员会常务委员，《中华烧伤杂志》通讯编委，《中华损伤与修复杂志》特约编委。

胞细胞真皮基质是完美修复的重要一环

创面修复是一个复杂而渐进的过程，长期以来国内外学者都在不断探索如何缩短创面愈合时间、提高创面愈合质量。近年来，以脱细胞真皮基质（ADM）为代表的植入性功能性生物材料在创面修复领域广泛应用，为创面完美修复提供了新的方法。

一、ADM 的历史

ADM 主要是同种异体皮或异种皮经一系列物理与化学方法去除了表皮，并将真皮中具有免疫原性的所有细胞去除，保留真皮组织中含胶原纤维网架结构的细胞外基质及基底膜复合物。ADM 主要由纤维性结构构成，包括多种胶原蛋白（Ⅰ、Ⅲ、Ⅳ型）以及层粘连蛋白、硫酸角质素、弹力素和纤维结合素等，具有无细菌、低毒性、无免疫原性、有弹性、质地柔软等特点。

刘坡等利用包皮制备 ADM，行 HE 染色未见细胞残留，无皮肤附属器等其他结构，且胶原纤维结构完整，排列整齐。透射电镜结果显示，结构疏松，基底膜完整，无细胞成分，胶原纤维交错连接成网状，具有一定的三维空间结构，并可见许多相互连通的直径介于 $100\sim180\mu m$ 的网孔形成。制备的 ADM 移植于大鼠皮下后，有炎症反应存在，但无超急性排斥反应发生，且随移植时间的延长，炎症反应逐渐减轻直至消失，同时机体成纤维细胞逐渐长入真皮支架孔隙中，真皮基质被重塑。这说明该研究制备的 ADM 在大鼠体内仅发生轻微的免疫排斥反应，有较好的组织相容性。ADM 支架的特征是以胶原蛋白作为主要成分的混合物，与皮肤真皮的结构高度相似，由于去除了细胞成分而免疫原性较低，并提供了机械强度。ADM 支架提供的生活环境是类似于真实皮肤的微环境，这有利于细胞黏附、迁移、增殖和生长，从而促进伤口愈合。

脱细胞真皮基质的研究经历了漫长的过程。以同种异体真皮与自体表皮即所谓复合皮移植，1985 年由 Heck 等人首次报告。Heck 等人使用复合皮治疗Ⅲ度烧伤结痂创面，先用冻存的异体真皮覆盖小面积（7cm×12cm）Ⅲ度烧伤创面，3~5 天后，擦去坏死的表皮细胞层，保留粘连良好的真皮，然后将真空吸引法所得直径为 5mm 的数个自体表皮片置于异体表面，移植后几天即可见皮片血管化，10 个月未见移植片收缩。Heck 等人报道表明应用异体真皮作为自体表皮的移植载体，将二者复合移植于动物模型和烧伤患者的切痂创面，有较好的创面修复和抑制瘢痕增生的效果。研究显示：同种异体皮肤移植所引发的免疫排斥反应主要源于表皮细胞、内皮细胞和成纤维细胞等，由此推动了真皮的无细胞化研究。

至今，脱细胞真皮基质修复皮肤黏膜缺损和进行软组织充填的有效性已经被动物实验和初期临床应用试验所证明，是一种较为理想的真皮替代物。ADM 移植覆盖创面后可以有效地抑制瘢痕组织形成，减少创面收缩。联合自体角朊细胞和成纤维细胞移植后，可获得近似自体全厚皮片移植的临床效果。ADM 的这种功能主要取决于其真皮模板作用：ADM 不但为成纤维细胞等的生长提供了模板支架，也减少了全层皮肤缺损治疗后的创面收缩；另外 ADM 植入机体后，可在局部形成一层物理屏障，防止不同层次的组织粘连和病理性增生，使不同组织独立完成其愈合过程，重建局部组织的正常解剖关系；同时 ADM 具有组织引导性再生（guided tissue regeneration，GTR）作用。

二、ADM 的临床应用

由于大面积烧伤后患者自体真皮组织不能满足植皮需要，而异体真皮又会引起严重的排异反应，只能作为创面暂时覆盖物，需要一种能够代替真皮组织而又不会引起排斥反应的真皮替代物，于是学者开始研究无细胞化的真皮。1995 年，Livesey 等首先报告制成脱细胞真皮，Wainwright 用人的皮肤制成脱细胞真皮并成功用于Ⅲ度烧伤创面。

第一个可用的人类真皮产品是 AlloDerm 于 1994 年首次推出的，最初被用于烧伤重建。这是一种取自尸体的皮肤移植物，制作时去除皮肤中的表皮和细胞以降低其抗原性。现在有两种形式：一种是无菌的、冻干版本，需要在使用前进行冷藏和水化处理；一种是更新的、无菌的、随时可用的产品。其他类型 ADM 相继应用于临床，在修复烧伤、瘢痕切除后的创面等方面取得良好效果。其代表性的产品有以下几种：FlexHD 是一种预先水合的无菌的尸体真皮基质，与 AlloDerm 相似；

Allomax™ 是无菌的尸体真皮基质；DermaMatrix® 是无菌的、冻干的真皮基质；DermaCell® 是预先水合的尸体真皮基质，可以在室温下储存。国内上市的主要是北京桀亚莱福 J-1 型异体脱细胞真皮。目前，异体 ADM 产品已广泛应用于临床多个领域，如口腔科、耳鼻咽喉 - 头颈外科、神经外科、腹部外科、骨科、烧伤整形、美容外科、泌尿外科、妇科、皮肤外科、肛肠外科、胸外科等，并取得了良好的治疗效果。但其在应用中尚存不足：①同种异体皮供体来源有限；②有可能存在伦理问题；③要求低温贮藏，保存运输不方便。

目前国内外也有异种 ADM 产品上市，其作用机制与同种异体 ADM 产品相类似，具有异种原料来源充足，以及部分产品采用冻干工艺所以有效期长、运输和贮存更为方便等优点，逐渐得到相关临床医师的认可。但和同种异体 ADM 产品相比，异种 ADM 产品也具有降解快、手术不能一次完成等缺点。因此，加强对异种 ADM 的基础和临床研究，不断改进异种 ADM 的生物和理化性能，以及探索异种 ADM 新的应用领域，都是以后研究的方向。

三、ADM 未来研究和发展

ADM 未来的研究发展过程中还要解决的问题包括：①制备中怎样解决既要完全脱除细胞等抗原成分，又能最大限度地保留基底膜等有用成分的问题。②缺乏毛囊、皮脂腺等皮肤附属器，如何提高大面积移植后患者生活质量，应予以关注。③怎样制备更加优良的组织工程学真皮替代物。我们相信随着表皮细胞、成纤维细胞、干细胞等联合培养技术的成熟，以及对移植后支架机制、血管化机制和在这些作用中细胞因子分泌、聚集、具体功能研究的深入，科研工作者必将利用新技术、新材料、新方法制作出更加优良的组织工程学皮肤、组织，使受创组织达到解剖重建与功能修复的"完美愈合"，最终造福人类。

参考文献

[1] KELLER F, LOEWE HJ, BAUKNECHT KJ, et al. Kumulative Funktionsraten von orthotopen Dialysefisteln und Interponaten [Cumulative functional rates of orthoptic dialysis fistulas and interposition grafts][J]. Dtsch Med Wochenschr, 1988, 113(9): 332-336.

[2] 陈璧, 姜笃银, 贾赤宇, 等. 复合皮移植的实验研究与临床应用 [J]. 中华烧伤杂志, 2004(06): 29-32.

[3] WAINWRIGHT DJ. Use of an acellular allograft dermal matrix (AlloDerm) in the management of full-thickness burns[J]. Burns, 1995, 21(4): 243-248.

[4] 孙永华, 李迟, 王春元, 等. 脱细胞异体真皮与自体薄皮片移植的研究与应用 [J]. 中华整形烧伤外科杂志, 1998, 14(5): 370-373.

[5] 李建伟, 江河, 黄斌, 等. 异种脱细胞真皮基质覆盖自体微粒皮治疗大面积深度烧伤的临床疗效体会 [J]. 当代医学, 2016, 22(36): 68-69.

[6] 杜露, 丰锦春, 吴涛, 等. 保留乳头乳晕复合体乳腺癌术后脱细胞异体真皮辅助乳房再造的效果评价 [J]. 中华普通外科学文献：电子版, 2018, 12(05): 354-358.

[7] 文浩杰, 唐金勇, 侯明华, 等. 耳内镜下脱细胞异体真皮与耳屏软骨 - 软骨膜行 I 型鼓室成形术的疗效比较 [J]. 临床耳鼻咽喉头颈外科杂志, 2020, 34(12): 1108-1111.

[8] 王柯, 王磊, 郭芳芳, 等. 异种脱细胞真皮基质在深 II 度烧伤创面的临床应用 [J]. 中国美容医学, 2019, 28(04): 157-160.

[9] 霍孟华, 戚可名, 黄金井. 异体脱细胞真皮基质的研究与应用 [J]. 中华整形外科杂志, 2002(05): 54-56.

[10] 朱正坤, 周宪章, 陈胜, 等. 脱细胞真皮加自体刃厚皮移植用于特大面积烧伤后期瘢痕畸形整复 15 例临床观察 [J]. 中国医疗美容, 2018, 8(02): 32-35.

[11] 杨军, 章一新, 王丹茹, 等. 脱细胞异体真皮与自体刃厚表皮复合移植的应用 [J]. 上海交通大学学报: 医学版, 2008(01): 84-87.

[12] 薛春利, 胡志成, 杨祖贤, 等. 异体脱细胞真皮基质治疗糖尿病足溃疡临床效果荟萃分析 [J]. 中华烧伤杂志, 2016, 32(12): 725-729.

[13] YANNAS IV, BURKE JF. Design of an artificial skin. I. Basic design principles. J Biomed Mater Res. 1980, 14(1): 65-81.

[14] 陈国富, 张美华. 人工真皮联合自体薄层皮片移植修复深度皮肤软组织缺损分析 [J]. 河北医学, 2014, 20(4): 657-658.

[15] 吕庆兵, 肖贵喜, 包亚明, 等. 人工真皮在特重度烧伤后期功能重建中的临床效果分析 [J]. 中华烧伤杂志, 2019(07): 517-524.

[16] 崔泽龙, 首家保, 汪海涵, 等. 脱细胞异体真皮与 PELNAC 联合烧伤瘢痕表皮移植治疗烧伤瘢痕的对比研究 [J]. 医学信息, 2019, 32(05): 64-66+70.

[17] 田良, 邱林, 傅跃先, 等. 人工真皮移植修复儿童严重创伤创面 [J]. 中国组织工程研究, 2014, 18(16): 2061-2066.

[18] 曾林如, 侯桥, 吴国明, 等. 应用人工真皮修复指 (趾) 端甲床缺损 [J]. 中华整形外科杂志, 2013, 29(3): 225-226.

[19] ANG L, COWDIN N, MIZOKAMI-STOUT K, et al. Update on the Management of Diabetic Neuropathy[J]. Diabetes Spectr,2018, 31(3): 224-233.

[20] SANTEMA TB, POYCK PP, UBBINK DT. Systematic review and meta-analysis of skin substitutes in the treatment of diabetic foot ulcers: Highlights of a Cochrane systematic review[J]. Wound Repair Regen, 2016, 24(4): 737-44.

[21] 郑凡. 中晚期深度烧伤创面大张中厚皮片移植术的临床机制分析 [J]. 医药与保健, 2014, 22(01): 1+6.

[22] 王静, 李涛, 张莹莹, 等. 大张中厚皮片 24h 延期移植修复双手背深 II 度烧伤创面 [J]. 世界最新医学信息文摘, 2018, 18(28): 124-125.

[23] 刘坡, 祁少海, 舒斌, 等. 异体脱细胞真皮基质作为组织工程皮肤真皮支架的可行性 [J]. 中国组织工程研究, 2012, 16(21): 3864-3868.

[24] HECK EL, BERGSTRESSER PR, BAXTER CR. Composite skin graft: frozen dermal allografts support the engraftment and expansion of autologous epidermis[J]. J Trauma, 1985, 25(2): 106-112.

[25] CLAYMAN MA, CLAYMAN LZ. Use of AlloDerm as a barrier to treat chronic Frey's syndrome[J]. Otolaryngol Head Neck Surg, 2001, 124(6): 687.

第九章

头皮回植术在中厚皮供区治疗中的应用

扫码获取教学PPT

胡晓龙 官 浩 李少珲

第一节 头皮回植术概述

一、头皮回植术的理论基础和研究进展

随着社会的发展和烧创伤抢救水平的提高，患者治疗成功率大大提升，患者对远期功能及外观的恢复提出了更高的期望。此时，以牺牲部分健康组织为代价的"拆东墙补西墙"逐渐显得不合时宜。众所周知，中厚皮解剖结构更接近正常皮肤，其修复效果也更好，但是在切取较厚的中厚皮后，供皮区常会生长较厚的瘢痕（图9-1）。供皮区的远期效果对于临床疗效有重要的意义，如何防止在整形的过程中形成的供区畸形，是外科医生必须面对的问题。

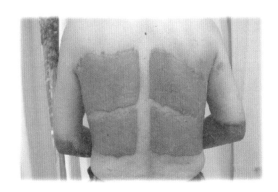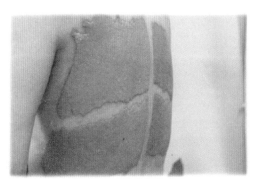

图9-1 临床常见切取中厚皮后，供皮区形成较厚的瘢痕，质地硬

在这样的现实背景下，"受区修复好，供区损伤小"的诉求被提出来。受复合皮移植术的启发和皮肤厚度调研，我们提出了背部切取中厚皮肤，头皮超薄皮片回植供皮区的解决方案。我们知道烧伤患者头皮被称为天然的"皮库"，头皮供皮区创面完全愈合后一周左右可再次作为供皮区提供刃厚皮片，重复多次供皮，最多可有十余次，超薄头皮回植供皮区及时封闭供皮区创面，可以减少创面暴露时间，缩短创面愈合时间，进而抑制成纤维细胞的增生，减少胶原基质的沉积，从而减轻瘢痕增生。临床实践证明，尽快封闭创面，可以改善供皮区远期的瘢痕增生状况，所以头皮回植供皮区，可能是解决这一问题的途径之一。

关于皮片切取厚度，《黎鳌烧伤学》中有详细的描述。其中刃厚皮片厚度为 0.15~0.3mm，含有表皮和薄层真皮（真皮乳头层）。刃厚皮片易成活，抗感染能力强，在轻度感染的肉芽创面上也能成活。供皮区 7~10 天愈合，不遗留瘢痕，可重复取皮；刃厚皮肤移植后收缩性不大，移植皮片可不缝合，缩短了手术时间。但由于皮片薄，移植成活后不耐摩擦和受压，易形成溃疡。移植刃厚皮片，创面愈合后有瘢痕增生，易发生挛缩，移植在功能部位不能达到恢复功能的目的。超薄皮片厚度为 0.05~0.1mm，仅含表皮层，呈透明状，适于移植在 Integra 和 Allodenm 基底上。超薄皮片移植在这两种真皮基质上不会发生收缩，供皮区愈合后几乎不留痕迹。中厚皮片厚度为 0.31~0.6mm，含表皮及真皮的一部分，又可分为薄中厚皮片和厚中厚皮片两类，前者为 1/3 层厚的真皮，后者为 2/3 层厚的真皮。中厚皮片含有较多弹力纤维，移植后收缩少、柔软、耐摩擦，适用于修复功能与外观要求较高的颜面、关节等部位的切、削痂创面和皮瓣供区的新鲜创面。因中厚皮片含弹力纤维，从供皮区取下后易发生收缩、卷曲，移植时需缝合固定，供皮区会留有增生性瘢痕。

通过文献检索我们发现，人体不同部位的皮肤表皮和真皮的厚度不一样，差距很大，其中背部表皮最薄、真皮最厚。真皮比较厚的部位，可以切取较厚的断层皮片。皮肤的厚薄依身体部位不同而异，躯干和四肢的伸（背、外）侧较屈侧（内）的皮肤厚，皮肤最薄的部位为耳后、眉间、眼睑等处，最厚的为足底和肩背部（图 9-2）。足底以表皮角化层为主，背部真皮最厚。因此我们提出：能否将真皮厚度最厚的部位背部作为"优势"供皮区，在背部可以切取较厚的中厚皮肤，然后利用超薄皮片回植供区，达到类似"自体复合皮"的远期效果，从而避免供区瘢痕过度增生？

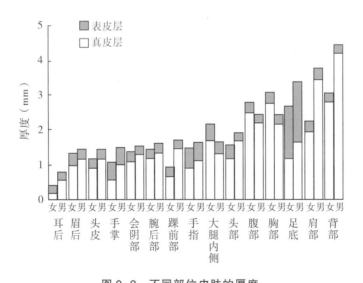

图 9-2　不同部位皮肤的厚度
（根据男 19%、女 2% 的实测结果，第三军医大学组织胚胎学教研室资料）

查阅文献我们发现，20 世纪 90 年代第三军医大学西南医院烧伤研究所黎鳌教授团队就报道了用刃厚皮覆盖中厚皮供区并取得满意的效果。1996 年河南驻马店 159 医院整形科杨建森教授最先在《前卫医药杂志》上报道自体刃厚头皮植皮修复中厚皮供区创面，以减轻后期瘢痕增生。2015 年第四军医大学唐都医院烧伤整形科 Yongqian Bian 学者在 *Burns* 上报道了临床病例总结，指出应用刃厚皮片覆盖中厚皮供皮区可显著缩短上皮化时间，减轻疼痛，防止增生性瘢痕形成。随后 2016 年 8 月第四军医大学唐都医院烧伤整形科孙超锋教授在《兰州大学学报》报道了中厚皮供区创面愈合临床研究，观察中厚皮供区应用刃厚皮回植促进创面愈合减少瘢痕的作用。刃厚皮供区分为头部、大腿和后背 3 个部位。发现刃厚皮回植能显著缩短中厚皮供区创面愈合时间，减轻患者治疗期间中厚皮供区疼痛，预防中厚皮供区瘢痕增生，而且刃厚皮供区头部愈合时间、疼痛评分和瘢痕生长优于后背和大腿。以上研究均说明了对中厚供皮区进行头皮回植，可以明显加速创面上皮化，缩短愈合时间，而且大张刃厚皮回植中厚皮供区在创面愈合时间、术后疼痛、术后瘢痕生长情况明显优于邮票刃厚皮回植和无刃厚皮回植的创面。对刃厚皮片不同供区（头部、大腿和背部）愈合情况比较发现，头部明显优于大腿和背部，故头部为刃厚皮的最佳供区。

对于供皮区回植，国际上也有相关的研究，日本和印度学者在利用碎皮片回植供区方面做了一系列的研究。2012 年日本学者报道，他们认为中厚皮的供区结局会因患者的个体特征（如种族和年龄）而异，与所取皮肤的位置及局部厚度不同有密切的关系，但不管对供区创面如何充分护理，它都是无法实现完全再生的。作者用电动取皮刀获取厚度为 0.35mm 的中厚皮，然后获取直径小于 0.5mm 的碎皮片，与前列腺素软膏混合后制成糊剂涂抹在泡沫敷料上，术后一年观察统计取得了良好的效果，使用碎皮片会增加表皮细胞，使上皮再生加快，有助于上皮化，增加黑素细胞，防止了色素沉着不足。第二篇研究主要阐述了促进上皮形成。在这篇文章中，供区均选择的是大腿外侧。先取残留的一些皮肤用剪刀将其切成细末直到呈糊状，然后将糊状移植物均匀地分布在供区，切取中厚皮的厚度为 0.25~0.3mm，外用海藻酸钙敷料包扎，并且对取皮面积进行了分组：<25cm^2、25~100cm^2、100~200cm^2、>200cm^2。同时对移植碎皮肤占取皮区的比例进行了分组：小于 20% 与大于 20%。结果发现试验组的愈合中位时间为 9 天，对照组为 13 天，提前了近 4 天，这一结果与供区的大小及移植碎皮肤占取皮区的比例无关。基于上述两篇文章，印度学者做了一个对比研究，选取的患者年龄在 15~70 岁，供区位置选取的是大腿内侧和外侧，对照组和试验组随机分配，取皮厚度为 0.28~0.38mm，所用碎皮肤与前述一样也是用剪刀剪碎，结果显示：对照组的愈合中位时间为 28 天，试验组为 21 天。第四篇文章是一项前瞻性单侧比较试验，发表在 PRS 上，在 1、2、4、6、12 个月做比较。这篇文章也是由日本学者报道的，取皮厚度为 0.25~0.41mm，供皮区在 26 天内完全愈合，供皮区的面积在 25~900cm^2，试验组的中位愈合时间为 9 天，对照组为 12 天。

综上所述，对于供皮区回植国内外的意见是统一的。笔者单位采用的头皮回植技术也是受复合皮技术的启发。众所周知，复合皮即真皮替代物与自体刃厚皮或体外培养的表皮片复合移植可用于治疗大面积深度烧伤创面，明显改善术后瘢痕增生和挛缩畸形。但由于包括无细胞真皮基质（acellular dermal matrix，ADM）在内的异源性支架材料存在免疫原性且价格昂贵，很难满足大面积深度烧伤患者皮肤移植的需要，因此移植来源于患者自体的真皮组织，是一个很好的修复策略。所以我们选择真皮层最厚的部位背部作为供皮区，通过移植超薄皮片回植供区，形成类似"自体复合皮"的效果，从而达到"受区修复好，供区损伤小"的目的。

二、头皮回植术的应用现状和临床优势

（一）应用现状

近年来，中厚供皮区头皮回植术在我国的临床应用一直存在，并时常有相关研究成果汇报和发表，也得到了国内外同人的积极评价。其显著的优点，如供皮区愈合速度快、患者疼痛感明显减轻、易于平躺、减少换药工作量、从远期效果来看瘢痕明显减轻等，促进了该技术的应用、发展和推广。

（二）临床优势

1. 供皮区愈合速度快，瘢痕轻

中厚皮片切取移植术作为烧创伤后组织修复中常用的方法，其切取层次为表皮＋部分真皮层。取皮术后供区因皮肤屏障功能消失，创面渗液，疼痛明显，处理不当容易发生感染，导致供皮区愈合时间延长、瘢痕增生明显等不良预后，所以创面修复和及时封闭创面对供皮区的愈合具有重要意义。

因中厚皮供皮区创面深及真皮的深层，勤于换药也需 2 周以上方能愈合，且易发生瘢痕增生。采用刃厚头皮回植中厚供皮区，不但可以加快愈合时间，缩短病程及住院时间，减轻患者痛苦及经济负担，而且愈后无瘢痕增生及明显刺痛、瘙痒。

2. 换药次数少，换药痛苦轻

传统的中厚皮供区处理方法是应用凡士林纱布处理供皮区，单层油纱布覆盖，外层用多层厚纱布覆盖，术后 1~2 天去除外层敷料，半暴露，保留内层油纱布并保持干燥，待上皮化后移除单层纱布；术后患者疼痛感明显，而采用头皮回植中厚供皮区。经验而言，术后首次敷料的更换可在第 5 天，此后每 3 天更换 1 次外敷料观察创面愈合进展即可。有报道指出头皮回植中厚供皮区覆盖创面，术后第 5 天疼痛评分仅为 1.9 ± 0.8 次。

烧伤换药操作疼痛主要来自移除内层敷料时对创面表面暴露神经末梢的刺激，而头皮回植术后中厚皮供皮区被头皮覆盖，所以换药疼痛感轻微，儿童亦可较好地耐受，临床应用中无须给患者处方镇痛药物。

3. 操作简易，适用于各级医院

随着电动和气动取皮刀的普及，头皮的切取变得更加简单，不需要高超的手术技巧；由于所取头皮片极薄，几乎不含真皮层，切取后无回缩及卷曲，和创面贴附非常紧密，移植后皮片易存活，且减少了感染、破溃、出血、皮下血肿等并发症。治疗手背及四肢关节深Ⅱ度以上的烧伤，临床最常采用切（削）痂大张厚中厚自体皮移植术，以利于该部位功能、外观的恢复。厚中厚供皮区由于大部分真皮组织缺损而自愈困难，且自愈后会出现严重的瘢痕增生，并伴有刺痛及骚痒症状，严重影响患者的身心健康及局部功能。实践证明，大张刃厚皮回植厚中厚供皮区这一术式，能有效改善自体厚中厚皮肤移植术后引起的供皮区红肿、青紫及充血症状，减轻刺痛及瘙痒，减少瘢痕增生及色素改变，值得各级医院推广。

三、头皮回植术的系统介绍

（一）适应证

1. 切取中厚皮的厚度为 0.3~0.6mm，是回植的适应证，回植皮肤以头皮作为首选。

2. 对供区外观（瘢痕、弹性、色泽等）有较高要求的患者。

3. 对疼痛非常敏感的患者，建议回植，可明显减轻其术后疼痛。

（二）禁忌证

头皮回植术没有绝对禁忌证。但其增加了供皮面积，手术时间延长，手术范围增加，并且相对增加了患者的经济负担，同时要考虑女性对理发和切取头皮的接受度，因此要综合评判。此外，头皮回植术相对延长了麻醉时间，对于相关麻醉风险，需要准确评估和预判。

（三）头皮回植术操作要点

1. 术前准备

患者需行全身麻醉，常规术前准备。术晨给予患者剃头。

对于小儿及大面积烧伤患者，术前需备血浆或白蛋白，无须备红细胞，术中及术后需密切监测血流动力学参数。

术前使用敏感抗生素，术后通常继续应用 3~5 天，根据患者体温、创面渗液情况及血液内感染性指标调整或停用抗生素。

2. 手术操作步骤及术中术后的注意事项

（1）患者可采用侧卧位或俯卧位，侧卧位术中取完背部皮肤可平卧。俯卧位如有需求术中可行翻身后再次消毒铺单行植皮术。麻醉满意后，所有待术创面区域常规消毒、铺巾、铺单。依体位利于手术决定手术顺序。取皮和清创可以同时进行，也可分先后顺序进行。

（2）对烧伤创面行常规清创，用生理盐水、洗必泰溶液反复冲洗创面，削痂术后用无菌纱布包扎备用。

（3）根据烧伤创面大小，自患者背部用鼓式取皮机切取厚 0.3~0.6mm 的中厚皮片。根据中厚皮片供皮区形状进行适度修剪后，移植于供皮区创面，将皮片周边与创缘皮肤间断缝合固定。以电动或气动取皮机在患者头皮切取厚 0.12~0.15mm 条状刃厚皮片，越薄越好，越宽越好。头部供皮区注水要充足，才能取得既宽又长的刃厚皮片，便于后面使用。中厚皮供区完全覆盖，尽量不留下间隙，以免发生条状瘢痕增生。皮片固定建议使用医用胶水，以减少缝线瘢痕，所植皮片要打包后加压包扎。干、湿纱布打包，用负压包扎固定背部植皮区防止皮片移动。头皮皮片供皮区用单层油纱进行贴敷包扎。

（4）中厚皮供区移植前应充分止血。皮片移植后应妥善包扎固定，关节活动部位制动。后期换药揭除外敷料时避免过于用力，宜用盐水纱布湿透后去除，避免损伤皮片，以提高移植存活率。

四、头皮回植术展望

在患者"拆东墙补西墙，东墙也没事"的现实需求指引下，头皮回植术作为一种手术选择，具有操作简易、成本低廉、效果理想等诸多优点，得到了从业者和患者认同。但头皮回植术在临床实践中存在手术创伤明显增加、手术时间相应延长、麻醉风险增加等问题，因此今后尚需继续研究如何应用最小的代价而获取供皮区的完美愈合，如 Recell 技术、羊膜、干细胞的应用未来可能替代头皮取皮，并可应用各种药物、生长因子等来缩短治疗周期及提高治疗效果。

第二节　病例精析——头皮回植术在厚、中厚取皮区治疗中的应用

病例报告

患儿男，8 岁，左下肢火焰烧伤后瘢痕挛缩畸形。

查体：左小腿、左膝关节、左大腿可见增生性瘢痕形成，左下肢活动受限。

入院诊断：左下肢瘢痕挛缩畸形。

诊疗经过

经术前准备，在全麻下行左膝关节瘢痕切除术，背部中厚皮片移植，自体头皮移植修复背部供皮区，然后打包固定。术后 7 天皮片完全成活。术后 1 年随访，左侧膝关节皮片成活良好，无瘢痕增生，皮肤整体质地柔软。头皮供区术后 7 天愈合，无瘢痕形成，未影响毛发生长（图 9-3~9-7）。

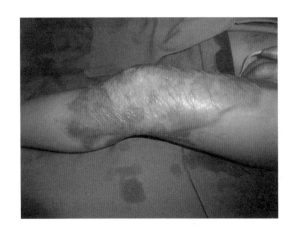
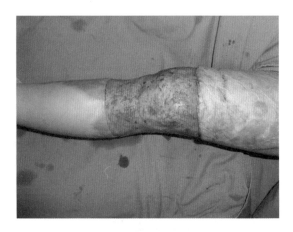

图 9-3　术前（左膝瘢痕情况）　　　图 9-4　术中（瘢痕切除后创基情况）

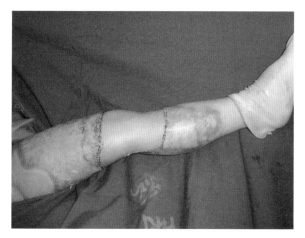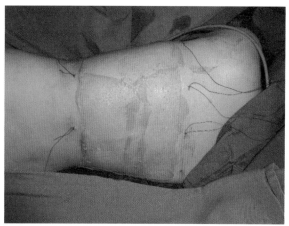

图 9-5 术中植皮即刻

左图：中厚皮修复瘢痕切除后创面；右图：头皮回植之后的供皮区（背部）

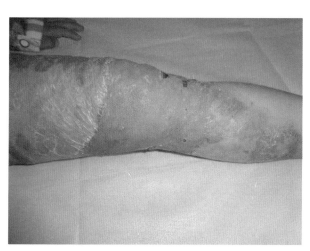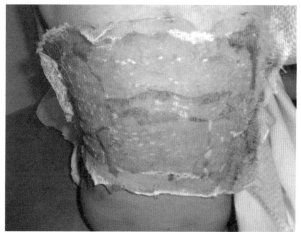

图 9-6 植皮后成活情况

左图：左膝修复情况；右图：供皮区回植皮片成活良好

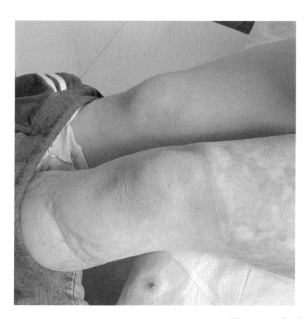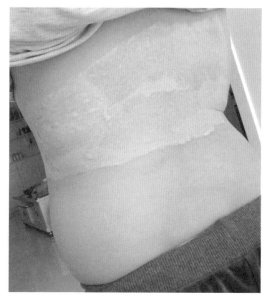

图 9-7 术后 1 年随访

左图：左膝达到了全厚皮修复的效果；右图：供皮区未见遗留任何瘢痕

第三节　专家点评

专家简介：官浩，空军军医大学第一附属医院（西京医院）烧伤与皮肤外科副主任，副主任医师，副教授，中国医疗保健国际交流促进会创面修复与再生分会副主任委员，中国医疗保健国际交流促进会烧伤外科学分会副主任委员，中国医师协会烧伤外科学分会常务委员，中华医学会烧伤外科学分会常务委员兼秘书长，全军烧伤外科学分会常务委员兼秘书长，《中华烧伤杂志》《中华损伤与修复杂志》编委。

努力做到"受区修复好，供区损伤小"

皮肤移植术是烧伤治疗最常用的术式之一。根据移植皮片厚度可分为刃厚、中厚、全厚和真皮下血管网皮肤移植，其中中厚皮片移植在烧伤与整形外科领域应用极为广泛，尤其是修复功能和重要外观部位。中厚皮切取后供皮区往往会遗留瘢痕、色素脱失、痛痒等，这是医生和患者必须面对的问题。因此，国内外高度重视供皮区愈后的研究。

我们在查阅文献和进行的尸体皮肤厚度测量发现，背部皮肤有着表皮较薄、真皮最厚的特点。利用这一特点，我们将背部作为取皮区的"优势"供区。也就是在背部可以切取到比较厚的中厚皮，还能保留一部分真皮结构在供皮区。长期的烧伤治疗让我们认识到了两个现象：①头皮切取刃厚皮，不会遗留瘢痕，也不影响头发生长；②刃厚皮和真皮支架复合后，其结构更复合生理状态，修复部位瘢痕更轻，柔软度更好。基于以上事实，我们提出了头皮超薄皮片回植背部中厚皮供皮区的手术设计，历经多年实践，取得了良好的临床疗效。在获得良好临床效果的同时，我们在归纳了"优势供区"理论后，又提出了"自体复合皮理论"来论述这一术式。上述理论总结为一句话就是：选择真皮层最厚的部位（背部）作为切取中厚皮的供皮区，通过头皮超薄皮片回植供区，达到类似"自体复合皮"的效果，从而最大程度上恢复供区，减少供区并发症。同时，受区由于移植了较厚的中厚皮片，也能达到良好的美容修复和功能重建。从而实现"受区修复好，供区损伤小"的临床效果。当然这一术式也有其不足之处：①切取头皮需要剃发，这对于女性患者而言，是一道很难跨越的心理障碍。②术中往往需要变换体位，增加了手术操作时间。

我们在临床中也曾思考如何减少或者避免切取头皮。尝试过 Recell（利用中厚皮的边角料通过 Recell 试剂盒消化后，将获得的细胞喷洒在供皮区上）、羊膜、培养的细胞膜片、PRP、干细胞、细胞生长因子凝胶等替代超薄皮片回植，结果均显示没有超薄皮片效果好。未来期望通过研究和试验，能够发明出一种不取头皮还能修复具有良好真皮结构供区的方法。同时目前来看，头皮超薄皮片回植背部供皮区是一个值得推广的术式。

参考文献

[1]　LAWYER OA, ADEMOLA SA, IYUN AO, et al. Management of split skin graft donor site in the West African sub-region: a survey of plastic surgeons' practice[J]. Ann Burns Fire Disasters, 2017, 30(2): 146-149.

[2]　黎鳌, 杨宗城. 黎鳌烧伤学 [M]. 上海：上海科技出版社 , 2001: 121-122.

[3]　艾深海 , 黎鳌 , 井沢洋平 , 等 . 用刃厚皮覆盖中厚皮供区的临床效果 [J]. 第三军医大学学报 , 1991(05): 479-480.

[4]　杨建森 , 高增寿 , 刘艳红 . 自体刃厚头皮植皮修复中厚皮供区创面 [J]. 前卫医药杂志 , 1996(04): 199.

[5]　BIAN Y, SUN C, ZHANG X, et al. Wound-healing improvement by resurfacing split-thickness skin donor sites with thin split-thickness grafting[J]. Burns, 2016, 42(1): 123-130.

[6]　孙超锋 , 李跃军 , 李望舟 , 等 . 中厚皮供区创面愈合临床研究 [J]. 兰州大学学报 : 医学版 , 2016, 42(04): 8-13.

[7]　王擎 , 彭文要 . 刃厚皮大张回植预防供皮区瘢痕增生 [J]. 海南医学 , 2007(08): 86+94.

[8]　罗昌其 , 陈宗义 , 柏小金 . 中厚皮、厚中厚皮供区瘢痕的预防 [J]. 右江民族医学院学报 , 2005(06): 834-835.

[9]　杨永熙 , 冯佳雄 , 黄晓涛 , 等 . 自体头皮移植在修复瘢痕皮肤中厚供皮区创面中的应用价值探讨 [J]. 现代诊断与治疗 , 2016, 27(08): 1479-1480.

[10]　张春新 , 吉成岗 , 周岳平 , 等 . 头皮刃厚皮回植术式在小儿烧伤中厚皮供皮区应用的疗效观察 [J]. 海南医学 , 2014, 7(25): 2143-2144.

[11]　吕鑫 , 李磊 , 张正文 . 促进中厚皮片移植供皮区修复的研究进展 [J]. 中国美容医学 , 2017, 26(01): 133-136.

[12]　王万东 , 何士平 , 高庆祥 . 刃厚皮回植厚中厚供皮区的临床观察 [J]. 中华烧伤杂志 , 2001(05): 8.

[13]　MIYANAGA T, KISHIBE M, YAMASHITA M, et al. Minced Skin Grafting for Promoting Wound Healing and Improving Donor-Site Appearance after split-thickness Skin Grafting: A Prospective Half-Side Comparative Trial[J]. Plast Reconstr Surg, 2019, 144(2): 475-483.

[14]　SIMIZU R, KISHI K, OKABE K, et al. Recruited minced skin grafting for improving the skin appearance of the donor site of a split-thickness skin graft[J]. Dermatol Surg, 2012, 38(4): 654-660.

[15]　RADHARAMAN, KUMAR P, KS A, et al. The role of recruited minced skin grafting in improving the quality of healing at the donor site of split-thickness skin graft-A comparative study[J]. Burns, 2019, 45(4): 923-928.

[16]　郑洋洋 . 回植碎皮片在改善中厚皮供区愈合质量中作用的对比研究 [J]. 中华烧伤杂志 , 2020(02): 105.

第十章 FUE 技术在瘢痕性秃发治疗中的应用

刘 洋 官 浩 王运帷 乔先明

毛发属于皮肤的附属器，是表皮细胞角化而成的特殊组织，由毛干及毛囊组成（图 10-1）。毛囊单位提取技术（follicular unit extraction，FUE）是自体毛发移植的一种术式，指用毛囊提取设备在患者后枕部分散性地钻开头皮浅层，使单个毛囊单位（follicular unit，FU）游离后，用镊子提取出独立的 FU，用于毛发移植的手术方法。FUE 技术的特点是钻取 FU 留下的点状创口可以自主愈合，术后瘢痕微小，不易被发现。FUE 技术是由美国 Rassma 博士于 2002 年在国际植发协会年会上率先提出的。由于手术操作相对简单、创伤小、患者接受度高，经过不断改进和技术完善，FUE 近年来在临床得到广泛认可和快速推广。

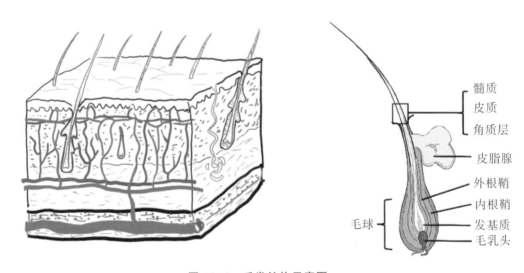

图 10-1 毛发结构示意图
左图：毛囊在皮肤中的层次；右图：毛囊的结构

第一节 FUE 技术概述

一、自体毛发移植的历史

毛发移植的记载可以追溯到 19 世纪（1822 年 Unger 的动物实验），至今已经历了 2 个世纪。

而第一次真正意义上的毛发移植手术，是 1939 年由日本医生 Okuda 和 Tamura 进行的，他们应用打孔技术进行自体毛发移植，治疗瘢痕性秃发并取得了一定的治疗效果。毛发移植技术真正成熟和快速发展是在 1959 年，被誉为毛发移植之父的 Norman Orentreich 提出了著名的"安全供区"概念和"毛发移植优势供区"理论。该理论是指后枕部的毛发移植到其他部位会长出具有原部位特质的毛发。他还对经自体毛发移植治疗后的秃发患者进行了最长达 35 年的跟踪调查，结果显示，移植后的毛发颜色、粗细等各方面均良好。因此，自体毛发移植也被认为是"永久性移植"。此后，毛胚移植物的面积不断缩小，移植物数量不断增加。到了 20 世纪 90 年代，以自体毛囊单位为基础的毛发移植技术得到了绝大多数毛发移植医生的认可。但在手术演化早期，仅有一小部分医师可以完成每平方厘米 40FUs 以上毛囊单位移植。1996 年，毛囊单位移植术（follicular unit transplantation，FUT）诞生。加拿大 Seage 首先报道了使用显微镜进行毛囊单位移植，取得了良好的治疗效果。到了 2002 年，美国 Rassma 提出了 FUE 技术，一次植发数量可达到 3000FUs，使毛发移植发展到一个新的阶段。随着提取毛囊设备的不断更新和技术的不断完善，目前运用 FUE 技术一次植发数量已能超过 5000FUs，大多数医生的移植密度可以达到 40~60FUs/cm^2，已能通过一次手术满足大多数雄激素性秃发患者的植发需求。

二、FUE 技术发展历史

FUE 技术的改进是伴随着器械发展而来的。总的来说，FUE 提取器械可以分为电动提取和手动提取两大类。

（一）电动钻环提取器械

1. Rotocore 设备

这是一种靠手柄向下压力旋转钻孔的设备，当释放压力时，钻头旋转回原位。这是一种简单的工具，与手持电钻机制相同。直径为 1mm，深度在 2~6mm 调整。一些术者认为，这种机器在最大限度上减少钻取时路径的偏差，与手动的方法相比减少横断率，但到目前还没有关于横断率及效果的报道，而且此设备已很少被使用。

2. Omnigraft 和 Neograft 电动装置

Omnigraft 是一个通过旋转加压形成回吸的工具，有些类似于以前被称为 Calvition 的装置。Calvition 毛发移植系统是由法国 Medicamat 公司研制并用在毛发移植外科方面的电力气动系统。该系统配备高压灭菌微型电机，机头的空心针用于分离、移动和吸出小块的移植物；两个气动移植器会利用柱塞泵造成的真空，吸取移植物并将其放在适当位置；一部整合的气动毛发切片器，其刀片有多种规格，可以切出含 1~6 根毛发的微小移植物。此套设备能够显著提高毛发移植速度，较传统方法节省时间，但对毛囊单位的损耗率明显增加，如今也已经很少使用。

Omnigraft 同时具有提取和植入毛囊单位的功能。此装置提供的吸力使移植过程更加稳妥，但对使用 Omnigraft 的横断率研究较少，因为做的人很少。北美版的 Omnigraft 取名为 Neograft，对 Neograft 的横断率研究目前没有报道。据笔者所知，这两者是 FUE 手术最昂贵的电钻器械。

Yamamoto 博士对日本 100 位用 Omnigraft 毛发移植系统方法提取的患者做了一系列评估。他发现毛囊完全横断在 0~10% 的占 1/4，在 10%~30% 的大约占 1/2，在 30% 以上的占 1/4。2009 年，

John P. Cole 观察了 1 例由韩国资深医师用 Omnigraft 毛发移植系统进行手术的患者，提取速度是每小时平均 228 株毛囊单位，毛囊移植体横断率为 12.7%，这一数据是根据放置在培养皿中的移植体数计算出来的，事实上有些在取下时已经横断的毛囊并未放置到培养皿中。因此，Cole 认为真正的毛囊移植体横断率还要更高。由此 Cole 建议，作为一名毛发移植专科医师，应该同时掌握多种移植体提取方法，因为对所有患者均使用单一方法导致毛囊单位横断率非常高。他根据不同患者调整进针和切口深度，因此在 FUE 操作上积累了不少成功经验，可以使毛囊横断率降至 3% 以下。

3. 毛囊单位提取器

毛囊单位提取器是由 Pascal Boudjema 发明，LeadM 公司制造。2008 年，毛囊单位提取器已成为首个可用的商业化仪器，以提供旋转推动。旋转的速度分级有 1~8 个档位，有 3 个可旋转的角度：90°、270°、540°。但目前没有关于此设备横断率及效果的报道。

4. Harris 电力安全系统

为了克服毛囊单位提取技术中容易造成毛囊横断的缺点，Harris 发明了一种新的方法和设备，他使用钝性的提取器械分离毛囊单位，从而使毛囊移植体横断风险降到最低，这种系统被称为 SAFE（surgically advanced follicular extraction）系统。这种技术操作分手工和机械两种方法。

（1）手工法（也称两步法）　先在毛囊单位周围做 0.3~0.5mm 深线形切口，再插入一枚钝头锥形打孔针，完全插入至深度约 4mm，将移植体提出。对这一技术最早的评估研究是通过对 7000 例毛发移植病例进行的，其毛囊横断率仅约 5.6%。而最近的实践经验表明，这一技术的毛囊横断率可能降到 2% 以下（与传统的头皮条毛囊提取法相比）。

（2）机械法（也称一步法）　直接将打孔针插入需要提取的毛囊单位进行提取。该方法由于速度快，在很长一段时间内几乎取代了手工法。该法的毛囊移植体横断率与患者本身的毛发生长特点和打孔针口径大小不同有关，一般 1mm 口径打孔针的横断率为 2%~8%，0.8mm 口径打孔针的横断率为 3%~10%。

5. Cole 设备

John P. Cole 在 2006 年 5 月展示了第一个旋转提取器 Cole 设备（CI）。他认为非常锋利的环钻是快速提取毛囊的关键，足够锋利的环钻可以让医师在 1 小时内提取 2000FUs 移植体。

（1）标准的 CI 打孔钻头和手柄　这些钻头用不锈钢制造，尖端更加锐利，可以使进入皮肤的摩擦力最小化，减少外力对皮肤及毛囊单位的挤压。钻头的设计有利于组织切割及减少毛囊损伤，而手柄的合理设计可控制打孔深度。

（2）波浪外形的 CI 钻孔器和手柄　它们的外形可减少与皮肤的接触面积从而减少摩擦，由硬质钢材制成。同时壁薄、内径大，操作者用力减小，反过来有助于降低毛囊横断风险。

Cole 本人更倾向于用电动旋转器配合波浪外形钻头，标准的 CI 手动钻头配合手动提取器。很多时候似乎标准的 CI 钻头震动性更好，但是有时波浪形钻头效果更佳。

6. Artas 植发机器人设备

Artas 是机器人移植提取设备，由美国 Restoration Bobotis 公司生产。它引用了 Harris 电力安全系统的原理，并采用影像引导机器人技术，可自动识别和提取毛囊单位。Artas 打孔有两个步骤，首先快速打入 2mm 的深度，然后减缓冲力进入到 4mm 深度。钻环还能够在打 1mm 的孔之后，接着打 1.2mm 的孔径。因为不需要切割头皮条，又能快速提取毛囊移植体，并使毛囊移植体的损耗率降低到约 5% 等优点，解决了需要人工提取毛囊单位的技术问题；但要真正做到效果好的话，还需靠经验积累。另外，价格昂贵也限制了该设备的推广。

（二）手动钻环器械及其改进

市场上有多种打孔器手柄和钻环，从最早使用的直径 1.2~4mm 的圆形钢制钻头到目前配有各种不锈钢和有氮化钛（TIN）涂层的钻头，有 TIN 涂层可延长钻头寿命。

1. 圆形钢制钻头

最早使用直径 1.2~4mm 的圆形钢制钻头。由于钢制钻头不够锋利，加上易脆、牢固性差、内径大等缺点，目前已经很少使用。

2. Rassman 三重转力钻头

Rassman 等人使用一种口径约 1mm 的尖锐打孔针（Rassman triple wave punch）提取毛囊单位移植体，也称之为"FOX 法"，FOX 即 Follicuar Extraction 的缩写。由于 FOX 法毛囊移植体横断率较高，此方法也未能广泛推广。

为了进一步降低毛囊移植体横断风险，Rassman 等人后来建议要限制进针深度。John P. Cole 还专门制作了一种可以控制进针深度的打孔针。Cole 的毛囊移植体分离技术较以往有很大改进，但仍不能获得广泛应用。此技术在用打孔针提取毛囊移植体时也会对移植体产生牵拉作用，造成类似横断损伤，且该装置缺乏商业价值，因此一直得不到广泛的应用。

对于深层毛囊及皮肤弹性好的患者，使用摆动式的环钻较好。应注意设置摆动速度以使其确切地与皮肤贴合，否则会偏离毛发生长的方向。笔者建议在使用过程中减小摆动弧度。减小摆动弧度可以低频率旋转，保持毛囊处于环钻最小扭力中心，尽量避免钻头损伤毛囊。

经验对提取效率和控制横断率相当重要。对任何系统丰富的使用经验，势必会提高毛囊提取效率，降低横断率。手术医生应尽可能学会使用手动和机械两种毛发移植方法。同一个钻头或方法并不是对所有的患者都适用，一种方法用于所有患者时，会导致较高的横断率。机械和手动的方法相结合，可能保持横断率下降至 3% 以下。

三、FUE 技术在瘢痕性秃发治疗中的应用现状

FUE 技术现已广泛应用于雄激素性秃发等秃发患者的手术治疗，取得了良好的治疗效果。随着 FUE 技术和设备的不断改进，FUE 技术也应用于眉毛、睫毛缺失，胡须、会阴部毛发种植，白癜风的治疗，以及本节重点讨论的瘢痕性秃发的治疗。

毛发移植是治疗瘢痕性秃发最常见的方法之一，其他常见方法包括头皮缩减术、皮瓣修复术、皮肤软组织扩张术。这些方法也可以结合应用，以达到最佳治疗效果。而运用 FUE 技术进行的自体毛发移植术是治疗中小面积瘢痕性秃发最常用的术式之一。

（一）适应证

1. 各种头部手术切口愈合后留下的瘢痕性秃发，瘢痕下血运良好。

2. 感染、烧伤、外伤等愈合后形成的瘢痕性秃发，瘢痕下血运良好。

（二）禁忌证

1. 感染、烧伤、外伤等瘢痕未达 1 年者。

2. 瘢痕反复破溃形成局部溃疡或尚有残余创面的瘢痕性秃发患者。

3. 薄层萎缩性瘢痕紧贴头骨者，由于瘢痕下血运循环差，毛囊无扎根之处，因此不能进行毛发移植术。

4. 秃发面积过大，供区毛发不能满足其需要。

5. 有严重的心理、精神疾病，对手术抱有不切实际的期望的患者，不宜进行毛发移植术。

6. 有凝血障碍、严重高血压等基础疾病、妊娠，及其他不适合手术的情况。

（三）手术操作方法及要点

不稳定瘢痕性秃发和稳定瘢痕性秃发都可以发展为萎缩性瘢痕或增生性瘢痕。如果是薄的萎缩性瘢痕，则可能造成深度不够，移植体不能完全被包裹，可以通过变化打孔角度延长切口深度使移植体得到较好的包埋。肥厚的瘢痕组织可能造成移植体不能获得良好的血供，因此需要把移植体制作得更长，打孔也要比平时更深。瘢痕区密度可以不同，以 20~40FUs/cm² 为优，一般情况下，瘢痕性秃发区不建议较高密度的毛囊单位移植。

1. 手术方法

（1）术前设计　先对瘢痕进行针刺试验，如果针刺瘢痕局部有出血，说明瘢痕下血运良好，在这种瘢痕上可以进行毛发移植。根据瘢痕位置、面积，估计需要毛发移植数量，然后计算出所需供毛区的面积。一般种植 2500~3000FUs，需要 4cm×12cm 大小供区的毛发，但最重要的还是医师根据经验来决定取多大供区才够用。

（2）手术操作方法　在后枕部供区提取 FU，制备含单根或双根毛发移植体。一般秃发区种植需要制备 2000~3000FUs 备用。先在受区行局部浸润麻醉，根据不同部位的受区及瘢痕的深浅用特制三棱刀片，一般为 1.5mm 厚的三棱刀，每隔 1mm 扎孔（如果瘢痕面积大，供区毛发数量少，也可以每隔 1.5mm 甚至 2mm 扎孔），孔深 3~5mm，喷涂 bFGF（碱性成纤维细胞生长因子），然后将 FU 移植到分离好的孔穴中。术后用双氧水蘸压止血及清洗局部污血，不必包扎。由于瘢痕处血运欠佳，容易感染，故术后常规应用 3~5 天抗生素及外用 bFGF。

2. 手术要点及注意事项

（1）在瘢痕区进行局部麻醉时要减少肾上腺素用量，避免局部缺血坏死。

（2）在瘢痕区种植毛发密度不能太大，因瘢痕血运差，影响毛囊成活，可选择多次植发加密。

（3）瘢痕区植发，术后不易成活，毛囊生长周期长，最终效果需要 18 个月。

（4）严格掌握适应证，薄层瘢痕紧贴于颅骨者不能进行毛发移植。

（5）头皮瘢痕过大、供区有限的患者，应使用组织扩张器扩张供区，覆盖部分秃发区，缩小秃发区面积后，再行毛发移植术。

（6）除皱术后和 FUT 术后缝合部位瘢痕性脱发，用后枕部的头发进行移植，其存活率可达 95% 以上。因为这种瘢痕局部血供较好，移植后毛囊易再生；而对于电击伤及严重感染或外伤后留下的贴骨瘢痕，其局部血供差，应首选组织扩张器或局部皮转移等方式进行修复。

第二节　病例精析——FUE 技术在瘢痕性秃发治疗中的应用

病例报告

患者男，41 岁，火焰烧伤后头皮瘢痕 3 年。

查体：秃发面积 6cm×8cm，呈四边形，瘢痕可推动，针刺血运良好。枕后部毛发供区条件良好（图 10-2）。

既往史：体检无特殊。

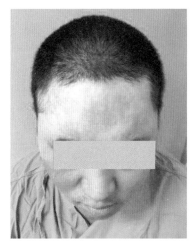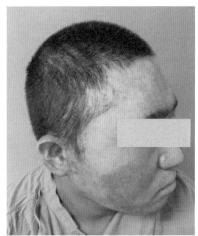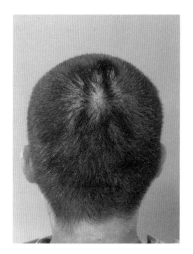

图 10-2　秃发区与供发区术前

诊疗经过

本例患者诊断明确，系右额颞部烧伤后瘢痕性秃发。毛发移植是治疗瘢痕性秃发最常见的方法之一，其他常见方法包括头皮缩减术和皮瓣修复术、皮肤软组织扩张术，它们可以结合应用，以达到最佳治疗效果。本例患者秃发区域面积虽然不大，但显然不适用直接切除缝合的手术方式，同时秃发区域尚存在少量毛囊，如果运用扩张器植入后二期修复的手术方式，不仅手术周期长、费用大，而且秃发区的毛囊难免损失，术后还会留下切口瘢痕。综合分析，运用 FUE 技术进行自体毛发移植术最适用于本例瘢痕性秃发患者。

（1）术前设计　先对患者额颞部瘢痕秃发区进行针刺试验，瘢痕局部有出血，说明瘢痕下血运良好。测量瘢痕面积为 6cm×8cm，秃发区残存毛囊约 200FUs，根据每平方厘米 40FUs 预估需要毛囊移植数量约 2000FUs，然后预估供区的面积约 40cm² 大小，枕部供区剃发后，确定供区范围。

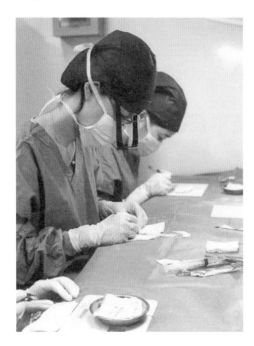
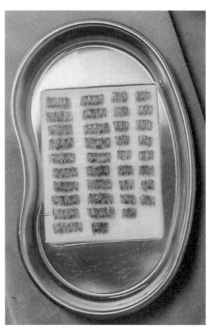

图 10-3 制备含单根或双根毛发的移植体

（2）手术操作方法 后枕部浸润麻醉后，在供区提取 FU，制备含单根或双根毛发的移植体（图 10-3）约 2000FUs 备用。先在受区行局部浸润麻醉，用 1.5mm 厚三棱刀片，每隔 1mm 扎孔。扎孔要注意孔深和方向，孔深要到帽状腱膜层次，扎孔的时候要有突破感，每扎一个孔要根据周围的毛发生长方向，适当调整扎孔方向，尽量保持方向一致，在毛发方向变化的区域要提前过渡，这样移植生长的毛发才会更加自然。将 FU 移植到分离好的孔穴中。术后用双氧水蘸压止血及清洗局部污血，不必包扎（图 10-4）。由于瘢痕处血运欠佳，容易感染，故术后常规应用 3~5 天抗生素。

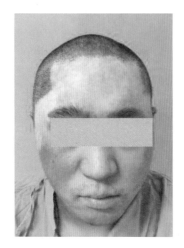
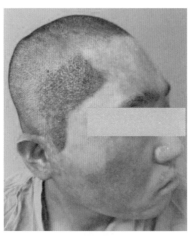
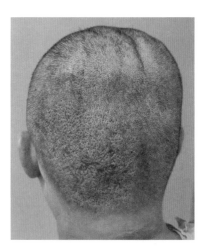

图 10-4 秃发区与供发区术后即刻

术后当天，患者即返回家中休息恢复。术后第 5 天复诊，清洗头部血痂，即可正常工作生活。

术后半年复查时，额颞部瘢痕性秃发区毛发显著增加，但仍能看到有些部分毛发较稀疏（图 10-5），这是由毛囊再生的生理过程决定的，嘱患者正常生活，术后 1 年复诊。

术后 1 年复诊，额颞部秃发区毛发生长浓密，完全遮盖了瘢痕部位，毛发生长方向与正常毛发方向一致，形态自然，供区毛发也生长良好，无明显瘢痕形成（图 10-6）。患者对治疗效果非常满意。

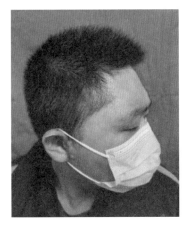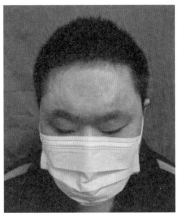

图 10-5　秃发区术后半年

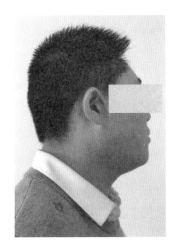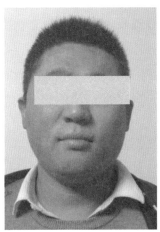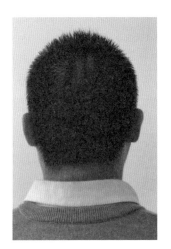

图 10-6　秃发区与供发区术后 1 年

诊疗创新点

根据本例患者病情特点，评估秃发区详细情况后，采用 FUE 技术进行毛发移植，手术周期短，创伤小，瘢痕轻微，移植效果好，患者满意度高。

诊疗难点

对瘢痕性秃发患者采用 FUE 技术植发时，对瘢痕的评估是手术成败的关键。贴骨瘢痕和存在瘢痕性溃疡的患者，是绝对禁止手术的。

对于瘢痕范围较大需要植发数量超过 4000FUs 的患者，尽量缩短手术时间，严格控制毛囊离体时间。

未来需要改进的地方

本例患者治疗过程中，精细化、个体化理念不够深入，尽管结合具体病情选择了合适的术式，但移植毛囊单位定量、提取的移植物分组等手术细节还需进一步提升，以真正实现个体化毛发移植。

体会与总结

目前 FUE 毛发移植技术已成为外科治疗各种毛发缺损性疾病最常用的方法之一。相较于其他手术方式，FUE 技术具备手术操作简单、创伤小等显著优势，但也存在诸如手术时间较长、效率较低、供区不足、移植密度仍低于正常毛发密度、少数患者移植后成活率较低等问题。针对这些问题，许多学者进行了多方研究，包括毛发移植器械改良、可种植人工毛发和组织工程毛发等。

1. 毛发移植器械改良

毛发移植器械改良包括移植体获取工具改良和种植工具改良。用环钻切取移植体是临床长期使用的经典方法，目前使用最多的环钻直径在 0.7~1.0mm，具有创伤小、供区不缝合、愈合时间短且预后瘢痕不明显等显著优点，但存在毛囊采取效率较低的问题。近来，Onda 等使用带有动力系统的 FUE（powerd FUE，P-FUE）钻取 100 个单位的毛囊移植物，与人力 FUE（manual FUE，M-FUE）相比，时间从 14.2 分钟降到 6 分钟，毛囊损伤率由 17.3% 降至 5.4%。但该设备由于较为昂贵，并未得到临床广泛应用。

传统移植物的种植方法通常以钟表弯镊植入受区的小切口或小孔内，植入方法有：①同步针刺植入法。用 18、19、20G 针头大小打孔器在移植部位打孔，边打孔边种植，其优点是植入毛发的方向容易掌握。②分步打孔植入法。也是采用上述打孔器械打孔，但是一次性将需移植域的孔打完，然后逐个孔移植，优点是所需要的医师及助手没有前者多，缺点是方向不易辨认。上述两种方法均较费时，手术效率较低。为加快移植物植入速度，一些医师设计了较自动的移植器械，如韩国的 Choi 毛发移植器，也称 KUN 毛发移植器。助手事先将单个移植物装移植器备用，手术医师将毛发植入后交还助手重新安装，一般需 4~6 个这样的移植器循环操作。但这种移植器的头端容易钝，在种植过程中易使周围已植入的毛囊出现"跳胚"现象，因此在种植密度较大情况下需预先用锋利的针具或刀具扎孔。这类器械的优点是可以明显提高移植效率，降低操作者的劳动强度；缺点是有特定使用范围，对移植物制作要求较高，而且在移植过程中对移植物也会有一定损伤，使用寿命较短，价格也较为昂贵。

2. 可种植人工毛发

对于瘢痕性秃发患者而言，常见的毛发移植手术存在着供区不足和术后移植物不易成活的缺点。为解决上述问题，研究者们进行了多方面努力，近年来，在假发移植方面取得了一定进步。在国外，已有多种人工假发应用于临床，Tamigurht 等报道使用专门移植针将聚酯人工毛发（均为日本的 Nida 公司生产）植入患者秃发区，随访 18 个月，脱落率为 25.6%，未出现 1 例并发症。Satingo 等报道使用专门的移植器械将用聚酰胺制作的人工毛发（均为意大利 Mrdicap 公司生产）植入 44 名患者的 54 处瘢痕性秃发区，平均每人 1580 根，经过 4 年随访，并发症的发生率为 0.34%，平均年脱落率为 20%。Agrawal 对不宜行 FUT 的 10 名 ACA 患者使用共聚多酰胺人工毛发（均为意大利 Melicap 公司生产）植入治疗，平均每人植入 1000 根，随访 3 年，年脱落率为 15%~20%。上述 3 种人工假发均获得了较好的效果。虽然人工毛发移植有着简便和见效快的优点，但也存在感染、脱落、断裂、打卷，以及脱落后基座留于头皮内、移植后外形需每天打理等缺点，仅适用于部分患者。

3.毛囊基础研究展望

毛发移植的本质是自体优势资源再分配，始终解决不了供区毛发不足的问题，利用毛发干细胞体外培养分化及扩增技术，获得足够数量的自体毛囊单位，从理论上可以解决这一难题。随着组织工程和克隆技术的飞速发展，对毛发干细胞进行筛选和克隆成为可能。毛囊体外培养与原位细胞培养也有了进一步突破，已经在动物身上实验并取得成功。不过离应用到临床还有很长的路要走，这也是近年来毛发移植基础研究的重要方向。改变毛囊表型并实现基因治疗毛发疾病也是毛囊基础研究的另一个重要方向。目前秃发基因已经被发现，这有助于对人类毛发再生机制进行研究，并开发出治疗秃发的新途径。还有研究证实啮齿类动物毛囊之间有特殊的免疫逃逸，因此异体甚至异种间的毛囊移植在临床应用方面也具有前景。

第三节　专家点评

专家简介：官浩，空军军医大学第一附属医院（西京医院）烧伤与皮肤外科副主任，副主任医师，副教授，中国医疗保健国际交流促进会创面修复与再生分会副主任委员，中国医疗保健国际交流促进会烧伤外科学分会副主任委员，中国医师协会烧伤外科学分会常务委员，中华医学会烧伤外科学分会常务委员兼秘书长，全军烧伤外科学分会常务委员兼秘书长，《中华烧伤杂志》《中华损伤与修复杂志》编委。

重视外伤后皮肤附属器——毛发的修复

瘢痕性秃发是一种以永久性毛发脱落伴毛囊破坏为特点的不可逆性脱发疾病，是由于各种病理过程，导致正常毛囊结构不可逆性破坏，最终被纤维组织替代的一种疾病。是临床最常见的烧伤后遗症之一，也是患者要求手术治疗最多的烧伤后遗症之一。目前，瘢痕性秃发修复的常用方法有：切除瘢痕直接缝合法、头皮瓣移植法、头皮扩张器法和自体毛囊移植法。自体毛囊移植法又可分为毛囊单位头皮条切取法和毛囊单位提取法。目前对于中小面积瘢痕性秃发的治疗，通常是根据缺损面积和部位、患者要求及术者的技术等客观条件选择一种最佳的手术方式，或多种方法联合应用，如头皮埋植扩张器结合局部皮瓣修复，后期结合毛发移植术等，常能获得较满意的效果。

治疗瘢痕性秃发的传统手术方法有如下几种。

一、头皮缩减术

头皮缩减术是最简单的手术治疗方法，即直接切除秃发区域，切缘拉拢缝合。头皮缩减术的原理是部分或完全切除脱发区。该手术方法的优点是操作简单，伤口张力小，基本能一次性去除脱发区；缺点是适应证较窄，仅适用于较小面积的瘢痕性秃发或病变。

二、皮瓣修复术

皮瓣修复技术在秃发的外科治疗中占有很重要的地位，尤其适用于较大面积的瘢痕性秃发及其他因素导致的秃发的修复。根据患者脱发区形状及其面积大小，设计各种皮瓣以修复因切除秃发区域而遗留的头皮缺损。一般而言，缺损面积在 100cm² 以内，多数可通过头皮皮瓣法修复；缺损范围直径在 5~6cm 者，首选局部皮瓣，如推进皮瓣、旋转皮瓣、易位皮瓣及其相应的改良皮瓣；当缺损创面采用单纯皮瓣转移不足以修复时，往往联合应用皮肤扩张术及带血管蒂的轴型头皮皮瓣等。

1. 推进皮瓣

推进皮瓣又称滑行皮瓣，是指利用缺损创面周围皮肤的弹性和可移动性，在缺损区的一侧或两侧设计皮瓣，经切开及剥离掀起后，以滑行推进的方式直接覆盖创面。该方法修复头皮缺损的面积大小主要取决于缺损创面周围皮肤的弹性、可移动性及组织的血液供应范围。对于较大的缺损或在头皮张力较大的部位，滑行距离将受到明显限制，此时可以在缺损区的两个方向设计两个皮瓣，称之为双侧滑行推进皮瓣。这样不仅可以防止皮瓣滑行后张力过大，还能使对应的两侧张力比较均匀，保持两侧的对称性。常见的推进皮瓣有单蒂或双蒂推进皮瓣，在秃发外和手术中遗留的头皮创面多采用双蒂推进皮瓣进行覆盖修复，秃发面积较大时可设计多个局部推进皮瓣。

2. 旋转皮瓣

旋转皮瓣是指以皮瓣近端的基点为旋转轴心，在缺损边缘的一侧或两侧形成局部皮瓣，按顺时针或逆时针方向旋转一定角度后，转移并覆盖缺损区创面进行修复。临床上遇到缺损面积较大，而周围正常皮肤的弹性和可移动性较小，不能用滑行推进皮瓣修复的病例，可考虑选用旋转皮瓣。该方法设计的皮瓣应大于所切除的秃发区，经典的单蒂旋转皮瓣旋转弧切口的长度至少为缺损区宽度的 4 倍，皮瓣的长度应较创缘略长，保证供区在无张力的情况下缝合。旋转皮瓣在临床上应用较多，特别适用于三角形、椭圆形或圆形的缺损创面，在头皮缺损的修复中效果比较令人满意。常用的皮瓣还有 O-Z 皮瓣、菱形皮瓣等。

3. 易位皮瓣

易位皮瓣是指在创缘两侧设计一定角度、方向相反的两个三角形皮瓣，掀起皮瓣后交换位置，覆盖修复创面。皮瓣互换位置后可以分散切口的最大张力线，达到松解与封闭创面的目的。经典的易位皮瓣即对偶三角皮瓣，又称交错皮瓣、Z 字成形，是整形外科应用最多和最广的一种局部皮瓣。临床上对于切口张力较大而无法直接缝合修复的头皮缺损，常常可以考虑单用或联合应用交错易位皮瓣进行修复。易位皮瓣除了对等的两个三角形皮瓣交错形式外，还有多种灵活的应用方法，如不对等的三角形皮瓣及单个三角皮瓣插入、多个三角皮瓣交错、四瓣及五瓣成形术等。

4. 邻位皮瓣

邻位皮瓣与前述三种皮瓣的差异在于其皮瓣供区与缺损创面之间有正常组织或皮肤。一期邻位皮瓣适用于修复小面积的瘢痕性秃发，尤其是秃发区位于前额部时，可转移颞顶部长条状皮瓣重塑额部发际线。在较大面积瘢痕性秃发的修复中，常设计多个单蒂皮瓣，如三瓣、四瓣等。顶枕部头皮常为最佳供区，皮瓣转移后遗留的继发性缺损区通常可一期缝合。常用的皮瓣有颞 – 顶 – 枕皮瓣、侧头皮瓣及颞部垂直皮瓣。

5. 轴型皮瓣

轴型皮瓣即利用含有知名动脉（及其伴行静脉）供养范围的皮肤组织或皮肤肌肉组织，带血管蒂移植至邻近或远处部位，以达到修复目的。用于修复头皮缺损的轴型皮瓣，常常以颞浅动脉或枕动脉为轴型血管蒂，设计头皮轴型血管网皮瓣。临床上较多采用颞浅动脉额支皮瓣修复眉毛脱落缺失，运用枕动脉皮瓣可以修复额部、颞顶部的头皮缺损。联合应用头皮扩张术制备预构轴型皮瓣，是治疗头部较大面积瘢痕性秃发或其他因素导致的局限性秃发的有效方法。

三、皮肤软组织扩张术

皮肤软组织扩张术在头部的应用，临床上被称为头皮扩张术，是指一期手术将皮肤软组织扩张器埋植于秃发区邻近的正常头皮下，经定期定量注射生理盐水或含有抗生素、激素等成分的溶液，使头皮逐渐膨胀扩张，待扩张达到预期目的后再施行二期手术；将扩张器取出，利用扩张所获得的额外头皮组织瓣修复秃发区域。它的原理基于头皮的延展性，头皮经扩张器扩张后，皮肤表面积增加，并且能够使毛发重新分布，头皮扩张术后的毛发密度会下降，但生长良好，且分布均匀。皮肤软组织扩张术的缺点是：手术时间较长，需要多次随访注水；扩张时期影响美观；扩张后的头皮毛发生长方向与受区毛发生长方向不一致。

四、毛发移植术

外伤后皮肤附属器——毛囊的破坏，往往伴随着组织的瘢痕化。比较典型的临床病例就是瘢痕性秃发。毛发移植术是将自体残存的头皮优势供区内的部分毛发，通过外科手术方法移植并重新分布于秃发区，移植后的毛发保持原来的所有生长特性，并在受区继续生长且终身存在。根据手术方法不同分为 FUT 和 FUE。FUT 法由于是整块切取皮条，可以获得较大量的毛囊单位，能覆盖较大面积的脱发部位；缺点是损伤较大，对头皮供区要求较高，分离和提取毛囊单位耗时较长，使得毛囊离体时间过长，导致种植的毛囊成活率低。FUE 法提取毛囊损伤小，供区瘢痕轻微，操作相对简单，分离和提取毛囊过程容易，耗时短，手术技术相对简单，易于推广，对于中小面积的瘢痕性秃发，是一种较好的手术方式。

以上几种手术方法各有特点，疗效肯定，只要适应证把握得当，都能获得满意的治疗效果。但无论采用哪一种修复技术，都是以患者自体拥有充足供区毛发为前提。对于秃发区面积很大，甚至毛发完全缺失的烧伤患者，这些手术方式均受到极大限制，即便开展，由于供区不足、移植成活率不稳定等因素，手术后的毛发密度也无法达到令人满意的效果。任何手术方式本身都不会产生新的头发，不会增加毛囊的数量，故而供区毛发资源不足是难以解决的问题。期待毛发组织工程和毛囊异体移植技术、毛发仿真技术进一步发展和完善，能早日应用于烧伤后大面积瘢痕性秃发的治疗，从而在根本上解决这个难题。

参考文献

[1]　MANGUBAT EA. Scalp repair using tissue expanders[J]. Facial Plast Surg Clin North Am, 2013, 21(3): 487-496.

[2]　王光华, 卫伟, 卢雪涛. 扩张器在修复瘢痕性秃发中的应用 [J]. 中国美容整形外科杂志, 2017, 28(7): 431-432+435.

[3]　李长青, 韩颖, 郑建中. 扩张皮瓣修复瘢痕性秃发的临床效果 [J]. 中华医学美学美容杂志, 2015, 21(3): 178-179.

[4]　蒋文杰, 王小平, 景伟明, 等. 自体毛囊种植修复鬓角缺损 [J]. 中国美容医学, 2010, 19(11): 1577-1578.

[5]   NIRMAL B, SOMIAH S, SACCHIDANAND SA. A study of donor area in follicular unit hair transplantation[J]. J Cutan Aesthet Surg, 2013, 6(4): 210-213.

[6]   JUNG S, OH SJ, HOON KOH S. Hair follicle transplantation on scar tissue[J]. J Craniofac Surg, 2013, 24(4): 1239-1241.

[7]   王继萍, 范金财, 柴家科. 打孔同步植入毛囊单位法治疗烧伤后瘢痕性脱发 [J]. 中华烧伤杂志, 2009, 25(6): 411-414.

[8]   陈海华, 张菊芳, 李金晟, 等. 皮肤软组织扩张术联合毛囊单位提取技术治疗烧伤后瘢痕性秃发 [J]. 中华整形外科杂志, 2015, 31(1): 36-38.

[9]   PARSLEY WM, PEREZ-MEZA D. Review of factors affecting the growth and survival of follicular grafts[J]. J Cutan Aesthet Surg, 2010, 3(2): 69-75.

[10]   田治国, 杨云蔚, 陈立, 等. 毛囊单位抽取术治疗头皮短小瘢痕毛发缺损 [J]. 中华整形外科杂志, 2016, 32(3): 229-230.

[11]   陈锋, 蒋文杰, 刘君, 等. 毛发移植修复中老年人大面积瘢痕性秃发 [J]. 中国美容整形外科杂志, 2016, 27(3): 139-140.

[12]   蒋文杰, 赵永刚, 成倩秋, 等. 扩张头皮皮瓣与毛发移植修复鬓角缺损的临床效果 [J]. 中华医学美学美容杂志, 2016, 22(5): 274-276.

[13]   卢颖洁, 文挥才. 多个扩张器超量扩张修复头皮大面积瘢痕性秃发的临床应用 [J]. 中国美容医学, 2014, 23(15):1235-1238.

[14]   马杰, 沈尊理, 沈华, 等. 头皮缺损修复方法的选择 [J]. 组织工程与重建外科杂志, 2016, 12(1): 25-26+30.

[15]   李长青, 韩颖, 郑建中. 扩张皮瓣修复瘢痕性秃发的临床效果 [J]. 中华医学美学美容杂志, 2015, 21(3): 178-179.

[16]   戴娇娇, 王玲, 邱海洋, 等. 自体毛囊单位提取移植术治疗烧伤后小面积继发瘢痕性秃发的临床效果 [J]. 中华烧伤与创面修复杂志, 2012, 38(6): 532-537.

第十一章 扩张术在颈胸部瘢痕治疗中的应用

扫码获取教学PPT

计 鹏 陶 克 周 琴

第一节 扩张术概述

一、扩张术的理论基础和研究进展

皮肤软组织扩张术（skin tissue expansion）作为一种革命性的整形外科治疗手段，已经成为继皮片移植、皮瓣移植后整形外科三大常规技术之一。目前，扩张术广泛应用于全身多个部位及各种病损的治疗，在瘢痕修复，秃发治疗，耳、鼻、乳房、阴茎等多器官再造，以及体表肿瘤等多个领域发挥着不可替代的作用。近些年来，扩张术的应用不断推陈出新，通过与日益涌现的新技术相结合焕发出新的活力。

皮肤软组织扩张术简称皮肤扩张术，是将皮肤软组织扩张器置入正常皮肤软组织下，通过增大扩张器体积，对表面皮肤软组织产生压力，使其扩张产生新的"额外"的皮肤软组织，利用新增加的皮肤软组织转移覆盖创面、修复缺损的一种方法。皮肤软组织扩张术改变了修复重建领域"拆东墙补西墙"的传统做法，在部分应用中治疗效果优于传统的植皮和皮瓣转移，代价较小，堪称整形外科一次技术革命。皮肤软组织的扩张在生命过程中非常常见，例如：在生理条件下，怀孕过程中腹部皮肤随着胎儿的发育逐步扩张，一些少数民族通过增加颈圈使颈部拉长；在病理条件下，皮下的良性肿瘤使表面覆盖的皮肤面积逐渐增大；等。整形外科医生利用皮肤软组织扩张的原理实施手术已经有很长的历史，如分次切除术、模具压迫、牵引治疗等。1957年，Neumann等使用气球扩张出的皮肤进行耳畸形的修复，被认为是现代皮肤软组织扩张术的开端。1976年，Radovan设计出带阀门的扩张器，通过注射生理盐水实现扩张，此类型的扩张器一直沿用至今，应用最为广泛。目前，已经出现通过遥控控制囊内气体的释放，从而实现免注射扩张的新型扩张器。我国自20世纪80年代引入扩张器以来，已经取得非常快速的发展，经过不断改进，根据不同需求，已经有大小、形状各异多种型号扩张器的应用报道，针对不同病损设计个性化扩张器已经成为新的发展趋势。此外，还有一些特殊类型的扩张器。20世纪70年代，Austad设计出一种内含高渗液体的扩张器，通过渗透压原理吸收周围组织液实现自动扩张，但由于可控性差等原因，基本不用于体表皮肤软组织扩张，后期经过改进开发出的新材料自行扩张器，目前主要用于口腔等较深处病损的扩张修复。除了内置扩张器，亦可通过使用外用机械扩张装置扩张牵引皮肤，达到直接闭合较大面积皮肤缺损的目的，目前已经有较多不同类型的皮肤软组织牵引器的报道。此外，以 Khouri 等报道的 Brava 技术为代表，还有部分研究者通过体外负压吸引实现皮肤软组织尤其是皮下组织的扩张，同时为乳房内脂肪移植提供了更好的受区环境，提高了移植脂肪的保留率。

1984 年，上海市第九人民医院整形外科和第四军医大学西京医院整形外科最早将扩张器引进国内，张涤生和金一涛于 1985 年首次在国内报道皮肤软组织扩张术在烧伤后遗畸形中的应用。但当时国内无法生产扩张器，其价格昂贵，临床应用受到限制。1985 年第四军医大学西京医院整形外科与化工部西北橡胶研究所合作率先研制出国产皮肤软组织扩张器，此后全国各地厂家陆续研制出了不同型号的扩张器，使得皮肤软组织扩张技术在国内逐渐得到推广应用。自扩张器问世以来，无论是渗透压驱动还是注射生理盐水进行扩张，水始终是扩张器填充的首选介质。因认识到扩张器内部高渗盐水外渗可能导致不良后果，且扩张速率不可控等问题之后，临床上已逐渐减少对渗透压驱动的扩张器的应用。而采用填充生理盐水进行扩张的基本理念使得扩张器在数十年中的设计方案大同小异，主要改进集中于个性化的定制扩张器形态及注射阀门内置或外置的讨论等方面。直到 2016 年，一种由 FDA 批准应用于乳房重建的由遥控器控制 CO_2 填充的扩张器（AirXpanders，Inc.，Palo Alto，California，the AeroForm Tissue Expander System）对传统扩张器的设计理念提出了挑战。这种扩张器内部预置了 1 个含有压缩 CO_2 的容器，通过遥控器及相应程序控制该容器的阀门以释放一定量的 CO_2，从而提供一种逐步而缓慢、无须定期穿刺注水的扩张方式，有效地减轻了患者的痛苦和负担。一系列临床研究表明，此扩张系统与常规注射生理盐水的扩张器相比具有扩张时间缩短、易于操作、提高医患双方对扩张过程的满意程度等一系列优势，且并发症发生率并未升高。缺点则在于扩张过程不可逆，扩张器材质比传统注射生理盐水的扩张器厚，不适用于皮肤较薄的部位，且目前可供选择的型号有限。但综合目前现有的研究数据来看，此类扩张器有可能是未来扩张器发展的方向。

二、扩张皮肤新生的机制概述

阐明扩张皮肤软组织新生的分子机制，是干预皮肤扩张过程，针对性调控扩张速度和效率的基础。扩张皮肤新生的本质与创面愈合类似，是皮肤软组织在机械应力刺激及局部缺氧条件下，炎症与修复共存的"微创伤修复"过程。机械牵拉是刺激扩张皮肤新生的主要原因，这种刺激可以通过影响细胞膜上的离子通道及细胞内的第二信使，引起复杂的信号通路改变，诱导各类细胞因子表达发生变化，继而引起表皮与真皮细胞增殖、胶原蛋白合成和降解，并导致胶原总量的增加和皮肤新生血管形成。

扩张后获取的额外皮肤主要来源于皮肤的生物性增长、弹性伸展、机械蠕变，以及邻近皮肤组织的移位。其中，生物性增长是组织修复中最主要的部分，所占比例越大，修复效果越好；而通过弹性伸展获得的皮肤组织在取出扩张器、失去外力作用后会发生回缩，因而其比例越低越好。在扩张过程中，表皮细胞随皮肤面积的增加而不断增殖，表皮层逐渐变厚，真皮层逐渐变薄，胶原纤维可见断裂、排列松散，弹力纤维轻度增加，成纤维细胞和毛细血管密度增高，扩张囊外形成一层大量胶原纤维、成纤维细胞和肌成纤维细胞构成的纤维包膜。超微结构分析发现，扩张皮肤呈现出促进增殖与增殖抑制并存的特点。

通过对皮肤扩张的分子机制、细胞成分改变和组织学变化规律的探索，研究人员提出许多改进皮肤扩张方法的思路，主要包括：①改进扩张方式。在保证修复质量的基础上，研究新的扩张方法，缩短治疗时间。②减少弹性回缩。纤维包膜是限制扩张的重要因素，抑制成纤维细胞向肌成纤维细胞转变有利于促进扩张。③促进生物性生长。通过药物或细胞因子的直接刺激，或者通过间接增加血运，促进真皮成纤维细胞有丝分裂及合成胶原，进而实质性提高扩张面积。④干细胞移植。与直接促进生物性生长既有联系又有区别，通过局部注射或诱导机体原有干细胞迁移到扩张局部，增加新生皮肤的细胞来源，使扩张效率进一步提高。⑤调节免疫反应。干预扩张皮肤中的炎症反应，促进扩张皮肤新生。

三、扩张术的应用现状和临床优势

（一）应用现状

1. 皮肤软组织扩张术在瘢痕性秃发中的应用

Manders 报道用扩张的带头发的头皮修复了半头的秃发，此后头皮组织扩张术广泛应用于修复大面积瘢痕性秃发。一般秃发区如不超过头部的 1/2，即可获得良好的效果。大于 1/3，小于 2/3 多需接力扩张或延期再次扩张。大于全头皮 2/3，则难以去除全部秃发区，而且扩张后头发稀疏，影响美容效果。耳廓再造术采用皮肤扩张法有效解决了耳后乳突区皮肤量不足的难题，扩张后形成的扩张皮肤不仅能够良好地覆盖耳廓支架，而且质薄、血供丰富，因此耳廓支架形态可以更大，表面结构的显现更为细致。耳轮皮肤无毛发，颅耳角外形逼真。面颈部瘢痕往往造成面部器官畸形和颈部功能障碍。皮肤扩张术与植皮、远位皮瓣及游离皮瓣转移相比，扩张皮瓣与周围组织色泽、质地一致，瘢痕小，供区代价低，外观形态好。颈胸部烫伤后易引起瘢痕挛缩畸形及功能障碍，治疗应解除颈部的畸形，使之活动自如，并恢复正常的轮廓和外形。应用扩张器治疗可以确保正常皮肤覆盖创面，既可防止挛缩畸形的复发，又能使皮肤随小儿的生长发育而延展生长。胸腹部瘢痕、肿瘤及器官缺损等常采用皮肤软组织扩张技术修复邻近组织缺损。如果瘢痕面积大，可利用的正常皮肤组织就比较匮乏；对于女性患者来说，还有乳房这一重要的美学器官的存在，限制了组织扩张术的应用。

经过长期大量手术经验的积累，整形外科逐渐形成了扩张器使用的一般原则。在扩张区域的选择上，优先选择与欲修复部位的皮肤软组织色泽、质地、毛发分布最相近的部位，如选择颞顶部有发区作为修复头顶部秃发的扩张区，额面部的病损可选择颊部、下颌缘及颈部或头顶部为扩张区，在肢体、躯干也是首选病变相邻的正常皮肤为供区。只有在病损周围无合适扩张区域时才考虑远位供区扩张，然后通过带蒂或游离皮瓣转移的方式来修复缺损。扩张器应埋置在合适的层次，如头皮扩张时扩张器一般埋置在帽状腱膜深面，面颊部宜在 SMAS 层浅面，颈部位于颈阔肌的浅面或深面，躯干和四肢一般置于深筋膜的深面。

2. 皮肤软组织扩张术在乳房重建中的应用

组织扩张器置入乳房重建是永久性假体置入乳房重建的一种改进形式。组织扩张器实质上是暂时性的可充填的假体。对于术后需行放射治疗的患者，即刻假体置入乳房重建，在患者放射治疗后，假体包膜挛缩的发生率显著提高，大大影响患者重建乳房美容形态及生活质量。因此对于有乳房重建意愿且术后需行放射治疗的患者，可选择即刻组织扩张器置入，待术后化疗及放射治疗完成，胸壁组织恢复良好后，再二期行假体置换术。组织扩张器在延期乳房重建中的作用主要为组织扩张。乳腺癌术后胸壁皮肤及肌肉组织易导致瘢痕形成，特别是放疗后，组织弹性降低，对于对侧乳房体积较大且呈水滴型的患者，直接置入假体重建，术后假体容易移位，且很难形成完美的水滴型乳房形态。此时，最好选择一期置入组织扩张器，定期注水，待皮肤及肌肉得到足够扩张并稳定后，再二期置入假体。其优点是能在注水过程中，根据双侧对称性明确注水量，指导假体体积的准确选择。乳腺癌根治联合游离植皮术后的患者，不仅乳房缺失，且伴有胸壁"补丁样"瘢痕。对此，陈静等报道应用皮瓣二次扩张、乳房假体植入重建乳腺癌根治植皮术后胸壁"补丁样"瘢痕乳房缺损，具体操作为：沿原瘢痕正常皮肤侧边缘切开，在胸大肌后方植入扩张器，术后注水直至皮瓣扩张到可预计修复瘢痕切除后的创面为止，至少维持扩张状态8周以避免扩张皮瓣的过度回缩。置入扩张器2.5个月后切除"补丁样"瘢痕，扩张器放水，皮瓣游离拉拢缝合，术后再次向扩张器内注水。达到与对侧乳房基本对称时（约3.5个月），取出扩张器，植入与注水量相等或略小的水滴型乳房假体，完成乳房整形。对于肿块较大，直接手术需植皮修复创面者，也可在新辅助化疗的同时于乳房周围埋置皮肤软组织扩张器，在不影响治疗的前提下，完成皮肤扩张。在乳腺癌根治术的同时，取出扩张器，利用扩张皮瓣修复创面，术后再于胸大肌下植入扩张器二次扩张皮瓣后，行假体植入乳房重建术。如此，可避免其他修复方法造成的附加损伤、术后胸壁"补丁样"瘢痕等弊端，有效地缩短患者的住院时间，减少手术次数和治疗费用。

3. 皮肤软组织扩张术在耳再造中的应用

扩张器自1984年传入我国之后，国内学者也开始了扩张法耳再造术的研究。完全扩张法耳再造术的临床工作最早由艾玉峰等报道，他总结了1987年1月至1992年10月间35例应用皮肤软组织扩张术进行耳廓再造手术的经验。手术需要在扩张皮瓣表面设计额外的辅助切口，但总体原则仍然是采用扩张皮瓣对软骨支架进行完全覆盖，颅耳沟一次成形而无须在耳后补充植皮。2006年，庄洪兴等报道了皮肤扩张法外耳再造术，他总结了1992年1月至2005年10月间完成的3000余例耳廓再造手术的经验，手术分为三期完成：一期进行扩张器置入；二期采用扩张皮瓣及耳后筋膜瓣"两瓣"共同覆盖软骨支架，耳后补充植皮形成颅耳沟；三期手术对再造耳廓进行耳屏、耳甲腔成形等细节修整。该术式在效果及数量上可媲美当时任何的术式及报道，成为耳再造领域的主流术式之一。此后的临床经验总结，在鲁开化2007年主编的《新编皮肤软组织扩张器》相关章节中进行了详细描述。2016年，王璐等对预扩张技术的改良进行了报道。此后，杨巧等分别在2014年及2017年报道了采用单瓣法、全扩张法进行耳廓再造的经验，并提出了针对耳后皮肤条件不同患者的术式选择方案。2019年，董立维等分别报道了完全扩张法耳再造术软骨支架塑形及残耳组织应用的问题。部分扩张法耳再造术的临床研究及报道更为丰富。在此基础上，许多研究者进行了系列研究和改进，并进行了相关报道。

经过40余年的发展，皮肤软组织扩张术如今在烧伤整形外科的应用范围已非常广泛，且应用范围仍在不断拓宽之中，并发症发生率也在不断降低，经验更趋于成熟，已成为烧伤整形外科一项常规手术技术，是烧伤整形医师必须学习和掌握的技术。

（二）临床优势

1. 术中出血少，手术时间短

扩张术一期扩张器置入采用肿胀液技术方式，术中剥离层次清楚，容易操作。手术过程中出血量较少，几乎不出现术中及术后血红蛋白（Hb）水平下降的情况，无须备血及输血（指浓缩红细胞）。扩张器置入术的手术时间主要取决于剥离囊腔的效率，经验而言，一般放置一个扩张器患者手术时间通常不超过 30 分钟，通常放置两个扩张器手术在 1 小时内结束。

2. 操作简易，适用范围广

扩张器置入术操作简单，不需要高超的手术技巧；扩张器置入术适用于全身所有部位，尤其适用于头面颈、躯干、四肢。

四、扩张术的系统介绍

（一）适应证

自 1976 年 Radovan 发明可控式扩张器以来，皮肤扩张术已被广泛应用于临床，适应证有：片状的瘢痕性秃发及头皮部分缺损或部分颅骨外露，面颈部瘢痕（包括增生及挛缩），体表良恶性肿瘤（巨痣、血管瘤、神经纤维瘤、基底细胞癌、鳞癌等）及文身，器官再造术（耳、鼻、阴囊、乳房、拇指再造），身体各部的瘢痕、皮肤缺损、骨外露及深部需要修复重建者，供皮区的扩张与皮瓣的预制，等等。

1. 皮肤软组织扩张术修复头部瘢痕性秃发

头皮深度烧伤、感染、外伤等致毛囊损伤的因素，均可造成头皮瘢痕性秃发。瘢痕性秃发患者易产生自卑心理而难以融入社会。当秃发面积较大而无法采取局部皮瓣转移修复治疗时，即便采用毛发种植方法，也会表现为毛发稀疏。秃发区因瘢痕部位感染、破溃并反复发作，可致瘢痕癌。瘢痕性秃发的治疗方法包括毛发种植法，其主要用于散在小面积秃发区。由于瘢痕性秃发区瘢痕组织血运较差，毛发种植成活率较低，故术后毛发稀疏，效果差。但对于老年患者、原有基础疾病及对术后效果期望值不高的大面积瘢痕性秃发患者，也可适当选择毛发移植。小面积秃发可采取切除或分次切除缝合法；稍大面积秃发可行瘢痕切除后，采用局部带毛发皮瓣转移修复；对于大面积瘢痕性秃发的处理，则较为困难。皮肤软组织扩张器最早被应用于瘢痕性秃发的治疗，切除无毛发生长的瘢痕区后，用瘢痕周围扩张出的正常的带毛发的皮肤来修复切除继发的组织缺损，通过瘢痕周围毛发的再分布来实现秃发的治疗。扩张术是头部瘢痕性秃发理想术式，可实现修复后的头皮均长有毛发，并且瘢痕在毛发的遮挡下基本无从发现（图 11-1）。

2. 皮肤软组织扩张术修复颅骨成形术后钛网外露

钛网外露是颅骨成形术后严重并发症之一，一旦钛网外露，极易发生感染，治疗比较棘手，若处置不当易导致成形术失败。因此，积极预防颅骨成形术后钛网外露和选择正确的钛网外露处置方案具有重要意义。大部分钛网外露患者容易出现钛网下感染，治疗中往往需要及时取出钛网，待创面愈合后再次行钛网植入，反复手术及其医疗费用给患者的生理、心理造成严重的干扰和负担。应用扩张器扩张皮瓣修复头皮缺损伴钛网外露创面患者并保留外露钛网，疗效令人满意（图 11-2）。

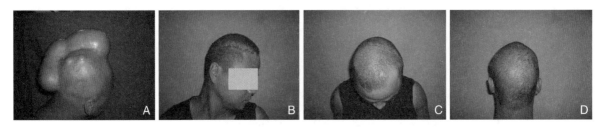

图 11-1　扩张术治疗头部瘢痕性秃发（患者男，28 岁，烧伤后头部瘢痕性秃发）
A. 头部瘢痕性秃发扩张器置入术后；B. 扩张器取出头部右侧位术后 2 周，头部瘢痕性秃发完全切除，头皮
毛发生长良好；C. 术后 2 周头部正位；D. 术后 2 周后侧位

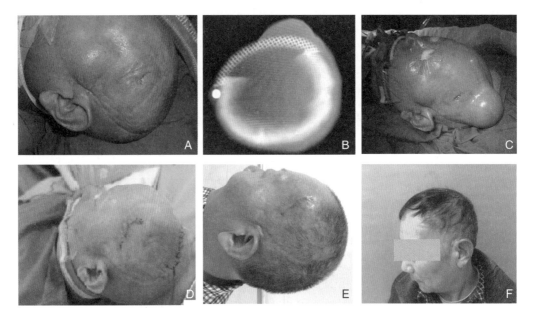

图 11-2　扩张术治疗颅骨成形术后钛网外露（患者男，外伤后颅骨修补术后 2 年，颞部钛网外露 2 月余）
A. 颞部钛网外露 2 月余；B. 扩张器置入后 2 月头部钛网及扩张器 CT 影像；C. 扩张器置入后 2 月；D. 扩张
皮瓣重建头皮外观（术后即刻）；E. 扩张皮瓣重建头皮外观（术后 3 月）；F. 患者术后 12 月侧面观，切
口愈合好，头皮毛发外观满意，术区线状瘢痕，未见钛网外露

3. 皮肤软组织扩张术修复四肢瘢痕

四肢烧伤、烫伤十分常见，如烧烫伤较重或处理不当，极易遗留瘢痕并导致瘢痕挛缩畸形。皮片移植是治疗瘢痕挛缩最简单的方法，但目前存在移植皮片颜色、质地较正常皮肤差，以及取皮部位遗留瘢痕等问题。多年来，由于四肢扩张皮瓣色泽、质地接近术区，同时具有供区损伤小的优点，在四肢小面积瘢痕修复中得到广泛应用且效果较佳（图 11-3）。

（二）禁忌证

皮肤软组织扩张术虽然有比较广泛的适应证，且还在不断地研究与拓宽中，然而也有自身不足，主要是注液扩张周期较长，以及并发症发生率仍较高，因此也有一定的禁忌证。

全身或局部有化脓性感染、皮疹；有出血倾向或凝血机制障碍者；下肢脉管炎、严重的静脉曲张、橡皮肿及恶性患者或病变区超过周径一半以上者。婴幼儿头部或胸部病变放置扩张器后会影响婴幼儿的颅骨和肋骨发育，故放置时应权衡利弊。良性肿瘤范围过广者；肿瘤溃烂疑有恶变者；肿瘤已有转移者。秃发残留的毛发太少，总面积不足 1/3 者；手掌、足底皮肤结构致密坚韧，伸展性差，不能扩张者。

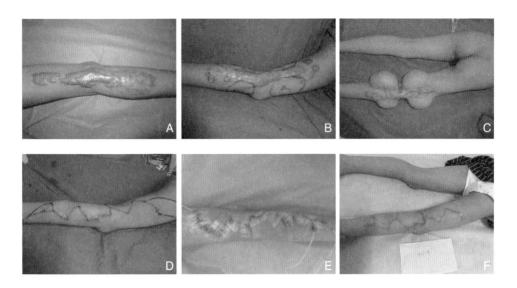

图 11-3 扩张术治疗右下肢增生性瘢痕病例（患儿女，6岁，右下肢烫伤后增生性瘢痕）
A. 右下肢增生性瘢痕术前；B. 右下肢扩张器置入设计情况；C. 右下肢扩张置入术后 3 月余；D. 右下肢瘢痕切除扩张器取出修复即刻；E. 术后 1 周皮缘及皮瓣尖端血运正常；F. 术后 3 月随访，术区切口瘢痕增生不明显

（三）扩张器的类型、结构和理化特性

目前临床上应用的扩张器主要是由硅橡胶材料制成的。

1. 可控扩张器

可控扩张器由扩张囊、注射壶及连接导管三部分组成（图 11-4）。

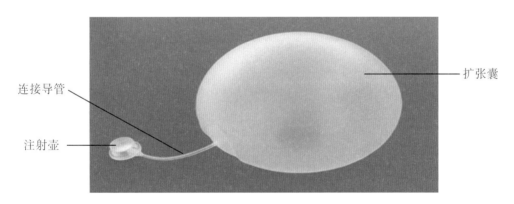

连接导管

注射壶

扩张囊

图 11-4 扩张器的组成

（1）扩张囊 是扩张器的主体，按形状可分为圆形、椭圆形、肾形、半月形、矩形、圆柱形等，有从 10ml 到 800ml 多种不同规格（图 11-5）。

（2）注射壶 直径 1~2cm，基底有金属片以防止穿刺过深或穿破，壶内有特制的单向或双向活瓣，液体注入后能自行关闭，不致从针孔外溢。

（3）连接导管 直径约 3mm，长 5~15cm。

2. 自行膨胀的扩张器

自行膨胀的扩张器是由一种半渗透性硅胶膜制成的密闭囊，内含一定容量的饱和氯化钠溶液，从而导致囊壁内外产生渗透压力差，引起细胞外的液体经过囊壁渗入囊内，使密闭囊逐渐扩张。它的优点是不需要多次注入生理盐水；缺点是膨胀的速度不易控制，且一旦破裂，囊液外溢可导致周围组织坏死。目前应用较少。

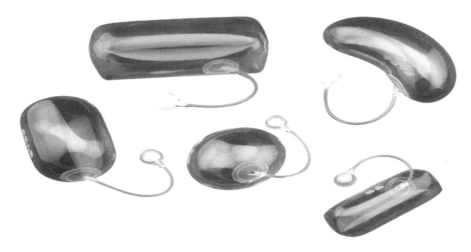

图 11-5　不同规格的扩张器

（四）扩张术操作要点

1. 术前准备

（1）制订完善的治疗计划　了解患者的要求及目的，解释治疗方法及全过程以取得患者的配合。

（2）扩张区域的选择　原则上选择与受区相邻，色泽、质地与受区相近似，供皮区相对隐蔽，便于操作，不损伤重要的组织器官，不影响功能的区域。

（3）扩张器的选择　应根据受区所处的位置，瘢痕及皮肤缺损的范围、面积，以及扩张供区的条件，选择不同型号及容量的扩张器。

（4）扩张器的检查与消毒　消毒前及术中埋植体内以前均应检查扩张器有无破裂及渗漏情况。在埋入体内前可向阀门内注入适量等渗盐水，挤压扩张囊，检查扩张囊及阀门穿刺孔有无渗漏情况，如有渗漏则应予以更换。已包装于双层塑料袋内的扩张器，经过环氧乙烷熏蒸消毒后可保存 3~6 个月，经过（^{60}Co）源照射消毒后可保存 2 年左右。

（5）常规进行术区皮肤准备。

（6）配血　对于小孩或埋置两个以上扩张器，手术区多、范围广，失血较多，应配血备用。

（7）麻醉　儿童及有两个以上扩张区的成人多行全麻，头面部可行神经阻滞加局部浸润麻醉，下肢可行腰麻，上肢可行臂丛麻醉。

（8）抗生素与止血剂的应用　对于有残留创面或慢性炎症患者，应于术前即开始给敏感抗生素；凝血机制较差者，术前予以止血药物。

2. 手术操作步骤

皮肤软组织扩张手术需要分两期进行。一期手术为扩张器埋入，二期手术为扩张器取出及扩张后皮瓣转移和病变部位的修复。两期手术之间为扩张器的注液扩张期。以下以头部瘢痕性秃发为例介绍手术方法。

（1）一期扩张器置入术 在瘢痕组织与周边正常毛发交界处或交界处偏向瘢痕组织1~2cm处设计手术切口；切开至帽状腱膜深层，在帽状腱膜下向毛发区广泛剥离预埋置扩张器的腔隙，腔隙较扩张器周边大0.5~1cm，充分止血。枕部及颞部需在枕肌及颞肌浅面剥离，不易出血。扩张器放置前，注入生理盐水并检查是否有破损，确认完好后置入；扩张器注入量应达额定量的10%~20%，平铺扩张器，防止折叠、成角，注射壶埋置在瘢痕组织内或外置。在距离切口0.5cm处将分离皮瓣与下方组织缝合，再缝合切口，使扩张器与切口分开，降低切口裂开及扩张器外露的概率。切口缝合后，再次注入适量生理盐水，加压包扎，可压迫止血。根据秃发区面积，在其周边放置一个或多个扩张器。

（2）扩张器注水操作 根据切口愈合情况，术后5~8天开始注入生理盐水，每隔3~5天再注射1次，注入量为扩张器容量的10%~20%。注入量应以患者感觉疼痛或头皮发白为度。一般早期注入量较大，后期注入量减少。当注入生理盐水达到预定量后，需继续扩张3~5周，若扩张时间长，则后期皮瓣回缩程度较轻。

（3）二期扩张器取出及皮瓣转移修复术 沿原手术切口切开至帽状腱膜下，取出扩张器。头皮皮瓣转移时，常规应用滑行推进皮瓣及旋转皮瓣，旋转皮瓣多适用于圆形或三角形瘢痕，推进皮瓣多适用于长方形瘢痕。对于不规则形态瘢痕，需分区域设计皮瓣修复。根据需要附加辅助切口，利于扩张皮瓣充分展开，减少"猫耳"形成。在皮瓣内面形成纤维包膜的表面增加松弛切口，利于皮瓣扩展，减少回缩，但无须完全切除纤维包膜，皮瓣形成后，采用推进或旋转皮瓣法修复秃发区。

（五）扩张术的评价与展望

组织扩张技术是整形外科历史上最有创造性的成就，改变了整形外科"拆东墙补西墙"的一贯做法，许多患者得到了前所未有的满意结果。但皮肤软组织扩张术自诞生以来即存在两个主要缺点：一是疗程较长，少则也需两次手术；二是并发症发生率较高。由于这两个问题尚未从根本上获得解决，因此今后尚需继续研究如何尽快获得生物性增殖，充分有效地刺激细胞的有丝分裂增殖，除了持续的压力外，应用各种药物、生长因子等来缩短治疗周期，提高治疗效果。还要注意把预防并发症的发生放在首位，防范于未然。今后在临床应用中要强调个性化的原则，即在掌握扩张术应用各项原则的基础上，依据不同疾病、不同部位、不同年龄、不同要求，在埋置深度、剥离范围、扩张速度、注水间隔时间等方面均有所不同。要依据不同目的，采用不同方法，不能千篇一律。

第二节　病例精析——扩张术在颈胸部瘢痕治疗中的应用

颈部是人体的外露部位，不仅与人体外表的美观有关，还具有运动功能。烧、烫伤造成的颈部瘢痕挛缩畸形不仅导致患者的面部表情、口唇功能异常和颈部活动功能障碍，还严重影响了患者的身心健康。目前，临床上采用游离皮片移植及皮瓣转移修复的成功率较高。游离皮片移植手术的操作方法较简单，易于掌握，对供区损伤较小，且皮片可灵活选择，血供丰富，存活率较高，修复区域的外观不显臃肿。但游离皮片移植后存在色素沉着、皮片弹性较差、皮片挛缩等缺点。皮瓣转移手术虽具有较高的灵活性，且手术操作简便，皮瓣血供丰富，抗感染性强，但缺点也比较明显，如：颈部瘢痕挛缩畸形对皮瓣需求面积较大，往往难以在周围找到合适且足够的供瓣区；皮瓣附带有较多的皮下组织，使修复区显得较臃肿；可能导致供瓣区不能直接缝合甚至引起供瓣区功能障碍及形态畸形。为了获得较理想的效果，临床中选择的供瓣区皮肤应与颈部皮肤的质地、厚度、颜色等相近，即遵循创面覆盖物相似性原则。远位游离皮瓣，皮肤的弹性、色泽、质地均难与颈部周围皮肤匹配，且皮瓣多较臃肿。皮瓣扩张后小血管增生，血管网范围扩大，血液循环增强，组织对缺血耐受性增强，皮瓣成活面积扩大，供区可直接缝合，是一种较好的治疗方法。

病例报告

患者男，36岁，因"火焰烧伤后颈胸部瘢痕挛缩畸形5月余"入院。

检查：颈胸部可见大片不规则瘢痕，色红，伴色素脱失，表面无破溃，瘢痕高出皮面0.5cm，面积约22cm×16cm。瘢痕上界位于下颌角，下界到第二肋水平上方，两侧位于颈部侧方近双耳后。颈胸部瘢痕增生挛缩畸形，颈部后仰活动明显受限（图11-6）。

既往史：体健无特殊。

个人史：无烟酒等不良嗜好。

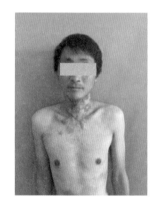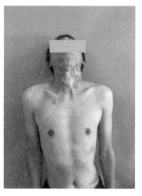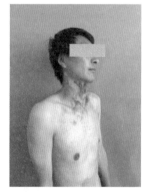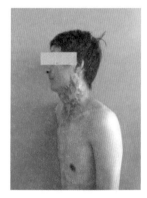

图11-6　颈胸部瘢痕增生挛缩畸形

诊疗经过

1. 一期行胸部扩张器置入术

患者入院后经全科病例讨论，无手术禁忌；在气管插管全麻下行一期胸部扩张器置入术，选择双侧腋前线做3cm左右纵行切口，在胸大肌表面进行剥离。剥离范围：上界至锁骨下，内界至胸骨外侧缘外2~3cm，下界至第4肋间上方。依据预扩张面积大小，分别埋置两个容量为600ml的扩张器。植入术后定期注水，早期2~3天注水1次，后期1周注水1次，注水周期4个月。第一次术中扩张器放置位置设计情况见图11-7。

2. 扩张器扩张满意后，进行二期手术

术前通过透光试验标记优势血管及走行（图 11-8）。术中切除彻底松解面颈部瘢痕，依据缺损面积大小和形状，以及优势血管走行设计皮瓣。术中探查血管发现：右侧胸部扩张皮瓣内胸廓内动脉穿支血管较细，扩张皮瓣以颈横动脉颈段皮支血管为优势血管；左侧胸部扩张皮瓣以胸廓内动脉为优势血管。遂决定行左侧胸三角皮瓣游离移植＋右侧颈横动脉颈段皮支岛状皮瓣转移修复手术（图 11-9）。术后 10 天愈合良好（图 11-10）。

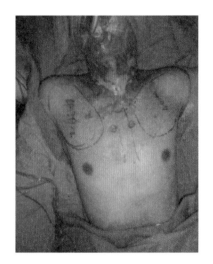

图 11-7　第一次术中扩张器放置位置设计图

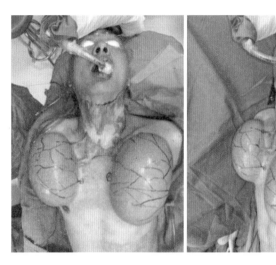

11-8　第二次术前通过透光试验标记优势血管及走行

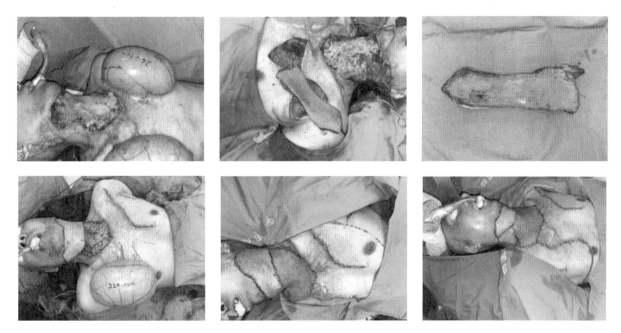

图 11-9　左侧胸三角皮瓣游离移植＋右侧颈横动脉颈段皮支岛状皮瓣转移修复术中

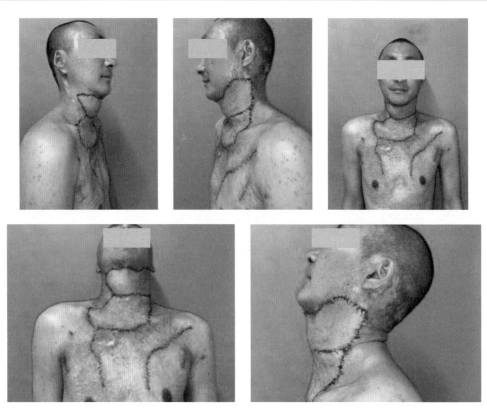

图 11-10　第二次术后 10 天

3. 第二次术后 3 个月

颈部活动自如，颈部优美曲线形成，喉结清晰可见，皮瓣色泽、质地均接近面部正常皮肤，受区瘢痕不明显，供区瘢痕患者可以接受（图 11-11）。

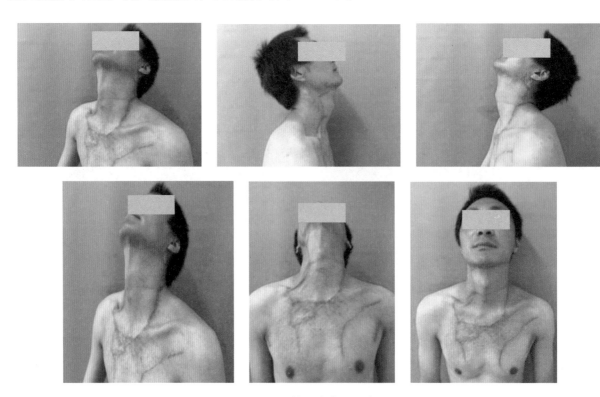

图 11-11　第二次术后 3 个月

诊疗难点

对颈胸部瘢痕增生挛缩畸形患者，扩张游离皮瓣的切取和血管吻合要求术者有过硬的显微外科技术，根据具体修复创面形状大小选择合理的术式尤为重要。

未来需要改进的地方

本例患者的治疗过程中对"胸廓内穿支血管检查评估"的理念贯彻不足，以后对类似病例的处理，需要结合穿支血管造影，了解穿支血管情况，以期编制出更合理的手术设计方案。

体会与总结

头颈部烧伤常会对患者的生活质量及外观造成严重的影响，同时也会对患者的心理造成重大打击。因此，对头颈部烧伤患者实施及时有效的整形治疗就显得极为重要。但诸多的研究显示，对头颈部烧伤患者治疗的常规方法，例如植皮或是药物保守治疗法，效果并不好。临床对于此类患者，常必须投入大量的心理辅导，如：多方面给予宽容，精神上给予支持；生活上给予无微不至的帮助；对焦虑、抑郁过重的患者注意病情保密；对恐惧不安的患者要稳定其情绪；对悲观失望者要给予适宜的开导；帮助患者树立战胜疾病的信心；等等。但这些均不能在根本上改善患者的交际现状。

颈部瘢痕畸形的整复，应结合患者年龄、瘢痕面积、挛缩程度、患者全身皮肤情况综合决策。对于纵行的瘢痕挛缩带，可采取 Z 字成形术等方式修复；但对于瘢痕面积大，需尽快纠正挛缩以避免发育畸形的患者，断层皮片为较好的选择。皮肤扩张邻近皮瓣修复颈部创面，与颈部皮肤质地、颜色相近，美观效果较好，且扩张后的皮瓣面积增大、血运增强，并可减少供瓣区瘢痕的产生。基于以上优点，此种手术方式越来越得到临床医师的认可。另外，为了增强皮瓣血运，提高皮瓣存活率，应用皮瓣延迟术及血管增压术，可显著增加皮瓣的长宽比，为颈部瘢痕畸形的皮瓣修复提供了良好的血运保障。应用扩张后胸三角皮瓣结合扩张岛状皮瓣转移则可扩大修复面积，提高皮瓣的利用率，供区可直接缝合，是一种较好的治疗方法。

本例患者被火焰烧伤后颈胸部瘢痕挛缩畸形，入院后行两次手术治疗：一期行胸部（扩张器置入术，预扩张双侧胸三角皮瓣转移手术），二期行左侧胸三角皮瓣游离移植 + 右侧颈横动脉颈段皮支岛状皮瓣转移修复手术。术后皮瓣成活好，颈胸部功能及外观恢复理想。

第三节　专家点评

专家简介：陶克，空军军医大学第一附属医院（西京医院）烧伤与皮肤外科副主任医师，副教授，硕士生导师，中国老年医学会烧创伤分会副会长，中华医学会烧伤外科学分会委员，中华医学会烧伤外科学分会瘢痕学组副组长，中国医疗保健国际促进会烧伤医学分会常务委员，中国研究型医院学会卫生应急学专业委员会常务委员，《中华烧伤杂志》、《中华卫生应急杂志》（电子版）编委，《中华损伤与修复杂志》（电子版）通讯编委。

面颈部瘢痕"完美修复"的利器——扩张术

烧伤是现代社会最常见的意外伤害之一，国内每年的发病率为0.5%~1%，即每年约有1000万人遭受不同程度烧伤。烧伤对人类健康的危害较大，其中大部分患者在烧伤后均由于瘢痕增生而形成永久性烧伤后遗症。功能部位的瘢痕粘连会造成患者日常生活不便，而外露部位的瘢痕更造成外观畸形，对患者的身心健康造成很大影响。在烧伤患者中，头面颈部由于位置暴露，且常无衣物的覆盖保护，是最常累及的受伤害部位之一。头面颈部烧伤后瘢痕常造成睑外翻、小口畸形、颏颈畸形等功能障碍。针对头面颈部烧伤后大面积软组织的重建，目前存在各式各样的方法。恢复患者头面颈部功能和相对正常的外观，最大限度减少残留的畸形和帮助患者重新融入社会生活，是修复重建外科医生所面临的最大挑战。烧伤后头面颈部重建的主要过程是利用健康的皮肤组织来覆盖损伤的软组织，一般来说不涉及骨骼或软骨。在过去的几百年，修复重建外科医生运用各种技术以达到重建软组织的目的和功能，从最早期的植皮，到皮瓣技术、人工真皮，甚至异体移植等。

头面颈部软组织重建的最常用方法仍为皮瓣修复技术。传统意义上，植皮是烧伤后头面颈部软组织重建的重要方法，特别是在烧伤患者的早期修复中，植皮技术因较为简单成熟，且皮片存活率较高，故应用非常广泛。同时由于头面部是轮廓结构较为多变和突出的部位，皮片较薄，可以更好地塑形，避免臃肿和头面部轮廓特征破坏。但是植皮后引起的由于皮片挛缩、外观及质地差异形成的"补丁"式的结构，对于整形医生和患者来说一直是无法避免的问题。外观的不尽如人意及功能受影响导致很多一期已植皮修复的患者就诊寻求二期修复，以取得更好的美观效果。因此植皮技术现在在二期修复中的应用越来越局限，除了皮肤较为菲薄的地方（眼睑等）或者没有其他方法，通常不会成为整形医师的首选。其他技术方法包括人工合成生物材料等，由于技术尚未完全成熟，应用仍然较为局限。因此，皮瓣技术已成为烧伤后头面颈部软组织修复的首选，并日趋显示出重要性。随着日新月异的概念更新及越来越多的技术革新，皮瓣技术已成为软组织重建的首选。传统意义上，当运用皮瓣技术进行软组织重建时，整形医师有几个方面是需要考虑的：其一，当涉及尺寸较大的皮瓣，血运往往是最需要解决的问题。1973年Mcgregor通过总结解剖和临床工作，确立了轴型皮瓣的概念，使得大尺寸的皮瓣可以通过保留主要血管蒂进行转移，但可以应用的皮瓣较为局限。20世纪80年代，穿支皮瓣的出现，成为皮瓣技术里程碑式的进展。通过找出更细、更表浅、更特异的穿支血管，皮瓣的长宽比不再受限制，并且越来越多的皮瓣可以应用。其二，烧伤的软组织损伤往往面积较大，而周围的软组织往往一同损伤而无法加以利用。而显微外科的发展，使得全身各个部位的皮瓣均可运用于头面部软组织的重建，结合穿支皮瓣的概念，术者对于软组织的覆盖有了更多选择。其三，扩张器的出现又使得皮瓣技术跨入了一个全新的时代。过去，由于头面部烧伤后的创面较大，当选择其他部位的皮瓣去覆盖头面部创面时，供区的覆盖往往运用植皮，造成了"拆东墙补西墙"的结果。

整形外科的一个治疗原则是用功能、质地及颜色相似的皮肤修复皮肤缺损。游离植皮不能保证植皮的颜色、质地与周围皮肤很好地匹配。局部皮瓣虽可以获得良好的效果，但有一定的局限性。如对于大于4cm的皮肤缺损有时很难一期缝合，而伤口张力是导致术后瘢痕增生的主要原因。另外当皮肤缺损位于体表腔孔的游离缘，如位于鼻翼、口唇、眼睑等部位时，直接缝合可能会引起令人难以接受的形态改变。皮肤软组织扩张术较好地解决了这一问题。

　　软组织的扩张本身就存在于生命过程中，它是一种生理现象，如妊娠、肥胖和肿瘤都可使表面皮肤扩张增大。1957 年 Neuman 首先报道了对邻近皮肤组织使用可膨胀气囊扩张进行耳廓部分撕脱伤的修复再造。Radovan（1976）重新启用这项技术用于乳房再造，他设计出临床较为可靠实用的硅胶扩张器，通过将硅胶扩张器置入皮下并注入生理盐水使其膨胀的方法使扩张器表面的皮肤面积相应地增加，取得良好的临床效果。Austad 曾设计出内容高渗盐水的自扩张扩张器，但高渗盐水的渗漏可导致皮肤坏死，后来这一方式甚少采用。在 1979 年美国整形外科医师学会上，Radovan 的皮肤软组织扩张术被正式承认并开始广泛应用。皮肤软组织扩张术对修复皮肤缺损有以下优点：①可使较大的皮肤缺损在无张力或低张力的条件下闭合；②可因扩张过程中皮肤血管数量的增加和管径的扩张而使皮瓣的成活长度增加；③局部扩张皮瓣转移后其质地、颜色、局部的皮肤特性（如毛发）均可与其周围的皮肤相匹配；④手术操作简单，具有可重复性且失败后可再次进行。由于扩张皮瓣有这些显著的优点，近年来软组织扩张术已广泛应用于面颈、躯干和四肢等皮肤缺损的修复，头皮缺损与瘢痕性秃发，乳房再造，以及各种先天及病损畸形，如先天性小耳畸形、鼻缺损、巨痣、并指、脊髓膜膨出等的治疗，还可以用于游离皮瓣的预扩张，预构扩张皮瓣。

　　皮瓣扩张后小血管增生，血管网范围扩大，血液循环增强，组织对缺血耐受性增强，皮瓣成活面积扩大。特别是轴型血管适当扩张后能保持通畅，无明显组织学变化，允许形成岛状皮瓣或游离皮瓣转移。适当扩张对皮瓣中神经束的延长也是安全的，有利于带神经功能的皮瓣修复。轴型皮瓣扩张后面积增大，有利于增加修复面积和减少供区畸形。另外皮瓣变薄可有利于皮瓣塑形及器官的修复再造，特别适用于年龄小、创面大及供区有限的患者。

　　预构皮瓣是通过移植含知名血管的筋膜瓣，构建轴型皮瓣，使皮瓣不受尺寸和位置的限制。预构扩张皮瓣是将浅表的动静脉血管束移位植入无直接动脉走行的部位预构轴型皮瓣，同时在该皮瓣下放置皮肤软组织扩张器，逐渐充水扩张，以形成扩张变薄的轴型皮瓣。具有血液循环好、皮瓣薄、皮瓣转移后无臃肿、增加预构皮瓣范围、供区可直接缝合不需要植皮等优点。组织扩张与血管植入相结合，提高了预构的效果，预构扩张皮瓣主动增加皮瓣血流量，以达到应用新的血供系统供应皮瓣的目的，为修复重建组织器官的缺损提供了一种新的方法，在临床上有广泛的应用前景。

　　经过 40 余年的发展，皮肤软组织扩张术适应证不断拓宽，治疗经验不断成熟，并发症不断减少，极大地推动了修复重建领域的发展。扩张术与日益涌现的新技术结合运用，展现出新的活力。穿支皮瓣的理念将整形外科引领至皮瓣精细化、微创化的时代。自 2003 年"根特"共识发表以来，穿支皮瓣发展迅速，新型穿支皮瓣层出不穷。皮肤软组织扩张术可显著增加穿支皮瓣面积，皮瓣的预扩张相当于一次延迟手术，使皮瓣的血供更加充足，且扩张后的皮瓣更薄，供区可直接缝合。已经有越来越多的报道将穿支皮瓣与组织扩张术结合起来，取得了功能及美观并举的效果。相较于大部分传统整形外科技术的"拆东墙补西墙"，皮肤软组织扩张术被称为在体的组织再生技术，可谓是"扩东墙补西墙"。而组织工程技术则代表了未来组织移植领域的新方向，通过扩张皮瓣与组织工程软骨联合的耳再造术已经成功应用于临床。期待皮肤软组织扩张术与更多的新技术结合，以给患者带来更好的预后。

参考文献

[1] 鲁开化, 艾玉峰, 郭树忠. 新编皮肤软组织扩张术 [M]. 上海: 第二军医大学出版社, 2007.

[2] 鲁开化, 艾玉峰, 郭树忠, 等. 皮肤扩张术在整形外科应用的经验 [J]. 中华整形烧伤外科杂志, 1996, 12(1): 60-61.

[3] MORRISON KA, ASCHERMAN BM, ASCHERMAN JA. Evolving approaches to tissue expander design and application[J]. Plast Reconstr Surg, 2017, 140(5S): S23-S29.

[4] REINARD KA, ZAKARIA HM, QATANANI A, et al. Preoperative external tissue expansion for complex cranial reconstructions[J]. J Neurosurg, 2016, 125(4): 861-868.

[5] KHOURI RK, SCHLENZ I, MURPHY BJ, et al. Nonsurgical breast enlargement using an external soft-tissue expansion system[J]. Plast Reconstr Surg, 2000, 105(7): 2500-2512.

[6] 张涤生, 金一涛. 皮肤软组织扩张术应用于烧伤晚期整复: 附 10 例报告 [J]. 中华整形烧伤外科杂志, 1985(4): 241-243.

[7] 鲁开化, 艾玉峰, 罗锦辉, 等. 皮肤软组织扩张术的适应证与并发症: 临床应用 100 例分析 [J]. 修复重建外科杂志, 1988, 2(3): 43-45.

[8] RAZZAK MA, HOSSAIN MS, RADZI ZB, et al. Cellular and molecular responses to mechanical expansion of tissue[J]. Front Physiol, 2016, 7: 540.

[9] 刘新海, 章庆国, 全玉竹, 等. 双侧先天性小耳畸形的耳廓再造术 [J]. 中国美容医学, 2009, 18(2): 182-184.

[10] JOAO M EDEIROS, TAVARES FILHO, MANOEL BELERIQUE, et al. Tissue expansion in burn sequelae repair[J]. Burns, 2007, 33(7): 246-251.

[11] 陈静, 张晨芳, 梁祎诺, 等. 皮瓣二次扩张、乳房假体植入重建乳腺癌根治植皮术后胸壁"补丁样"瘢痕乳房缺损 [J]. 中国肿瘤外科杂志, 2012, 4(4): 200-202.

[12] 艾玉峰, 鲁开化, 郭树忠. 皮肤软组织扩张术用于耳廓再造的经验教训 [J]. 实用美容整形外科, 1993, 4(2): 65-67.

[13] 庄洪兴, 蒋海越, 潘博, 等. 先天性小耳畸形的皮肤软组织扩张器法外耳再造术 [J]. 中华整形外科杂志, 2006, 22(4): 286-289.

[14] 何乐人, 杨庆华, 蒋海越, 等. 小耳畸形八大处法耳廓再造术——团队 10 年经验 [J]. 中华整形外科杂志, 2017, 33(Z1): 28-33.

[15] 王璐, 董立维, 郭树忠, 等. 扩张法耳再造术预扩张方法探讨 [J]. 中国美容整形外科杂志, 2016, 27(4): 206-208.

[16] 杨巧, 章庆国, 谢洋春, 等. "单瓣扩张法" 耳郭再造术的临床应用 [J]. 中国美容整形外科杂志, 2014, 25(8): 451-455.

[17] 杨巧, 章庆国. "全扩张法" 耳廓再造术的临床应用及适应证的探讨 [J]. 中华耳科学杂志, 2017, 15(3): 301-305.

[18] LIANG E S, TIPPER G, HUNT L, et al. Cranioplasty outcomes and associated complications: A single-center observational study[J]. Br J Neurosurg, 2016, 30(1): 122-127.

[19] SAHOO N K, TOMAR K, THAKRAL A, et al. Complications of Cranioplasty[J]. J Craniofac Surg, 2018, 29(5): 1344-1348.

游离皮瓣技术在糖尿病足治疗中的应用

扫码获取教学PPT

聂开瑜　魏在荣　王达利

第一节　游离皮瓣治疗糖尿病足概述

一、游离皮瓣治疗糖尿病足技术的理论基础和研究进展

糖尿病足溃疡（diabetic foot ulcers，DFUs）是由不同程度的周围神经病变、血管病变和继发感染引起的，常常会导致严重的脓毒血症甚至截肢。研究显示：DFUs及其并发症是糖尿病患者死亡的重要原因。流行病学研究显示，大约四分之一的糖尿病患者会出现足溃疡，而全世界每30秒就会进行与糖尿病相关的截肢手术。一旦截肢，2年内对侧肢体第二次截肢的发生率接近50%。约三分之二的患有浅表的早发性溃疡的DFUs患者可通过保守方法（例如利用多种创面敷料或局部使用自体血小板）而达到愈合。然而，三分之一的患者无法治愈，这就需要对这些复杂创面进行清创，这不可避免地会导致骨骼或肌腱暴露，同时也导致这些患者截肢风险大大增加。截肢与生活质量下降有关，且截肢后DFUs患者5年生存率降低。在只有传统技术而没有进一步皮瓣覆盖的条件下，要挽救有大量组织缺损和暴露的关节、肌腱或骨骼的肢体是很困难的。

针对糖尿病患者的足部和小腿等临近部位常合并有骨骼、肌腱及关节暴露的小面积创面，局部肌瓣和其他类型的皮瓣仍应作为重建的选择。但在大多数情况下，局部带蒂皮瓣一般只适合于较小面积创面的修复，大面积局部皮瓣的切取无疑会进一步加重患肢的损伤，且损伤后供区愈合困难。而游离皮瓣的出现为DFUs等下肢难愈性创面的修复提供了新的选择。显微外科组织移植技术自从20世纪70年代早期被引入临床实践以来，已经成为治疗各种缺损的常用重建方法。随着临床解剖学及显微外科技术的不断发展进步，外科医生们对各部皮瓣的血供进行了深入的研究，使吻合血管的皮瓣供区增加到70多处。因此皮瓣的选择更为灵活方便，可以根据受区的需要，选择较为理想的皮瓣供区。经过多年的临床应用，人们逐渐认识了各部位皮瓣的优缺点，更加谨慎地选择最佳皮瓣的供区，以达到对供区的功能和外观影响小，而受区可获得较好的功能与外观的目的。

游离皮瓣不仅能提供足够面积及不同类型的软组织以覆盖创面，而且其有着更加丰富的血液供应，有利于创面的愈合。采用flow-through吻合血管的游离皮瓣重建术可增加肢体远端灌注，

覆盖危重肢体缺血和糖尿病足感染引起的主要组织缺损，这种治疗方法在过去10年中较为常见。同时根据DFUs缺损的特点，可灵活切取带肌肉、骨骼等组织的复合组织皮瓣进行修复，达到修复效果。研究表明，游离皮瓣移植可提高DFUs患者的保肢率及改善远期预后。

然而，因多数糖尿病足溃疡患者多合并不同程度的动脉粥样硬化，可能出现受区血管泵血功能欠佳，且多合并动脉内膜剥脱等情况，导致游离皮瓣手术难度及风险增加。因此，既往针对DFUs患者很少选择游离皮瓣进行修复。可通过术前采用超声多普勒测量受区血管峰值血流速度（peak blood flow velocity，PBFV）评估受区动脉泵血功能，若PBFV大于40cm/s，结合娴熟的显微血管吻合技术，游离皮瓣修复DFUs完全能取得成功。

肌皮瓣和筋膜皮瓣可提供强大的血液供应和足够的软组织覆盖率。同时，技术上的改进和术后监测已使显微外科手术的整体效果得到改善，并发症的发生率降低。总的来说，应用游离皮瓣修复DFUs创面的优点有3个：①为缺血区提供补充血流；②在静脉功能不全区域协助静脉引流；③诱导毛细血管网的形成。游离皮瓣组织能提供血管化良好的组织来滋养缺血区，增强侧支循环灌注，而不影响远端血流，从而促进糖尿病足等难愈性创面的愈合。尤其是对常规治疗无效且常常导致截肢的大型糖尿病足创面，用游离皮瓣技术可以成功治疗。

当然，与局部皮瓣转移修复一样，游离皮瓣修复DFUs也会出现窦道、皮瓣感染、伤口裂开、血肿、坏死等并发症。除此之外，游离皮瓣还存在吻合血管栓塞等风险。因此，外科医生在进行游离皮瓣移植时必须仔细考虑受区血管的选择和吻合技术，以避免牺牲下肢主要血管而导致肢体缺血加重。研究表明，在使用游离皮瓣移植修复糖尿病足创面时，通过端-侧吻合技术可维持远端灌注，同时可减少术后伤口并发症。端-侧吻合技术理论上的优点是不需要牺牲足部的主要血管，同时可以降低血管痉挛的风险。一项荟萃分析表明，DFUs患者的下肢游离皮瓣成功率为92%，28个月随访期的保肢率为83.4%。事实证明，尽管游离组织瓣移植存在上述风险或并发症，其仍然是治疗DFUs创面的重要选择之一。同时，游离皮瓣移植对糖尿病足患者不但可修复其创面实现保肢，更重要的是可提高糖尿病足患者的5年生存率。

二、游离皮瓣治疗糖尿病足技术的应用现状和临床优势

（一）应用现状

1985年，Briggs等首次提出了远端血运重建和微血管游离组织移植用于严重缺血的下肢糖尿病足感染创面保肢的概念。Oishi和Karp等报道了将游离皮瓣移植用于广泛的糖尿病足下肢组织缺损，包括在负重区域使用游离皮瓣的病例，并获得了较高的保肢率。Drazan等提出了"营养皮瓣"的概念，以进一步确定游离组织移植在糖尿病足危重患者保肢中的作用。由于糖尿病患者传统上被认为不适合显微手术游离组织移植，目前国内关于使用游离皮瓣治疗糖尿病足方面的认可度不高。《糖尿病足合并难愈性创面外科治疗全国专家共识（2020版）》提出：因糖尿病足溃疡患者多为双下肢同步发生血管缺血性病变，故不推荐皮瓣移植手术，以避免出现皮瓣修复失败甚至供瓣区愈合不良。但国内也报道了不少成功案例，如王建红等报道了采用吻合股外侧神经的游离股前外侧穿支皮瓣修复16例糖尿病足溃疡，获得良好效果。游离皮瓣移植技术治疗糖尿病足创面在国内仍需大力推广。

（二）临床优势

1. 手术方式灵活

游离皮瓣移植修复糖尿病足的特点是血运重建（即血管成形术、支架置入术或搭桥术）、是否在皮瓣覆盖前或覆盖时进行血运重建、皮瓣类别（肌肉皮瓣与筋膜皮瓣）、特定皮瓣类型、皮瓣大小、血管大小、血管吻合类型（端－侧吻合与端－端吻合）、皮瓣血管和受区血管的匹配，以及吻合静脉的数量等，都可以根据受区创面及血管条件进行灵活选择和设计。游离皮瓣移植在实现糖尿病足创面修复的同时，将对供区的功能和外观的影响降到最小。

2. 增加受区血流灌注，促进创面愈合

游离皮瓣移植技术能为糖尿病足创面提供血管化良好的组织来滋养创面，增强侧支循环，同时能在静脉功能不全区域协助静脉回流。将灌注良好的皮瓣游离移植到缺损处可提供体液和细胞防御机制，并可用于成功控制感染的抗菌剂。将灌注良好的皮瓣嵌入缺血床对整个足部有额外的有益效果。缺血肢体持续的缺血刺激促进了皮瓣中"新"血管的生长，在皮瓣插入后数周内与自然循环形成吻合，从而产生肢体的"间接血运重建"。此外，在能够获得良好血流的水平上进行微血管吻合，无论是通过长血管蒂皮瓣，还是通过周围血管的血运重建，或者通过旁路移植术，游离皮瓣都可以向血运重建的区域延伸。在促进糖尿病足创面愈合的同时，还能达到保肢的目的，并且可提高糖尿病足患者的 5 年生存率。

三、游离皮瓣治疗糖尿病足技术的系统介绍

（一）适应证

血糖控制在正常范围（空腹血糖控制在 7.5~8mmol/L，餐后 2 小时血糖控制在 8~9mmol/L），感染控制良好，经彻底清创，创面床新鲜，术前采用超声多普勒测量受区血管峰值血流速度（PBFV）大于 40cm/s。所有准备行游离皮瓣移植修复的糖尿病足患者，术前需常规行 CTA 或 DSA，以评估下肢主要血管是否完整及通畅情况，这可反映术前下肢的实际血流情况。

（二）禁忌证

糖尿病肾病终末期是游离皮瓣移植的禁忌证。慢性肾衰竭患者经常接受透析者，有全身容量控制不良的风险，慎行游离皮瓣。患者服用免疫抑制剂可能会增加感染的风险，慎行游离皮瓣。

（三）游离皮瓣治疗糖尿病足技术的操作要点

1. 手术时机

在调整好血糖、血脂、血压，改善微循环、营养神经和控制感染的基础上，患者还须严格戒烟，加强营养及下肢功能锻炼。手术治疗总的原则是在上述内科治疗基础上，将感染性创面变为相对清洁的创面，将慢性创面变成急性创面，从而有助于创面床的准备，为后续进行游离皮瓣移植奠定基础。

清创术是糖尿病足治疗的关键一环，可将慢性创面变为急性创面，及时有效地清除感染及坏死组织，有助于感染的控制，并加快肉芽组织的生长和创面的愈合。对于糖尿病足溃疡的清创，现在多采用"蚕食"清创的方法，即分次清创，目的在于清除坏死组织的同时，避免过度清创而

伤及正常组织、神经及血管。清创术可通过清除坏死的碎片、衰老的细胞、感染的组织和可能损害愈合的生物膜来改变伤口的环境。同时，清创可以把一个停滞的、慢性的溃疡转变成一个更有生物活性的急性伤口，逐步缩小创面。在此基础上增加其他治疗，比如负压创面治疗技术、抗生素骨水泥等，这些技术可在清创的基础上单独应用，也可相互叠加，能缩短治疗时间，提高治疗效率，为游离皮瓣转移修复提供良好的创面床准备。除了传统的外科手术清创外，临床上也出现了一些新型的清创技术，如化学清创、超声清创、生物清创等。这些技术各有优缺点，应根据不同的溃疡创面选择合适的清创方法，以保证最佳的治疗效果。

2. 术前准备

糖尿病足的外科治疗首先应建立在综合内科治疗的基础之上，包括：控制血压，调节血糖和血脂，抗感染，改善循环，营养神经，纠正贫血和低蛋白血症，以及改善营养等全身支持治疗。可根据患者情况决定是否安装胰岛素泵，血糖水平控制在 6~8mmol/L。

患者需按照气管插管全麻手术，常规术前准备。糖尿病足患者大多合并周围血管病变，主要表现为管壁斑块形成、硬化和狭窄。术前经 CTA 评估下肢血管状况，若存在血管病变，需请血管外科医生评估是否需行血管介入治疗，包括经皮血管腔内球囊成形术、支架植入成形术、经皮血管腔内溶栓术、内膜下成形术、切割球囊成形术、斑块旋切术、超声消融术和激光辅助血管成形术等。

术前创面需按时换药，放置抗生素骨水泥或负压吸引装置，有效控制创面感染。

术前需常规采用超声多普勒测量受区血管峰值血流速度。拟选用受体动脉血流峰值速度在 40cm/s 以上时，可选择行游离皮瓣移植；动脉血流峰值速度在 20~40cm/s 时，应慎用游离皮瓣；动脉血流峰值速度低于 20cm/s 时，术后游离皮瓣几无存活可能，需根据创面情况选用其他修复方法。

备红细胞，蛋白低者还需备血浆或白蛋白。需经验性应用针对体表细菌的抗生素，术后通常继续应用 3~5 天，根据患者体温、创面渗液情况及血液内感染性指标调整或停用抗生素。

3. 手术操作步骤

（1）麻醉满意后，所有待术创面区域常规消毒、铺巾、铺单。患侧肢体常规使用止血带。手术分两组进行。

（2）一组根据患肢创面大小及缺损特点，选择合适供区及皮瓣类型，确定是否需携带肌肉或筋膜。在选取的供区内采用便携式超声多普勒血流探测仪探查穿支分布情况。根据受区缺损面积、形状及供区穿支分布情况，选择可靠的穿支，根据点、线、面原则设计皮瓣。对创面较宽或较长者，可设计穿支分叶皮瓣。

（3）按术前设计切开皮瓣一侧，从筋膜表面逐渐向另一侧掀起，观察穿支出肌点位置，验证术前检测结果，同时观察穿支血管皮内段走行方向、入皮点位置，并测量穿支血管皮内段的长度及穿支出肌点的外径。随后，切开皮瓣其他几侧后继续探查，在肌肉或肌间隔内解剖穿支血管，找到并解剖主干血管。

（4）另一组对创面进行清创，清除创面坏死组织及分泌物，予 3% 双氧水、生理盐水及 0.05% 碘伏反复冲洗创面。同时探查受区血管，解剖受区血管，观察血管管壁有无钙化，松止血带，观察动脉搏动情况。

（5）根据受区血管与创面位置，解剖分离合适长度的皮瓣血管蒂，皮瓣断蒂后转移至受区，丝线缝合固定皮瓣。手术显微镜下修剪皮瓣及受区血管外膜，根据术中情况选择行端 – 端或端 – 侧吻合，剪开受区血管，观察动脉喷血情况，以及管腔与内膜情况。选择合适的血管缝线吻合血管，吻合后检查皮瓣血运，确保血管吻合可靠。皮瓣下方留置皮片引流。

（6）可吸收缝线缝合供区肌肉及筋膜。若供区皮肤能直接缝合，术区需常规摆放引流管，注意皮下减张，减轻术后瘢痕。若不能直接拉拢缝合，则行游离皮片移植修复。

（7）受区予无菌敷料包扎，切忌包扎过紧，尤其是皮瓣蒂部，以免造成蒂部卡压，影响皮瓣血运。敷料要预留窗口，以便于随时观察皮瓣血运。关节部位游离皮瓣术后需使用石膏或支具外固定制动。

（8）术后病房室温维持在 25℃左右，皮瓣予灯烤保暖（100W 白炽灯，距离皮瓣 40cm），持续低流量吸氧，常规三抗（抗感染、抗血管痉挛、抗血小板聚集）。观察术区敷料渗湿情况，通常于术后 72 小时后，可首次更换敷料。术后 7~10 天，皮瓣血运趋于稳定。

（四）游离皮瓣治疗糖尿病足技术的评价与展望

游离皮瓣移植技术是治疗糖尿病足较好的选择之一，可获得较高的成功率及保肢率。尤其是针对较大的创面且合并关节、骨骼等外露需要进行保肢的患者，游离皮瓣移植无疑是最好的选择。糖尿病足溃疡患者常合并受区血管病变、潜在的慢性感染和其他严重的合并症，为修复重建外科医生造成了一个潜在的不利环境。而其治疗常需多学科团队进行密切协作，即需要内分泌科、烧伤整形外科、显微外科、骨科、影像科、介入科、营养科等多学科反复会诊进行诊治。在内科治疗控制好基础疾病的同时，要积极进行创面清创、换药、负压封闭引流或使用抗生素骨水泥覆盖引流术，尽早控制创面感染，准备创面床，为游离皮瓣移植创造更好条件。多学科协作模式让糖尿病足创面修复变得不再困难，即使伴有血管病变，也可进行有效的修复，大大提高了医疗服务效率，缩短了住院周期。

第二节　病例精析——游离皮瓣技术在糖尿病足毁损性创面修复中的应用

病例报告

患者男，58 岁，因"多饮、多食、多尿、消瘦 10 年，截趾术后创面未愈 10 余天"入院。2 年前发现右足第 4、5 足趾鸡眼形成，一直未引起重视，1 月前发现鸡眼处皮肤破溃，自行涂药未见好转，破溃处皮肤溃烂逐渐加重，遂就诊于当地县人民医院，诊断糖尿病足。给予胰岛素注射降血糖治疗，同时给予第 4、5 足趾截趾术。术后伤口一直未愈且伤口周围皮肤软组织坏死范围逐渐扩大，为进一步诊治来就诊我院，门诊以"糖尿病足"收入我科。

查体：右足背外侧至足底见大小约 17cm×10cm 皮肤软组织缺损，第 4、5 足趾缺失，第 5 跖骨缺失，第 4 跖骨发黑坏死，部分肌腱外露，足底腔隙通向右足背内侧缘，足内侧见大小约

5cm×2cm 皮肤缺损，未见明显分泌物，创缘周围组织瘢痕化，周围皮肤色素沉着，从踝关节以远感觉减退，足背动脉能触及搏动，但较左侧弱。左足皮肤完整，未见溃疡，各关节活动正常；双足自踝关节以远皮肤感觉减退，其中右足明显。

既往史：发现血糖高，外院诊断糖尿病 10 余年，未进行正规治疗。20 余年左膝关节外伤史，具体不详，目前左膝关节屈曲稍受限。

个人史：抽烟 30 余年，每日 1 包；偶有饮酒。

诊疗经过

1. 入院第 1 天

完善各项常规术前检查及检验，同时因患肢感染严重，予完善足平片及足部 MRI 等，以评估足部软组织及骨骼感染情况。结果显示：右足软组织肿胀，第 4 跖骨骨髓炎，第 3 跖骨骨髓水肿。团队血管外科医师行双下肢动脉血管造影，结果显示：双下肢动脉通畅，未见明显狭窄或堵塞。患者入院后即予每天规律监测 7 次指末血糖，包括三餐前、三餐后及睡前。取创面分泌物送菌培养 + 药敏，以指导后续抗感染治疗，患肢予换药、通畅引流。

2. 入院第 2 天

患者血糖水平在 9~18.5mmol/L 波动，请内分泌科医师协助调整胰岛素使用，同时予安装胰岛素泵持续控制血糖，血糖控制良好（空腹血糖控制在 7.5~8.0mmol/L，餐后 2 小时血糖控制在 8.0~9.0mmol/L）。

3. 入院第 3 天

术前准备已完善；予右足创面扩创 + 抗生素骨水泥填充 + 负压密封引流术。术后给予 0.9% 氯化钠 100ml+ 头孢唑林钠 2g（每日 2 次）抗感染，甲钴胺及维生素 B₁ 口服营养神经等治疗。

4. 入院第 4 天

创面分泌物涂片提示多种细菌生长，继续 0.9% 氯化钠 100ml+ 头孢唑林钠 2g（每日 2 次）抗感染，甲钴胺及维生素 B₁ 口服营养神经等治疗，持续负压冲洗引流。

5. 入院第 5 天

训练膀胱后拔除尿管，继续抗炎、营养神经等补液治疗，VSD 负压有效冲洗引流。

6. 入院第 9 天

患肢感染控制良好，复查血象及 CRP 较术前明显降低（术前 CRP 值为 145mg/L，术后第 6 天降至 58mg/L），完善各项术前准备后行手术修复，去除右足创面负压装置，取出填塞于创面的骨水泥，清洗创面，发现无明显分泌物，创面肉芽新鲜。根据创面情况，设计并切取左侧旋股外侧动脉降支穿支分叶嵌合股外侧肌肌瓣修复右足创面。由于第 4 跖骨和第 4 足趾术前已感染，因此在术前已将其去除。游离肌瓣填充足底腔隙、分叶皮瓣一次性完全覆盖创面。根据术前下肢血管造影结果，术中游离皮瓣动脉血管与胫后动脉血管行端 – 侧吻合，皮瓣一条静脉与胫后动脉伴行静脉行端 – 端吻合，另一条静脉与大隐静脉行端 – 端吻合。术后给予 0.9% 氯化钠注射液 500ml+ 肝素 12 500U 持续静脉输注抗凝，20ml/h、0.9% 氯化钠 100ml+ 头孢唑林钠 2g（每日 2 次）抗感染，0.9% 氯化钠 100ml+ 盐酸罂粟碱 30mg（每 8 小时 1 次）抗血管痉挛，以及补液维持血压和水电解质平衡等治疗。

7. 术后第 15 天

皮瓣血运正常，色泽红润，皮温正常，毛细血管充盈试验 2~3 秒。皮瓣边缘愈合良好、无渗出、无裂开，评估皮瓣血运稳定，顺利出院。

8. 出院后 1 个月

患者用热水浸泡右足时烫伤右足，特别是转移修复的皮瓣，遂就诊于我院门诊。针对烫伤的深度和皮瓣情况评估后，拟前期先在门诊进行定期换药处理，给予生长因子、多黏菌素 B 软膏等换药。4 周后大部分烫伤创面愈合，但足底皮瓣边缘处仍残留一面积约 8cm×2.5cm 的创面不愈，遂再次入院行手术治疗。

9. 再次入院第 1 天

完善各项术前常规检查及检验，监测并请内分泌科会诊协助调控血糖。

10. 再次入院第 2 天

科室进行病例讨论，考虑到创面大小及位置，即不在足底主要负重区域，因此决定行植皮治疗。考虑到创面位于皮瓣边缘、创面基底组织床条件，以及糖尿病患者的特殊性，为增加植皮存活的概率，以及皮片存活后皮下组织的质量和厚度，术前决定在创面基底深面和创面周围进行自体脂肪胶的移植填充。

11. 再次入院第 3 天

做好术前准备后行右足创面扩创 + 自体脂肪移植填充 + 植皮 + 负压引流术。术后行抗炎、抗痉挛、维持水电解质平衡等补液治疗。

12. 再次入院第 15 天

皮片完全存活，出院。

13. 术后半年随访

皮瓣质量良好，未见磨破，恢复少许保护性感觉；原皮瓣边缘植皮区皮片质地良好，无破损，按压可见皮片下一定厚度的皮下组织；左侧大腿皮瓣供区瘢痕无增生，局部皮肤感觉存在；患者双足踝周感觉较治疗前无明显减退，恢复了行走功能（图 12-1）。

诊疗创新点

创面的外科整合治疗技术在糖尿病足创面中的应用：清创术、抗生素骨水泥覆盖术、负压封闭引流术、穿支皮瓣术、换药术、脂肪移植术、植皮术。创新引进交叉边缘学科技术修复糖尿病足创面：抗生素骨水泥技术、脂肪移植技术。应用穿支皮瓣修复糖尿病足毁损性创面。

诊疗难点

第一次住院：糖尿病足巨大创面覆盖及足底腔隙填充，一次手术彻底修复。
第二次住院：糖尿病足皮瓣修复术后烧伤残余创面，一次手术彻底修复。

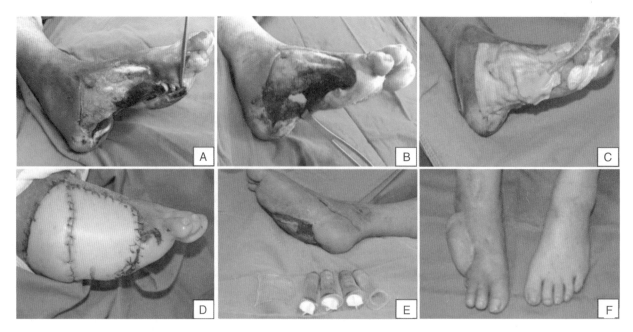

图 12-1 游离皮瓣技术治疗糖尿病足病例

A.第一次手术清创前创面；B.手术清创术后即刻创面；C.右足抗生素骨水泥填充＋负压密封引流术后即刻；D.游离旋股外侧动脉降支穿支分叶嵌合股外侧肌肌瓣修复创面术后 12 天；E.术后 2 个月皮瓣边缘烫伤后创面扩创植皮＋自体脂肪胶的移植填充；F.游离皮瓣修复术后半年，皮瓣存活良好，质量良好

未来需要改进的地方

术后护理、出院宣讲、随访需进一步加强，充分告知患者日常生活中所需注意事项，避免意外伤害发生；如何对感染创面进行精准清创，即在有效清除坏死组织的前提下最大限度地保留有活力的组织；在完成创面修复的基础上，最大限度地恢复功能，即在皮瓣设计或切取的过程中充分考虑创面修复后功能恢复情况，如使用超薄皮瓣修复，避免术后因皮瓣臃肿带来的功能障碍；是否可以结合 3D 打印技术对修复创面进行整体评估进而得到更精准的修复。

创面修复后足底及足后跟感觉的恢复，或可在修复创面的同时最大限度地恢复或重建足底的感觉。

体会与总结

糖尿病足是目前常见的慢性创面之一，截肢率高，寻找保肢并能改善患者功能的方法很有必要。针对保肢治疗，需要综合评估患者情况，在血糖得到有效控制，足底的感觉未完全丧失，足底负重部分存在，以及创面感染得到有效的控制等前提下，如果需要进行游离皮瓣的重建修复，术前血管造影或 CTA 明确血管情况是必要步骤。具体皮瓣的选择也需根据患者的情况不同，个性化选择。对于糖尿病足这种多种原因导致的疾病，需要在特定的时期给予不同的治疗方法，其中较完备且专业技术过硬的创面外科整合治疗团队尤为重要，共同协作才能获得满意的疗效。

第三节　专家点评

专家简介： 魏在荣，遵义医科大学附属医院党委委员，副院长，烧伤整形外科主任，贵州省美容整形医院院长，主任医师，医学博士，硕士生导师，中华医学会手外科学分会委员，中华医学会整形外科学分会委员，中国研究型医院学会理事，中国研究型医院学会创面防治与损伤组织修复专业委员会主任委员，贵州省医学会手外科分会主任委员，贵州省医学会烧伤整形外科分会主任委员，《中国修复重建外科杂志》《中华损伤与修复杂志》《中华显微外科杂志》《中国美容整形外科杂志》编委。

重视游离皮瓣在糖尿病足中的应用

糖尿病足是指糖尿病患者因下肢远端神经异常、血管病变导致的足部感染、溃疡或深层组织破坏。糖尿病足是糖尿病患者中后期的主要并发症之一，19%~34% 的糖尿病患者会发展为糖尿病足溃疡。而只有 2/3 的糖尿病足部溃疡最终会痊愈，多达 28% 的患者可能会进行某种形式的下肢截肢。据估计，世界上每隔 20 秒甚至更短的时间就会有一条下肢因糖尿病而丧失，糖尿病足患者截肢后 5 年病死率高达 70%，超过很多恶性肿瘤。对疾病进行更好的预防和治疗，将可减少约 80% 的截肢率。

治疗糖尿病足溃疡的外科技术方案较多，包括负压封闭引流术、抗生素骨水泥覆盖术、换药技术、植皮术、皮瓣移植术、穿支皮瓣移植技术、超级显微外科技术、血管介入及血管置换技术、激光治疗技术、缝合技术、光纤技术、横向骨搬移技术、脂肪移植技术、干细胞及 PRP/PRF 技术及神经松解术等。如果能够综合运用上述技术，糖尿病足创面修复将变得不再困难，即使伴有血管缺损、神经缺损、皮肤缺损，甚至复合组织缺损，也可进行有效修复。但是上述技术在不同医院往往分布在不同科室，需多学科团队（MDT）参与治疗。由于国内特有的体制，MDT 模式往往很难有效建立，所以糖尿病足溃疡患者治疗周期长、效果不佳。我们成立了糖尿病创面治疗中心，通过内外科合作，以内科治疗为基础、外科为主导的糖尿病足一站式、个体化治疗模式，使患者便捷地获得个体化治疗方案，极大提高了诊疗效果。基于此，我们提出了创面外科整合治疗（Integrated Surgical Wound Treatment, ISWT）模式，该模式是 MDT 模式的升级版，即创面治疗的多种外科技术不是分布在多个学科，而是让一个治疗组或一个学科掌握。原来糖尿病足需要内分泌科、烧伤整形外科、显微外科、骨科、影像科、介入科、营养科等多学科反复会诊才能得以治疗，而 ISWT 模式是把其整合甚至融合到一起，由一个团队掌握治疗，避免了不必要的会诊，以及由于不同学科对疾病认识差异而导致的治疗延误等，取得了良好效果。本章所述病例就是 ISWT 模式治疗糖尿病足溃疡的典型案例，运用了清创术、骨水泥覆盖技术、游离穿支皮瓣技术、脂肪移植技术、PRP 技术、光纤技术、换药术等。细究上述技术，难度较大的是游离穿支皮瓣技术，因为糖尿病足溃疡血管有不同程度损害，这往往是游离皮瓣的相对禁忌。但是严重的糖尿病足溃疡创面要得到有效修复，游离组织瓣覆盖是唯一选择，因此 ISWT 模式治疗糖尿病足溃疡，特别是严重糖尿病足溃疡，是有效的，其中游离组织瓣技术是 ISWT 模式中的核心技术。故我们应重视游离皮瓣技术，并将其更广泛地应用到糖尿病足的治疗中去。

参考文献

[1] CHOU C, CHOU PJ, CHOU YC, et al. Combination of Vascular Intervention Surgery and Free Tissue Transfer for Critical Diabetic Limb Salvage[J]. Annals of Plastic Surgery, 2016, 77(S1): S16-S21.

[2] LEE ZH, DAAR DA, STRANIX JT, et al. Free-flap reconstruction for diabetic lower extremity limb salvage[J]. J Surg Res, 2020, 248: 165-170.

[3] FITZGERALD O'CONNOR EJ, VESELY M, HOLT PJ, et al. A systematic review of free tissue transfer in the management of non-traumatic lower extremity wounds in patients with diabetes[J]. Eur J Vasc Endovasc Surg, 2011, 41(3): 391-399.

[4] OH TS, LEE HS, HONG JP. Diabetic foot reconstruction using free flaps increases the 5-year-survival rate[J]. J Plast Reconstr Aesthet Surg, 2013, 66(2): 243-250.

[5] BRIGGS SE, BANIS JC JR, KAEBNICK H, et al. Distal revascularization and microvascular free tissue transfer: an alternative to amputation in ischemic lesions of the lower extremity[J]. J Vasc Surg, 1985, 2(6): 806-811.

[6] OISHI SN, LEVIN LS, PEDERSON WC. Microsurgical management of extremity wounds in diabetics with peripheral vascular disease[J]. Plast Reconstr Surg, 1993, 92(3): 485-492.

[7] KARP NS, KASABIAN AK, SIEBERT JW, et al. Microvascular free-flap salvage of the diabetic foot: a 5-year experience[J]. Plast Reconstr Surg, 1994, 94(6): 834-840.

[8] DRAZAN L, VESELÝ J, LEUPOLD J, et al. Microsurgery in the diabetic foot [J]. Acta Chir Plast, 2001, 43(1): 11-15.

[9] 郭光华，朱峰，闵定宏，等 . 糖尿病足合并难愈性创面外科治疗全国专家共识 (2020 版)[J]. 中华损伤与修复杂志 : 电子版 , 2020, 15(4): 256-263.

[10] 王建红，陈薇薇，魏鹏，等 . 股前外侧游离穿支皮瓣在糖尿病足溃疡创面修复中的应用 [J]. 现代实用医学 , 2015, 27(2): 151-153.

[11] 中华医学会糖尿病学分会，中华医学会感染病学分会，中华医学会组织修复与再生分会 . 中国糖尿病足防治指南 (2019 版) (Ⅲ) [J]. 中华糖尿病杂志 , 2019, 11(4): 238-247.

[12] JEFFCOATE WJ, CHIPCHASE SY, INCE P, et al. Assessing the outcome of the management of diabetic foot ulcers using ulcer-related an person-related measures[J]. Diabetes Care,2006, 29(8): 1784-1787.

[13] PROMPERS L, SCHAPER N, APELQVIST J, et al. Prediction of outcome in individuals with diabetic foot ulcers: focus on the differences between individuals with and without peripheral arterial disease. The EURODIALE study[J]. Diabetologia, 2008, 51(5): 747-755.

[14] 中华医学会烧伤外科学分会，《中华烧伤杂志》编辑委员会 . 负压封闭引流技术在烧伤外科应用的全国专家共识 (2017 版)[J]. 中华烧伤杂志 , 2017, 33(3): 129-135.

[15] KOSHIMA I, YAMAMOTO T, NARUSHIMA M, et al. Perforator flaps and supermicrosurgery[J]. Clinics in Plastic Surgery, 2010, 37(4): 683-689.

[16] 赵亮，魏在荣，金文虎，等 . 横向骨搬移联合负压封闭引流治疗血栓闭塞性脉管炎的临床效果 [J]. 中华烧伤杂志 , 2018, 34(2)：107-110.

[17] DENG CL, YAO YZ, LIU ZY, et al. Chronic wound treatment with high-density nanofat grafting combined with negative pressure wound therapy[J]. Int J Clin Exp Med, 2019, 12(2): 1402-1411.

[18] 张杰，赵亮，赵冬，等 . 个体化一站式治疗糖尿病足的临床价值 [J]. 中华糖尿病杂志 , 2018, 10(7): 492-496.

[19] 黄广涛，魏在荣 . 慢性创面治疗进展及综合手术创面治疗模式探讨 [J]. 中华烧伤杂志 , 2019, 35(11): 824-827.

[20] 魏在荣，杨成兰，黄广涛 . 糖尿病足外科整合治疗的进展评述 [J]. 中国美容整形外科杂志 , 2020, 31(7): 385-389.

[21] 黄广涛，魏在荣，黄丽，等 . 二纵三横法在胸背动脉穿支皮瓣穿支定位及深度创面修复中的临床应用效果 [J]. 中华烧伤与创面修复杂志 , 2022, 38(2): 165-169.

[22] 蒋玲丽，李海，魏在荣，等 . 股前外侧嵌合穿支皮瓣修复糖尿病足溃疡创面 [J]. 中华显微外科杂志 , 2021, 44(2): 141-145.

扫码获取教学PPT

向胜涛　肖厚安　曹　鹏

第一节　胫骨横向骨搬移技术概述

一、骨搬移技术的概念及原理

骨搬移技术（bone transport）是20世纪70年代俄罗斯骨科医师Ilizarov独创的治疗骨缺损的方法，80年代后逐渐应用于临床。具体方法是通过外固定器对骨缺损的肢体提供支持（固定），然后在骨缺损骨干的上端或下端人为地将正常骨截断，将外固定架上可移动的钢针固定在截断的正常的活性骨块上，按照既定的方向、合适的速度与频率，人为地每天移动（约1mm）截断的骨块，使骨块逐渐向骨缺损的断端靠拢，进而修复骨缺损。这个过程与单纯牵拉（张应力）的骨延长不同，它是牵拉应力（张应力）和压缩应力（压应力）同时作用产生的生物学效应，即：牵拉使部分骨组织延长再生，压缩使骨缺损内的软组织，包括炎性的瘢痕组织等在内的一部分组织凋亡或发生转化，再根据局部组织的功能需求进行再生修复。骨搬移技术的精髓就是"张力-应力法则"。骨搬移是在骨延长技术基础上发展起来的一种治疗方法，而且相当一部分是骨延长的内容，但从治疗目的和适应证等方面比较，骨搬移技术已有长足的发展并具备了鲜明的特点。骨搬移技术主要用于治疗骨缺损，促进组织再生修复，引导骨再生及复合组织形成。骨搬移技术在骨搬移过程中组织修复的特点是"不需要的组织先凋亡或转化后，再开始再生"，其生物学原理是任何组织在慢性张应力和压应力的同时影响下，会发生不需要组织的凋亡或转化，同时需要的组织均表现为极高的再生能力，而且这些组织会按照特定的部位及组织的功能要求再生（又称"哈尔滨现象"）。图13-1为骨搬移原理模式图。

二、骨搬移技术的应用现状

1992年Ilizarov教授提出"组织再生与生物学原理"，并将狗的胫骨部分截断行胫骨横向骨搬移血管再生的动物实验。即将狗的胫骨部分截断，待3天后进行逐渐的横向牵拉，第7天后即观察到有大量的毛细血管网再生。第21天新生血管按照胫骨的功能要求与骨小梁纵向排列，而且新形成的血管上皮腔表面出现了纵皱与环状皱褶。与此同时，还观察到有淋巴毛细血管与皮肤毛细血管的再生形成。

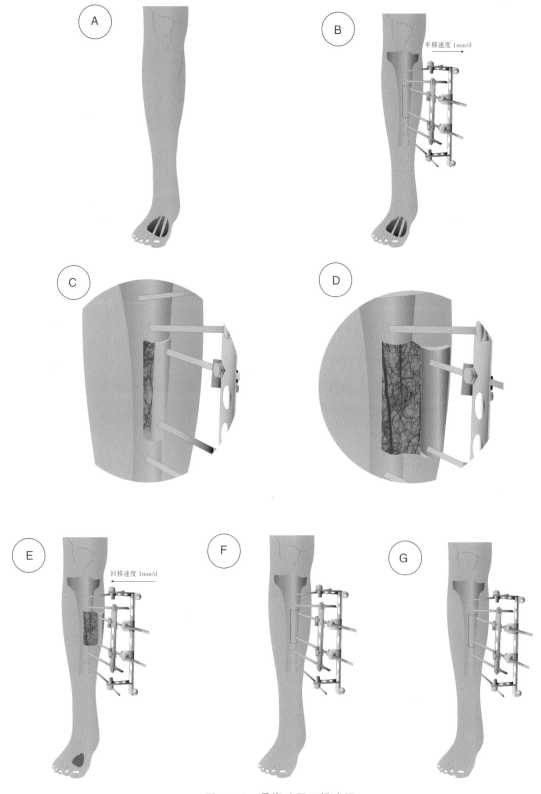

图 13-1 骨搬移原理模式图

A. 糖尿病足创面；B. 骨搬移外架安装及截骨窗；C. 骨搬移开始后骨窗内逐步出现新生毛细血管网；D. 骨搬移 3
周时骨窗内出现大量新生毛细血管网；E. 骨搬移 3 周后逆向搬运复位骨窗、足背创面缩小；F. 骨搬移 6 周后足背
创面愈合良好；G. 骨搬移 10 周左右骨窗、足背创面愈合良好

2000 年我国曲龙教授根据 Ilizarov 的原理，研发了手术器械并将骨搬移血管再生技术应用于临床，首次基于张力 – 应力法则采用胫骨横向骨搬移（tibial transverse transport，TTT），对下肢血栓闭塞性脉管炎进行治疗，取得了意想不到的疗效。2001 年，题为《胫骨横向搬移血管再生术治疗血栓性脉管炎》的论文在《中华医学杂志》上发表。

2002 年陈中伟院士观察了患者的疗效后，建议把"骨搬移血管再生术"更名为"骨搬移微血管网重建技术"。他认为：目前的显微外科技术治疗对象主要是血管外伤和皮瓣转移等，显微镜下吻合血管也主要是在多吻合几根血管及吻合小口径血管上下功夫，不但手术的难度大，而且术者也要经过长期的训练。如果有毛细血管网络的重建方法，显微外科即可从治疗外伤性血管损伤的领域向治疗血管疾病的方向拓展。

2012 年 Yamano 提出以 Ilizarov 血管再生技术为基础的"纤维外科"（nano-surgery）概念。

2017 年花奇凯等报道了 Ilizarov 技术胫骨横向骨搬移术治疗糖尿病足，其效果显著。

骨搬移不仅用于治疗棘手的骨缺损、骨感染、骨不连，还用于治疗膝关节僵直、股骨头坏死、重度膝关节骨性关节炎及人工髋关节置换失败后的关节功能重建（"伊利扎洛夫髋"）、脊柱侧弯等。其应用范围甚至扩展到血管外科（糖尿病足、血栓闭塞性脉管炎、动脉硬化闭塞症等）、神经外科（小头症、脑血栓后遗症等）、脊髓损伤等领域。

目前国内利用该技术的学者也日益增多，已成立了胫骨横向骨搬移的相关学组：2019 年 5 月在北京成立中国医师协会骨折分会骨搬移治疗糖尿病足学组；2019 年 9 月在武汉成立中国中西医结合学会胫骨横向骨搬移治疗糖尿病足及微血管再生专家工作委员会。2020 年，题为《胫骨横向搬移技术治疗糖尿病足的专家共识（2020）》的论文发表于《中国修复重建外科杂志》。

三、骨搬移技术治疗糖尿病足的系统介绍

（一）适应证

1. 符合《中国糖尿病足诊治指南》（2017 版）以及 2007 年糖尿病足国际工作组编写的糖尿病足国际共识提出的糖尿病足诊断标准。

2. 入院后下肢血管 B 超或血管造影检查提示存在血管病变。

3. 糖尿病足 Wagner 分级为Ⅲ、Ⅳ级的。

4. 患肢创面未累及踝关节。

（二）禁忌证

1. 近期存在糖尿病酮症酸中毒、高渗性昏迷等严重糖尿病并发症。

2. 小腿皮肤有破溃感染者。

3. 近期存在急性心脑血管意外疾病，以及严重肝、肾功能不全，不能够耐受手术者。

4. 下肢血管 B 超或血管造影提示腘动脉堵塞者。

5. 有精神疾患、对造影剂过敏、年龄在 70 岁以上者，以及无自知力、缺乏确切表达能力、治疗依从性差的患者。

（三）器械准备

骨科常规器械、克氏针、外固定架系统、摆锯、电钻等。

（四）骨搬移操作要点

1. 术前准备

拟行骨搬移的患者首先应严格糖尿病饮食，按时用药控制血糖，并在内分泌科医师指导下应用胰岛素，将空腹血糖控制在 7.8mmol/L 以下，餐后血糖控制在 10mmol/L 以下。另外视病情需要可进行活血化瘀改善微循环、改善神经组织生长、维持内环境稳定等相关治疗。对创面清创并取分泌物行细菌培养及药敏试验，根据药敏实验结果使用敏感抗生素控制足部感染。定期创面换药处理，必要时还应给予内科营养支持治疗。患者需按照气管插管全麻或者硬膜外麻醉手术常规术前准备。

2. 手术操作步骤

（1）患者麻醉后取仰卧位，足部创面予以无菌皮肤保护膜严密包裹，防止交叉感染。

（2）术中以胫骨中下 1/3 为骨搬移区，在小腿内侧做一长约 12cm 弧形皮肤切口，锐性分离皮下组织至骨膜，再沿胫骨内侧切开骨膜，向胫骨两侧完整剥离骨膜，确定胫骨搬移骨窗的范围并用电刀标记（长 10~12cm，宽 1.8~2cm）。也可以使用改良的骨搬移技术。在骨窗内拧入 2 枚 3mm 搬移外固定针，针距为 5~6cm，用于搬移骨块。用摆锯及骨刀分离骨搬移骨块，制成可活动骨瓣，注意不要损伤髓腔内骨髓；在骨窗近、远端胫骨侧各拧入 2 枚 4mm（或者 5mm）的外固定针，安装并调整胫骨搬移架，拧紧针管夹。透视见外固定架固定稳妥，标记骨搬移方向。

（3）冲洗伤口，创面止血，缝合骨膜，放置引流管，逐层缝合皮下组织及皮肤，敷料包扎。足部创面溃疡合并感染者给予彻底清创，合并使用负压封闭技术；足趾坏死者行截趾术。

3. 术后处理

严格监测并控制血糖；术前合并足部感染者，根据药敏实验结果使用敏感抗生素抗感染治疗；足部创面定期换药观察；根据病情可给予全身营养支持治疗；针道口使用 75% 酒精擦拭预防感染。应用"手风琴技术"刺激组织生长，具体操作如下：术后第 5 天开始骨搬移，每天向外搬移 1mm，分 3 次完成。3 周后复查 X 线片，维持 3 天后每天往回搬移 1mm，分 3 次完成，持续 3 周后结束搬移。然后继续固定 4 周后复查 X 线片，骨窗初步愈合后拆除外固定架。整个治疗过程将持续 10~12 周。固定期间注意预防下肢静脉血栓，指导患肢关节功能锻炼。

（五）骨搬移技术评价与展望

1. 骨搬移技术的临床优势

目前治疗糖尿病足部溃烂坏疽以截肢为主，截肢率超过 20%，且某些情况需多次截肢。有学者尝试使用游离皮瓣对糖尿病足进行保肢治疗，但存在极大的感染风险且效果并不理想。多数学者仍然选择传统的治疗措施（加强足部护理、创面换药等），期望达到保肢的目的。射频消融术、经皮腔内血管成形术、经皮腔内血管成形术联合支架植入术、介入性溶栓治疗、血管腔内支架植入术、干细胞移植等疗法不仅手术难度大、费用高，而且效果亦不理想。以往的治疗虽然改善了血供，但糖尿病破坏的足部微循环并没有得到改善，局部组织并不能得到营养，体内的血管内皮因子也无法达到正常水平，因此疗效不佳。胫骨横向骨搬移很好地解决了微循环重建的问题。骨搬移后使血管再生，从根本上解决了糖尿病足微循环受损的问题，达到良好的治疗效果。也有文献报道，骨搬移形成的机械牵张力可促进毛细血管新生及组织再生，术后血管造影证实新生毛细血管网同周围血管吻合成交通支。

2. 骨搬移技术的缺点

外固定架系统最常见的并发症为针道感染。管西亮报道外固定架导致感染的发生率为11.4%，其中针道感染最为常见。针道感染的发生与患者年龄、支架固定时间、合并复合伤口、糖尿病等因素相关。胫骨横向骨搬移治疗糖尿病足部溃疡对患者依从性要求高，患肢需佩戴外固定支架2~3个月，其间需要按时调整外固定支架，对患者日常生活造成不便。外固定架骨搬移技术只能够使得微循环系统及小动静脉系统再生，目前没有证据表明该技术能再生中动脉系统，因此对于伴有中动脉损伤的患者，此方法不能取得满意的疗效。术区本身软组织覆盖少，外周血管本就具有一定程度的病变，再加上胫骨搬运的过程中皮肤软组织长期受到持续性的牵拉，容易引发术区皮肤软组织坏死。此外胫骨开窗增加了患者痛苦，术区有骨折不愈合、畸形愈合及骨窗周围骨折的风险。

3. 骨搬移技术注意事项

术前及术后在条件允许的情况下行下肢血管造影或者血管B超检查了解血管情况。糖尿病足是由糖尿病引起的血管、神经性病变导致下肢异常的总称。因合并感染而引起肢端坏疽者称糖尿病肢端坏疽，是糖尿病足发展的一个严重阶段。所以，无论采取什么样的外科手段治疗糖尿病足部溃疡，最重要的是控制患者血糖，因此需要内分泌医生的全程协助。只有患者血糖得到有效控制，才能保证有足够的血管再生。

4. 技术展望

胫骨横向骨搬移技术是在张力－应力法则基础上形成的一种新的治疗措施，也是目前糖尿病足微循环再生的热点技术。通过持续的牵伸张力，促使细胞活跃地进行新陈代谢，加速了各种组织的再生功能。我国学者在此基础上，发展了胫骨横向骨搬移技术，并应用于主要由血管、神经因素导致的糖尿病足，取得显著的临床效果。Ilizarov技术临床应用的范围逐渐扩大到外科多个领域，但基础研究的范围与深度远落后于其他临床应用。慢性应力作用对人体组织再生生物学的整体影响尚有待于进一步研究，出现理论突破成为一种可能。

第二节 病例精析——胫骨横向骨搬移技术在糖尿病足中的应用

病例报告

患者男，68岁，因"右侧糖尿病足行皮瓣修复术后伤口感染、流脓1个月"入院。患者1月余前因糖尿病致右足溃烂、流脓、第5足趾发黑。就诊于当地医院，住院行"扩创右足糖尿病足第5足趾截趾术、右足皮肤软组织缺损皮瓣修复术"，术后1周出院，定期门诊换药。随后出现右足皮瓣伤口周围红肿，有脓性分泌物渗出，足底溃烂。经过门诊换药后足底溃烂面积逐渐扩大，为求进一步治疗来我院就诊。

既往史：患者既往有糖尿病病史 15 年余，长期口服降糖药物，血糖控制较平稳；高血压病史 1 年余，长期口服降压药物，血压控制平稳。

专科情况：右足第 5 足趾缺如，右足后外侧可见大小约 12cm×5cm 皮瓣，皮瓣边缘可见坏死组织并部分皮肤软组织缺损，创基红白相间，皮瓣伤口周围红肿，可见黄色脓性分泌物渗出，皮瓣皮温高且肿胀明显，足背动脉未触及，其余各足趾末梢血运差，感觉麻木，踝关节活动轻微受限（图 13-2）。右股部外侧可见原皮瓣供区手术切口瘢痕，愈合良好。

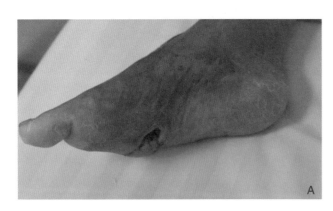 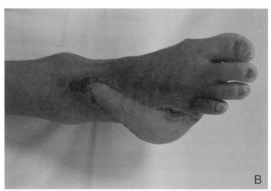

图 13-2　术前右侧糖尿病足创面
A.足底；B.足背

辅助检查：四肢血管彩超示双侧髂外动脉、股动脉、腘动脉、胫前动脉、胫后动脉、足背动脉粥样硬化斑块形成，考虑轻度狭窄，符合糖尿病型动脉硬化；双侧髂外静脉、股静脉、腘静脉、胫前静脉、胫后静脉、腓静脉、小腿肌间静脉未见明显异常。

入院诊断：右侧糖尿病足皮瓣修复术后伤口感染；2 型糖尿病，糖尿病足，糖尿病肾病。

诊疗经过

1.入院后第 1 天

按糖尿病足给予常规护理、压疮护理、糖尿病饮食，监测 7 段血糖，给予抗凝预防血栓形成；完善血尿粪三常规、生化、免疫系列、凝血系列等检查；双下肢血管 B 超检查，条件允许行下肢血管造影；行心电图、心脏彩超检查，足部及胫腓骨拍片检查，了解骨质情况；行胸片检查了解肺部情况；给予糖尿病足部创面取分泌物行细菌培养及药敏实验，指导后期用药治疗。详细询问病史，查体，书写病历。

2.入院后第 2~7 天

完善相关检查，严密监测血糖，检查结果回报后，根据检查结果请内分泌科、血管外科、呼吸科、药剂科、麻醉科等相关科室会诊。指导患者控制血糖，指导用药，调整患者营养状态，纠正贫血及低蛋白。细菌培养提示"白色念珠菌"，按药剂科会诊意见给予静滴万古霉素治疗感染。组织全科进行病例讨论，评估患者生命体征、血糖控制情况、全身营养状况、下肢血管情况、脏器功能均能够耐受手术；向患者及家属详细交代病情及治疗方案（图 13-3），征得患者及家属同意，提高患者依从性。

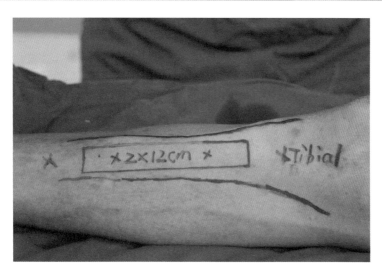

图 13-3　术前切口设计

3. 入院后第 8 天

术前经过积极调整，患者全身状态良好，严格监测血糖，将空腹血糖控制在 7.8mmol/L 以下，餐后血糖控制在 10mmol/L 以下。无明显手术禁忌证，在硬膜外麻醉下行右侧糖尿病足扩创胫骨横向骨搬移术治疗糖尿病足创面（图 13-4），手术顺利，术中给予输同型红细胞悬液 4U，术后安返病区。Ⅰ级护理、心电监护、氧气吸入、监测血糖，给予敏感抗生素治疗感染、营养支持、预防血栓形成等对症治疗。

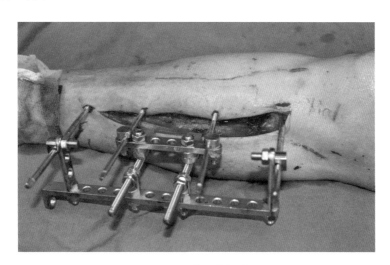

图 13-4　外固定架植入

4. 术后第 1~4 天

严格控制血糖，创面定期换药观察；根据临床化验结果调整用药，纠正贫血，补充白蛋白等。

5. 术后第 5~33 天

术后第 5 天开始骨搬移，每天向外搬移 1mm，分 3 次完成。3 周后复查 X 线片（图 13-5），维持 3 天后每天往回搬移 1mm，分 3 次完成，持续 3 周后结束搬移。患者入院后第 33 天，医嘱离院，嘱患者注意血糖监测，及时调整用药控制血糖，外架区及足底创面定期创面门诊换药治疗，指导患者外架调整方法，按时往回搬移，指导功能锻炼，定期来院门诊复查。

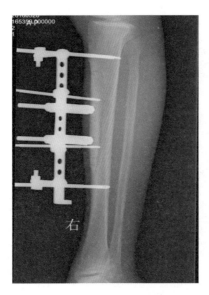
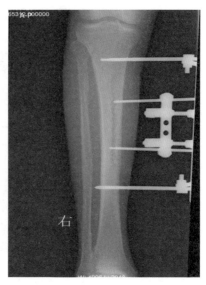

图 13-5　外固定架固定术后 3 周 X 线片

6. 远期随访

经过术后 6 周的随访，右足感染创面愈合良好（图 13-6）。术后 10~12 周拍片检查见右侧胫骨骨搬移骨窗复位良好（图 13-7），骨痂形成给予拆除外固定架（图 13-8），逐渐负重行走、功能锻炼。

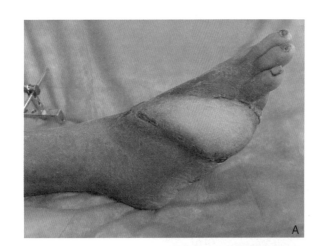
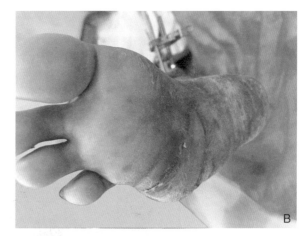
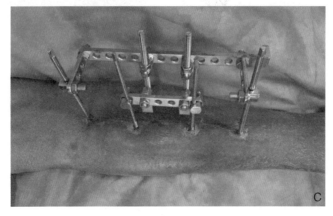

图 13-6　术后 6 周右侧糖尿病足创面恢复情况及外固定架手术切口情况

A. 右足足背；B. 右足足底；C. 外固定架手术切口

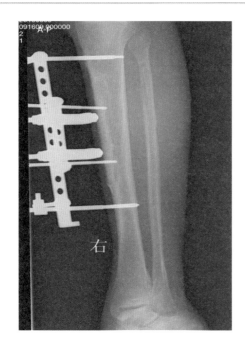 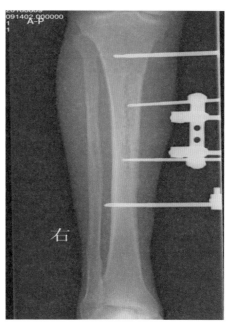

图 13-7　外固定架固定术后 12 周 X 线片显示骨窗复位良好，拆除外架

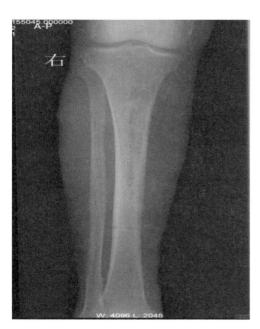 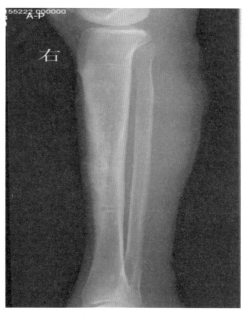

图 13-8　外固定架拆除后复查 X 线片显示骨窗愈合良好

诊疗创新点

Ilizarov 胫骨横向骨搬移技术治疗糖尿病足具有成熟的理论基础，治疗 Wagner 重型糖尿病足患者保肢效果良好，目前国内已有多个学者及其团队开展了该项手术，国外尚无该应用的报道。

诊疗难点

首先糖尿病患者往往病史长，血糖控制情况及全身营养状况都比较差，不同程度合并其他并发症；其次患者对手术知识的缺乏了解及对预后的担忧，导致其心理负担较重。因此，需对患者进行全面精细的评估，采取相应的治疗措施，使患者能够顺利配合完成手术及后期的康复。

未来需要改进的地方

目前 Ilizarov 胫骨横向骨搬移术多采用大切口或者经过改良后的小切口进行手术，糖尿病患者本身易发生创面感染及创面难愈，因此应尽可能缩小切口，在不影响疗效的前提下适当减少搬运时间，从而降低并发症发生率。骨搬运中微创理念的应用、外固定器材等应该成为改良方向。此外胫骨横向骨搬移技术目前尚无统一临床标准，不同方式治疗后疗效优劣尚无定论，作为一项新兴的技术，其仍需要进一步的完善和挖掘。

体会与总结

糖尿病足发病的病理生理过程复杂，故胫骨横向骨搬移技术的疗效与血管外科、介入科、内分泌科等多学科的协同治疗，以及护理、后期康复治疗密不可分。胫骨横向骨搬移治疗糖尿病足，局部治疗与骨搬移术治疗的良好配合有利于改善患者预后。目前胫骨横向骨搬移技术多以宏观临床观察为主，然而病理生理层面的机制研究尚未完全阐明，因为创面愈合是一个复杂的生物学过程。后期需要更大样本量、更科学严谨设计的研究验证，也需要尽快开展多中心临床研究实验，需要更多学者的参与，总结国内外利用胫骨横向骨搬移技术治疗严重糖尿病足的临床经验，明确其生物学机制。胫骨横向骨搬移术或将成为治疗糖尿病足溃疡的主流方法之一。

第三节　专家点评

专家简介：肖厚安，西安市第九医院（西安交通大学医学院附属西安市第九医院）烧伤整形美容科主任，主任医师，硕士生导师，中华医学会烧伤外科学分会委员，中国医师协会烧伤科医师分会委员，中国中西医结合学会烧伤专业委员会副主任委员，《中华烧伤杂志》编委，《中国美容医学杂志》常务编委。

胫骨横向骨搬移技术在糖尿病足中的应用

一、胫骨横向骨搬移技术治疗糖尿病足背景概述

糖尿病足是由糖尿病血管、神经病变所引起的下肢异常的总称，是糖尿病患者因不同程度的下肢血管病变和局部神经异常所致的踝关节远端的皮肤感染、溃疡或深层组织破坏。它是糖尿病发展的一个严重阶段，也是糖尿病患者最严重的慢性并发症之一，呈现出发病率高、致残率高、死亡率高、花费高、住院时间长的"四高一长"特点。据统计，全球糖尿病患病率约为 6%，严重的糖尿病足通常伴有一系列局部并发症，如坏疽、深而大的溃疡、骨髓炎、感染和慢性创面，截肢是其主要治疗方法。目前，Wagner 3 级或以上的糖尿病足患者中，90% 患者最终需截肢，但截肢后 5 年死亡率仍高达 52%~80%。此外，糖尿病足溃疡即使经常规治疗后愈合，1 年内复发率

也高达 40%，3 年和 5 年内复发率分别为 60% 和 65%。因此，迫切需要新的治疗方法以促进糖尿病足愈合和提高保肢率。血运重建技术，无论是开放外科手术还是血管腔内治疗，都可以通过增加血液供应而有效地防止截肢，从而减轻痛苦，促进创面愈合，减少截肢率。国际糖尿病足工作组（International Working Group on the Diabetic Foot，IWGDF）发布的国际糖尿病足指南中也明确指出：对糖尿病患者的下肢缺血均应血管腔内介入或开放外科手术等技术进行血管重建，以取得更好的治疗效果及保肢率。目前糖尿病足的治疗方法主要有外科清创换药、创面生物敷料的应用、足部减压、控制感染、同种异体脱水羊膜移植治疗、经皮血管腔内血管成形联合支架植入术治疗、介入溶栓治疗、干细胞移植及游离带血管蒂皮瓣修复等，但这些方法对重度糖尿病足（特别是 Wagner 3 级及以上）的溃疡创面疗效欠佳，最终仍可能导致截肢，给患者身心及经济无疑造成巨大负担。

二、胫骨横向骨搬移技术再生机制及历史沿革

在 20 世纪中期，Ilizarov 教授提出了"张力 - 应力法则"，即通过对骨、血管、神经、肌肉等多种组织进行缓慢、持续、稳定牵拉，反复刺激骨髓，使细胞的增殖和生物合成功能受到激发，组织新陈代谢变得活跃，调动组织自然修复潜能，使骨骼及其附着的肌肉、血管、筋膜、神经同步生长，从而实现受损组织微循环的自然修复，由此发展出了"Ilizarov 技术"。该技术早期被用于骨科难治性创面和缺损修复的治疗，随后学者们经大量动物实验研究证实了在机械应力持续刺激下，牵拉区域会出现微血管网活跃再生这一现象，通过现代血管造影技术也观察到截骨牵拉区有新生血管再生与微循环重建。2000 年，我国曲龙教授在 Ilizarov 技术基础上，对原有设备进行改良，研发出一套胫骨横向骨搬移微血管再生手术器械，并在国内首次将其应用于下肢血栓闭塞性脉管炎的治疗，将 Ilizarov 技术临床适应证范围进一步扩大，是胫骨横向骨搬移技术中国化的开创性人物。随后，秦泗河教授将 Ilizarov 技术进一步发展完善，不再局限于对骨组织的牵拉，还可以对神经、血管、皮肤等组织进行牵拉，由"牵拉成骨时代"进入"牵引组织再生时代"，使该技术适应证逐渐扩大，在临床上的应用也越来越广泛。胫骨横向骨搬移技术是目前国内应用较多的一项 Ilizarov 技术，通过在患肢胫骨内侧截取大小合适的搬移骨段，安装横向骨搬移外架，行骨窗往返横向骨搬移（"手风琴技术"），再通过持续的应力牵引作用以改善足部微循环、增加足部血运、促进神经功能恢复，从而促进溃疡愈合，最终达到治疗糖尿病足的目的。国内以花奇凯教授为代表的临床专家，已将此技术用于治疗 500 余例糖尿病足患者，治疗效果令人满意，体现出该技术在糖尿病足微血管重建方面的巨大应用潜力。

三、胫骨横向骨搬移技术治疗糖尿病足的展望

胫骨横向骨搬移技术不仅能促进微血管再生，增加患足血运，促进溃疡创面愈合，同时可以促进其他组织再生，如肌肉组织、神经及皮肤软组织再生，进一步促进创面愈合及再生修复。这一观察发现与张力 - 应力法则中生物组织的渐进张力性牵引产生了可刺激细胞增殖并保持骨骼和附着肌肉、筋膜、血管及神经的再生的原理相符合。因此，推测胫骨横向骨搬移技术治疗糖尿病足，不仅能促进微血管再生，而且能促进骨骼肌神经再生，且启动的再生修复作用为全身效应，但其

基础研究的范围与深度仍远落后其在临床中的应用。此外胫骨横向骨搬移技术目前尚无统一临床标准，不同方式治疗后疗效优劣尚无定论，这也是胫骨横向骨搬移技术需要进一步改进的方向。虽然胫骨横向骨搬移技术已经展示了较好的临床疗效和应用前景，但作为一项新兴技术仍有待于进一步的完善和挖掘。在技术层面，我们仍要继续追求治疗的微创化，同时需要不断地改良器材，使之轻量化及智能化，不断改善患者的治疗体验。在理论层面，我们应从临床现象出发，不断地探索、发掘其内在的发生、发展机制，从而为追求更好的临床效果及更佳的临床治疗体验提供理论依据。慢性应力作用对人体组织再生生物学的整体影响有待于进一步研究，出现理论突破将成为一种可能。目前胫骨横向骨搬移技术的临床运用已经展现了足够的潜力，相信该技术的不断进步必将为社会、家庭的和谐幸福提供更大的帮助。

参考文献

[1] 曲龙.骨搬移治疗骨缺损与骨不连 Ilizarov 技术的临床应用 [M]. 北京：人民卫生出版社，2009.

[2] 花奇凯，秦泗河，赵良军，等.Ilizarov 技术胫骨横向骨搬移术治疗糖尿病足 [J]. 中国矫形外科杂志，2017, 25(4): 303-307.

[3] 花奇凯，赵劲民，李刚，等.胫骨横向骨搬移技术治疗糖尿病足的专家共识 (2020)[J]. 中国修复重建外科杂志，2020, 34(8): 945-950.

[4] 中国医疗保健国际交流促进会糖尿病足病分会.中国糖尿病足诊治指南 [J]. 中华医学杂志，2017, 97(4): 251-258.

[5] SCHAPER NC, VAN NJJ, APELQVIST J, et al. Practical Guidelines on the prevention and management of diabetic foot disease[J]. Diabetcs Metab Res Rev, 2020, null: e3266.

[6] 芩忠喜，曾高峰，何基琛，等.改良骨搬移治疗糖尿病足 [J]. 中国组织工程研究，2018, 22(36): 5766-5771.

[7] 柴明祥，臧建成，吴天昊，等.胫骨骨搬运后对合端不愈合的原因与治疗 [J]. 中华创伤骨科杂志，2013, 15(10): 840-844.

[8] 涂静.糖尿病周围血管病变及糖尿病足的危险因素分析 [D]. 硕士学位论文，华中科技大学，2013.

[9] FERGUSON JY, SUTHERLAND M, PANDIT HG, et al. The rate of symptomatic venous thromboembolism in patients undergoing elective llizarov surgery and the cost of chemical prophylaxis[J]. Bone Joint J, 2014, 96(3): 426-430.

[10] ATEF A, E-TANTAWY A. Management of open infectedcomminuted tibial fractures using Ilizarov concept[J]. Eur J Orthop Surg Traumatol, 2014, 24(3): 403-408.

[11] 冼呈，赵劲民，苏伟，等.胫骨横向骨搬移微循环再生技术治疗糖尿病足的临床疗效观察 [J]. 广西医科大学学报，2015, 32(4): 605-607.

[12] 贾中伟，余建平，苏云星，等.胫骨横向骨搬移结合负压引流治疗糖尿病足溃疡的临床疗效分析 [J]. 中国骨伤，2018, 31(3): 232-236.

[13] LONG M, CAI L, LI W, et al. DPP-4 inhibitors improve diabetic wound healing via direct and indirect promotion of epithelial–mesenchymal transition and reduction of scarring[J]. Diabetes, 2018, 67(3): 518-531.

[14] 管西亮.骨科外固定支架针道感染原因分析及防治措施 [J]. 中华医院感染学杂志，2013, 23(24): 6029-6030.

[15] SCHAPER NC, APELQVIST J, BAKKER K. International consensus and practical guidelines on the management and the prevention of the diabetic foot[J]. Curr Diab Rep, 2003, 3: 475-479.

[16] KUMAR G, NARAYAN B. The tension-stress effect on the genesis and growth of tissues Part I. The influence of stability of fixation and soft-tissue preservation[J]. Clin Orthop, 1989, 238(238): 249-281.

[17] 曲龙，王爱林，汤福刚.胫骨横向搬移血管再生术治疗血栓闭塞性脉管炎 [J]. 中华医学杂志，2001. 81(10): 622-624.

[18] 冼呈，赵劲民，苏伟，等.外固定架骨搬移系统修复糖尿病足：功能与影响学评价 [J]. 中国组织工程研究，2015, 19(46): 7539-7544.

[19] 花奇凯，秦泗河，邝晓聪，等.胫骨横向骨搬移技术治疗 516 例糖尿病足的经验总结 [J]. 中国修复重建外科杂志，2020, 34(8): 959-963.

第十四章 骨髓炎综合救治技术在长骨创伤后骨髓炎中的应用

扫码获取教学PPT

葛 亮 陈向军

第一节 长骨创伤后骨髓炎的诊断与治疗概述

一、理论基础和研究进展

化脓性骨髓炎是一种常见病，病因为化脓性细菌感染，病变范围涉及骨膜、骨密质、骨松质及骨髓组织，"骨髓炎"只是一个沿用名称。本病的感染途径有三：①身体其他部位的化脓性病灶中的细菌经血液循环播散到骨骼，称为血源性骨髓炎；②开放性骨折发生了感染，或者骨折术后出现的感染，称为创伤后骨髓炎；③邻近软组织感染蔓延至骨骼，称为外来骨髓炎。骨的一些特殊的生理结构为病原体提供了一个避风港，使得病原体附着在骨或骨植入物后，不会受到宿主自身免疫系统的攻击，因此感染难以控制。希波克拉底最先阐述了这种疾病，他建议早期对开放性骨损伤使用夹板固定、无菌纱布包扎，并强调了骨感染的危险性。法国外科医生 Ambroise Pare 提到了他自己的胫骨开放性骨折引发感染的情况，并将其归因于此观念。20 世纪的战争加速了整形外科和骨科手术技术的提升，特别是 20 世纪 30 年代青霉素的发现，以及抗生素研究的迅猛发展，使骨感染的预防和治疗有了巨大的发展。但如今在临床工作中，术者仍面临着分类和清创两大难题。本文就长骨创伤后骨髓炎诊断与治疗技术的发展及现状进行阐述。

二、病因

外伤、电烧伤等导致开放性骨折是创伤后骨髓炎发病的主要原因。在开放性骨折中，损伤的软组织和骨组织暴露出细菌易于附着的部位，如胶原、渗出物、骨碎片、异物等，侵入伤口的细菌附于其上生长、繁殖，形成的菌落被生物膜附于组织基膜的糖蛋白上，生物膜可以保护菌落不受抗生素的作用，抑制吞噬细胞的吞噬能力，阻碍抗体与细菌接触，损害 T 淋巴细胞和 B 淋巴细胞的功能。同时，失去生机的组织、积血为细菌提供了良好的培养基，有利于细菌的生长繁殖。有文章报道，开放性骨折合并细菌污染的感染率为 60%~70%。研究显示创伤后骨髓炎多为混合性感染，病原体有金黄色葡萄球菌、凝固酶阴性葡萄球菌，还发现部分结核杆菌和真菌，其中以金黄色葡萄球菌为主，又以耐甲氧西林较为多见。营养不良、恶性肿瘤、慢性酒精中毒、吸烟、糖尿病、药物成瘾，以及长期应用类固醇激素等因素也增加了骨感染的风险。

三、病理生理

镜下显示急性骨髓炎区有急性化脓性炎症，表现为细菌或其他微生物嵌入松质骨，各种炎症因子和自体白细胞共同作用导致组织坏死、骨小梁和骨基质破坏（图14-1）。血管在炎症过程中被压迫和阻断，由此产生的缺血会导致骨坏死，相应骨段会被分离出来形成游离死骨。由于抗生素和炎性细胞不能到达无血管区域，这类患者尽管使用了抗生素治疗，仍然可能有细菌存在，导致药物治疗失败。

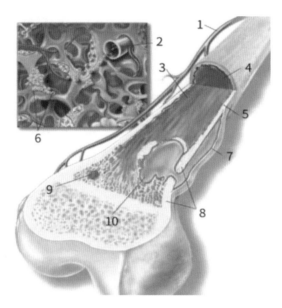

图14-1　骨髓炎局部示意图

1. 营养动脉；2. 血管；3. 骨髓；4. 骨髓纤维化；5. 骨皮质；6. 骨组织有金黄色葡萄球菌；7. 骨膜；8. 血液供应中断导致骨皮质坏死；9. 干骺端形成微脓肿；10. 脓液一般不侵入骨骺

（图片来源：《桑福德抗微生物治疗指南》新译第44版）

四、诊断

（一）临床症状

骨髓炎的一般症状不是很典型，包括发热和局部的红肿、疼痛，皮肤色素的沉着，以及有分泌物从窦道流出。在急性感染期，尤其是小儿可能出现更多的全身症状，如体温骤升、出汗、皮肤花斑和剧烈疼痛。随着病原体休息期和活跃期交替，症状也会出现周期性的变化。如果长期不愈合并伴有窦道、骨外露、骨折或植入物外露的伤口，就应该考虑骨髓炎的可能。

（二）实验室检查

初步筛查应包括血常规、炎症标志物、细菌培养。如果考虑是骨髓炎，需要进行全面的血液检验，包括血培养、血常规及炎症标记物（ESR、C-反应蛋白、降钙素原等）。不过这些化验结果并不能鉴别骨髓炎、其他感染、全身应激反应，甚至有些骨髓炎的患者白细胞计数在正常范围。红细胞沉降率和C-反应蛋白升高是感染的主要标志，而且当慢性骨髓炎得到有效控制时，红细胞沉降率和 C- 反应蛋白开始降低，所以在清创术前和术后应密切关注这两个指标的变化。除此之外，还应检测患者的白蛋白、离子、肌酐和血糖等指标，通过相应治疗来改善患者自身营养条件。血液培养在急性血源性骨髓炎中呈阳性，在其他类型骨髓炎中大多数是阴性。细菌培养是骨髓炎诊疗中非常重要的一项操作，可通过识别细菌的类型制订下一步的治疗方案，如果条件允许，应该在抗生素使用前和停药后 24~48 小时留取样本培养。取样时应该选取深部组织，要做到多次多部位取样。这里要注意的是，从窦道提取的分泌物样本并不一定就是深部感染的细菌。为了避免低毒力细菌的漏诊，建议延长培养时间（最长可达 14 天）。在实际临床中发现，细菌培养 7 天的阳性率仅有 64%，所以即使培养结果为阴性，也不能彻底排除骨髓炎。目前认为，细菌生物膜是导致培养假阴性率高的主要因素。

（三）影像学检查

诊断骨髓炎的常用成像技术包括平片、计算机断层扫描（CT）、磁共振成像（MRI）和放射性核素标记扫描（图 14-2）等。临床中需要多种类型的影像学检查来明确诊断及制订治疗方案。在骨感染后 2 周就可以从影像学上看到明显变化，在平片上的表现包括骨膜反应和骨质疏松。随着病程的发展，X 线平片表现为软组织肿胀、死骨形成、骨质破坏、骨膜增生、骨质增生硬化。但是，X 线难以鉴别慢性骨髓炎的残余病变。CT 可以对可疑感染的区域三维成像，排除周围软组织可能产生的伪影。CT 除了能发现骨质破坏、脓肿、死骨及骨膜增生外，还可见骨质增生硬化，呈骨小梁密度增高、模糊，髓腔密度增大、狭窄，皮质增厚。但 CT 也有其不足之处：一方面由于 CT 断面整体观念不强，确定硬化区中是否存在骨纹结构，是否存在破坏与硬化，以及骨膜反应的关系，需与 X 线结合；另一方面，由于金属内植入物对成像的影响，限制了其对有植入物感染的检测。MRI 提供了更高的分辨率，并容易区分骨骼和软组织受累区域。它对骨髓炎的诊断具有较高的敏感性和特异性，通常表现为 T1 时局部骨髓信号下降，T2 时局部骨髓信号增加。窦道在磁共振成像上也很清晰，但通常需要做增强扫描。MRI 的不足是有时不容易鉴别感染和无菌性炎症；不能用于检查体内有金属植入物的患者；MRI 对炎症的范围有扩大化的倾向，如果按照术前 MRI 的成像进行骨切除，有可能造成切除范围扩大化，导致更难以修复的更大范围的缺损。放射性核素标记扫描也是一种常用的检查方法，特别是对骨髓炎的早期诊断。然而，它并没有提供受累部位的高分辨率解剖描述。一方面由于其分辨率不高，只能提供大体的感染受累解剖区域，因此经常高估疾病程度，血流增加和邻近骨组织的代谢都会影响检查结果；另一方面，由于费用较高，其不太受欢迎。正电子发射断层显像（PET）是一种还未广泛应用的核医学检查。PET 扫描可以确定活跃炎症细胞的浓度，并可以与 CT 扫描结合，提高分辨率和定位准确性。PET 扫描在所有慢性骨髓炎的影像学检查中具有很高的准确性，敏感度为 96%，特异度为 91%；MRI 的敏感度和特异度分别为 83% 和 62%；放射性核素扫描的敏感度和特异度分别为 82% 和 25%。

五、综合救治技术

骨髓炎的治疗目标就是彻底清除感染灶，实现软组织有效覆盖，使骨缺损愈合，保证肢体的完整及功能。当前，90% 的骨髓炎患者的治疗都可以获得理想的效果。有人提出应该把导致骨髓炎的感染病灶当作恶性肿瘤来重视。清除骨感染后将其转变为可以修复的骨缺损，再选用合适的皮肤软组织瓣覆盖。软组织覆盖和空腔的填塞是清创后最终愈合的关键。

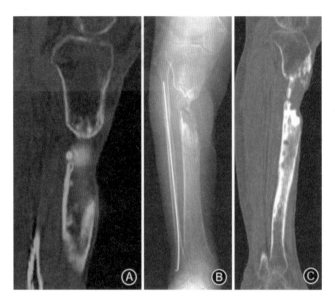

图 14-2　核素骨显像检查（A）能判断核心病灶的位置，但假阳性率高，应与 X 线（B）、CT（C）检查相结合以确定病灶范围

（图片来源：谢肇著《膜诱导技术治疗感染性骨不连、骨缺损》）

（一）抗生素治疗

敏感抗生素治疗是首要措施，且要足量、长疗程，必要时联合用药。一般临床抗生素治疗持续 5~7 周，其依据是动物实验研究结果和普遍认为的骨表面重建血管网时间为 5 周左右。Haidar 等人发现，有效的外科清创和带血管蒂皮肤软组织瓣覆盖后，缩短抗生素疗程是可行的。抗生素可以全身应用也可以局部应用，单一抗生素治疗失败的原因是感染部位供血不足。如果没有充足的血液营养病灶区域，就不能达到有效的血药浓度。况且在正常的骨骼组织中，骨质中的抗生素浓度数值都比血清中浓度数值小 20%，那么感染组织中的抗生素浓度数值就更低了。而且感染后生物膜的形成可能会阻挡抗生素的渗透，降低抗生素疗效。

（二）外科治疗

目前，彻底清创及充分的引流是骨髓炎治疗成功的关键。清创不彻底是治疗失败的原因，所有坏死、缺血的组织及窦道都应该被彻底切除。Simpson 等人针对手术清创程度对治愈率的影响进行了前瞻性研究，发现广泛性切除治愈率为 100%，病灶内活检和局部去骨膜切除复发率为 100%，边缘切除小于 5mm 则复发率为 28%。总而言之，清创的目的在于改变创面坏死性、低氧性，变非活性创面为活性创面。

1. Papineau 技术（开放式松质骨移植术）

Papineau 技术及其改良技术在骨髓炎的治疗中已被广泛引用。这种方法包括彻底清创、分期植骨、延期闭合伤口，让创面形成肉芽自然愈合或植皮覆盖创面。然而，开放冲洗及换药不仅增加了患者的痛苦，延长了治疗时间，而且有交叉感染风险。由于骨移植物不能提供重要的结构支持，这种技术常被用于Ⅲ型骨髓炎的治疗。随着组织移植和显微外科手术技术的发展，这项技术在一定程度上已经很少被选用，但仍然是骨髓炎外科治疗的基础。

2. Belfast 技术

McNally 等人首先描述了一种被称 Belfast 技术的分期手术，包括彻底清创、早期软组织覆盖（使用或不使用抗生素）以消除坏死空间，必要时延期植骨。与以前的治疗方法相比，该技术减少了患者治疗所需的住院时间，治愈率达到 92%。他们强调广泛切除感染区域，而不是试图挽救病变组织，这是治疗的关键。

3. Ilizarov 技术

Ilizarov 技术是指在截除坏死骨后，通过环形外固定架（图 14-3），利用牵张成骨技术来修复大段骨缺损。该技术虽然操作复杂、修复时间较长，但在大段骨缺损的治疗方面获得了巨大的成就。Marsh 等人使用 Ilizarov 技术治疗 24 例慢性骨髓炎，进行为期 1 年的随访，虽然有 3 名患者在这段时间内断端未能愈合，但是感染治愈率达到了 100%。这项技术既可以修复软组织，又可以保持骨骼的稳定性，通过牵张成骨来缩小骨的缺损并最终愈合，还可与其他形式的治疗相结合以获得最佳治疗效果。

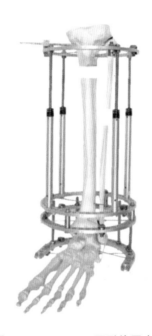

图 14-3　Ilizarov 环形外固定架

（图片来源：《Ilizarov 技术的基本原理及应用》）

4. 负压封闭引流技术

负压封闭引流技术已在许多疾病的治疗中得到了应用。最近的证据表明，它在 Ⅱ、Ⅲ 和 Ⅳ 期骨髓炎清创后的的治疗中具有很好的疗效。与传统引流方法相比，负压吸引装置能更彻底地吸收局部坏死组织的毒素，而且不易堵塞。封闭的生物通透膜可以将创面与周围环境隔离，很大程度上减少了医院交叉感染的风险。同时，它还可以促进局部血供，清除血肿，促进肉芽组织生长和伤口修复。一项研究将该技术与传统的伤口护理进行了比较，发现感染复发、后期皮瓣治疗的比例及治疗后培养的阳性率都有显著降低。

5. Masquelet 技术

Masquelet 开创了一种治疗大段骨缺损的技术，包括首次广泛清创和放置抗生素骨水泥框于死腔，并通过髓内钉、钢板或外固定实现骨折的临时稳定（图14-4）。8周后取出内置物，小心地将自体骨植入到富含生长因子的诱导膜中（图14-5），最终达到愈合。诱导膜不仅提供了一个封闭的环境，阻止了周围软组织长入，而且起到了骨诱导的作用。诱导膜表面的微血管可促进骨缺损区域的血管化，为骨诱导提供相对独立的空间；同时保存了骨祖细胞及相关生长因子，提高了骨移植的成功率。大段骨缺损需要的骨量较大，而自体骨量有限，需要移植同种异体骨，但是最佳骨量和最佳混合比例尚不清楚，仍需进一步研究。

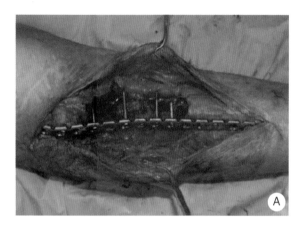
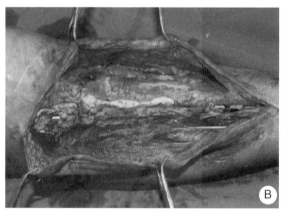

图14-4　诱导膜技术一期手术，清创后置入钢板固定（A），然后抗生素骨水泥完全包裹钢板（B）

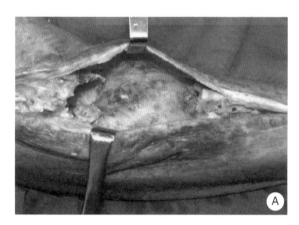
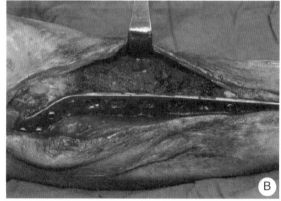

图14-5　二期术中打开诱导膜取出内置物与骨水泥并清理髓腔（A），骨折端植骨（B）

6. Lautenbach 技术

Lautenbach 技术适用于那些清创联合抗生素治疗仍然存在感染的患者。此项技术最早在全髋关节置换术后感染患者的治疗中被报道。该系统的要点是允许抗生素的局部释放及感染腔的连续采样，通过培养结果来调整抗生素治疗方案。Hashmi 等报道了17例长骨骨髓炎患者使用该技术，治疗持续至连续3次细菌培养阴性，内膜腔内充满肉芽组织，平均住院时间27天，结果只有1例复发且通过重复治疗得以治愈。

7. 游离肌瓣技术

对于较小的骨缺损，应用带血管的肌瓣填塞，能够有效地闭合创面。Patzakis 等应用带血管的游离肌瓣治疗慢性骨髓炎，取得了良好的效果。肌瓣移植也被证明是减少慢性骨髓炎复发的最有效的方法之一。肌皮瓣中丰富的肌肉组织可以消灭清创后形成的死腔，且其血运丰富，可以增加局部抗生素浓度。

（三）其他治疗

1. 介入治疗

选择性单侧股动脉插管，依据造影结果将导管送入感染骨段的主要供血动脉，通过微量泵逐渐注入敏感的抗生素溶液。用肝素静脉盐水保持留置导管通畅，间歇多次给药。刘晓红等报道，采用该方法治愈率高达 95.9%。

2. 高压氧治疗

给予患者高压氧能改善组织的表面氧张力，抑制厌氧菌生长，增加白细胞的吞噬能力，增强药物的抗菌活性，加速骨的愈合等。Lentrodt 等报道，给予高压氧后，可以提高骨髓炎患者的治愈率。

3. 中医治疗

其治疗以整体观念和辨证论治为基础，主要是内治与外治相结合提高临床疗效。其中内治以清热解毒、化湿和营、健脾益气为法，外治以祛腐、排脓、生肌为法。虽然中医对慢性骨髓炎的治疗方法多，但是其真实性、准确性、客观性、全面性仍待进一步研究。例如其治疗方法绝大多数为个人经验，具体疗效的评判标准不同，药理机制缺失等。

（四）骨髓炎治疗展望

目前骨骼重建技术有很多种，但是没有一种已被证明在骨髓炎的治疗中具有绝对优势，需要临床医生根据每个患者的病情特点来制订治疗方案，并随病情变化及时做出相应调整。扩大彻底的清创和抗生素联合治疗是根除骨感染的关键，治疗失败可能与清创的范围直接相关。骨髓炎治疗的理念应该是发现后尽早处置，同时改善患者的全身情况和营养状况，治疗的重点是扩大切除和清除所有受累组织。抗生素的应用时间仍有争议，然而不断增长的耐药率对精确培养和靶向治疗提出了更高的要求。目前在临床上应用的有效控制骨感染及修复骨缺损的措施仍缺乏统一的标准，只有开展大量的临床实验研究并制订出应用的统一标准，才能改变经验治疗的现状。

第二节 病例精析——Masquelet 技术在右小腿严重电烧伤合并骨髓炎治疗中的应用

病例报告

患者男，21 岁，在维修电线过程中被 10 万伏电压击伤双上肢及右小腿，当时意识丧失，约 2 分钟后苏醒，不能回忆受伤经过。伤后在当地医院行右小腿清创术，第二天转至我院。我院急诊行 X 线、CT 检查示：右胫骨下段骨缺损，头颅及胸腹部未见异常。以"双上肢、右下肢接触性电烧伤、右胫骨缺损"收入我科。

既往史：患者既往体健，否认特殊病史及不良嗜好。
婚育史：未婚。

查体：T 38.5℃，P 105 次 / 分，R 26 次 / 分，BP 90/60mmHg，尿液呈酱油色，神志淡漠，回答尚切题，发育正常，头部及胸腹部未见明显异常。

专科检查：①入口处右手屈曲痉挛，腕部肿胀明显，桡动脉搏动未触及，尺动脉搏动减弱。拇指、示指呈紫黑色，部分骨质外露，皮温低，其余 3 指痛温觉障碍。左上肢创面呈焦痂样改变。②出口处右小腿前下段局部皮肤软组织缺损约 6cm×5.5cm，胫骨质缺损约 3.5cm×1.5cm，髓腔开放，周边骨表面呈黑色炭化样改变，探查发现胫前肌、踇长伸肌、趾长伸肌、腓骨长肌缺损，残余外露肌肉组织呈灰白色鱼肉样改变；远端前踝处可见两处灰黑色创面，分别约 1cm×3cm、1cm×1cm 大小。右足下垂内翻，右足背屈及内外翻功能障碍，足背动脉可触及，右小腿外侧创面以下足背外侧痛温觉迟钝（图 14-6）。

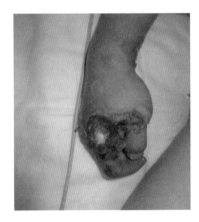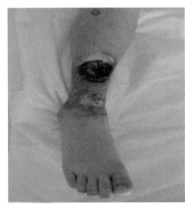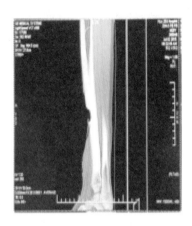

图 14-6　电烧伤入口、出口创面及 CT 检查

入科化验及检查：WBC 42.9×10⁹/L，NEU% 83.8%，C- 反应蛋白 15.8mg/L，CK 21 620U/L，肌红蛋白 8910ng/ml，乳酸 6.9mmol/L，总胆红素 68.5μmol/L，胃液潜血试验（+++），氧分压 65mmHg，CT 三维重建显示右胫骨缺损。

诊断：双上肢、右小腿电烧伤（TBSA 5%，Ⅲ度 2%、Ⅳ度 3%），右手拇指、示指干性坏死，右前臂桡神经、尺神经、正中神经损伤，右前臂尺、桡动脉损伤，右侧胫前肌、踇长伸肌、趾长伸肌、腓骨长肌损伤，右胫骨开放性骨折、骨缺损，烧伤创面脓毒症，多脏器功能障碍综合征（MODS）。

诊疗经过

1. 全身综合治疗

建立多条静脉通路，补充晶体、胶体，全身应用抗生素、肠内营养，维持水电解质平衡，营养神经等。

（1）肾脏　应用利尿剂、碱化尿液，连续性肾脏替代治疗（CRRT）等。

（2）肺脏　保持气道通畅，吸氧，间断使用无创呼吸机等。

（3）心脏　心电监护，镇静镇痛，减轻心脏前后负荷，改善心肌缺血及能量代谢，纠正心律不齐等。

（4）消化道　胃肠减压，去甲肾上腺素冰盐水灌洗胃，局部应用止血药，质子泵抑制剂制酸，补充新鲜血液等保护脏器功能。

各项化验指标明显好转，生命体征相对平稳。

2. 创面治疗

（1）右上肢入院后行切开减张，前臂彻底清创后，基底新鲜，肌腱神经外露，选用右下腹部带旋髂浅血管蒂皮瓣覆盖，一期修复创面，21 天后断蒂，成活良好（图 14-7）。

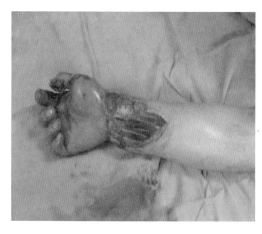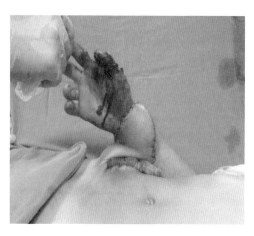

图 14-7　右前臂清创术、带蒂旋髂浅血管皮瓣转移术

（2）右手拇、示指环形坏死，已无保留条件，予以截指。在右大腿前外侧设计 19cm×11cm 带股前外侧血管上穿支蒂阔筋膜张肌皮瓣覆盖，一期修复残端创面（图 14-8）。

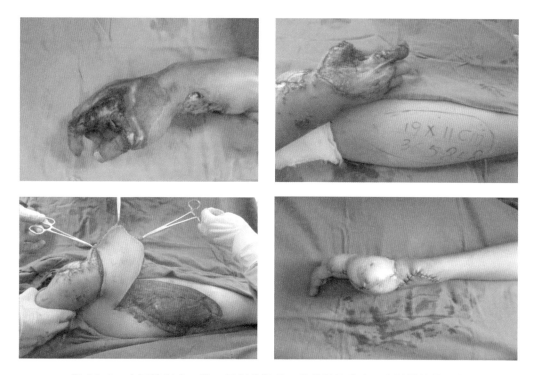

图 14-8　右手清创术，拇、示指截指术，带蒂阔筋膜张肌皮瓣覆盖转移术

（3）左上肢Ⅲ度烧伤创面常规清创植皮。

（4）右小腿创面的修复较为复杂，不但胫骨有缺损，髓腔开放，而且足踝功能大部分丧失。经过术前讨论，我们制订了修复方案：一期清创封闭负压吸引；二期皮瓣覆盖（为后期骨移植创造无菌条件）+ 诱导膜技术（骨水泥填充髓腔，表面形成诱导膜，增加骨移植成活率）；三期植

入自体松质骨 + 肌腱移植重建踝关节功能。

右小腿进行了 3 次清创封闭负压治疗，给予抗生素及生长因子溶液间断冲洗，待右小腿创面基底较新鲜，细菌培养阴性、血常规正常（图 14-9）。按计划行二期手术，将骨水泥填充髓腔，设计游离背阔肌皮瓣覆盖创面，术后皮瓣成活非常好，边缘无坏死（图 14-10）。但是术后 1 周患者突然出现持续高热症状，右小腿皮瓣及周边皮肤红肿，边缘有脓液从窦道流出。CT 片示骨缺周围有骨膜反应，骨密度减低。立即手术清创，术中见诱导膜未能形成，取出骨水泥，骨断端髓腔内有虫蚀样改变，断端骨坏死硬化，骨髓腔有大量脓性分泌物。清除髓腔内肉芽组织，冲洗后将部分背阔肌肌瓣填塞骨髓腔，骨髓腔内置管。引流液细菌培养阳性，术后诊断为胫骨骨髓炎。全身应用敏感抗生素，局部用抗生素溶液冲洗半月后，白细胞计数、CRP、PCT 化验正常，拔除引流管，创面封闭（图 14-11）。

（5）功能重建　术前评定，右足下垂内翻，除跖屈功能尚可外，其余 3 项活动度均非常小，Maryland 足功能评分标准：差，无法正常行走。准备行三期手术。皮瓣无再次破溃，血常规、红细胞沉降率及碱性磷酸酶结果正常，CT 片示硬化骨和正常骨分离界限清楚。掀开皮瓣，沿分离界限清除硬化骨，打通髓腔，至骨质断端出现点状出血，从髂骨后翼取松质骨，切成条状，植于胫骨缺损处，切取半腱肌肌腱连接胫前肌、踇长伸肌、趾长伸肌断端，取半膜肌肌腱连接腓骨长短肌断端，重建功能（图 14-12），石膏托外固定。

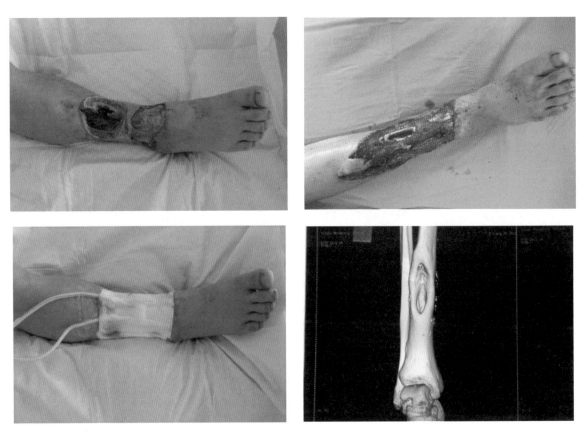

图 14-9　一期手术：右小腿清创术、多次封闭负压引流术

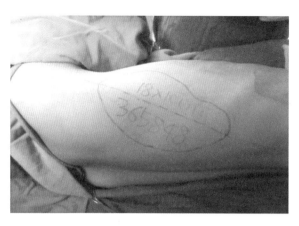
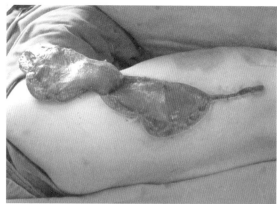
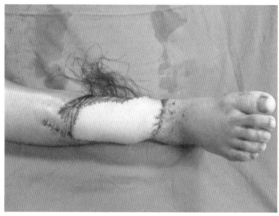
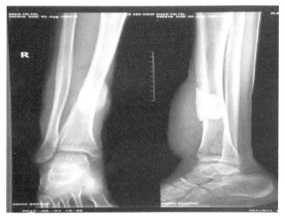

图 14-10　二期手术（第 1 次）：Masquelet 诱导膜技术、游离背阔肌皮瓣转移术

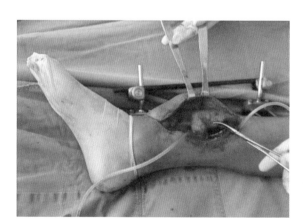
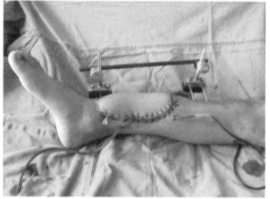
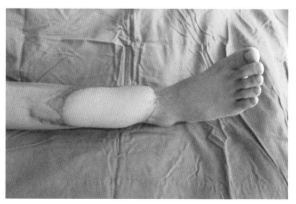

图 14-11　二期手术（第 2 次）：将背阔肌肌瓣填塞骨髓腔治疗骨髓炎，外固定架防止骨折

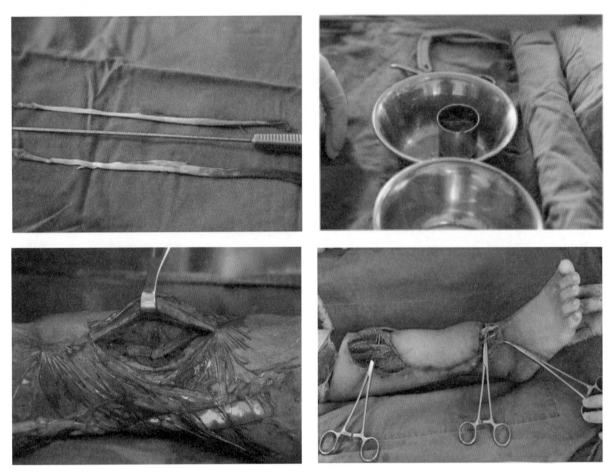

图 14-12　三期手术：自体骨、肌腱移植术

（6）康复锻炼　同康复科共同制订功能康复锻炼计划。

（7）术后观察　术后 4 个月复查，右腕关节、右手中环小指及右踝关节功能得到明显改善，可下地行走。CT 示：右胫骨植骨愈合好，有骨小梁形成。术后 1 年，右踝关节伸屈及内外翻功能恢复良好，供瓣区愈合良好，胫骨缺损愈合，骨髓腔再通（图 14-13）。Maryland 足功能评分标准：优，生活自理不受影响。

诊疗创新点

在左小腿骨髓炎的治疗过程中先后应用了负压技术、Masquelet 技术、游离肌皮瓣技术、肌腱移植技术，根据病情选用适宜的治疗手段并及时调整，不但骨髓炎得到根治，而且再加上康复训练的尽早介入使左小腿的功能也实现了最大程度恢复，为患者日后生活提供了保障。

诊疗难点

胫骨远端由于其解剖特点，局部软组织薄弱，血供相对较差，受损后一旦发生感染其治疗非常困难。该病例不但有骨质大面积缺损导致支撑力不足，髓腔开放出现急性骨髓炎，而且由于肌腱损伤足踝功能大部分丧失，要达到理想治疗效果，需要应用多种治疗手段。

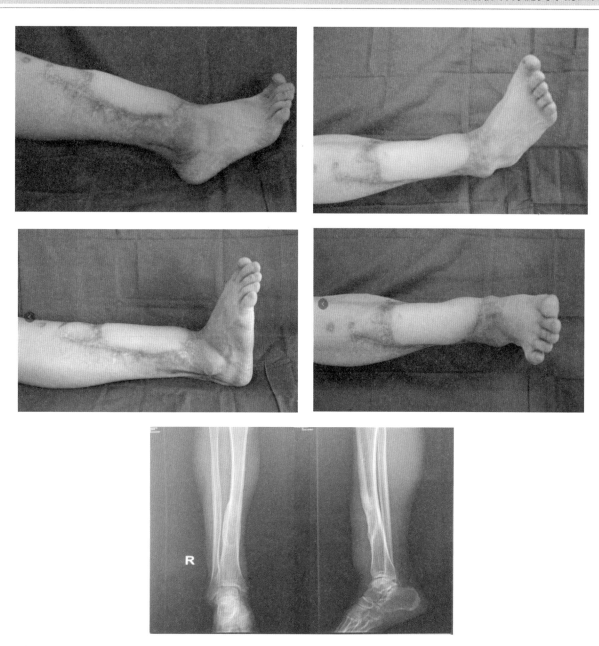

图 14-13 术后 1 年，右踝关节伸屈及内外翻功能恢复良好，胫骨缺损愈合，骨髓腔再通

未来需要改进的地方

术者对本例患者进行一期清创后，对应用 Masquelet 技术需要严格的无菌条认识不足。以后类似病例的处理，可应用 Ilizarov 环状外固定支架对骨损伤处进行固定，在调整好患肢力线后横向切开骨膜，于截骨部位应用骨钻钻孔而后应用骨刀截断骨骼。对于术后骨折断端能靠拢且血运正常的患者行骨断端加压 + 干髓端截骨延长术。对于骨折断端无法靠拢或骨折端靠拢后血运受显著影响的患者行骨搬移术。最后将截骨断端放回原位，用外固定支架固定，并覆盖软组织。

体会与总结

1. 骨缺损污染创面一期清创外固定后应用 Masquelet 技术成功率较低，因为即使对感染部位进行了彻底清创，仍会有残存的浮游细菌，而浮游细菌极易聚集于内置物表面形成细菌生物被膜，导致感染复发。

2. 电烧伤合并骨关节损伤的创面修复，先取皮瓣或肌皮瓣修复创面，使污染创面变为无菌创面，后期处理骨关节损伤。

3. 骨髓腔感染的开放性创面，可用肌皮瓣填塞骨髓腔，并对髓腔进行持续冲洗，等骨髓炎治愈后，再行陈旧性骨折切开复位植骨内固定。

4. 对电烧伤肌腱损伤严重者，早期行皮瓣覆盖创面，创面愈合后行肌腱移植，可选用脂肪组织瓣包裹肌腱防止粘连。术后应尽早进行循序渐进的康复训练，重建患肢功能。

第三节　专家点评

专家简介：陈向军，中国人民解放军联勤保障部队第九六九医院烧伤整形科主任，主任医师，教授，硕士生导师，中华医学会烧伤外科学分会委员，中国医师协会烧伤科医师分会委员，《中华烧伤杂志》《实用皮肤病学杂志》编委。

创伤性软组织缺损合并骨缺损的修复策略

目前治疗胫骨合并软组织缺损的方法有很多种，大致可以分为两类：分期治疗和一期治疗。分期治疗指的是在利用皮瓣、肌皮瓣等修复软组织缺损后再行手术治疗骨缺损，其中治疗骨缺损又有诸如自体髂骨移植、游离腓骨移植、骨搬运等不同方法。一期治疗指的是同时修复骨与软组织缺损，此类方案主要应用复合组织瓣移植联合一期短缩加二期延长术或膜诱导技术（induced membrane technique，IMT），尤其是膜诱导技术的临床应用，使得骨缺损的治疗取得较大突破。无论是一期还是二期治疗，均要求早期用皮瓣或肌皮瓣覆盖创面，变污染创面为无菌创面。

胫骨中远1/3处血液循环较差，即使前方有软组织覆盖也较为薄弱，不但骨折后难以愈合，而且创伤后发生感染的概率较大。文中所述患者由于电烧伤致胫骨中下段前方软组织缺损，同时合并胫骨坏死和骨缺损，救治难度更大。该患者由于病情较重，受伤部位多，双上肢损伤严重，为尽量多保留手功能，优先采取上肢保肢（指）手术，早期没有用皮瓣或肌皮瓣修复创面，而是连续3次行右小腿清创负压封闭引流术，也可以理解。运用负压封闭引流敷料覆盖创面可以避免创面与外界接触，有效降低感染的发生率，促进肉芽组织生长，为后期手术创造有利条件。后在全身情况稳定、双上肢的创面大部分愈合、右小腿创面基底新鲜后，同时行游离背阔肌转移术覆盖右小腿创面、诱导膜技术处理胫骨缺损，这些操作均符合软组织缺损合并骨缺损的治疗原则。但术后创面没有愈合，发生骨髓炎，诱导膜技术失败，笔者认为与没有做到彻底清创有关，是由于病灶周围的感染组织和界限分离尚不清楚的死骨没有得到彻底清除所致。

传统理念认为彻底清创就是清除肉眼可见坏死组织、异物及炎性肉芽组织，而对于感染周围正常组织的处理存在争议：一方面，唯恐切除过多软组织、骨组织后，创面覆盖及骨重建出现困难；另一方面，认为通过术中的大量液体冲洗、术后持续冲洗引流、局部及全身敏感抗生素应用等措施可弥补清创的不足。研究表明，感染组织和病灶周围的部分正常组织均在一定程度上受到细菌侵袭，依靠术中冲洗、术后持续灌洗难以彻底清除，局部及全身抗生素应用也难以奏效。因此，应当明确彻底清创不但要清除坏死组织和异物，也要清除感染组织周围的部分正常组织。Simpson等提出了感染骨的概念，其研究病例在感染骨边缘扩大切除 >5mm 者无一例复发，而在感染骨边缘切除 < 5mm 者的复发率为 28%。消灭死腔也是重要一环，Stark 发现彻底清创后若死腔不予以消灭，感染复发率高达 86%，而采用肌瓣填塞死腔后感染复发率降至 46%。

　　本文所述患者在右小腿第 3 次手术时进行彻底清创，扩大清创范围，用肌瓣填塞骨髓腔后使感染得到控制。在对皮肤进行清创时，一般坚持感染坏死软组织周围扩大切除 2mm，感染骨边缘扩大切除 5mm，成功率比较高。当死骨存在"骨内骨"现象时，常采用开窗甚至 EnBloc 技术切除死骨，这样才能做到彻底清创，达到理想的治疗效果。

　　创伤性软组织缺损合并骨缺损重在早期用皮瓣或肌皮瓣技术修复软组织缺损，在彻底清创的同时，采取一期或分期治疗修复骨缺损。本例患者发生骨髓炎后经传统的肌瓣填塞法和髂骨植骨术，骨髓炎和骨缺损最终都得到了治愈，达到了较好的治疗效果。但如能精准规划，早期用皮瓣技术修复软组织缺损，并且做到彻底清创，疗程会明显缩短，同时可减少患者痛苦和住院费用，从这两点来说值得同行借鉴。

参考文献

[1]　LEW DP, WALDVOGEL FA. Osteomyelitis[J]. Lancet, 2004, 364(9431): 369-379.

[2]　PERRY CR. A historical perspective[J]. In: Bone and Joint Infections, 1996: 1-8.

[3]　CALHOUN J, MANRING M M, SHIRTLIFF M. Osteomyelitis of the Long Bones[J]. Seminars in Plastic Surgery, 2009, 23(02): 059-072.

[4]　DALIUS M, MARTYNAS J, GINTARAS K, et al. The accuracy of different imaging techniques in diagnosis of acute hematogenous osteomyelitis[J]. Medicina, 2009, 45(8): 624-631.

[5]　PAPAGELOPOULOS P J, MAVROGENIS A F, TSIODRAS S, et al. Calcium sulphate delivery system with tobramycin for the treatment of chronic calcaneal osteomyelitis[J]. Journal of international medical research, 2006, 34(6): 704-712.

[6]　谢肇. 四肢长骨创伤后骨髓炎诊断与治疗的难点及挑战 [J]. 中华创伤杂志 , 2015, 31(4): 289-293.

[7]　ASOMUGHA E U, ALEXANDER I J. Papineau Open Cancellous Bone Grafting for Chronic Osteomyelitis and Infected Nonunions of the Distal Lower Extremity[J]. Techniques in Foot & Ankle Surgery, 2014, 13(2): 108-117.

[8]　MCNALLY MA, SMALL JO, TOFIGHI HG, et al. Two-stage management of chronic os teomyelitis of the long bones[J]. J Bone Joint Surg Br, 1993, 75:375-380.

[9]　杨永强 , 李军 , 万值颖 , 等 . Ilizarov 技术治疗下肢长骨感染性骨缺损 [J]. 中华骨科杂志 , 2018,38(9): 542-548.

[10]　PATZAKIS MJ, ZALAVRAS CG. Chronic pesttraumatic osteomyelitis and infected nonunion of the tibia:current management concepts[J]. J Am Aead Orthop Surg, 2005, 13(6): 417-27.

[11]　LENTRODT S, JÜRGEN LENTRODT, NORBERT KÜBLER, et al. Hyperbaric Oxygen for Adjuvant Therapy for Chronically Recurrent Mandibular Osteomyelitis in Childhood and Adolescence[J]. J Oral Maxillofac Surg, 2007, 65(2): 186-191.

[12]　HESSE E, KLUGE G, ATFI A, et al. Repair of a segmental long bone defect in human by implantation of a novel multiple disc graft[J]. Bone, 2010, 46(5): 1457-1463.

[13]　高秋芳 , 官浩 , 张万锋 , 等 . 带阔筋膜的股前外侧穿支皮瓣修复腹部或腹股沟区皮肤软组织缺损 [J]. 中华损伤与修

复杂志, 2020, 15(4): 287-290.

[14] WANG CY, CHAT YM, WEN G, et al. One-stage reconstruction of composite extremity defects with a sural neurocutaneous flap and a vasenlarized fibular graft:a novel chimeric flap based on the peroneal artery[J]. Plast Reeonstr Surg, 2013, 132: e428-e437.

[15] GIANNOUDIS PV, HARWOOD PJ, TOSOUNIDIS T, et al. Restoration of long bone defects treated with the induced membrane technique: protocol and outcomes[J]. Injury, 2016, 47(6): S53-S61.

[16] HAN W, SHEN J, WU H, et al. Induced membrane technique: Advances in the management of bone defects[J]. Int J Surg, 2017, 42: 110-116.

[17] ELLINGTON JK, HARRIS M, HUDSON MC, et al. Intracellular Staphylo-coccus aureus and antibiotic resistance: implications for treat-ment of staphylococcal osteomyelitis[J]. J Orthop Res, 2006, 24(1): 87-93.

[18] SIMPSON AH, DEAKIN M, LATHAM JM. Chronic osteomyelitis. The effect of the extent of surgical resection on infection-free survival[J]. J Bone Joint Surg Br, 2001, 83(3): 403-407.

[19] STARK WJ. The use of pedicled muscle flaps in the surgical treatment of chronic osteomyelitis resulting from compound fractures[J]. J Bone Joint Surg Am, 1946, 28: 343-350.

[20] HOGAN A, HEPPERT VG, SUDA AJ. Osteomyelitis[J]. Arch Orthop Trauma Surg, 2013, 133(9): 1183-1196.

第十五章 大网膜游离移植技术在修复大面积头皮缺损颅骨外露中的应用

扫码获取教学PPT

李　罡　李孝建

第一节　大网膜游离移植技术修复大面积头皮缺损颅骨外露概述

一、大面积头皮缺损颅骨外露创面的修复方法

头皮损伤创面常见于烧伤、电击伤、撕脱伤等外伤，以及头部肿瘤切除术后。头皮撕脱可以通过急诊显微外科再植达到修复的目的；而对于无条件再植的患者，往往会形成创面。无骨外露的头皮损伤创面可通过植皮修复；如果出现颅骨外露，修复难度则会明显增加。如果长期的颅骨外露得不到有效的修复，会发生颅骨坏死甚至导致颅内感染。颅骨外露创面的修复方式多种多样，包括各种头部局部皮瓣或筋膜瓣、扩张皮瓣、颅骨钻孔或去除外板培植肉芽后植皮、远位的带蒂轴型皮瓣、需要吻合血管的游离组织瓣等。每种修复方法各有其优缺点和适应证，但最终的目的都是使外露颅骨得到有效的覆盖，恢复头皮的屏障功能。临床上应根据患者全身及局部情况，由简至繁选择修复方法，并兼顾功能及外观。

（一）头部皮瓣或扩张皮瓣修复颅骨外露

小范围的颅骨外露首选带毛发的局部任意皮瓣转移修复，创面张力较小时可通过适当游离周围头皮后直接拉拢缝合。张力较大时需要通过皮瓣旋转来覆盖，由于头皮的血运异常丰富，临床上应用超过常规皮瓣长宽比例的任意头皮瓣（能达到3∶1甚至6∶1）仍能存活。如果皮瓣能携带颞浅动脉、枕后动脉及其交通支，设计成带知名血管的轴型皮瓣，则皮瓣转移更灵活，长宽比例也不受传统比例限制。无论是头部的轴型皮瓣还是任意皮瓣，在修复外露颅骨后供区都有可能需要通过植皮修复，因而会不可避免地遗留大片瘢痕或秃发区域，显著影响外观。

1957年Neumann首次报道皮肤组织扩张技术，现在该技术已经成为常规的组织缺损修复方法。皮肤组织扩张术通过埋入扩张器，缓慢扩张周围正常皮肤，产生与缺损部位的色泽、质地、结构一致的皮肤来修复缺损。由于头面部基底有颅骨支撑利于扩张，而且头部是人体暴露部位，对于修复后外观要求非常高，因此需要遵守整形外科的"同物相济"原则，使用邻近皮肤组织修复。故皮肤组织扩张术特别适用于头面部组织缺损的修复，目前已经广泛应用于头部瘢痕、色素痣及

先天性畸形再造手术。扩张器是异物植入，对于局部条件要求非常高，研究表明，局部感染是扩张器植入术最常见的并发症之一。在创面周围的皮肤组织埋置扩张器，因为感染的风险会增加，往往被认为是皮肤组织扩张术的禁忌证。但如果做好围手术期创面准备及术中手术细节处理，在创面周围同样也可以植入皮肤组织扩张器来修复颅骨外露缺损。笔者认为，将皮肤组织扩张术应用于颅骨外露创面的修复需要做到以下几点：①术前、术中做好创面的保护和处理，尽量将Ⅲ类切口变为Ⅱ类或Ⅰ类切口，外露颅骨及周围肉芽组织可以应用异种皮等生物敷料暂时覆盖，变开放为闭合。②扩张器植入应远离创面4cm以上，在创面边缘1cm处可用可吸收缝线缝合头皮与骨膜，形成"围栏"，降低扩张过程中扩张器感染及暴露风险。③扩张器注射壶尽量采取外置，注水方便，也可以防止因多次穿刺注射壶导致的感染。④扩张皮瓣应尽量包括颞浅动脉或枕动脉分支，以保证皮瓣存活。应用皮肤组织扩张术，通过充分扩张正常头皮，能够在修复头皮缺损的同时尽量减少瘢痕和秃发（图15-1）。但该方法仅适用于缺损面积较小的患者，如果颅骨外露较大，就需要选择其他修复方法。

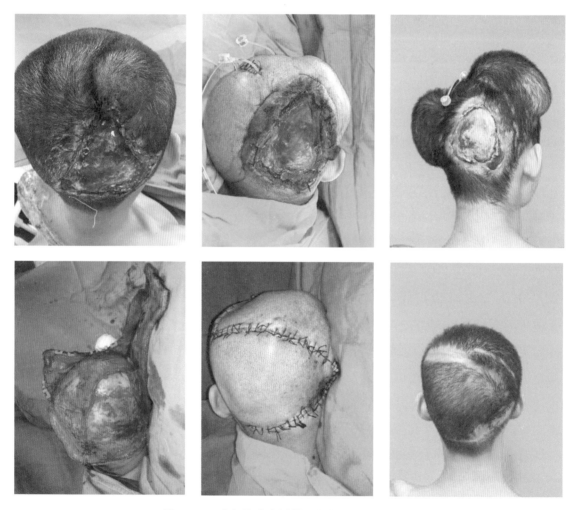

图15-1 头部扩张皮瓣转移修复颅骨外露创面

（二）颅骨钻孔或去除外板培植肉芽后植皮修复颅骨外露

颅骨由外板、内板和中间的板障构成。板障层为血运丰富的松质骨，有丰富的血管网，其具有独立的血供系统（图15-2）。这一结构特点决定了可以通过外板钻孔的方法将板障层打通，促使板障层肉芽组织生长，逐渐覆盖外露的颅骨外板，待肉芽组织完全覆盖缺损部位时再在表面植皮，从而达到修复目的。为了促进肉芽组织尽快生长，颅骨钻孔时应注意以下几点：①颅骨钻孔孔径越大、孔间距越小，钻孔在颅骨分布越均匀密集，肉芽覆盖颅骨的速度越快。②对于钻孔渗血，宜选择双极电凝止血，切忌用骨蜡止血，否则将明显影响肉芽生长。③钻孔时应注意避开上矢状窦，避免出现矢状窦破裂大出血。④在肉芽组织生长过程中应加强换药，保持肉芽组织湿润，防止感染。由于肉芽组织生长缓慢，此方法治疗周期较长，对于超过总面积 50% 的颅骨外露，一般都要 3~6 个月时间培植肉芽，才能达到植皮条件。

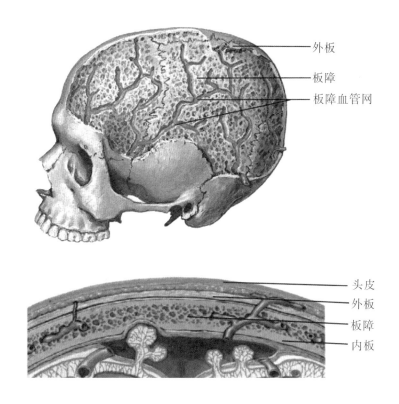

外板
板障
板障血管网

头皮
外板
板障
内板

图 15-2　颅骨解剖结构图

为了缩短治疗时间，近年来采用多种方法来加快颅骨肉芽组织生长速度。①颅骨钻孔联合封闭式负压引流：该技术可加快肉芽形成，临床发现 3~5 周便能形成完整的肉芽层，且肉芽组织新鲜、平整，达到植皮条件。其原因是封闭式负压引流有利于局部微环境的改善和组织水肿的消退，促进新鲜肉芽组织生长；还能及时清除渗出物及坏死组织，减少局部微环境细菌菌落总数，防止感染扩散。这一治疗技术的特点是无须经常换药，大大减轻患者的痛苦和医务人员的工作量，操作简单易行，手术成功率高，便于基层医院开展。②颅骨钻孔结合人工真皮覆盖：研究显示，颅骨钻孔后覆盖人工真皮，内层胶原蛋白海绵可以作为支架诱导细胞长入，作为钻孔之间细胞迁移的"桥梁"，外层硅胶膜能够减少水分蒸发以保持创面环境湿润。颅骨钻孔结合人工真皮覆盖，能够明显提高肉芽组织生长速度，一般 3 周左右就能在颅骨表面形成完整的肉芽组织，达到植皮条件。③磨骨完全去除外板：基于颅骨的特殊血供系统，临床上也有通过磨骨完全去除外板，在板障层一期植皮存活的报道。虽然通过颅骨钻孔或磨骨去除外板的方法简便可行，最终也能使颅骨外露创面得到修复，但修复质量较差，往往会在颅骨的表面形成薄层的贴骨瘢痕，且容易破溃形成溃疡，也无后期毛发移植的条件。

（三）远位的带蒂轴型皮瓣修复颅骨外露

一般以背部作为供区切取皮瓣带蒂转移修复头皮缺损引起的颅骨外露，如背阔肌皮瓣。由于血管蒂离头部距离较远，皮瓣往往只能达到枕部，极大地限制了皮瓣的应用范围。1980年Baek等首先将下斜方肌皮瓣应用于头颈部的修复重建。此皮瓣的血管蒂长，解剖恒定，存活率高，切取较简单。在切取下斜方肌皮瓣时，通过同时保留颈横动脉和肩胛背动脉可制作成超长下斜方肌皮瓣，其长度可延长至斜方肌纤维下方12~15cm（第1腰椎水平），肩胛下方20~22cm，皮瓣长度可达36cm并完全存活，转移后可达颅顶，能够满足绝大部分的头部颅骨外露修复需求。带蒂轴型皮瓣能够满足大部分颅骨外露缺损修复要求，而且不需要吻合血管。但由于血管蒂较远，往往会造成蒂部组织的浪费，切取后供区损伤也较大。

（四）需要吻合血管的游离组织瓣移植修复颅骨外露

游离组织瓣移植不受血管蒂长度的限制，适用于各种情况的头皮缺损伴颅骨外露创面的修复。通过游离组织瓣移植，可以一期修复颅骨外露，极大地缩短治疗时间，减轻患者的痛苦和经济负担，还能避免颅骨长期暴露而导致的并发症发生。用于头部创面的游离组织瓣一般分为游离皮瓣、肌皮瓣、游离大网膜移植等。游离皮瓣和肌皮瓣移植临床上一般选取胸背动脉、旋股外侧动脉穿支血供区域为皮瓣供区，皮瓣的切取过程中尽量携带2~3个穿支，以保证血供；对于颅骨缺损患者，还可携带肌肉进行填塞。受区血供一般首选颞浅动脉及其伴行静脉，其血管恒定，位置表浅易解剖，口径粗大易吻合；如颞浅动脉受损，也可选用面颈部血管吻合。游离皮瓣或肌皮瓣移植可早期覆盖，血供丰富，抗感染能力强，存活后皮肤的弹性质地良好，且耐磨不易破溃，为后期的毛发移植提供了良好的组织基础。此方法要求拥有显微外科技术，部分肥胖患者皮瓣可能会比较臃肿，这是其缺点。无论是何种游离组织瓣移植，对于颅骨的处理都是必要的。去除坏死颅骨并在颅骨上钻孔，通过板障层肉芽组织的生长，能够为游离组织瓣提供附着点，保证愈合后具有良好的外形。

二、腹腔镜下切取大网膜游离移植修复大面积头皮缺损颅骨外露

（一）大网膜修复头皮缺损的适应证

1. 对于特大面积的头皮缺损颅骨外露，采用传统的游离皮瓣或者肌皮瓣需要多个才能完全修复，可以选用大网膜游离移植手术。

2. 对于游离皮瓣或者肌皮瓣供区已经破坏的患者，可以选用大网膜游离移植手术进行修复头皮缺损颅骨外露。

3. 对于组织瓣血管蒂要求比较长的头皮缺损颅骨外露修复，可以选用大网膜游离移植手术。

4. 对于需要血运丰富组织覆盖以提高局部抗感染能力的头皮缺损颅骨外露修复，可以选用大网膜游离移植手术。

（二）大网膜修复颅骨缺损的禁忌证

1. 已经行胃大部切除术，或者其他腹腔手术破坏过大网膜患者。

2. 营养状况差或者严重营养不良患者。

3. 肿瘤患者，尤其是有腹腔淋巴结转移者。

4. 其他不适合切取大网膜患者。

（三）腹腔镜下切取大网膜游离移植修复大面积头皮缺损颅骨外露操作要点

腹腔镜下切取大网膜和传统的开腹切取相比有着供区基本不留痕、损伤小、恢复快的优点，目前有条件的烧伤中心均已选择此种术式。该术式的操作一般需要烧伤整形科、普外科共同协作完成。烧伤整形科为主导，术前精心准备，组织参加手术的科室进行术前讨论，对手术方案和术中需要注意的问题进行沟通。明确患者既往有无腹腔手术、炎症病史，如有则为手术禁忌证，不能选择此术式。术中普外科负责腹腔镜下切取完整大网膜，大网膜切取完成后由烧伤整形科完成血管吻合及植皮。手术操作步骤如下：

1. 颅骨清创和钻孔

对于颅骨的正确处理是手术成功的关键。磨去坏死颅骨，并在颅骨上钻孔，通过板障层肉芽组织的生长，能够为移植大网膜提供附着点，并保证愈合后具有良好的外形。颅骨外露区用颅骨电钻于颅骨皮质密集钻孔，孔直径为 1.2cm，孔间距 0.5~1cm，深达颅骨板障层，孔内有密集渗血出现。

2. 腹腔镜下切取大网膜

（1）首先建立通道　取脐下缘横行切口长约 10mm，置入气腹针，制造气腹压力为 12mmHg，气体流量为 35L/min。气腹建立后置入 10mm Trocar（A 孔）作为观察孔，置镜观察腹腔内情况：大网膜的形态、体积范围、与周围脏器是否粘连，以及胃网膜血管和吻合弓情况。取反麦氏点、A 孔右侧约 10cm 处各行 5mm 切口，分别置入 5mm Trocar 作为操作孔（B 孔）和辅助操作孔（C 孔）。对于分离困难的病例，可于右上腹增加 5mm 切口（D 孔）作为辅助，主要用于牵拉网膜，充分暴露视野。

（2）分离大网膜　自横结肠中点偏左、距横结肠 1cm 处作为分离大网膜的起点，使用超声刀向左分离。一方面是由于大网膜左半部分前后两层愈着较疏松，更易找到正确的分离层次；另一方面，向左分离至脾胃韧带，早期游离脾脏，减少分离大网膜期间对脾脏的牵拉，有助于降低脾脏损伤的发生率。离断脾胃韧带期间，注意寻找胃网膜左动静脉。当胃网膜左血管处理完成后，自胃大弯处向右分离大网膜，紧贴胃壁将大网膜自胃大弯离断，这时注意将大网膜的血管弓完整保留，以保证血供。向右分离越过幽门环时为分离的止点。至幽门处时分离宜慢，因胃网膜右血管在此位置分出，注意保护大网膜血管蒂。确认胃网膜右血管充分安全后，再回到大网膜分离的起点，自起点向右分离至结肠肝曲。大网膜右半部分前后两层愈着紧密，分离右半部分时应警惕误伤横结肠系膜。完全游离大网膜后，离断胃网膜左右动静脉，在剑突下做约 5cm 垂直切口，轻柔地将大网膜取出。

3. 血管吻合及植皮

受区血管首选颞浅动脉及其伴行静脉端端吻合。颞浅动脉位置表浅，易于解剖，口径粗大，易于吻合。如果颞浅动脉受损，可选择颈部血管或面动脉进行吻合。大网膜可根据创面形状适当裁剪，裁剪时应注意避免损伤胃网膜左右动脉的动脉弓。大网膜建立血运后与创缘间断缝合固定，然后在大网膜上移植自体薄中厚皮片，皮片打孔或拉网有利于引流。植皮后头部稍加压包扎，包扎时注意压力不能过大，避免压迫大网膜血管及吻合口，出现大网膜缺血坏死。

4. 术后处理

（1）常规监测生命体征，吸氧，应用抗血管痉挛及抗凝药物。

（2）术后尽早下床活动，胃肠排气后可正常进食。

（3）术后可用多普勒血流探测仪观察吻合口通畅情况。术后前3天术区渗出较多，提示血运良好，如发生血管危象应及时探查。

（4）术后24小时打开术区外敷料并进行更换，术后3天打开里层敷料观察皮片贴附及存活情况，定期换药直至皮片网孔封闭。

（四）游离大网膜移植技术在修复重建领域应用的研究进展

1976年，Lee等首先对大网膜瓣进行了阐述。大网膜是腹膜结构的一部分，由脏器之间的腹膜移行所形成，似一围裙覆盖于腹腔内脏器官的前面。人体大网膜由4层浆膜构成，自胃大弯下垂至骨盆边缘，又返折至横结肠。前2层和后2层之间有间隙，下部愈合。大网膜的血供来源于胃网膜左、右动脉，这两条动脉在胃大弯形成胃网膜动脉弓，并由此动脉弓向下方发出大网膜左、中、右动脉和许多细小的大网膜短动脉，胃网膜右动脉是大网膜血供的优势动脉。

大网膜游离移植在修复重建中的应用早已有报道。其优点包括：

（1）血供丰富，利于创面愈合。

（2）富含淋巴细胞、吞噬细胞，在修复放射性、坏死性皮肤软组织缺损时，可起到生物性清创作用，并能挽救一部分间生态组织，在修复爆炸伤时具有其他组织所不具备的优势。

（3）组织柔韧性优于包括肌皮瓣在内的其他组织瓣，并且具有向感染部位移动的特点，可以有效填充无效腔。在骨外露和骨缺损病例中，其应用价值尤其明显。

（4）移植后，因失去神经营养而发生萎缩的可能性较小。有研究表明应用大网膜移植治疗糖尿病患者胸骨感染，其二次手术率较目前采用的其他方法降低了84.3%。传统方法切取大网膜需要开腹手术，操作较复杂，创伤也较大，术后并发症较多，在临床上应用受到限制。随着腹腔镜技术的应用和普及，以及多学科协作（MDT）的普及，腹腔镜下切取大网膜不需要开腹手术，手术由普外科专科医生完成，创伤小，术后恢复快，并发症也大大减少。术后只会在患者腹部留下很小的手术瘢痕，患者接受度也大大提高。其在修复重建领域的应用价值也重新被重视。

大网膜移植主要分为带蒂转移和需要吻合血管的游离移植两种。带蒂转移是指大网膜通过腹壁隧道转移到体表，常用于胸、腹部的创面与缺损的修复。临床研究证实大网膜轴型瓣带蒂转移结合自体皮片移植在乳腺癌患者术后难愈性放射性溃疡的治疗中取得了良好的效果。另外，大网膜轴型瓣带蒂转移在乳腺癌术后即刻乳房再造的应用也取得了良好的效果。大网膜作为自体组织，在乳腺体积较小时可以直接应用于乳房重建，具有足够柔软的手感和术后恢复较快的优点。当乳腺体积较大，单纯大网膜无法提供充足的组织量时，大网膜移植可联合假体植入，也可取得良好的效果。大网膜具有丰富的血供，具有较强的吸收和抗炎功能，可以明显减低术后血肿发生率，且不会因术后放疗而发生萎缩。不过，大网膜带蒂转移需要通过腹壁及皮下隧道，术后因隧道水肿或过窄发生血管蒂部卡压引起网膜瓣缺血坏死的风险较大；而且由于血管蒂的牵扯，可能会出现腹部不适、消化不良等情况；腹壁切口有可能发生切口疝，感染病灶或肿瘤细胞也有通过隧道扩散到腹腔内的风险。

随着显微技术的进步，大网膜游离移植逐渐成为主流的移植方法。游离移植使大网膜瓣的应用不受位置的限制，扩大了应用范围的同时也避免了带蒂转移的一些并发症。大网膜血运丰富，抗感染能力强，而且可以根据血管走行及创面形状进行裁剪，胃网膜左右动脉血管口径粗，易于吻合。游离移植基本上可以满足全身各个部位的修复重建需求，适用于创面面积较大，伴有肌腱、骨骼或内植物的外露，无条件局部皮瓣转移，或皮瓣切取后供区损伤过大不能接受的患者。大网膜具有较强的填充窦道、包裹控制感染灶的作用，还具有丰富的淋巴管，移植后可与供区建立侧支循环，利于水肿消退及渗液吸收。临床研究证实大网膜移植后可显著控制慢性骨髓炎的局部感染病灶，并能改善骨缺血状态。对于特大面积的头皮缺损颅骨外露，需要多个游离皮瓣或肌皮瓣移植才能完全修复，需要多次手术，对于供区的损伤也较大。完整大网膜的面积为（25.8 ±4.4）cm×（29.3±5.4）cm，能够提供足够大、足够多的组织量。游离大网膜移植结合自体皮片植皮也可一期修复颅骨外露创面。大网膜的血管蒂足够长，血管口径较粗，吻合难度不大；厚薄适宜，不显臃肿；血运丰富，组织量充足，存活后不会形成贴骨瘢痕，耐磨，可为未来行毛发移植提供良好的组织基础；腹腔镜下切取，损伤小、术后瘢痕不明显。所以大网膜游离移植结合自体皮片植皮也是大面积头皮缺损颅骨外露修复的一种有效途径。

第二节　病例精析——大网膜游离移植技术在修复大面积头皮缺损颅骨外露治疗中的应用

病例报告

患者女，32岁，因"癫痫发作致头面颈部火焰烧伤22小时"入院。患者于入院22小时前在家中烧柴火取暖时，因癫痫发作晕倒，意识丧失，导致头面颈多处被火焰烧伤。家属发现后立即送到当地人民医院，处理后转来我科。

既往史：患者于2003年因"颅脑肿瘤"开颅行肿瘤切除，术后继发癫痫，自服抗癫痫药物，但仍偶有发作。

婚育史：已婚，已育2子，孕22周$^+$。

体格检查：神志清，呼吸急促，查体合作。全身皮肤无黄染，心肺查体未见异常，腹平软。

入院后检查：白细胞 $14.26×10^9$/L，血红蛋白 109.0g/L，绒毛膜促性腺激素 51 659.00IU/L；CT提示：左侧顶叶见片状低密度影，最大层面大小约3.3cm×1.7cm，边界清楚，密度较低，周围脑沟增宽。左侧顶骨呈术后改变，余颅骨未见明确骨质破坏，头皮软组织内见多发高密度影。B超提示：宫内妊娠，单活胎，胎儿大小如22周$^+$。

专科检查：创面位于头部、面部及颈部（面积：6% TBSA，Ⅲ度），创面焦痂覆盖，质地坚硬如革，可见粗大的栓塞血管网。面部肿胀明显，头发、眉毛、鼻毛均烧毁。双上睑外翻，无法闭眼。面部溶痂后可见黄色脂肪组织暴露（图 15-3）。

入院诊断：头部、面部及颈部火焰烧伤 6%，Ⅲ度；双眼烧伤、左侧耳廓烧伤；继发性癫痫；宫内单胎妊娠 22 周 [+]。

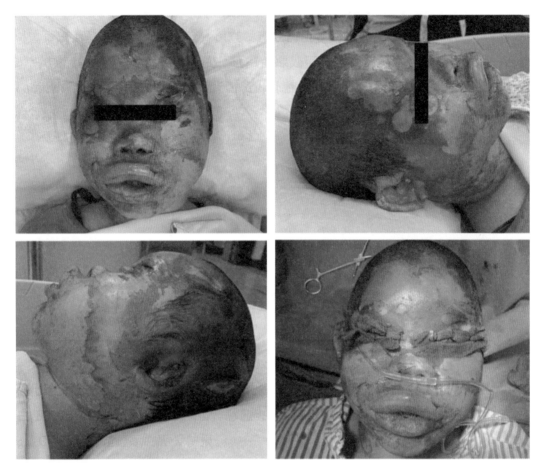

图 15-3　入院时创面情况：头面创面以Ⅲ度芽样焦痂为主，水肿明显

诊疗经过

1. 入院后首先进入 BICU 密切监护，防治早期并发症

（1）由于患者面部肿胀明显，随时有发生呼吸道梗阻的风险，入院加强气道管理，密切监测呼吸等生命体征。

（2）患者眼睑肿胀致双眼不能闭合，结膜外翻，急诊行双侧眼睑切开减压术。

（3）创面涂磺胺嘧啶银糊剂暴露保痂。

（4）请神经内科会诊口服丙戊酸钠控制癫痫发作。

（5）由于患者已育 2 子，其家属要求终止妊娠。产科医生会诊建议病情稳定后再行引产手术。

通过一系列治疗后患者平稳度过面部急性水肿期，未出现呼吸道梗阻，面部肿胀逐渐消退，生命体征平稳。面部创面开始溶痂后可见黄色脂肪组织暴露（图 15-4），下一步拟行创面修复。

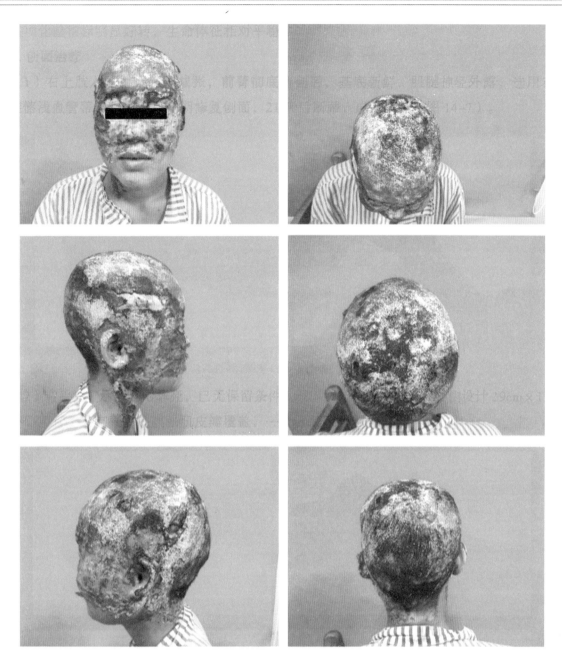

图 15-4　伤后第 7 天创面情况：头面部肿胀消退，大部分创面为焦痂，部分坏死组织溶解后脂肪组织外露

2. 创面修复

（1）第一次手术　伤后第 13 天行"头部切痂异种皮覆盖，面部、颈部切痂大张薄中厚自体皮片移植"手术。术中探查见：顶部、额部、双侧颞部头皮缺损颅骨外露约 3/4（25cm×25cm）。面部、颈部全层皮肤坏死达脂肪层，有植皮的指征，采用薄中厚大张皮片移植；颅骨外露区域难以一次修复，为防止颅骨长期外露坏死，切痂后使用异种皮（全层猪皮）暂时覆盖（图 15-5）。

术后面、颈部创面植皮存活，头部异种皮干燥，颅骨外露区域得到暂时覆盖。创面损伤后第 28 天转产科行引产手术终止妊娠，14 天产褥期后进一步修复颅骨外露创面。

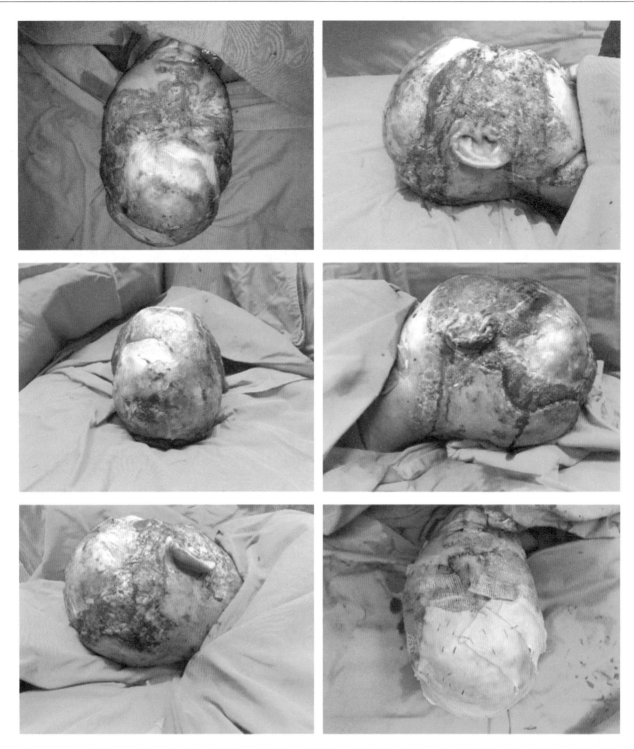

图 15-5　伤后第 13 天第一次手术中情况：头部切痂后可见大面积颅骨外露，使用异种猪皮暂时覆盖；面颈部清创后见全层皮肤坏死达脂肪层，给予自体薄中厚大张皮片移植

（2）第二次手术　伤后第 42 天行"颅骨清创钻孔，腹腔镜下切取大网膜游离移植（吻合左侧颞浅动脉）+ 自体刃厚皮片移植"手术。本次手术由烧伤整形科、普外科、神经外科共同完成。神经外科行颅骨钻孔，在患者外露颅骨上每间隔 1cm 钻孔至板障层，可见钻孔处渗血较多；普外科医生腹腔镜下切取完整大网膜，切取的过程中尽量轻柔，保证血管不受损；然后将大网膜移植到头部覆盖外露颅骨，胃网膜右动静脉与左侧颞浅动静脉端端吻合；在大网膜上移植自体刃厚网

状皮片（图 15-6）。

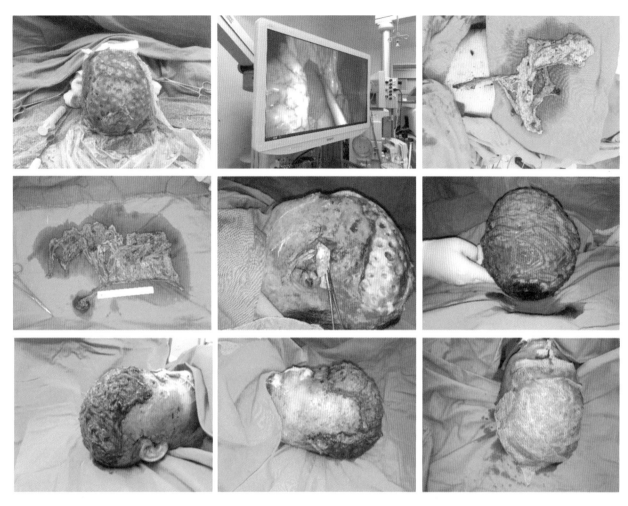

图 15-6　伤后第 42 天第二次手术中情况：颅骨清创钻孔，腹腔镜下切取大网膜游离移植覆盖外露颅骨，胃网膜
右动静脉与左侧颞浅动静脉端端吻合，在移植大网膜上面移植自体网状皮片

术后前 3 天可见外敷料有较多渗液，每天更换，观察见移植大网膜及植皮绝大部分存活良好，颅骨外露区域得到修复，仅额部约 4cm×3cm 皮下淤血。

（3）第三次手术　伤后第 63 天行"头部残余创面清创植皮术，颅骨钻孔术"。剩余散在小创面再次移植自体刃厚皮片，剩余额部小面积外露颅骨再次钻孔培植肉芽。术后创面痊愈，伤后 72 天患者出院（图 15-7）。

诊疗创新点

1. 创新性的采用腹腔镜切取完整大网膜，对供区的外观及功能影响较小。患者术后第二天就可以下床活动，有利于术后恢复。供区未留下严重的功能障碍及瘢痕增生。

2. 在对本例患者的治疗中，我们充分利用 MDT，将 MDT 贯穿到患者治疗的始终，在治疗的过程中取得良好的效果，可作为 MDT 在创面修复领域应用的模板。

诊疗难点

本例患者头皮缺损伴颅骨外露的面积较大，达到 25cm × 25cm，约占颅骨总面积的 3/4，修复难度较大，如何快速有效地修复患者的头皮缺损及颅骨外露，是治疗本患者的难点。

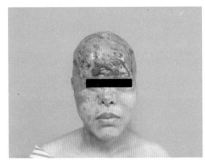
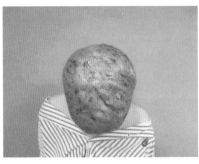
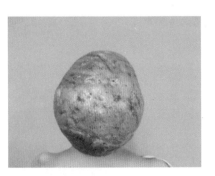
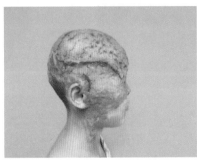
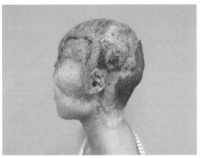

图 15-7　伤后第 72 天患者出院时创面情况：所有外露颅骨均得到修复，创面基本痊愈，剩余小面积残余创面通过门诊换药自行愈合

未来需要改进的地方

采用腹腔镜下切取大网膜游离移植和刀厚植皮快速有效地修复了头部大面积的头皮缺损颅骨外露，但由于植皮术后在外观及功能方面不如皮瓣移植，特别是患者额部瘢痕挛缩可能会引起上睑外翻，闭合不全，需要加强随访，必要时行瘢痕松解手术。

体会与总结

1. 多学科协作（MDT）

MDT 应用得当能够在复杂危重病例治疗中起到事半功倍的效果。

以烧伤整形科为主导的多学科协作是本例患者成功救治的关键。烧伤整形科：早期加强气道管理防止并发症，后期创面修复。神经内科：指导用药控制癫痫发作。产科：在适当的时机为患者引产终止妊娠。

患者颅骨外露修复手术也是由 3 个科室医生共同协作完成。烧伤整形科术前精心准备，组织参加手术的科室进行术前讨论，对手术方案和术中需要注意的问题进行沟通。术中普外科负责腹腔镜下切取完整大网膜，神经外科负责进行颅骨钻孔，然后由烧伤整形科完成血管吻合及植皮。每个专业做自己擅长的操作，各司其责，手术时长不到 8 小时。

2. 自体大网膜游离移植结合刃厚皮片移植，可一期修复大面积骨外露创面

大面积骨外露创面在临床上修复难度较大，往往需要组织瓣移植。对于一些带蒂轴型皮瓣难以转移，或者创面面积较大、供区损伤太大的创面修复，可以考虑应用游离大网膜移植加刃厚皮片移植的方法。其具有以下优点：大网膜可塑性强，可随意变形裁剪；解剖恒定，血运丰富，抗感染能力较强；血管口径粗，易于吻合；供区外观破坏小，损伤小。但也有术后外观及功能不如皮瓣移植，牺牲大网膜，可能引起消化功能障碍等缺点。

在大网膜游离移植手术中需要注意以下几点：①腹腔镜下切取大网膜损伤小，术后恢复快，该例患者术后第2天就可以下床活动。切取时需要保持大网膜完整；术中慎用电凝止血，避免损伤胃网膜左、右动脉；取出大网膜时应轻柔，避免用力牵拉损伤血管内膜。②术后血运观察：术后前3天创面渗出较多提示血运良好，也可以使用彩超观察吻合口通畅情况。③大网膜上一期移植网状自体，避免大网膜过度干燥发生坏死，网孔有利于渗液引流。④外露的颅骨钻孔为大网膜提供附着点，板障层提供部分血液供应。⑤既往有腹腔感染或手术史，可能有大网膜粘连者，应避免该手术。

3. 加强癫痫患者的宣教和监护

癫痫患者可在任何时间、地点、环境下发作癫痫。发作时意识完全丧失，对外界刺激无任何反应。患者往往受伤后几十分钟甚至几个小时才被发现，特别是烧伤热力作用时间久，往往损伤程度重。在生活中应加强癫痫患者的宣教和监护，生活中远离危险因素。

第三节　专家点评

专家简介： 李孝建，暨南大学附属广州红十字会医院烧伤整形科主任，博士生导师，中国医师协会烧伤科医师分会副会长，中华医学会烧伤外科学分会委员，广东省医师协会烧伤科医师分会主任委员，广东省医学会烧伤外科学分会主任委员，《中华烧伤杂志》《中华损伤与修复杂志》编委。

大网膜游离移植技术在大面积头皮缺损修复中具有较大的应用价值

头皮缺损合并颅骨外露创面常见于头部外伤和肿瘤切除术后。由于颅骨缺少头皮的覆盖，长时间得不到有效的修复则会发生颅骨坏死甚至导致颅内感染。临床上颅骨外露创面的修复方式多种多样，包括各种头部局部皮瓣或筋膜瓣、扩张皮瓣、颅骨钻孔或去除外板培植肉芽后植皮、远位的带蒂轴型皮瓣、吻合血管的游离组织瓣等，每种修复方法各有其优缺点和适应证，其最终目的都是尽快覆盖颅骨，恢复头皮的屏障功能。头皮不但具有屏障功能，还是头发生长的载体。瘢痕性秃发对患者的生理和心理都会产生长期的影响。所以我们在选择修复方式时，不仅要尽快修复创面，还应考虑患者后期的毛发生长问题，尽可能地避免或减少瘢痕性秃发。

大面积头皮缺损合并颅骨外露的创面在临床上具有一定的修复难度。对于缺损小于头皮总面积1/2的患者，目前认为扩张器是首选的治疗方案。通过缓慢扩张健康的头皮，使用带毛发的头皮进行修复，在修复创面的同时能够最大限度地减少瘢痕性秃发的范围。在创面周围的皮肤组织埋置扩张器，会增加感染和外露的风险，通常被认为是皮肤组织扩张术的禁忌证。但是，近年来临床实践证实，如果做好围手术期创面准备及术中手术细节的处理，在头部创面周围同样也可以一期植入皮肤组织扩张器来修复缺损。

当头皮缺损范围超过 1/2 头皮总面积时，通过扩张的方法则难以达到修复目的。目前的修复方法主要是钻孔或去除外板培植肉芽植皮和游离组织瓣移植。前者的优点是手术简单，适合基层医院开展。但治疗周期长，患者较痛苦，而且愈合后往往形成贴骨瘢痕，对患者后期的外观和功能都有较大的影响，应谨慎选用。游离组织瓣移植包括游离皮瓣、肌皮瓣、大网膜等，可以一次性修复颅骨外露创面，治疗周期短，大大减轻患者的痛苦，后期功能、外观优良，为毛发移植提供良好的条件，在有条件的单位应作为超大面积骨外露创面修复的首选方案。

本例患者头皮缺损伴颅骨外露的面积较大，达到 25cm×25cm，约占颅骨总面积的 3/4，修复难度较大。如果采用皮瓣移植的方法，无论是背阔肌皮瓣还是股前外侧皮瓣游离移植，单侧切取面积都不能满足修复要求，而且可能需要多次皮瓣移植手术才能达到修复要求。这不但会给供区造成较大的损伤，而且也会给患者造成较大的经济负担。在修复方法的选择上，游离大网膜移植无疑是最经济有效的修复方法，最终也达到了良好的效果。

该患者的整个治疗过程中，多学科协作（MDT）贯穿始终，涉及烧伤整形科、普外科、神经外科、妇产科等科室。每个专业科室各司其职，做自己最擅长的事，烧伤整形科在其中起到了很好的主导、组织协调作用。MDT 的合理使用，使得整个治疗过程顺利且取得了事半功倍的效果，最终使患者受益。本病例为复杂疑难创面治疗中的多学科协作提供了很好的应用示范。

参考文献

[1] 马杰，沈尊理，沈华，等. 头皮缺损修复方法的选择 [J]. 组织工程与重建外科杂志，2016, 12(1): 25-26+30.

[2] 葛礼正，刘安军，郭利刚，等. 颞浅动脉及其吻合支为蒂的头皮瓣在修复头皮缺损颅骨外露中的临床应用 [J]. 中华整形外科杂志，2014, 30(6): 466-468.

[3] NEUMANN CG. The expansion of an area of skin by progressive distention of a subcutaneous balloon; use of the method for securing skin for subtotal reconstruction of the ear[J]. Plast Reconstr Surg (1946),1957, 19(2):124-130.

[4] GOSAIN AK, TURIN SY, CHIM H, et al. Salvaging the Unavoidable: A Review of Complications in Pediatric Tissue Expansion[J]. Plast Reconstr Surg, 2018, 142(3): 759-768.

[5] 甘精兵，赵启明，张旭东，等. Ⅰ期扩张修复头部外伤性颅骨外露 10 例分析 [J]. 中国美容整形外科杂志，2010, 21(4): 235-237.

[6] YANNAS IV, BURKE JF. Design of an artificial skin. I Basic design principles[J]. J Biomed Mater Res, 1980, 14(1): 65-81.

[7] BURKE JF, YANNAS IV, QUINBY WC JR, et al. Successful use of a physiologically acceptable artificial skin in the treatment of extensive burn injury[J]. Ann Surg, 1981, 194(4): 413-428.

[8] 刘江涛，黄书润，欧阳容兰，等. 颅骨板障层植皮配合封闭性负压吸引治疗大面积颅骨外露一例 [J]. 中华损伤与修复杂志：电子版，2013, 8(4): 437-438.

[9] 李小静，宁金龙，高学宏，等. 大面积头皮缺损及颅骨外露的显微外科修复 [J]. 中华显微外科杂志，2004, 27(1): 30-31.

[10] 程开祥，王善良，杨川. 游离大网膜移植修复严重手外伤 [J]. 组织工程与重建外科杂志，2005, 1(3): 131-134.

[11] LEE A B, SCHIMERT G, SHAKTIN S, et al. Total excision of the sternum and thoracic pedicle transposition of the greater

omentum; useful strategems in managing severe mediastinal infection following open heart surgery[J]. Surgery, 1976, 80(4): 433-436.

[12] ATHANASSIADI K, THEAKOS N, BENAKIS G, et al. Omental transposition: the final solution for major sternal wound infection[J]. Asian Cardiovasc Thorac Ann, 2007, 15(3): 200-203.

[13] BRABANDERE K D, JACOBS-TULLENEERS-THEVISSEN D, CZAPLA J, et al. Negative-pressure wound therapy and laparoscopic omentoplasty for deep sternal wound infections after median sternotomy[J]. Tex Heart Inst J, 2012, 39(3): 367-371.

[14] ABBAS S, SEITZ M. Systematic review and meta-analysis of the used surgical techniques to reduce leg lymphedema following radical inguinal nodes dissection[J]. Surg Oncol, 2011, 20(2): 88-96.

[15] HORCH R E, HORBACH T, LANG W. The nutrient omentum free flap: Revascularization with vein bypasses and greater omentum flap in severe arterial ulcers[J]. Journal of Vascular Surgery, 2007, 45(4): 837-840.

[16] VAN WINGERDEN JJ, CORET ME, VAN NIEUWENHOVEN CA, et al. The laparoscopically harvested omental flap for deep sternal wound infection[J]. Eur J Cardiothorac Surg, 2010, 37(1):87-92.

[17] 黄志锋, 郑少逸, 赖文, 等. 大网膜轴型瓣转移修复胸部难愈创面的临床效果 [J]. 中华烧伤杂志, 2016, 32(7): 429-431.

[18] 王子函, 辛培, 张忠涛, 等. 腹腔镜下获取带蒂大网膜瓣在乳腺癌术后乳房重建中的应用价值 [J]. 中华乳腺病杂志: 电子版, 2019, 13(2): 65-68.

[19] 张卫. 吻合血管大网膜移植并游离植皮修复缺损创面 [J]. 贵阳医学院学报, 2006, 31(005): 466-467.

[20] 段木生, 周剑鹏, 曾凡军. 游离大网膜移植治疗慢性骨髓炎 [J]. 生物骨科材料与临床研究, 2005, 2(004): 41-42.

第十六章 富血小板血浆在慢性创面治疗中的应用

扫码获取教学PPT

程 飚 韩春茂 田 举

第一节 富血小板血浆治疗慢性创面概述

一、富血小板血浆治疗慢性创面的理论基础和研究进展

近年来，随着我国经济的发展，人们的消防意识逐渐增强，加上各级政府不断加强消防安全督查，烧伤的发生率逐渐降低，各大烧伤治疗中心烧伤患者也相对逐渐减少，但是，老龄化加重导致的各种急慢性创面不断增加，使得由糖尿病、代谢性疾病和人口老龄化等导致的各种慢性难愈合创面成为中国创面发生的第一位原因。其治疗难度大，对患者的生活质量影响较大，给整个社会造成了极大的经济负担，逐渐引起了各个烧伤整形单位的重视。经过20余年的努力，尽管我国在慢性难愈合创面防控方面取得了以国家科技进步奖一等奖为代表的重要成果，但依然不能满足国家的重大需求和彻底解决患者的病痛。2019年由我国创伤医学和组织修复与再生医学领域领军人付小兵院士担任总主编的"创面治疗新技术的研发与转化应用系列丛书"（共26册）出版发行，笔者有幸参与其中。该丛书系统总结了创面治疗的新技术及其应用，展示了我国在创面防治领域的最新成就，为临床和科研治疗慢性创面提供了有力的指导。

创面愈合是一种相互协调的动态组织修复过程，需要多种细胞、生长因子、细胞因子和趋化因子相互作用。由于感染、异物、高血糖、创伤等某些不利的影响因素导致这种相互作用的机制被打断，经过常规治疗干预，不能在可预期的时间内按生物学规律完全愈合的创面，就是慢性创面。这个不可预期的时间目前尚无定论，一般倾向于认为是4周及以上。

慢性创面的治疗方法众多，包括手术、换药、酶与生物治疗、超声与水刀清创技术，光、电及磁，生长因子和（或）细胞因子、细胞治疗、组织工程、氧疗、负压封闭引流、生物敷料、先进敷料、传统医药等各种治疗方法。

以浓缩血小板衍生物为代表的创面细胞生物治疗由于其微创的特点，通过运输创面修复所需的生长因子、细胞因子及活性蛋白，并通过分泌、旁分泌等信号传导而参与到创伤修复全过程、发挥加速修复的功能而备受人们关注。富血小板血浆（platelet-rich plasma，PRP）是浓缩血小

板命名中较为通用的一种形式，具有促进多种细胞及组织修复再生、获取方便、来源丰富、性价比高等优点，在烧伤、整形、美容外科，甚至其他外科得到广泛的应用。PRP 作用机制是 PRP 中血小板被激活后导致脱颗粒、释放各种生长因子等，同时纤维蛋白原形成网状纤维蛋白支架，为组织再生提供支架。PRP 激活后，生长因子数分钟内开始释放，1 小时内释放的生长因子数量超过 95%。PRP 所含生长因子等活性产物具有促进细胞增殖、基质合成、胶原沉积等作用，近年来还发现血小板激活后会释放其他活性产物。相较于外源性生长因子，PRP 提供的生长因子比例是一个正常的生理比例。同时 PRP 还包括纤维蛋白、纤维连接蛋白和玻连蛋白、血清素、组胺、多巴胺、钙、腺苷及趋化因子等生物活性物质，参与组织修复的多重反应，调节机体炎症反应，趋化白细胞发挥杀菌等。

二、PRP 治疗慢性创面的应用现状和临床优势

（一）应用现状

慢性创面的愈合是一个复杂的过程。PRP 可以杀菌并调节炎症细胞，启动免疫反应，调控修复细胞（成纤维细胞、血管内皮细胞和上皮细胞等）的增殖、分化、迁移及凋亡过程，维持毛细血管上皮细胞完整性，有助于新血管形成，调控干细胞再生微环境，改变组织修复信号蛋白的浓度，影响信号通路转导等作用。

目前虽然对于 PRP 的效果仍有争论，但大量文献报道 PRP 具有良好效果。虽然有一些大规模、多中心、前瞻性随机对照研究，但 PRP 在提取、制备及应用规范等方面仍有待加强和深入探索。综合现有研究来看，PRP 对慢性创面是一种安全的疗法，在慢性创面的肉芽组织内新生血管生长和上皮化方面所发挥的作用优于传统常规的创面治疗。特别需要强调的是，《浓缩血小板制品在创面修复中应用的全国专家共识（2020 版）》指出，文献报道，PRP 使用 3 周以后才开始发挥作用，应根据每例患者情况选择合适制备方法、使用方法及适应证。

造成 PRP 疗效不稳定性的大部分原因，是 PRP 制备方法的多样性和评价方法不一，导致制备出的 PRP 不具有可比性，质量达不到治疗要求。今后的研究需要解决的不是 PRP 是否有效的问题，而是如何获得可重复率高、临床治疗中效果最优化的 PRP。但现有的制备及使用方法千差万别，有关 PRP 的概念、制备、使用暂时没有统一的标准指南，期待未来更多随机对照试验研究给我们提供更多的证据强度和推荐级别，将共识升级为指南。

（二）临床优势

作为一种生物治疗方法，相较于其他治疗方式，PRP 具有独特的优势。首先，PRP 由自体或异体血液制备，来源丰富。其次，PRP 的制备方法简单，对设备、技术及空间洁净度的要求相对较低，既可以使用专门的机器制备，也可以手工制备，成本也较易控制，有利于推广应用。再者，自体 PRP 无免疫排斥、病原微生物交叉感染风险，副作用小。理论上讲，PRP 释放的促生长的生物活性物质不会诱发肿瘤形成，比较安全；其副作用也多比较轻微（如注射后会出现疼痛或者烧灼感等），患者接受度高。

三、PRP 系统介绍

（一）适应证

适合各种原因（包括创伤、烧伤、放射性损伤、感染、缺血缺氧、糖尿病、动静脉功能不全等）引起的急、慢性创面。使用前纠正患者低蛋白血症、低氧血症、电解质及酸碱平衡紊乱，维持白蛋白水平 >30g/L、血红蛋白 >60g/L、白细胞计数 >300×10^9/L、血糖 <11mmol/L，维持正常的甲状腺素水平。

（二）相对禁忌证

血小板功能障碍综合征、重度血小板减少症、血流动力学失稳、脓毒症、局部感染严重、不愿意接受风险的患者；结缔组织病；代谢性疾病（如糖尿病）；免疫缺陷病；严重的血液系统、心血管系统疾病；重度系统性感染；凝血缺陷和血小板计数 <100×10^6/L；血红蛋白浓度 <110g/L。

（三）制备 PRP 所需设备

PRP 的制备分为全自动血浆分离置换法和密度梯度离心法。目前临床制备 PRP 大多使用两次密度梯度离心法，两次离心的离心力及离心时间无统一标准。密度梯度离心法包括机器法和人工法两大类。有多个公司制备了 PRP 机器套装，有利于操作的无菌化和简便化。人工法则有利于根据患者的具体条件做到个体化制备。本文仅介绍人工法制备 PRP 所需设备，包括全自动血细胞分析仪及配套试剂、离心机、采血针及采血管、离心管、吸管等（表 16-1）。

表 16-1　PRP 制备所需设备

中文名称	英文名称	操作注意	图片
全自动血细胞分析仪	Automatic blood cell analyzer	将血液充分混匀。要定期质检，必须建立严格的质量控制制度，才能保证结果的可靠性	
离心机	Centrifuge centrifuge tube, straw, etc.	注意选择合适的参数	
采血管	Blood collection tube	采血时要将血液样品反复倒置 5~10 次，有利于抗凝剂和血液充分混合	
离心管	centrifuge tube	使用锥形离心管，有利于血液的收集	
吸管	Straw	注意操作轻柔，第一次离心后抽吸时避免混入过多红细胞，第二次离心后抽吸时避免吸入血小板	

（四）PRP 治疗注意事项

使用 PRP 前要对创面做彻底的清创，去除坏死组织，控制感染，待感染控制后再使用 PRP。创面常规行细菌培养，选用敏感抗生素行系统治疗，有助于创面修复。将激活后的 PRP 外用到创面的过程中，要注意避免 PRP 流失，使用无菌贴膜将 PRP 固定到创面是一个不错的方法。若为创缘或创面的注射治疗，则严格按照无菌操作原则，将制备的液体均匀注射在创区。

（五）PRP 治疗操作要点

制备 PRP 时，一些技巧有助于提高 PRP 质量：采血后将血液样品反复倒置 5~10 次，有利于抗凝剂和血液充分混合；第一次离心的离心力，控制在 600~900g,可以根据肉眼观察的血液黏稠度来调整，总体来讲，第一次离心是为了获得更多的血小板；第二次离心后，需将乏血小板血浆与 PRP 尽快分离，以避免浓缩的血小板扩散到乏血小板血浆中；二次离心后，要充分震荡离心管，使浓缩的血小板重新悬浮至血浆中，这个过程可能需要 5~10 分钟，有利于血小板均匀分布获得 PRP 中血小板的准确浓度。

PRP 制备过程中，想要收集大量完整的血小板，离心是必需步骤。在离心力的影响下，血小板的体积及功能可能会发生变化，血小板活化是必须考虑的问题。笔者课题组的宣力等曾对 56 例行 PRP 治疗者二次离心法制备 PRP 过程中的血小板参数进行观察，发现采用二次离心法可以制备出临床需要的合格的 PRP。离心可以导致 PRP 中血小板相关参数变化，而血小板参数的改变，反应出离心可能会对血小板外部形态及内部结构产生影响，进而影响 PRP 的品质及功能。相关研究也表明，将 PRP 中血小板的浓度控制在 $1 \times 10^6/\mu l$，以平均血小板容积、血小板分布宽度、血小板压积为质控指标优化的标准化的 PRP，应用到老年人复杂创面，可以取得良好的效果。

（六）PRP 治疗慢性创面的评价与展望

现有研究证明，PRP 治疗慢性创面是有效的，但多数研究的样本量较少，缺乏对照研究，需要进行大样本、多中心、随机对照的试验研究来确认效果。同时，PRP 治疗慢性创面时常常需要与其他治疗方法配合，才能使治疗效果最佳化。再者，PRP 治疗需要耐心，发挥作用需要时间。

第二节　病例精析——PRP 在慢性创面治疗中的应用

病例报告

患者女，71 岁，因"骶尾部、左足跟部皮肤溃烂 2 月余"入院。2 月余前患者因长期卧床后出现腰骶部、左侧足跟部处皮肤发红，并逐渐破溃、流脓，在家自行换药后无明显好转，创面逐渐扩大；患者褥疮经换药 2 月余无明显好转。

查体：T 36.5℃，P 81 次 / 分，R 20 次 / 分，BP 96/51mmHg。神志淡漠、失语、自主睁眼，双侧瞳孔等大等圆，直径约 3mm，对光反射灵敏。双眼运动灵活，口角居中，伸舌困难。腰骶部可见一创面，大小 4cm×4cm×2cm，创面深达肌肉层，基底被覆黄色脓性分泌物，渗液多。左足跟部皮肤溃烂，创面大小约 3.5cm×3cm,被覆黄褐色脓性分泌物。右足踝关节可见一 0.6cm×1cm

色素沉着。右上肢肌力 1 级，肌张力稍高；左上肢及双下肢肌力 3 级，肌张力正常。生理反射存在，病理征（－），颈项无强直。

入院诊断：全身多处褥疮并感染；右侧颈动脉狭窄；脑梗死后遗症；高血压病。

既往史：19 年余前因"右侧股骨头坏死"于外院行手术治疗，17 年余前因"左侧股骨头坏死"于外院行手术治疗；既往发现高血压多年，规律服药，平素血压控制可；曾有左眼视网膜脱落；家属述患者曾"中风"8 次，最近一次为 2 月余前，遗留语言及吞咽功能障碍，长期卧床 10 年余，双手持物可。否认糖尿病，否认肝炎、结核病史，否认输血史，否认药物及食物过敏史。预防接种史不详。

诊疗经过

入院经营养支持、换药清创及 PRP 联合负压治疗，骶尾创面治疗 4 次，每次治疗间隔 2 周，8 周后愈合。左足跟治疗 3 次，每次治疗间隔 2 周，6 周后愈合。8 周后创面愈合出院（图 16-1、16-2）。

1. 入院第 1 天

建立静脉通道，予完善血常规、感染八项，生化、胸片、心电图等检查；使用防褥疮气垫床；经验性应用抗生素抗感染治疗（注射用头孢唑林）；创面换药清创，行创面分泌物细菌培养。

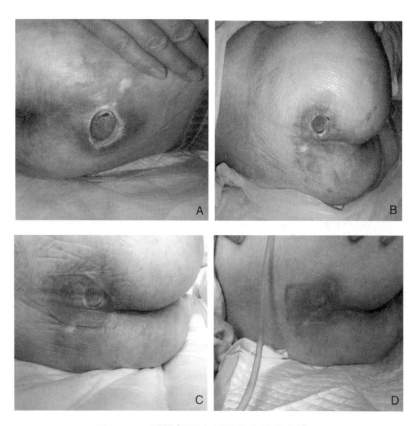

图 16-1 骶尾部压疮创面治疗及愈合情况

A. 骶尾部创面大小约 4cm×4cm×2cm；B. PRP 治疗 4 周后创面可见新鲜肉芽生长；C. PRP 治疗 6 周后创面较前明显缩小；D. PRP 治疗 8 周后创面愈合

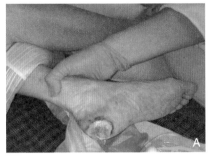
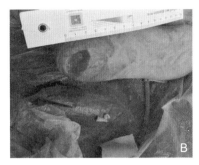
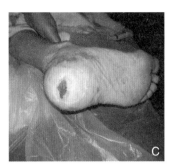
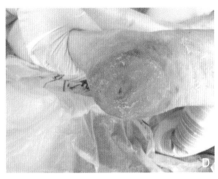
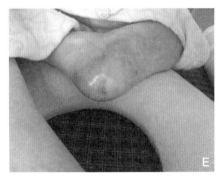

图 16-2　左足跟创面治疗及愈合情况

A. 左足跟创面大小约 3.5cm×3cm；B. PRP 治疗 2 周后创面可见新鲜肉芽生长；C. PRP 治疗 4 周后创面较前明显缩小；D. PRP 治疗 6 周后创面基本愈合；E. 创面基本愈合后继续换药 1 周，创面愈合

2. 入院第 2 天

全科进行病例讨论，评估患者生命体征、血流动力学、脏器功能均能够耐受手术，建议抗感染、营养支持。完善术前准备后，建议患者及家属考虑手术治疗，患者及家属经讨论后拒绝手术治疗。创面换药清创。

3. 入院第 3~7 天

根据细菌培养结果调整抗生素；请营养科会诊加强营养支持，停留空肠营养管，行肠内营养治疗；纠正低蛋白，改善细胞代谢功能；维持水电解质酸碱平衡，维护肠屏障功能；密切监测腹部和（或）消化道情况、心肺肝肾功能、血糖、血脂、电解质、凝血功能和各项营养指标。

伤口换药清创，予清创胶覆盖创面促进坏死组织溶解，银离子敷料填塞。

4. 入院第 8 天

继续抗感染、维持水电解质酸碱平衡、营养支持等对症治疗；骶尾部及左足跟创面行外用PRP 后负压引流治疗（第 1 次 PRP 治疗）。

5. 入院第 9~22 天

继续抗感染、维持水电解质酸碱平衡、营养支持等对症治疗；骶尾部及左足跟创面持续负压引流治疗，其间注意观察伤口引流及负压密封情况，必要时更换负压引流材料。

6. 入院第 23 天

继续抗感染、维持水电解质酸碱平衡、营养支持等对症治疗；拆除骶尾部及左足跟创面负压引流材料；外用 PRP 后负压引流治疗（第 2 次 PRP 治疗见图 16-2B）。

7. 入院第 24~36 天

维持水电解质酸碱平衡、营养支持等对症治疗；骶尾部及左足跟创面持续负压引流治疗，其间注意观察伤口引流及负压密封情况，必要时更换负压引流材料。

8. 入院第 37 天

维持水电解质酸碱平衡、营养支持等对症治疗；拆除骶尾部及左足跟创面负压引流材料；外用 PRP 后负压引流治疗（第 3 次 PRP 治疗见图 16-1B、16-2C）。

9. 入院第 37~41 天

维持水电解质酸碱平衡、营养支持等对症治疗；骶尾部及左足跟创面持续负压引流治疗，其间注意观察伤口引流及负压密封情况，必要时更换负压引流材料。

10. 入院第 42 天

维持水电解质酸碱平衡、营养支持等对症治疗；拆除骶尾部及左足跟创面负压引流材料，见左足跟创面基本愈合；骶尾部创面外用 PRP 后负压引流治疗（第 4 次 PRP 治疗见图 16-1C、16-2D）。

11. 入院第 43~49 天

维持水电解质酸碱平衡、营养支持等对症治疗；骶尾部创面持续负压引流治疗，其间注意观察伤口引流及负压密封情况，必要时更换负压引流材料（第 49 天后患者左足跟创面愈合见图 16-2E）。

12. 入院第 50~55 天

维持水电解质酸碱平衡、营养支持等对症治疗；骶尾部创面持续负压引流治疗，其间注意观察伤口引流及负压密封情况，必要时更换负压引流材料。

13. 入院第 56 天

全身各处创面基本愈合；医嘱离院，至当地医院继续康复治疗。

诊疗创新点

本例患者创面较深，在没有手术的情况下，使用负压联合 PRP 最终治愈创面。使用了标准化的 PRP，将 PRP 中血小板的浓度控制在 $1 \times 10^6/\mu l$，以平均血小板容积、血小板分布宽度、血小板压积为质控指标，保证了 PRP 质量，有利于创面的愈合。

诊疗难点

褥疮的治疗难度大，治疗周期长。患者常患有多种基础疾病，患者及家属的经济和精神负担均较重，需要联合多种治疗措施并加强护理才有可能取得良好的效果。

未来需要改进的地方

如何在患者条件允许的情况下，让患者居家治疗、减少住院时间，是未来需要改进的地方。PRP 外用治疗创面时，容易造成 PRP 流失，在结合负压治疗的情况下，两者不能同时应用。未来可以改变 PRP 使用方法，采用创面及创周注射 PRP 的方法。

体会与总结

慢性创面的一个特点就是患病时间长、治疗难度大。虽然治疗方法众多，包括手术、换药、酶与生物治疗、超声与水刀清创技术，光、电及磁，生长因子和（或）细胞因子、细胞治疗、组织工程、氧疗、负压封闭引流、生物敷料、先进敷料、传统医药等治疗方法。对于具体的一个患者来讲，我们不可能使用所有治疗方法。手术清创、皮瓣修复是首要考虑的治疗方法，但部分患者不具备手术条件、手术预期效果差或者患者及家属不同意手术。姑息性创面管理所采用的非手术治疗具有十分重要的意义。换药清创结合负压引流、PRP治疗就成了一个不错的选择，虽然治疗周期长，但由于不需要手术治疗，患者及家属往往接受度比较高。特别是对于身体状态不适合手术、危重症救治、癌症晚期患者的创面治疗，多需采用非手术的创面救治加创面管理。本例中使用换药清创结合负压引流、PRP治疗，患者临床预后理想，创面最终愈合，获得了良好的效果。

PRP治疗创面时，如何保证制备的PRP治疗合格是一个容易被忽视的问题，也是一个难点。本例中使用了标准化的PRP，将PRP中血小板的浓度控制在$1 \times 10^6/\mu l$，以平均血小板容积、血小板分布宽度、血小板压积为质控指标，保证了PRP质量，有利于创面的愈合。

PRP外用治疗创面时，如何保证PRP流失也是一个必须注意的问题。为了避免PRP流失，可先将PRP置于创面，使用3M透明敷料密封创面，待PRP完全吸收后再使用负压治疗。未来可以改变PRP使用方法，采用创面及创周注射PRP的方法。

第三节　专家点评

专家简介： 韩春茂，浙江大学医学院附属第二医院烧伤科主任，中华医学会烧伤外科学分会副主任委员，中华医学会肠外肠内营养学分会常务委员，《中华烧伤杂志》常务编委，《中华医学杂志》（英文版）编委。

PRP治疗慢性创面的问题与展望

血液含有数量惊人的生物活性物质和细胞，如果处理、准备得当，它们可能发挥再生和治疗潜力。血小板浓缩物在促进伤口愈合和组织再生方面的功效，在过去几十年一直是科学争论的中心。

富血小板血浆（platelet-rich plasma，PRP）作为一种生物治疗方法，具有独特的优势。首先，PRP由自体或异体全血制备而来，来源丰富，无免疫排斥、病原微生物交叉感染风险。其次，PRP的制备方法简单，对设备、技术等要求相对较低，既可以使用专门的机器制备，也可以手工制备，成本也较易控制，有利于推广应用。再者，血小板本身无细胞核，其活化后释放促生长的生物活性物质失活快。因此，理论上不会诱发肿瘤形成，较为安全；其副作用少且较轻微（如注射后会出现疼痛或者烧灼感等），而外用的副作用更是微乎其微。

慢性创面患病时间长，治疗难度大。对于那些不具备手术条件、手术预期效果差或者患者及家属不同意手术的慢性创面，换药清创结合负压引流、PRP治疗虽然治疗周期长，但由于不需要手术治疗，患者及家属往往接受度较高。综合现有研究，多数是个案研究结果，还需要进一步深入研究。笔者本人认为这是一个很好的治疗手段，但关键是制备环节质控、使用方法及适应证的选择。PRP治疗相关疾病时，常会出现疗效不确定性的问题，多与适应证的掌握和PRP制备方法的不确定性有关。

今后的研究需要解决的不是 PRP 是否有效问题，而是如何获得重复率高、临床治疗效果最优化的 PRP。现有 PRP 制备及使用方法千差万别，有关浓缩血小板概念（PRP、PRF、CGF、PL 等）、分类（是否含有核细胞、活化与否）、制备（机采或手工，新鲜或冻存）、使用频次与方式（注射或外用，凝胶或水剂、冻干）暂时没有统一的标准，缺乏对 PRP 相关的实用分类标准。如果仅仅将 PRP 概念理解为含有超生理浓度血小板的血浆则过于狭隘，因为 PRP 还包含有白细胞、红细胞等细胞成分，且释放不同粒径的细胞外囊泡（外泌体）等多种功能成分，因而将其称为"细胞治疗药物"的范畴或许更为合适。影响 PRP 质量的因素很多：一些为可控因素，如离心参数（离心力、离心时间、离心次数、离心温度、离心角度）、离心管的形状和材质、激活方法等；还有些属不可控因素，如治疗对象的年龄、性别、疾病状态等。所以，PRP 的制备很难做到绝对的标准化，或许更应该强调治疗的个体化及精准化。

程飚教授所带领的团队近年来对浓缩血小板进行了较深入的研究，从基础研究到临床研究都有大量的文章发表，特别是牵头出版的《浓缩血小板在医学美容与组织再生的临床应用》《浓缩血小板再生康复应用指南》，以及发表的《浓缩血小板制品在创面修复中应用的全国专家共识（2020 版）》，对临床浓缩血小板的规范、合理化应用起到举足轻重的作用。

参考文献

[1] XU Y, WANG L, HE J, et al. Prevalence and control of diabetes in Chinese adults[J]. JAMA, 2013, 310(9): 948-959.

[2] 付小兵. 进一步推进具有中国特色的创面防控创新体系建设 [J]. 中华创伤杂志, 2017, 33(4): 289.

[3] 杨红明. 难愈性创面治疗进展与面临的挑战 [J]. 中华烧伤杂志, 2016, 32 (4): 193-195.

[4] MARX RE. Platelet-rich plasma:evidence to support its use[J]. J Oral & Maxillofacl Surg, 2004, 62(4): 489-496.

[5] SENZEL L, GNATENKO DV, BAHOU WF. The Platelet Proteome[J]. Curr Opin Hematol, 2009, 16(5): 329.

[6] 中国老年医学学会烧创伤分会. 浓缩血小板制品在创面修复中应用的全国专家共识 (2020 版)[J]. 中华烧伤杂志, 2020, 36 (11): 993-1002.

[7] CHAHLA J, CINQUE ME, PIUZZI NS, et al. A Call for Standardization in Platelet-Rich Plasma Preparation Protocols and Composition Reporting: A Systematic Review of the Clinical Orthopaedic Literature[J]. J Bone Joint Surg Am, 2017, 99(20): 1769-1779.

[8] 宣力, 田举, 宣敏, 等. 二次离心法制备富血小板血浆中血小板相关参数的分析 [J]. 华南国防医学杂志, 2017, 31(8): 514-517.

[9] TIAN J, CHENGLHH, CUIX, et al. Application of standardized platelet-rich plasma in elderly patients with complex wounds[J]. Wound Repair Regen, 2019, 27(3): 268-276.

[10] 姚泽欣, 付小兵, 程飚. 慢性创面愈合新理念：姑息性创面治疗的研究进展 [J]. 中华烧伤杂志, 2020, 36(08): 754-757.

[11] MENDES BB, GÓMEZ-FLORIT M, BABO PS, et al. Blood derivatives awaken in regenerative medicine strategies to modulate wound healing[J]. Advanced drug delivery reviews, 2018, 129: 376-393.

[12] 汪淼, 程飚. 浓缩血小板在医学美容与组织再生的临床应用 [M]. 北京：北京大学医学出版社，2020.

[13] 程飚, 袁霆. 浓缩血小板再生康复应用指南 [M]. 北京：人民卫生出版社，2020.

[14] DING Z Y, TAN Y, PENG Q, et al. Novel applications of platelet concentrates in tissue regeneration[J]. Experimental and Therapeutic Medicine, 2021, 21(3): 216.

[15] JANSEN EE, BRAUN A, JANSEN P, et al. Platelet-Therapeutics to Improve Tissue Regeneration and Wound Healing-Physiological Background and Methods of Preparation[J]. Biomedicines, 2021, 9(8): 869.

韩　夫　胡大海　张万福

第一节　串联皮瓣技术概述

一、串联皮瓣技术应用的理论基础

　　足底皮肤软组织大范围的缺损在临床上并不多见，鉴于足底无毛皮肤的独特解剖性质，足底软组织重建是一个复杂的重建挑战。足跟负重区的修复往往采用足底非负重区的足底内侧皮瓣。然而，前足底负重区的修复对修复重建外科的医生仍然是个挑战。这是因为应用于前足底负重区修复覆盖的皮瓣非常有限。小面积的前足底溃疡或皮肤缺损可以使用足趾动脉皮瓣或者局部任意筋膜皮瓣修复。但是，大范围前足底负重区皮肤软组织缺损修复仍然是个难题。足底负重部位的分区见图17-1。

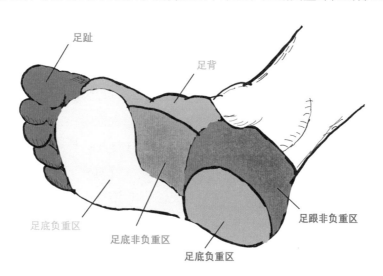

图 17-1　足底负重部位的分区

　　众所周知，以足底内侧血管束为蒂的足底内侧皮瓣，是由 Morrison 等在 1983 年首先报道的。该皮瓣位于跖骨头与跟骨之间足弓部的非负重区，在解剖结构上与负重区的足跟被覆组织结构相似，有良好的血运和感觉，是修复足跟创面的理想供区。Amarate 等于 1988 年报道，以足底内侧血管远端吻合支为蒂的足底内侧皮瓣逆行转移修复足前部缺损。然而，这个"常见且好用"的皮瓣在逆行修复前足底缺损时却存在一些问题和缺点。首先，皮瓣逆行旋转后静脉充血导致皮瓣部分坏死，这可能与远端足底内侧皮瓣因静脉瓣反向这一固有的缺陷有关。Butler 和 Chevray 报道称足底内侧皮瓣逆行修复前足部创面的术式中需要移植 1~2 根静脉以起到内增压的作用，从而保证皮瓣的静脉回流。而移植静脉的部位往往需要通过植皮覆盖，在足底静脉表面植皮增加了吻合后血管栓塞的可能。这两位临床医师给出的建议是：在逆行修复时尽量多保留血管蒂周围脂肪筋膜组织，以及在蒂部通过植皮而非拉拢缝合以减低局部的张力从而保证静脉的回流。其次，足底内侧皮瓣供区会产生并发症，这其中就包括植皮后的局部瘢痕挛缩或过度增生，严重的情况会导致患者行走困难。还有就是供瓣区足底内侧神经表面直接植皮导致的足底内侧区域感觉异常或缺失。最后，足底内侧皮瓣逆行切取过程需要牺牲足底内侧供血系统，这就会影响到患足的血液循环。那么，怎么才能实现用良好的足底修复材料——足底内侧皮瓣，在修复前足底负重区的同时保留"胫后动脉—足底内侧动脉"的完整性，并兼顾到足底内侧皮瓣供瓣区的良好修复，将供区并发症降到最低？这就需要我们延长足底内侧动脉的同时修复足底内侧皮瓣切取后的创面。我们很容易想到通过穿支皮瓣特有的 Flow-through 技术达到延长受区血管并重建受区血运的要求，且同时还能兼顾受区的创面修复。股前外侧皮瓣因其特有的解剖结构是临床上 Flow-through 技术应用最多的选择。我们通过股前外侧皮瓣应用 Flow-through 技术串联足底内侧皮瓣联合修复前足底负重区创面及足底供瓣区，取得了良好的疗效。

二、串联皮瓣技术应用的解剖基础

（一）股前外侧皮瓣

1. 股前外侧皮瓣的解剖

股前外侧皮瓣的解剖上至髂前上棘，下至股骨髁状突外侧，内侧至股直肌内侧缘，外侧至髂耻束。皮肤覆盖于股外侧肌肉表面，股外侧皮神经在腹股沟韧带下穿出达阔筋膜张肌，提供该区域的感觉支配。股前外侧皮瓣的血供来源于旋股外侧动脉的分支。旋股外侧动脉自股深动脉或股动脉发出后很快分为升支、横支和降支。其中降支最粗大，行程最长。其在股直肌与股外侧肌之间行向外下方，由髂前上棘和髂骨外上缘的连线中点与腹股沟韧带中点做一连线，这一连线的下 2/3 段即为降支的体表投影。降支在大腿中段稍上方位置与股直肌与股外侧肌之间分为内侧支和外侧支。内侧支继续下行并沿途分支滋养临近肌肉。外侧支行向外下滋养股外侧肌和股前外侧部皮肤，其形式主要以肌皮动脉穿支和肌间隙皮穿支为主。皮瓣穿支的体表定位：第一肌皮动脉穿支或肌间隙穿支是皮瓣的主要分支血管，此穿支点 92% 落在以髂髌线中点为圆心、3cm 长度为半径的圆内。其中以外下象限最多，占 80%，然后依次为外上象限（7%）、内下象限（3%）、内上象限（2%）。故旋股外侧动脉的第一肌皮动脉穿支是比较恒定的。旋股外侧动脉有两条静脉伴行，而皮瓣的感觉神经则是股外侧皮神经（图 17-2）。

2. 股前外侧皮瓣的组成

股前外侧皮瓣包括皮肤和皮下组织，以肌间隔血管或肌皮穿支为血管蒂。也可作为复合皮瓣切取，包括股前外侧筋膜皮瓣或股外侧肌肌皮瓣成分。并且还可以以组合皮瓣的形式切取，包含各种不同的组织，例如股直肌、阔筋膜张肌、股前内侧皮肤或以独立穿支为血供的股外侧肌。亦可在穿支血管供血明确的前提下切取大段旋股外侧动脉降支，通过 Flow-through 技术重建受区缺损，同时重建受区远端血供。

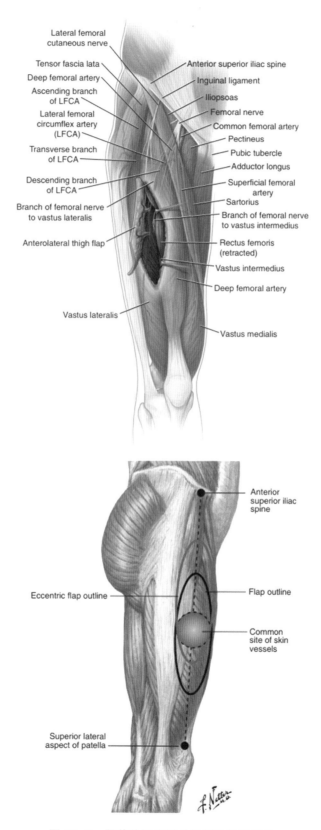

图 17-2　股前外侧皮瓣的解剖及体表定位

（图片来源：上图来自《皮瓣与重建外科》第 2 版；下图来自《奈特人体解剖彩色图谱》第 7 版）

3. 股前外侧皮瓣的优缺点

优点：旋股外侧动脉解剖恒定，皮瓣易于切取；皮瓣蒂部长而粗大，吻合相对较容易；皮瓣设计多样性，可以提供不同厚度及多种组成的组合皮瓣；吻合神经的皮瓣可为受区提供感觉；供区并发症较少；术中无须变换体位，易于两组人同时操作，节省了手术时间。缺点：不适用于面部缺损重建，存在色差或毛发；供区切取宽度 > 8cm 时往往需要植皮修复供区；部分病例出现吻合口不匹配的情况。

（二）足底内侧皮瓣

1. 足底内侧皮瓣的解剖

以足底内侧血管束为蒂的足底内侧筋膜皮瓣，是由 Morrison 等于 1983 年首先报道的。该皮瓣位于跖骨头与跟骨之间足弓部的非负重区，在解剖结构上与非负重区的足跟被覆组织相似，有良好的血运和感觉，是修复足底负重区创面的理想供区。胫后动脉从内踝与跟骨结节之间走行，穿踇展肌起点的深面，分为足底内侧动脉和足底外侧动脉。足底外侧动脉较粗，对前足的血供更为重要。足底内侧动脉的主干起始后先于踇展肌深面走行一段，随后在踇展肌与趾短屈肌之间走行，于踇展肌中部内侧缘浅出于皮下，走在肌的内侧缘。动脉末端在踇展肌与第一跖骨头近侧与趾底动脉交通。足底内侧动脉及其主要分支均有同名静脉伴行，多为 2 条，汇入胫后静脉。足底内侧皮瓣的感觉神经为足底内侧神经发出的皮神经，与同名血管的伴行关系恒定，多位于血管内侧。

2. 足底内侧皮瓣的组成及优缺点

足底内侧皮瓣属于无毛皮肤皮瓣。优点：具有皮肤厚、组织致密、移动性小、感觉好、血运丰富等优点。切取过程中携带分支神经制备成感觉皮瓣。无论从组织构成还是感觉功能重建上看，足底内侧皮瓣都是修复足底负重区缺损的最佳皮瓣。缺点：供瓣区植皮后瘢痕挛缩引起足底活动功能障碍；供瓣区在神经血管表面直接植皮引起感觉异常和（或）足底血运障碍等。

（三）串联皮瓣

1. 串联皮瓣的定义

串联皮瓣（chain-link flap），在 2020 年最新的《手外科学名词》第一版中的定义为：通过显微血管吻合的方法，将多个供区的独立组织瓣串联成的一个组织瓣序列。相对于后一个皮瓣而言，前一个皮瓣是其受区并为其血供架桥。其特征是血管蒂较长较粗，远近两端均可吻合，如股前外侧穿支皮瓣的旋股外侧动脉降支（图 17-3）。

2. 串联皮瓣的特征

通过前面的介绍可知，我们寻求一种既可以用足底内侧皮瓣修复前足部软组织缺损，同时不破坏足底内侧动脉的连续性，即不破坏足底循环的完整性，还可以将足底内侧皮瓣供区的并发症降到最低的手术方式。那么通过显微血管吻合的方法，将股前外侧皮瓣和足底内侧皮瓣串联成的组织瓣序列，相对于足底内侧皮瓣而言，股前外侧皮瓣是其受区修复皮瓣并为其血供架桥。特征是：股前外侧皮瓣携带的旋股外侧动脉降支通过 Flow-through 的吻合方式，近端吻合于足底内侧动脉近端，远端吻合于足底内侧皮瓣端，形成串联皮瓣，以达到足底内侧皮瓣修复前足部缺损同时股前外侧皮瓣修复其供区缺损。

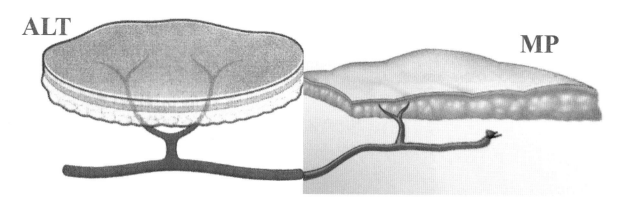

图 17-3 股前外侧皮瓣通过血管吻合串联足底内侧皮瓣形成串联游离皮瓣

（ALT：股前外侧皮瓣；MP：足底内侧皮瓣）

3.手术方法

（1）术前准备 前足底负重区损伤多见于各类车祸伤、挤压伤、烧伤、电击伤、冻伤等。前足部负重区创面往往伴有大量坏死组织且污染较重。创面可一期行坏死组织清创，清除坏死污染物的同时，尽可能保留腱性组织及间生态组织，创面可行负压敷料封闭治疗，以达到"受植床"的坏死组织彻底清除和适当的肉芽组织增生。同时术中可用多普勒探查胫后动脉、足底内侧动脉、足底外侧动脉是否存在损伤，以确保符合串联皮瓣修复的适应证。负压敷料封闭治疗 5~7 天，创面污染较重者在负压敷料封闭治疗的同时行甲硝唑溶液创面灌洗，以进一步对创面残留坏死组织进行物理清创。

（2）皮瓣设计 由于此术式包括两个游离皮瓣串联修复创面，所以需要分别设计患足同侧足底内侧皮瓣及同侧或对侧股前外侧游离皮瓣。术前用多普勒仔细探查旋股外侧动脉降支走行及足底内侧动脉走行并标记。患者采用仰卧位，选择对侧股前外侧皮瓣时，手术可以分组进行。即一组切取同侧足底内侧皮瓣，另一组切取股前外侧皮瓣。具体步骤如下：①足底内侧皮瓣。足底内侧皮瓣位于跖骨头后面的足底非负重区，即足弓部。标记内踝前缘延续线与足底内侧缘的交点，此点向第一、第二跖骨头间引一条直线，即皮瓣设计的轴心线。在此线两侧跖骨头后面的足底非负重区设计皮瓣。切取面积一般不超过 8cm×6cm 大小。皮瓣切取通常采用逆行法，在第一跖骨头近侧切开皮肤和跖筋膜，在踇展肌与趾短屈肌间寻找足底内侧动脉，并在远端将其结扎，于跖筋膜下的踇展肌肌膜表面分离，由远及近掀起皮瓣。在踇展肌和趾短屈肌间解剖出足底内侧动脉主干及伴行的足底内侧神经，将神经的主干留在原位，但要将发向皮瓣的皮支神经做干束分离。将足底内侧血管向胫后动静脉方向分离足够长度，同时伴行神经行无损伤束间分离足够长度，即完成足底内侧皮瓣解剖。②股前外侧皮瓣。按股前外侧皮瓣解剖部分所述旋股外侧动脉降支穿出点定位方法，术前用手持多普勒床旁定位血管穿皮位置。设计皮瓣时使此点落于皮瓣的上 1/3 部中央附近，再以髂髌线为轴根据前足部缺损形状及面积标出皮瓣边界：上界可达阔筋膜张肌远端，下界至髌骨上 7cm，内侧界达股直肌内侧缘，外侧界至股外侧肌肌间隔或略大。皮瓣切取面积可达 15cm×25cm。沿设计好的皮瓣内侧缘切开皮肤、皮下组织及深筋膜。在此过程中注意保护股外侧皮神经，此神经为皮瓣感觉神经。在阔筋膜深面找到股直肌和股外侧肌之间隙，钝性分开，即可发现旋股外侧动脉降支，沿动脉向内上方分离至起始部，并显露足够长度旋股外侧动脉主干作为 Flow-through 主干血管。向内侧牵开股直肌，寻找降支向外侧发出的分支，如为肌间隙皮支则易于分离，如为肌皮穿支则追踪直至进入股外侧肌点为止。将皮瓣的各边都切开，从阔筋膜深面掀起皮瓣，注意保护穿支点，穿支点附近可携带少许阔筋膜，沿穿支点逆行追踪，逐步切断股外侧肌，可携带少许肌袖保护穿支血管，直至穿支完全暴露并与降支有明确的连续为止。此时，以旋股外侧动脉为主干，降支血管为供血的股前外侧 Flow-through 皮瓣剥离完成。③串联皮瓣制备。测量前足部创面近侧缘与足底内侧皮瓣最远端间距离，此距离为串联皮瓣间距离。观察剥离完毕的足底内侧皮瓣，确保皮瓣血运良好，在胫后动脉分叉处预留 1cm 左右长度足底内侧动静脉，拟在此处切断足底内侧动静脉制备足底内侧游离皮瓣。同时股前外侧皮瓣制备组将剥离好的股前外侧皮瓣最远端预留足够长度旋股外侧血管，在此血管远端吻合已游离的足底内侧皮瓣，吻合 1 根动脉、1~2 根静脉，同时吻合股外侧皮瓣远端皮神经与足底内侧神经断端。此时已完成两个皮瓣的串联，即远端为足底内侧皮瓣，近端为股前外侧皮瓣，两个皮瓣的供血都来源于旋股外侧动脉。观察两个皮瓣的血运，确保两个皮瓣血运良好，从旋股外侧血管近端切断，制备游离串联皮瓣完成。股前外侧皮瓣供区直接拉拢分层缝合。④前足部负重区创面修复。将切取完成的串联皮瓣移至足底创面，即串联皮瓣远端——足底内侧皮瓣修复前足部创面；串联皮瓣近端——股前外侧皮瓣修复足底内侧皮瓣切取后继发创面。将串联皮瓣分别固定于各自的修复创面，将串联皮瓣供血血管——旋股外侧血管与足底内侧血管断端进行端端吻合，动脉 1 根、静脉 1~2 根，同时将股外侧皮神经吻合在足底内侧神经主干上，重建串联皮瓣的感觉。血管再通后串联皮瓣恢复血运，间断缝合皮瓣边缘，放置引流条若干。密切观察皮瓣血运，术后常规给予抗炎、抗血管痉挛及抗凝治疗；术后 5 天进行术区换药；2 周后拆线；3 周后患者患足穿弹力袜下地训练行走。

第二节 病例精析——串联皮瓣在前足底负重区创面修复中的应用

病例报告

患者男，54 岁，因"电击伤后足底创面未愈 1 月余"入院。患者 1 月前劳动时不慎被高压电击伤头部及左足，当即意识丧失倒地，被人叫醒后急送当地医院就诊。诊断"电击伤头部及左足"，在当医院给予电击伤创面换药治疗。伤后 1 月创面仍未愈，遂转入我院进一步治疗。门诊以"电击伤后头部、左足底创面未愈"收入院。

查体：体重 70kg；各项生命体征平稳。头顶及枕部可见未愈创面，深达帽状腱膜下层，大小约 10cm×2cm，部分创面痂皮未脱落，有压痛，痂下无明显积液，左足背创面愈合良好，前足掌近跖趾关节处可见 7cm×6cm 大小创面，创基内可见部分坏死组织伴脓性渗出，创基深达腱性组织，左足趾活动受限，皮温稍低，感觉减退（图 17-4）。

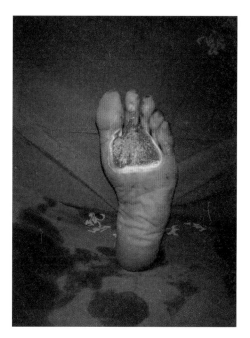

图 17-4 左足底电击伤后创面

既往史：体健无特殊。

个人史：吸烟史 18 年，日均 10~15 支。

诊疗经过

1. 入院第 2 天（伤后 1 月余）

在腰麻下行头皮电击伤创面清创修复术 + 左足清创探查术，头皮创面清创后拉拢缝合，左足负重区创面清创探查后负压敷料封闭引流术。

2. 入院第 6 天

在全麻下行左足负重区创面清创后设计同侧足底内侧皮瓣，皮瓣面积 8cm×7cm，采用逆行法在第一跖骨头近侧切开皮肤和跖筋膜，在踇展肌与趾短屈肌间寻找足底内侧动脉，并在远端将其结扎，由远及近掀起皮瓣。在踇展肌和趾短屈肌间解剖出足底内侧动脉主干及伴行的足底内侧神经，将神经的主干留在原位，但要将发向皮瓣的皮支神经做干束分离。将足底内侧血管向胫后动静脉分离足够长度，同时伴行神经行无损伤束间分离足够长度，即完成足底内侧皮瓣解剖。同时另一手术组在同侧大腿设计同样大小股前外侧皮瓣，沿设计好的皮瓣内侧缘切开皮肤、皮下组织及深筋膜，注意保护股外侧皮神经，此神经为皮瓣感觉神经。在阔筋膜深面找到股直肌和股外侧肌之间隙，钝性分开，即可发现旋股外侧动脉降支，沿动脉向内上方分离至起始部，并显露足够长度旋股外侧动脉主干作为 Flow-through 主干血管。将皮瓣的各边都切开，从阔筋膜深面掀起皮瓣，注意保护穿支点，穿支点附近可携带少许阔筋膜，沿穿支点逆行追踪，逐步切断股外侧肌，携带少许肌袖保护穿支血管，直至穿支完全暴露并与降支有明确的连续为止。此时，以旋股外侧动脉为主干，降支血管为供血的股前外侧 Flow-through 皮瓣剥离完成。观察剥离完毕的足底内侧皮瓣，确保皮瓣血运良好，在胫后动脉分叉处预留 1cm 左右长度足底内侧动静脉，切断足底内侧动静脉，同时股前外侧皮瓣制备组将剥离好的股前外侧皮瓣最远端预留足够长度旋股外侧血管，在此血管远端吻合已游离的足底内侧皮瓣，吻合 1 根动脉、2 根静脉，同时吻合股外侧皮瓣远端皮神经与足底内侧神经断端（图 17-5~17-9）。

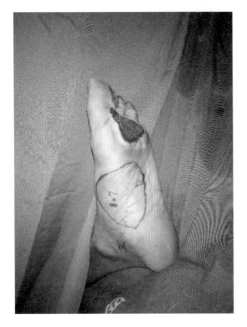

图 17-5　左足底一期清创后创面

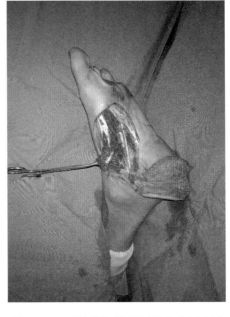

图 17-6　设计并切取同侧足底内侧皮瓣

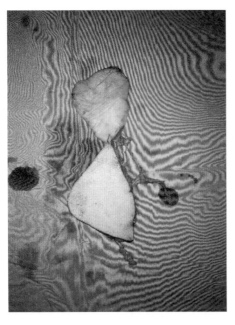

图 17-7　串联皮瓣切取并吻合（外面）

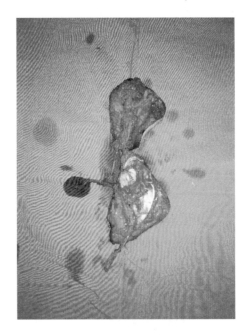

图 17-8　串联皮瓣切取并吻合（内面）

3. 入院后 18 天

术后皮瓣成活良好，创面一期愈合，出院随访。

4. 出院后半年随访

术后半年随访，患者行走自如，自述皮瓣外形及供区瘢痕恢复满意，足底感觉基本恢复正常（图 17-10、17-11）。

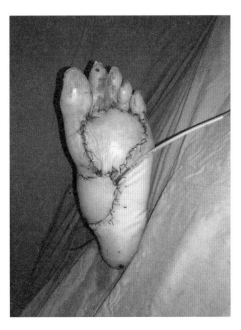

图 17-9　串联皮瓣移植修复即刻

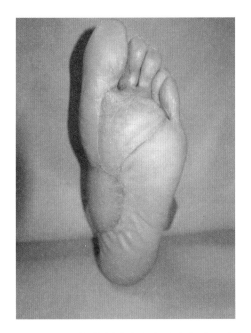

图 17-10　串联皮瓣移植术后半年（足底）

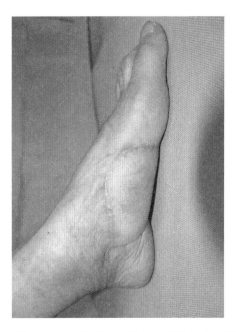

图 17-11　串联皮瓣移植术后半年（侧面）

诊疗创新点

　　我们通过穿支皮瓣特有的 Flow-through 技术达到延长受区血管并重建受区血运的要求，同时还能兼顾受区的创面修复。此技术在前足部负重区缺损及足底供瓣区的修复中取得了良好的疗效。

未来需要改进的地方

　　1. 前足部血运以足背动脉和足底外侧动脉为主，切取足底内侧动脉对前足血运无明显影响。但术前必须确定胫前动脉与胫后动脉均畅通，否则不宜行此术式。

2. 足底内侧皮瓣设计应严格位于第一跖骨头负重区后面的足弓区，以免皮瓣切取后影响足部的负重功能。足底内侧神经是此皮瓣的主要感觉神经，切取时应将主干留在原位，分支做束干分离后与股前外侧皮瓣串联时与股外侧皮神经吻合重建前足部感觉神经。

3. 股前外侧皮瓣切取时应确保供区能一期缝合，旋股外侧动脉作为主干血管，远端吻合。

4. 两个皮瓣血管断开和吻合的顺序应是先断开足底内侧皮瓣并立即吻合到股前外侧皮瓣远端的旋股外侧血管远端，此时股前外侧皮瓣尚未游离，吻合成功后观察足底内侧皮瓣血运，在确保两个皮瓣血运良好的情况下，再游离制备好的串联皮瓣，并将其吻合到受区足底内侧血管残端。

5. 血管再通后确保两个皮瓣血运良好，随即吻合受区足底内侧神经主干与股外侧皮神经，修复串联皮瓣感觉神经的完整性。

6. 此手术对临床医师显微外科手术技术要求较高，需要通过大量且持续的学习和练习，积累丰富的显微外科临床经验后才能保证手术的成功率及术后各类并发症的处理得当。早期不适宜在显微外科基础相对薄弱的基层医院开展。

第三节　专家点评

专家简介：胡大海，空军军医大学第一附属医院（西京医院）全军烧伤中心主任，主任医师，教授，博士生导师，中华医学会烧伤外科学分会名誉主任委员，全军烧伤专业技术委员会主任委员，陕西省医学会烧伤整形分会主任委员。国家科技进步奖评审专家，军队科技进步奖评审专家，中华医学会医疗事故技术鉴定专家库成员。《中华烧伤杂志》《中华损伤与修复杂志》副总编辑，*Burns & Trauma* 等杂志编委。

串联皮瓣为特殊部位的修复提供了可能

串联皮瓣（chain-link flap），在 2020 年最新的《手外科学名词》中的定义为：通过显微血管吻合的方法，将多个供区的独立组织瓣串联成的一个组织瓣序列。对于某些特殊部位的创面修复，采用串联皮瓣具有独特的优势和作用。

由于足底"无毛皮肤"的独特组织解剖特征及负重区的重要功能，足底皮肤软组织大范围缺损修复重建是一个比较复杂的难题。足跟负重区的修复往往采用足底非负重区的足底内侧皮瓣。然而，前足底负重区的修复对修复重建外科的医生仍然是个挑战。这是因为应用于前足底负重区修复覆盖的皮瓣非常有限。小面积的前足底溃疡或皮肤缺损可以采用足趾动脉皮瓣或者局部筋膜皮瓣等修复。但是，大范围前足底负重区皮肤软组织缺损修复时局部组织瓣则难以满足要求。1983 年由 Morrison 等首先报道了足底内侧皮瓣，该皮瓣位于跖骨头与跟骨之间足弓部的非负重区，在解剖结构上与负重区的足跟被覆组织结构相似，有良好的血运和感觉，是修复足跟创面的理想供区。怎样才能让足底内侧皮瓣在修复前足底负重区的同时保留"胫后动脉—足底内侧动脉"的完整性，并兼顾到足底内侧皮瓣供瓣区的良好修复，将供区并发症降到最低？这就需要我们延长足底内侧动脉的同时修复足底内侧皮瓣切取后的创面。通过穿支皮瓣特有的 Flow-through 技术达到延长受区血管并重建受区血运的要求，同时还能兼顾受区的创面修复。股前外侧皮瓣因其特有的解剖结构是临床上 Flow-through 技术应用最多的选择。我们通过股前外侧皮瓣应用 Flow-through 技术串联足底内侧皮瓣联合修复前足底负重区创面及足底供瓣区，取得了良好的疗效。

临床医师可以通过提高自己的显微外科技术来完成这类相对复杂的显微外科重建手术，本章节作者提供的病例比较完整地阐述了串联皮瓣技术在前足底负重区修复过程中的详细手术操作及注意事项，让读者清楚明了地了解与掌握该手术的操作要点，病例以良好的恢复效果显示了该手术方式在临床应用中的优势，具有重要的借鉴价值。该例中对这种特殊部位实施完整精细的创面修复，让读者耳目一新，为临床上其他特殊部位的修复提供了思路和方法上的借鉴，确实值得我们认真学习。

参考文献

[1]　RINKINEN JR, DIAMOND S, LANS J, et al. Neurotized Free Tissue Transfer for Foot Reconstruction: A Systematic Review[J]. J Reconstr Microsurg, 2020, 36(1): 32-40.

[2]　BENITO-RUIZ J, YOON T, GUISANTES-PINTOS E, et al. Reconstruction of soft-tissue defects of the heel with local fasciocutaneous flaps[J]. Ann Plast Surg, 2004, 52(4): 380-384.

[3]　EL-SHAZLY M, YASSIN O, KAMAL A, et al. Soft tissue defects of the heel: a surgical reconstruction algorithm based on a retrospective cohort study[J]. J Foot Ankle Surg, 2008, 47(2): 145-152.

[4]　LOFSTRAND JG, LIN CH. Reconstruction of Defects in the Weight-Bearing Plantar Area Using the Innervated Free Medial Plantar (Instep) Flap[J]. Ann Plast Surg, 2018, 80(3): 245-251.

[5]　MACEDO J, ROSA SC, NETO A, et al. Reconstruction of soft-tissue lesions of the foot with the use of the medial plantar flap[J]. Rev Bras Ortop, 2017, 52(6): 699-704.

[6]　FUJIOKA M, HAYASHIDA K, SENJU C. Reconstruction of lateral forefoot using reversed medial plantar flap with free anterolateral thigh flap[J]. J Foot Ankle Surg, 2014, 53(3): 324-327.

[7]　侯春林, 顾玉东. 皮瓣外科学 [M]. 上海：上海科学技术出版社, 2013.

[8]　HONG JP, HALLOCK GG. Our Premise for Lower Extremity Reconstruction[J]. Reconstr Microsurg, 2021, 37(1): 1.

[9]　WONG CH, WEI FC. Anterolateral thigh flap[J]. Head Neck, 2010, 32(4): 529-540.

[10]　WANG C, SHEN YM, QIN FJ, et al. Free Flow-through Anterolateral Thigh Flaps for Wrist High-tension Electrical Burns: A Retrospective Case Series[J]. Biomed Environ Sci, 2020, 33(7): 510-517.

[11]　Fu-Chan Wei, Samir Mardini, Wei, et al. 皮瓣与重建外科 [M]. 孙家明, 译. 北京：人民卫生出版社, 2011.

[12]　郑月林. 医学图书编辑中的名词术语规范化研究 [J]. 传播与版权, 2020(08): 100-102.

[13]　MACEDO J, ROSA SC, NETO A, et al. Reconstruction of soft-tissue lesions of the foot with the use of the medial plantar flap[J]. Rev Bras Ortop, 2017, 52(6): 699-704.

[14]　GUILLIER D, CAMPISI C, KRAHENBUHL SM, et al. Bipedicled distally based medial plantar artery perforator flap for forefoot reconstruction: A case report[J]. Microsurgery, 2020, 40(4): 497-500.

负压封闭引流技术在难愈合伤口中的应用

扫码获取教学PPT

姚尚圣　吴　军

第一节　负压封闭引流技术概述

一、负压封闭引流技术发展史

引流是外科治疗中的重要组成部分，是外科手术的基本操作之一，也是外科永恒的主题之一。公元前古希腊名医 Hippocrates 和古罗马名医 Celsus 的病案中就有利用麦秆导尿引流膀胱尿液的记载。中医外科著述中的"捻"，就是借助棉线条毛细管进行的引流。中医俗语"通则不痛，痛则不通"充分反应了古人对引流作用的认识。引流过程中最重要的是引流是否通畅，也就是引流物是否能及时引出。同时也要注意引流的并发症，比如感染、影响机体愈合等。这些都与我们认识的提高、消毒，以及抗感染药物、引流材料的发展，检查仪器的进步等密切相关。

1859 年 Chassaignac 开始应用软橡皮管做引流；1867 年 Lister 发明消毒法后用苯酚消毒橡皮引流管，开始用软橡皮管做引流管。此后，引流术被广泛应用，同时确立了低位引流、预防性引流和治疗性引流的概念。当时对创面引流的主流认识是：引流物的局部刺激使局部的淋巴液循环流向逆转，对创面起到冲洗作用，保持创面清洁。这种认识的局限致使软组织创面和感染灶的引流发展缓慢，一直限于毛细管引流和管状引流。之后这一认识在腹腔引流实践上被大大地向前推进，Kehrer（1882）和 Penrose（1897）首创和发展了烟卷引流，Kellogg 和 Kelrer 描述了双套管引流，Heaton（1898）开始应用持续负压引流。但随之而来的腹腔内感染、腹腔内粘连、吻合口瘘、切口疝等并发症，使腹腔引流又遭到一些外科专家的反对。直到 1905 年，Yates 证实了引流整个腹腔是不可能的，但可使感染局限。至此，引流可以控制感染并使之局限化的认识取得了广泛认可。1954 年 Redon 等提出真空负压伤口引流技术的概念，于 1959 年发明真空负压伤口引流装置 Stermed 并应用于外科临床，达到了增强引流效果、减轻伤口感染、促进伤口愈合的效果。此时负压伤口引流除了引流外，其促进伤口愈合的理念被接受。当然此时由于材料和工艺的限制，引流时组织吸附在引流孔导致堵塞而产生的引流不彻底或不及时，限制了该装置在临床的广泛应用。

1993 年德国 Ulm 大学 Wim Fleischmann 博士创造性地将负压与现代材料相结合，巧妙地避免了 Stermed 装置堵管问题，将其运用于临床感染创面，取得了显著疗效。我国学者裘华德教授于 1994 年引进了这种技术并进行了改良，大量用于临床，取得了显著的成效。不但减轻了患者的痛苦，而且减少了医务人员的工作量，特别是对一些体内或体表大量组织坏死的患者，传统的引流方法效果不佳，而这种负压封闭引流（vaccum sealing drainage）提供了新的可靠的治疗方式。负压引流技术有时不但能挽救患者的生命，还能保全患者的肢体。这种技术国际称为 NPWT（negative pressure wound therapy，负压伤口或创面治疗），国内称之为 VSD（vaccum sealing drainage，负压封闭引流技术）。

二、负压封闭引流技术的基础研究

空军军医大学第二附属医院（唐都医院）烧伤整形科在负压封闭引流技术方面做了大量的基础研究，发现负压封闭引流应用于创面具有如下作用。

1. 可以改善创面血供

-8kPa（-60mmHg）负压可以明显增加创面周围血流，1~2 分钟即达峰值，持续 10~12 分钟后开始下降，除去负压 2 分钟内恢复至基线水平。-16kPa（-120mmHg）时血流峰值为基线血流的 4 倍，30 分钟后维持在基线血流的 2 倍。-20kPa（-150mmHg）以上时，10 分钟内血流反而下降到基线水平。肉芽组织血流在 -16kPa（-120mmHg）时血流峰值大于基线血流值 3 倍以上，不易下降，持续负压 15 分钟后血流量仍为基线血流的 3 倍，去除负压也维持在较高水平。通过显微镜、电镜观察发现：损伤早期负压封闭引流能扩张狭窄、闭塞的毛细血管，恢复血管正常形态和功能，显著增加创缘毛细血管数目，并降低血管通透性，减轻炎症反应和组织水肿，从而改善循环状态。进一步研究发现，负压封闭引流下组织 VEGF（血管内皮生长因子）的 mRNA 和 CD34 表达增多，血浆中 ET-1（内皮素）下降，NO（一氧化氮）升高，这些都是血流增加的分子学依据。

2. 可以控制创面感染

将金黄色葡萄球菌液（10^5）注入创面，第二天创面明显水肿，有脓性渗出，细菌量均在 10^7 以上。分别予负压封闭引流（治疗组）和常规换药（对照组）。第 4 天观察治疗组水肿消退，创面清洁无渗出物，创基红润；对照组仍水肿，有较多脓性渗出和坏死。第 6 天治疗组创面清洁，创基红润，创面缩小；对照组水肿明显，有较多脓性渗出物。这时治疗组细菌数减至 $6×10^4$/g 组织，对照组为 $8.6×10^8$/g 组织。组织匀浆菌落计数，治疗前均为 $3×10^7$ 以上；治疗组治疗第 1 天后降至 10^6，第 3 天降至 10^5，对照组第 6 天降至 10^6，第 14 天降至 10^5。

3. 可以促进肉芽生长

治疗组 3 天即有肉芽形成；6 天肉芽量丰富，血管多，部分成纤维细胞变为梭形成纤维细胞，极性明显，显示已发育成熟。而对照组 9 天肉芽组织仍不丰富，创基成纤维细胞排列紊乱，纤维细胞少，虽有较多新生血管，但管壁结构不完整。治疗组创面肉芽填平时间较对照组显著缩短。

4. 可以促进修复细胞增殖和抑制凋亡

利用中厚皮片取皮创面做研究：治疗组第 2 天创面清洁，轻度炎性细胞浸润，部分毛囊上皮细胞胞体明显增大；第 4 天创面毛囊上皮增殖、移行；第 6 天上皮细胞增至 2~4 层；第 8 天创面上皮细胞已分化成熟。对照组第 4 天同治疗组第 2 天；第 6 天仍有渗出和大量炎性细胞浸润，可见毛囊上皮细胞增生，再生上皮细胞2~3层；第8天再生上皮细胞4~6层，仍有较多炎性细胞浸润。治疗组创面愈合较对照组提前2~4天。进一步研究发现，治疗组创面第4天、第8天的S期和G2+M期细胞较对照组显著增加，同时第4天治疗组创面毛囊和皮脂腺上皮细胞和部分成纤维细胞PCNA（细胞核增殖抗原）表达阳性水平较对照组高，第8天治疗组、对照组均高表达。PCNA又称周期蛋白，与细胞增殖密切相关，在细胞静止期含量少，G1晚期开始增加，S期达到高峰，G2和M期开始下降。正常情况下PCNA存在于部分皮肤的基底细胞核中，如出现在其他细胞，则表示细胞增生活跃。动物实验发现，负压封闭引流技术促进失神经支配创面中修复细胞抑凋亡相关基因蛋白表达，使血管生成和神经肽分泌增强，有利于细胞增殖。慢性创面研究发现，负压封闭引流技术治疗创面中的基底、毛囊、成纤维和内皮细胞中抑凋亡相关基因蛋白P53、BcL-2表达增加，而促凋亡基因Bax、Fas表达显著降低，提示负压封闭引流使修复细胞增殖活性显著增加，凋亡活动显著减少。急性皮肤缺损创面研究发现，负压封闭引流治疗后c-myc、c-jun两种基因表达均增加，分别在第1、3、9天达峰值后急速下降。c-myc、c-jun是早期即刻应答基因，是一种转录因子，其表达增加启动修复信号。

5. 改善炎症反应，降低血管通透性，减轻创面水肿

研究发现，第2、4、6、8天治疗组创周组织含水量较对照组明显减少。而通过伊文斯兰观察血管通透性发现，治疗第2天两组无明显差异，而第4、6、8天两组显著差异，治疗组伊文斯兰量显著少于对照组。创缘组织中内皮细胞及血管基膜超微结构研究证明，负压封闭引流治疗可以恢复毛细血管基膜完整性，缩小内皮细胞间隙，减少胞质中吞饮小泡数量，从而降低血管的通透性，减轻组织水肿。

三、负压封闭引流系统的构成

负压封闭引流系统包括泡沫材料、引流管（或吸盘）和引流瓶、生物黏性贴膜、负压源（中心负压或移动式电动吸引器）。

泡沫材料：外观形同海绵，质地柔软、富有弹性并有足够的强度，其内密布大量彼此相通的孔隙，有极好的可塑性、透水性及良好的生物相容性；无毒，对组织无刺激性；无免疫活性，耐腐蚀。目前市面上共有白色、黑色和黑白混合3种材料，应根据创面情况选择合适的材料（图18-1）。

图18-1　各种形式的泡沫材料（白色材料、黑色材料、黑白混合材料）

引流管（或吸盘）和引流瓶：材质要达到一定的强度，能在-100kPa（-750mmHg）的压力下不变形。连接泡沫材料的引流管或吸盘均带有冲洗管。若处于持续吸引模式下冲洗则只起到保持引流管通畅的作用，达不到治疗的作用；若处于间断吸引的模式，冲洗液中加入药物（如抗生素、生长因子、利多卡因、双氧水等)可达到治疗作用,但易引起积液致贴膜漏气、漏液,影响治疗效果。

生物黏性贴膜:薄膜微孔直径 0.25~1μm,具有半透膜功能,允许水蒸气透过但不能透过液态水,粘贴面涂有低致敏性防水粘贴剂。粘贴后既保持透气、透湿功能,又可防水和防止细菌入侵,长时间使用很少发生皮肤不良反应。

负压源:负压源的负压需要达到一定的强度,一般在 -60~600mmHg,根据实际需要调节。临床多见病房中心负压和电动吸引器。前者负压不是很稳定,也不是很方便,患者被限制在床周。后者负压稳定,患者也可移动,但机器产生的噪音会影响患者休息;同时机器 24 小时连续工作,电机易损坏。目前市面上已有低噪音、可连续工作或间断工作的电脑程控负压源产品,既可以单独使用,也可以和墙壁负压联合使用,还有多种模式可调,临床应用效果满意。

四、负压封闭引流技术用于创面的作用及优点

1.负压封闭引流技术用于创面的治疗作用

(1)负压封闭引流技术能改善创面床条件　负压封闭引流技术能提高创面血流量,促进坏死组织和细菌清除;能加速创面肉芽组织生长和修复细胞增殖;能使毛细胞血管扩张或重新开放,促进毛细血管新生,从而减少和控制感染;促进肉芽生长,为创面修复创造条件。负压封闭引流技术促进创面毛囊上皮和皮脂腺上皮细胞增生,降低创面中基质免疫蛋白酶活性,增加纤维连接蛋白含量,利于创面缩小或自行修复。负压封闭引流技术可及时引流脓液和坏死组织,减少机体对毒素的吸收,减轻全身症状,降低脓毒症、全身反应综合征等发生率。

(2)负压封闭引流技术可提高植皮手术成功率　皮片移植术后用负压封闭引流并固定,移植皮片需要创面渗液营养,皮片与创面需要紧密结合。一般是敷料加压包扎,这种机械加压压力不能做到完全均匀,压力过大可能影响组织血运,影响皮片成活。而负压封闭固定不但压力均匀、可调可控,而且加压的同时可使创面组织血流增加,促进皮片成活。这一技术还可以用于难固定部位,如关节部位、臀部创面、颈部创面的植皮修复等。

(3)负压封闭引流技术用于皮瓣术后可以防止皮瓣受压　局部或带蒂皮瓣术后由于部分供瓣区往往和被修复区毗邻且需要植皮封闭,传统的包扎方法容易导致皮瓣受压,采用贴膜贴于皮瓣后负压封闭固定植皮区,可以有效防止皮瓣受压。

2.负压封装引流技术用于创面治疗的优点

(1)通畅引流是其最突出的优点　一般负压引流管会被块状引出物或被吸住的组织、器官堵塞,造成引流不畅。目前负压封闭引流一般是采用医用泡沫材料包裹带有多个侧孔的引流管,将脱落块状坏死组织、周围组织或器官与多侧孔引流管分开,同时泡沫材料有良好的透水性,不阻碍液体和小颗粒通过,可达到充分引流的效果。

(2)减少污染和交叉感染　负压封闭引流的泡沫材料外利用具有生物膜功能的粘贴薄膜封闭,接通负压,形成了一个闭合的引流系统,使创面与外界隔绝,有效地预防了污染和交叉感染。而常规引流物使创面与外界相通,同时引出物污染敷料,创面容易被污染和交叉感染。

(3)引流均匀且不留死角　泡沫材料是可以拼接和裁剪的,可根据创面的大小、深浅,将泡沫材料置入创面每个方位,不留任何死角、死腔。负压经过多孔引流管传递到泡沫材料,且均

匀地分布在泡沫材料的表面，同时因是一个闭合引流系统，使作为引流动力的负压得以维持，源源不断地将液体和小颗粒引出。

（4）减轻患者换药痛苦，减少了医生的工作量　是否换药主要是根据引出物的情况而定，若创面颗粒物较多，致使泡沫材料的孔隙部分堵塞，影响引流的效果，需要及时更换。一般 3~5 天更换一次，当然根据实际情况也可适当增加或减少换药次数。

五、关于 NPWT 与 VSD 命名

VSD（vaccum sealing drainage，负压封闭引流技术）和 NPWT（negative pressure wound therapy，负压伤口或创面治疗），一般无明显差异，只是称呼不同，后者国外文献常用。《负压封闭引流技术在烧伤外科应用的全国专家共识（2017 版）》建议两者均可使用。NPWT 中的泡沫材料在国外一般是黑色，而 VSD 中国产材料是白色的。不光是颜色不同，泡沫材料也不一样。VSD 材料成分是聚乙烯醇，孔隙较小，亲水性，一般包裹有多孔引流管，柔软性相对较差。而 NPWT 材料成分是聚氨酯，孔隙大，疏水性，没有多孔引流管，吸盘式引流，柔软性好，可任意裁剪，填塞腔隙不留死角；缺点是肉芽易长入材料中，去除材料时易出血，易将泡沫材料遗留组织内。根据两者的特点，临床选择也有所区别。有肌腱、骨质裸露或进入胸腹脏器时一般用 VSD；感染重，关节及颈部、会阴、臀部等不易固定处多选用 NPWT。

六、负压封闭引流技术在创面应用的适应证

1. 急性创面

组织挫裂伤、撕脱伤或缺损；Ⅱ度烧伤创面或烧伤感染创面；植皮和人工真皮移植封闭的创面；体表化脓性感染创面；坏死性筋膜炎；切口感染；开放性骨折；急性骨髓炎开窗引流；骨筋膜室综合征；乳腺癌根治术后和直肠癌根治术后（Miles 术）创面的预防性引流；急性胰腺炎引流；腹腔内手术后的预防性或治疗性引流等。

2. 慢性创面

各种难愈性创面、压力性损伤、糖尿病足、慢性骨髓炎开窗引流等。

七、负压封闭引流技术在创面应用的禁忌证

创面存在活动性出血、暴露的血管神经、恶性肿瘤（根治术后除外）、厌氧菌感染等。

八、负压封闭引流术的操作要点

1. 负压压力设置及模式

以前观察到 $-16.6kPa$（$-125mmHg$）最有利于创面血运增加；且与持续模式相比，间隙模式更能增加局部血运及促进肉芽生长。近来研究发现，$-10.6kPa$（$-80mmHg$）是血流灌注和细胞生长的最佳值。临床上压力表显示的负压值不一定反应的是创面负压值，因为一般经管道到达泡沫接触的创面时负压会衰减，特别是多个经三通管并联起来的时候更加明显。所以临床一般将负压值设置偏大。同时据创面情况调整压力大小，对糖尿病足创面、血管损伤性创面等压力一般偏低，

而对污染或感染较重、水肿明显的创面压力适当偏高。应注意泡沫材料中的引流管对组织血管的压迫会导致远端皮肤或肢体坏死等严重后果。

负压治疗模式有 3 种，即持续模式、间隙模式、循环模式。间隙模式即负压吸引 5 分钟，暂停 2 分钟，因负压的反复突然增加及材料的收缩，常常造成疼痛等不适，多数不能忍受；循环模式即在 –6.6~16.6kPa（–50mmHg~125mmHg）之间规律性变化，创面也一直处于负压当中，疼痛等不适会明显好转。研究表明，间隙模式更有利于创面生长。

2. 冲洗管的应用

目前绝大多数负压封闭引流装置采用的多孔引流管或吸盘均带有冲洗管。持续负压模式下冲洗液和创面接触时间短，很快就被吸入多孔引流管或吸盘，降低了冲洗液中加入的药物治疗作用；间隙模式下冲洗液浸及创面，药物和创面接触充分且时间长，但有一定的冲洗液从贴膜边漏出概率，导致负压封闭不全或失败。所以临床上在创面表面、泡沫材料下另外安置 1 根或多根冲洗管，可一边冲洗一边持续负压吸引，不但可保持管道通畅，冲洗液中的药物也可达到治疗作用。需要说明的是，利用负压装置作为包扎固定用途的情况下一般不冲洗，其原因是会影响皮片成活或切口的愈合。

第二节　病例精析——负压封闭引流技术在临床中的应用

病例报告 1

患者女，46 岁，长期卧床致骶尾部皮肤破溃 2 月余入院。患者高处坠落后截瘫 11 年，2 月前骶尾部皮肤发黑、破溃，10 天前在深圳某医院行骶尾部扩创、皮瓣修复术，术后切口裂开，皮瓣坏死，创面扩大，转入我科治疗。

诊疗经过

1. 入院时

骶尾部创面 8cm×11cm 大小，创缘、创底组织不新鲜，并有坏死组织，骶骨外露。入院后床旁予简单剪除坏死组织，予 NPWT 负压封闭引流，并在泡沫材料下放 1 根冲洗管，持续冲洗。1 周更换一次 NPWT。患者患有精神分裂症，医从性差，更换 3 次 NPWT 后创面达到手术条件（图 18-2）。

2. 术中

清创后咬除部分骶骨，以左臀上动脉为血管蒂的臀大肌肌皮瓣修复创面，皮瓣下放 1 根引流管，切口放 3 个引流片，术区以 NPWT 负压封闭固定。不冲洗（图 18-3）。

3. 术后 3 天

打开 NPWT，皮瓣颜色正常，切口清洁干燥。拔除引流片，继续负压封闭固定（图 18-4）。

4. 术后 1 周

皮瓣血运良好，切口清洁干燥。

入院时 术前

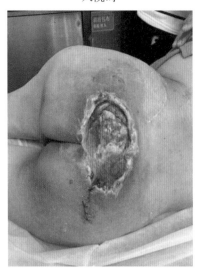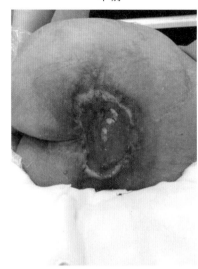

图 18-2 更换 3 次 NPWT 后形成新鲜创面

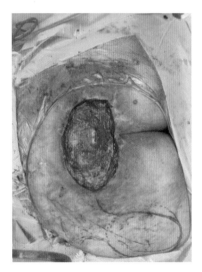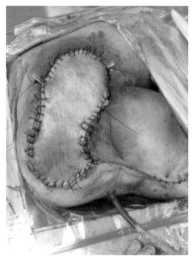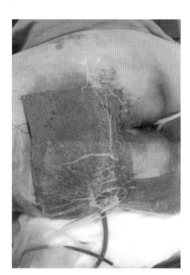

图 18-3 术区以 NPWT 负压封闭引流

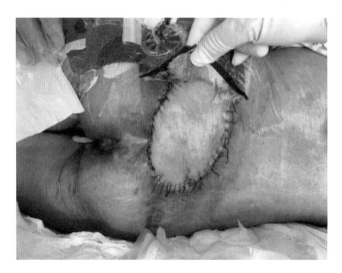

图 18-4 术后第 3 天继续 NPWT 负压引流

体会与总结

压力性损伤的治疗效果取决于全身营养、创面床准备及护理是否周到。创面床主要是利用NPWT负压封闭引流,只要处置得当,一般一定能达到手术条件。术后臀部包扎固定困难,利用NPWT的负压封闭固定,无须冲洗,无须换药,可打开贴膜观察皮瓣和切口,效果满意。

病例报告 2

患者女,47岁,1月前因左下肢虫咬后皮肤肿胀、破溃,尿量减少至无尿,并出现意识障碍,急诊入我院重症医学科抢救治疗。诊断为脓毒性休克、坏死性筋膜炎、急性肾功能不全等。

诊疗经过

病情稍平稳后我科在床旁行左下肢切开、部分坏死组织清创+NPWT负压封闭引流术(图18-5)。因病情不允许,不能彻底清创。持续冲洗,2~3天床旁更换NPWT,病情稍有平稳,再进手术室清创+NPWT负压封闭引流术。3次手术后患者病情好转,肾功能基本恢复,转我科治疗。

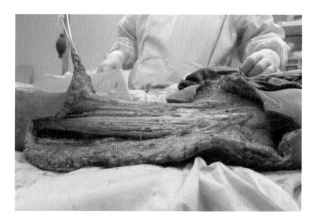
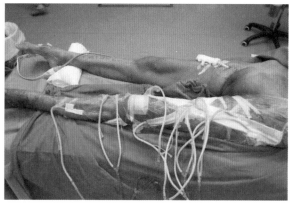

图18-5 床旁行左下肢切开、部分坏死组织清创+NPWT负压封闭引流术

转我科后每周清创1次,中间更换1次NPWT,创面改善,经4次手术后创面基本封闭(图18-6)。

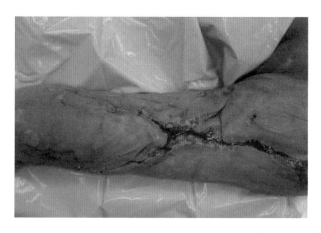
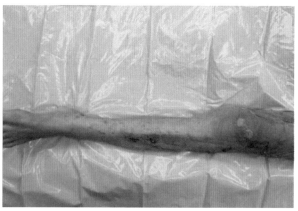

图18-6 创面基本封闭

体会与总结

坏死性筋膜炎导致的感染性休克，死亡率非常高。抗感染、酸碱水电平衡纠正、内环境维护十分重要，同时床旁 CRRT 也是不可或缺的。但若创面没有充分的引流，患者病情是无法改善的。

而 NPWT 泡沫材料达到了充分引流、不留死腔的效果，使患者病情迅速改善，大大降低了死亡率。皮下深部组织急性感染、大量组织坏死等如急性坏死性筋膜炎，早期使用时务必注意。

因开始坏死组织多，泡沫材料孔隙很快被堵塞，影响引流效果，所以需及时更换，必要时每天或每 2 天更换 1 次。另外，我们的经验是即使部分创面条件可行植皮或皮瓣封闭，也不建议封闭，只有全身状况稳定、创面大部分新鲜后才能行封闭。这与烧伤创面不同，后者只要有皮源且创面达到条件就可植皮封闭。

第三节 专家点评

专家简介： 吴军，深圳市第二人民医院（深圳大学第一附属医院）烧伤整形科主任医师，教授，中华医学会烧伤外科学分会前任主任委员，中国康复医学会烧伤治疗与康复专业委员会主任委员，中国医师协会烧伤科医师分会副会长，*Burns & Trauma* 主编，*Burns*、《中华创伤杂志》编委，《中华烧伤杂志》副主编。

NPWT 是创面治疗的有力工具

负压吸引装置是难愈性创面修复领域近 30 年以来最有效、使用最便捷的重要发明和重要手段。基于这两大优点，其普及非常迅速。

从负压吸引装置的历史，即苏联科学家发现，德国的博士将负压和材料创造性结合（组合创新）用于创面修复，我们可以看出，转化医学的要点和重要性。本章对负压吸引装置促进创面愈合的原理做了较为详细的描述，这为后续的适应证、相对禁忌证和绝对禁忌证的制订奠定了基础。最后通过案例展示了负压吸引装置部分应用场景，以便读者更好理解该装置。

由于应用广泛，临床报道也颇多，已在治疗各种急慢性伤口、预防伤口感染、辅助移植皮片存活、创面床准备、暂时性覆盖等方面使用。2020 年的荟萃分析显示 NPWT 治疗糖尿病足是安全和有效的。2018 年的荟萃分析表明 NPWT 用于开放性创伤伤口与标准伤口处理没有清晰的优势，NPWT 治疗开放性创伤伤口的费用与标准治疗亦没有显著差异，这些研究无法确定伤口感染、创面修复时间、疼痛、治疗期间的生活质量等有无差异。一份比较研究 NPWT 和创面标准治疗的系统性综述指出，NPWT 和标准创面治疗在研究终点的生活质量没有差异，但只用 NPWT 的第一周的生活质量显著低于标准治疗，因为使用 NPWT 时患者的焦虑情绪比对照组严重。NPWT 用于开放性骨折的荟萃分析认为，NPWT 可以显著减少开放性骨折的感染，促进伤口愈合；少数报道认为 NPWT 还可能减小肢体损伤的严重程度，从而减小了截肢的概率。NPWT 用于皮瓣可能是安全的，但需要小心。同时指出，NPWT 在开放性骨折应用方面的数据质量需要提高。在比较 NPWT 与传统方式处理移植皮片的荟萃分析表明，NPWT 能显著提高移植皮片的存活率。一项将 NPWT 用于外科闭合伤口的荟萃分析表明，NPWT能有效预防伤口感染和浆液性血肿形成，但对预防伤口裂开没有明显帮助。类似的荟萃分析也表明NPWT用于开腹手术切口可有效预防切口感染，但与传统方法比较，对防止浆膜和皮肤裂开没有优势。NPWT用于烧伤创面的治疗的系统性综述指出，NPWT作为创面覆盖物，对帮助皮片存活、促进双层真皮支架血管化、促进供皮区创面再上皮化是有益的，并可能对减轻创面淤滞带损伤和加重有帮助。

但是欧洲伤口学会（EWMA）在2018年发表的荟萃分析指出，NPWT的临床研究数据质量总体不高，导致国家健康部门和决策者难于清晰地判定利弊。

NPWT是我们治疗创面非常有力的工具，但在普遍使用的同时，我们还需要多积累高质量数据，以便为更好地使用提供依据。

参考文献

[1] 李靖，陈绍宗，李学拥，等．封闭负压引流技术对创面微循环流速和血管口径影响的实验研究[J]．现代康复，2000(12): 1848-1849.

[2] 李金清，陈绍宗，李学拥，等．封闭负压引流技术修复猪皮肤软组织爆炸伤创面的促愈合作用[J]．中国临床康复，2005(14): 89-91.

[3] 李靖，陈绍宗，李学拥，等．封闭负压引流对创面微循环超微结构影响的实验研究[J]．中国实用美容整形外科杂志，2006(1): 75-77.

[4] 曹大勇，陈绍宗，汤苏阳，等．封闭式负压引流技术对人慢性创面血管生成的影响[J]．中国临床康复，2004(2): 264-265.

[5] 蒋立，陈绍宗，李学拥，等．封闭负压引流技术对兔耳急性创面内皮素、一氧化氮及血流量的影响[J]．中国临床康复，2004(35): 8026-8027.

[6] 陶圣祥，余国荣，喻爱喜，等．负压培养对大鼠骨髓基质干细胞增殖及分化的影响[J]．医学新知杂志，2006(6): 324-326.

[7] 汤苏阳，陈绍宗，胡绍华，等．封闭负压引流技术对失感觉神经支配创伤愈合中Bcl-2与NGF/NGF mRNA表达的影响[J]．中华整形外科杂志，2004(2): 139-142.

[8] 陈绍宗，曹大勇，李金清，等．封闭负压引流技术对创面愈合过程中原癌基因表达的影响[J]．中华整形外科杂志，2005(3): 197-200.

[9] 吕小星，陈绍宗，李学拥，等．封闭负压引流技术对创周组织水肿及血管通透性的影响[J]．中国临床康复，2003(8): 1244-1245.

[10] 石冰，钱存荣，邝芳，等．封闭负压引流技术对人慢性创面中金属基质蛋白酶表达及分布的影响[J]．中国组织工程研究与临床康复，2007(13): 2482-2486.

[11] 石冰，李望舟，李学拥，等．封闭负压引流技术对人慢性创面中透明质酸含量的影响[J]．中国实用美容整形外科杂志，2006(2): 147-150.

[12] 石冰，李望舟，李学拥，等．封闭负压引流治疗中人慢性创面肿瘤坏死因子水平的变化[J]．中国临床康复，2005(42): 92-94.

[13] RYS P, BORYS S, HOHENDORFF J, et al. NPWT in diabetic foot wounds-a systematic review and meta-analysis of observational studies[J]. Endocrine, 2020, 68(1): 44-55.

[14] IHEOZOR-EJIOFOR Z, NEWTON K, DUMVILLE JC, et al. Negative pressure wound therapy for open traumatic wounds[J]. Cochrane Database Syst Rev, 2018, 7(7): CD012522.

[15] JANSSEN AH, MOMMERS EH, NOTTER J, et al. Negative pressure wound therapy versus standard wound care on

quality of life: a systematic review[J]. J Wound Care, 2016, 25(3): 154, 156-159.

[16] LIU X, ZHANG H, CEN S, et al. Negative pressure wound therapy versus conventional wound dressings in treatment of open fractures: A systematic review and meta-analysis[J]. Int J Surg, 2018, 53: 72-79.

[17] YIN Y, ZHANG R, LI S, et al. Negative-pressure therapy versus conventional therapy on split-thickness skin graft: A systematic review and meta-analysis[J]. Int J Surg, 2018, 50: 43-48.

[18] SCALISE A, CALAMITA R, TARTAGLIONE C, et al. Improving wound healing and preventing surgical site complications of closed surgical incisions: a possible role of Incisional Negative Pressure Wound Therapy. A systematic review of the literature[J]. Int Wound J, 2016, 13(6): 1260-1281.

[19] KANTAK NA, MISTRY R, VARON DE, et al. Negative Pressure Wound Therapy for Burns[J]. Clin Plast Surg, 2017, 44(3): 671-677.

[20] APELQVIST J, WILLY C, FAGERDAHL AM, et al. EWMA Document: Negative Pressure Wound Therapy[J]. J Wound Care, 2017, 26(Sup3): S1-S154.

第十九章 腹壁重建技术在下腹壁巨大肿瘤切除后大面积皮肤软组织缺损中的应用

高秋芳　韩军涛　张万锋

第一节　腹壁缺损重建技术概述

一、腹壁的解剖要点

腹部位于胸部和盆腔之间，上界依次为剑突、肋弓、第11肋、第12肋前端至第12胸椎棘突，下界为耻骨联合、腹股沟、髂前上棘和第5腰椎棘突，又以腋后线为界分为前外侧壁和腹后壁两部分。前腹壁的皮下脂肪在脐以上是一层，在脐以下分为两层：浅层的脂肪称Camper筋膜，脂肪呈明显的颗粒状；深层的称Scarpa筋膜，脂肪呈膜状或凝脂状，比较细腻，与Camper筋膜易于分辨。该筋膜向内下构成阴茎浅悬韧带并与阴茎浅筋膜、阴囊肉膜及会阴浅筋膜相延续。

腹直肌位于前腹壁中线的两侧，起自第5肋软骨，止于耻骨，两侧腹直肌中间的间隔是致密的白线。每侧腹直肌被3~4个横行的腱划分成4~5个肌腹，腹直肌鞘由两侧的3层阔肌的腱膜包绕而成，其中腹内斜肌腱膜分成前后两叶，分别构成腹直肌鞘的前鞘和后鞘。但是在脐以下4~5cm处，3层阔肌的腱膜全部都绕行至腹直肌的前面形成前鞘，后鞘在这里形成一个弓形的游离缘，叫弓状线或半环线（图19-1）。腹外斜肌起始于下7对肋骨、腰背筋膜、髂嵴，由外上向内下到锁骨中线处形成坚韧的腹外斜肌腱膜，与对侧腹外斜肌腱膜交织融合形成腹直肌鞘与白线。腹内斜肌起自下5对肋骨、腰背筋膜、髂嵴，纤维方向由外下斜向内上，在腹直肌外缘形成腹内斜肌腱膜向对侧交错形成腹直肌的前后鞘。腹横肌起自下5对肋骨、腰背筋膜、髂嵴，肌纤维由后外水平向前内，近腹直肌外缘处形成腱膜参与腹直肌鞘后层与部分前鞘的形成。腹外斜肌、腹内斜肌和腹横肌腱膜的形成位置并不在同一条线上，因此手术中要注意对肌肉和筋膜层次的辨认（图19-2）。腹内斜肌和腹横肌在近腹股沟韧带处形成弓状的游离缘称腹横肌腱弓，原来认为的联合腱在大多数人身上是不存在的。

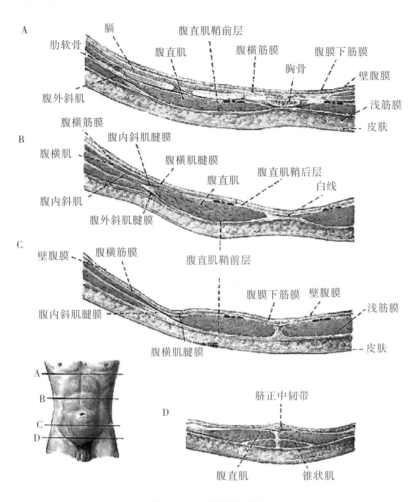

图 19-1　腹壁的层次

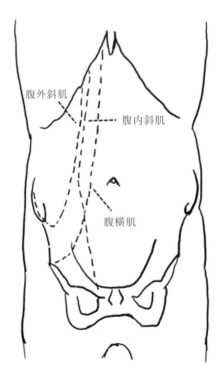

图 19-2　腹壁肌肉起止点

腹横筋膜位于腹横肌的深面，上至膈下筋膜，后方与髂腰筋膜相连，下方附着髂嵴与腹股沟韧带，在精索从腹后壁转到腹前壁的位置，腹横筋膜形成一个裂隙容纳精索通过，称为内环。腹横筋膜在腹股沟管底部进腹股沟韧带处增厚形成髂耻束。腹膜壁层即通常所说的腹膜，为一致密而菲薄的结缔组织，其内侧是一层单层扁平细胞，非常光滑。腹膜壁层的移动性很大，可以从腹壁的裂隙或缺损突出成为囊带，称之为疝囊。腹膜壁层和腹横筋膜之间的间隙称为腹膜前间隙，两层之间有疏松的脂肪组织，称为腹膜外脂肪。在前腹壁，腹壁下动脉行走于腹膜前间隙，向上于腹壁上动脉交通。腹膜前间隙在手术中比较容易分离，分离时应注意切开腹横筋膜，在腹膜外脂深面分离。腹膜前间隙越来越成为疝修补中重要的结构层次（图 19-3）。

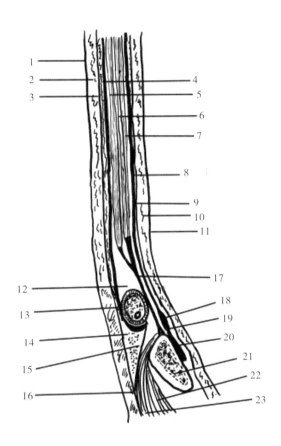

图 19-3　腹壁各个层次

1. 皮肤；2.Camper 筋膜；3.Scarpa 筋膜；4.5.腹外斜肌腱膜及其紧密融合的筋膜；6.腹内斜肌及其筋膜；7.腹横肌及其筋膜；8.腹横筋膜；9.腹膜外脂肪的膜状纤维层；10.腹膜外脂肪；11.腹膜；12.腹股沟管；13.精索；14.腹股沟韧带游离缘；15.腹外斜肌腱膜延续至阔筋膜；16,17.腹股沟管后壁；18.髂耻束；19.耻骨束韧带；20.腹横筋膜腱弓；21.耻骨支；22.耻骨肌；23.阔筋膜耻骨部分

髂腰筋膜位于腰大肌表面的腰大肌筋膜和覆于髂肌表面的髂筋膜合称为髂腰筋膜。髂腰筋膜内侧附于腰椎体和腰椎横突，下方附于骶骨和髂骨弓状线，向下方经腹股沟韧带深面转至股前方。髂腰筋膜在腹股沟韧带深面与韧带吻合，内侧增厚形成髂耻弓，经腹股沟韧带与髂骨之间的间隙进一步分成外侧的肌间隙和内侧的血管间隙。腰大肌位于脊柱的两侧，呈长条状，起自第 12 胸椎、1~4 腰椎，与髂肌经过肌间隙共同止于股骨小转子。髂肌起于髂窝的上部、髂嵴和骶骨外侧，向下与腰大肌合并称之为髂腰肌，沿肌间隙止于股骨小转子。

二、腹壁缺损病因概述

（一）先天性腹壁缺损

先天性腹壁缺损是由于胚胎发育期泄殖腔膜过度发育，导致间叶组织向中线移行受阻，腹壁关闭发育停滞或不完全，使腹壁发育缺损。常合并其他各种复杂性畸形，预后很差。国内 1996—2000 年的调查显示，先天性腹裂的发生率约为 0.026%。上海市计划生育科学研究所的调查显示，2003 年、2004 年及 2005 年上海户籍新生儿腹裂的发生率分别为 0.005%、0.007% 及 0.008%，明显低于欧美国家及我国其他地区。有学者于 2005 年报告了我国 1996—2000 年先天性腹裂患儿的监测资料，围产期死亡率为 74.69%，其中死胎率为 42.07%，早期围产儿死亡率为 32.62%。

（二）后天性腹壁缺损

1. 外伤后腹壁缺损

外伤后腹壁缺损在外伤患者中发病率占 1%~3%。外伤包括电烧伤、各种深度烧烫伤、暴力伤等。腹壁电烧伤在造成腹壁炭化坏死的同时常合并腹腔脏器的损伤，如肠穿孔、肠管坏死等；暴力伤在造成腹壁损伤的同时可能存在肝脾损伤，需要早期明确诊断，抓住主要矛盾进行治疗；各种烧烫伤一般为单纯的腹壁损伤，不合并腹腔脏器损伤，症状和体征较轻，除长时间热压伤外，一般腹壁烧烫伤均能自愈。严重创伤性腹壁大面积缺损时因常伴有休克、伤口污染重、严重的腹壁结构破坏及腹腔脏器损害等，临床处理颇为棘手。

2. 肿瘤切除术后腹壁缺损

腹壁肿瘤包括良性肿瘤、交界性肿瘤和恶性肿瘤。腹壁良性肿瘤包括硬纤维瘤、纤维瘤、神经纤维瘤、血管瘤、乳头状瘤、皮样囊肿等；恶性肿瘤有纤维肉瘤、隆突性皮肤纤维肉瘤、黑色素瘤、皮肤癌和转移性癌等。行扩大切除手术是治疗腹壁交界性与恶性肿瘤的主要手段，切除范围一般超过肿瘤边缘肉眼正常组织 2~3cm，力争实现 R0 级切除。复杂情况下往往涉及多脏器切除，但这往往会导致巨大甚至超大的腹壁缺损。巨大腹壁缺损（large abdominal wall defect，LAWD），是指腹壁肌筋膜层缺损宽度 ≥ 12cm 和（或）腹腔内容物突出与腹腔容积比 ≥ 20% 的缺损，在这种情况下，腹壁缺损的直接关闭变得困难，需要利用多种外科技术来修复重建。

3. 腹腔内手术后腹壁缺损

腹壁切口疝是腹腔内手术后腹壁缺损导致的常见类型。数据显示，腹壁切口疝在腹部外科手术中的发病率达 2%~11%。腹壁切口疝是腹壁的完整性和张力平衡遭到破坏的结果，其病因复杂多样，除了患者因素外，腹腔内手术操作导致的腹壁缺损是最主要的诱发因素。根据临床表现及体格检查，大多数切口疝可明确诊断，对于小而隐匿的切口疝可经影像学检查确立诊断。依据腹壁缺损大小分类，腹壁切口疝可分为小切口疝（腹壁缺损最大距离 < 4cm）、中切口疝（腹壁缺损最大距离 4cm × 8cm）、大切口疝（腹壁缺损最大距离 8cm × 12cm）和巨大切口疝（腹壁缺损最大距离 > 12cm）；依据腹壁缺损部位分类，可分为前腹壁中央区域切口疝、前腹壁边缘区域切口疝及侧腹壁和背部切口疝。对于诊断明确、经过手术风险评估适合手术治疗的患者，推荐择期手术；不宜手术或暂不宜手术的患者，推荐采用适当的腹带包扎以增强腹壁强度，限制其进一步增大和发展。

三、腹壁缺损重建的现状和研究进展

（一）腹壁缺损分型

后天性腹壁缺损临床较常见，按形成原因可分为腹壁外伤型缺损、腹腔内手术后型缺损和腹壁肿瘤术后型缺损等，按缺损程度分为Ⅰ型、Ⅱ型、Ⅲ型。Ⅰ型：仅涉及皮肤及部分皮下组织缺失。Ⅱ型：以腹壁肌筋膜层组织缺失为主，但腹壁皮肤完整性依然存在，如巨大腹壁切口疝就是典型的Ⅱ型腹壁缺损。Ⅲ型：全层腹壁缺失，包括肿瘤扩大切除术后或严重外伤后造成的腹壁全层缺失均属于Ⅲ型腹壁缺损。绝大多数的复杂腹壁缺损都是Ⅱ型或Ⅲ型腹壁缺损。根据缺损部位可将腹壁缺损分为3区：中线部位的腹壁缺损（M区）、外上象限范围的腹壁缺损（U区）和外下象限范围的腹壁缺损（L区）。无论何种腹壁缺损均需手术修补，恢复其结构，重建其功能。

（二）腹壁重建方法

目前腹壁缺损重建的方法主要分为以下7种。

1. 直接皮肤拉拢缝合

直接皮肤拉拢缝合仅适用于缺损宽度小于10cm的Ⅰ型腹壁缺损。以往的缝合方式为皮肤全层的直接或减张缝合，主要包含垂直褥式缝合、水平褥式缝合。但该方式愈合后切口瘢痕重，严重影响美观，且瘢痕痒痛不适，影响患者生活质量。目前常规采取皮下埋没式减张外翻缝合，以降低切口张力。皮内连续缝合对合皮缘，同时配合使用皮肤减张缝合器，可最大程度减轻切口张力，减轻术后瘢痕的增生。缝线的选择也是影响切口愈合及瘢痕的重要因素，皮下减张缝合选择可吸收缝线，优秀的可吸收缝线应具备可预期且足够长的张力支撑时间，以及可预期且较短的材质吸收时间。在切口愈合前缝线不会降解，适时降解可减少患者体内异物残留时间。目前使用最广泛的可吸收线是薇乔和（或）抗菌薇乔，型号从0号至8-0不等，可根据切口不同的张力选择不同的型号。

2. 皮片移植

皮片移植仅适用于无法直接拉拢缝合的Ⅰ型腹壁缺损。自体皮片通常按皮片厚度分为断层皮片（刃厚、薄中厚、中中厚、厚中厚）、全厚皮片及含真皮下血管网皮片。Ⅰ型腹壁缺损因缺损程度不深，一般采用断层皮片修复创面，皮片易成活，供皮区瘢痕较小。术前需要确定供皮区，以接近受区为原则；选择股部皮肤移植于腹部，颜色、质地均接近；受区准备，需要掌握皮肤移植的"黄金时间"——即创面上正常人皮肤表面的细菌数从$10^3/g$增至$10^5/g$所需的时间，一般是6~8小时；肉芽创面术前局部使用一定浓度的抗生素湿敷换药，能使肉芽平实、渗出液减少。创面细菌数控制在少于$10^5/g$，无溶血性链球菌感染时，方可进行皮片移植。术前、术中、术后全身应用抗生素，可改变肉芽创面细菌量；植皮前刮除不健康的肉芽使创面平实，不仅能产生良好的受区血管床，也能减少皮肤表面的细菌数量。皮片的切取方式可选择滚轴式取皮刀、鼓式取皮刀、电动或气动取皮机。目前常用的是电动或气动取皮机，其操作方便、容易掌握。自体皮片移植的方式分为点状植皮、邮票状植皮、筛状植皮、网状植皮、大张植皮。腹壁缺损在皮源充足的情况下一般采取网状植皮，利于引流；若患者对美观要求较高，可采用大张植皮，加压包扎。

3. 皮肤软组织扩张术

皮肤软组织扩张术简称皮肤扩张术，是指将皮肤软组织扩张器植入正常皮肤软组织下，通过注射壶向扩张囊内注射液体，用以增加扩张器容量，使其对表面皮肤软组织产生压力，通过扩张机制对局部的作用，使组织和表皮细胞分裂、增殖及细胞间隙拉大，从而增加皮肤面积，或通过皮肤外部的机械牵引，使皮肤软组织扩展延伸，利用新增加的皮肤软组织进行组织修复和器官再造的一种方法。该方法可产生富余的皮肤，但扩张需要一定的周期，根据缺损量的不同所需周期不同。故该方法仅适用于M区的缺损宽度大于10cm的Ⅰ型腹壁缺损。因其扩张时间长，急性腹壁缺损合并严重并发症的患者并不适用，污染较重的创面亦不适用，故该术式应用范围极窄，只有在患者不适宜应用其他修补方式进行腹壁重建时才会选择该方案。

4. 补片

补片适用于Ⅱ型腹壁缺损及联合自体组织瓣修复Ⅲ型腹壁缺损。目前使用各种植入性材料进行无张力修复腹壁缺损已成为各种腹壁缺损治疗的主要手段，尤其适用于各种腹壁疝。目前临床上使用的补片材料主要为合成不可吸收材料和生物材料两大类。合成不可吸收材料的补片可以为腹壁缺损提供强力支撑，但其缺点在于严重、长期的炎症反应，对感染或污染的耐受力差，且补片可能引起内脏损伤，因补片接触内脏器官后会形成致密的粘连，补片一旦固定到位就不能再延展并与组织完全粘连。生物补片作为一种可吸收生物支架，其胶原基质将被人体自身的纤维组织及胶原所取代，不会成为永久的异物留在患者体内，且术后并发症少，故生物补片已被广泛应用于临床。生物补片有多种分类方式：按物种来源可分为同种来源（人源性）和异种来源（牛源性、猪源性、马源性）；按组织类型来源可分为真皮、小肠黏膜下层、心包膜等补片；按制作工艺可分为交联、非交联及静电纺丝技术等补片。不同的生物补片在结构、组成及力学特性上各不相同，导致其在人体内产生不同程度和方式的补片降解、组织再生重塑过程。尽管生物补片种类多样，但其基本结构组成均为脱细胞后的胶原支架，以及蛋白聚糖类和细胞生长因子等。一种堪称完美的补片，需同时兼顾理想的抗张强度和最佳的生物相容性。生物补片虽然在生物相容性上接近完美，但其抗张强度与可吸收补片存在相同的局限性，即降解太快会过早失去支架功能导致疝复发，降解太慢将引起异物反应。

5. 组织结构分离及其改良术式

组织结构分离及其改良术式适用于M区Ⅲ型腹壁缺损，该技术最早由Ramirez等提出。传统的组织结构分离技术（component separation technique，CST）是通过将腹壁某一肌筋膜层离断实现整个腹壁肌筋膜层松解从而关闭腹壁的巨大缺损，最常选择切开的是腹外斜肌腱膜，将腹外斜肌与腹内斜肌间隙充分游离，这样便可将每侧腹直肌向内推进8~10cm。但单独使用该技术术后腹壁缺损复发率高达30%，故提出改良组织结构分离技术，即使用双侧腹直肌推进术。理论上使用双侧的组织结构分离技术在脐水平可修复20cm的腹壁缺损，不但可将白线重建，还可显著扩大腹腔容积，术后腹内压升高的概率更低，术后腹壁缺损复发率降至10%以下。根据手术入路的不同分为前入路组织分离技术（anterior component separation technique，ACST）与后入路组织分离技术（posterior component separation technique，PCST），腹横肌松解（transversus abdominis release，TAR）技术属于PCST。

6. 游离组织瓣

游离组织瓣适用于范围较广的Ⅲ型腹壁缺损。当组织结构分离技术及邻近带蒂皮瓣均不能修复腹壁缺损创面时可选择游离组织瓣修复。可用于修复腹壁缺损的游离组织瓣包括游离股前外侧肌皮瓣、背阔肌皮瓣、股直肌皮瓣等。但游离组织瓣技术对术者要求较高，需要熟悉血管解剖及吻合技术，且手术时间较长，不可对不能长时间耐受麻醉的患者应用该术式。

7. 邻近带蒂组织瓣

邻近带蒂组织瓣适用于Ⅱ型、Ⅲ型腹壁缺损。相对于游离组织瓣，邻近带蒂组织瓣手术难度低，无须吻合血管，且手术时间短，风险更低，成功率更高。修复腹壁缺损的带蒂组织瓣应满足的条件有：血管蒂有足够的长度，穿支血管足够粗大。能满足这两个条件的组织瓣有：带蒂股前外侧肌皮瓣、阔筋膜张肌皮瓣、背阔肌皮瓣、股直肌与股薄肌肌瓣等。这些组织瓣各有优缺点。①带蒂股前外侧肌皮瓣：股前外侧皮瓣最早是由 Song 等在 1984 年提出，该皮瓣具有血供可靠、解剖容易、部位隐蔽、供区并发症少、可切取范围大等优点，被临床广泛应用于修复全身多部位的皮肤软组织缺损。1986 年 Koshima 等首次将股前外侧皮瓣制成带蒂皮瓣，用于修复腹股沟、会阴部及肛门的缺损。带蒂股前外侧肌皮瓣血管蒂是旋股外侧血管降支，血管外径可达 0.6~1.0mm，血管蒂长度可达 8~12cm，单侧切取面积可达 15cm×25cm，可修复大范围的腹壁缺损。若是全层腹壁大范围缺损，可将该组织瓣制成携带阔筋膜股前外侧皮瓣。利用阔筋膜替代补片，不仅可使腹壁得到结构上的修复，还能实现功能上的修复。②阔筋膜张肌皮瓣：以旋股外侧动脉的升支为轴，旋转 100° 左右用于修复双侧下腹壁的缺损。该组织瓣携带的筋膜层可加强腹壁，尤其适用于创面污染较重不能使用人工补片的腹壁缺损。但该组织瓣的缺点是血运范围受限，无法过分扩大切取。Iida 等通过扩大切取该组织瓣，再进行二次血管吻合，解决了阔筋膜张肌皮瓣切取范围偏小的难题，但增加了手术难度及手术时长。③背阔肌皮瓣：主要用于修复中上腹壁的缺损，若修复下腹壁缺损则需要进行游离移植，增加手术难度及手术时长，且对受区的血管条件要求较高。④股直肌与股薄肌肌瓣：股薄肌肌瓣大多数能同时携带皮肤，但蒂部的宽度较窄，在旋转过程中会影响皮瓣的血供。股直肌主要位于大腿前方，是伸膝肌的主要组成部分，局部皮肤也较内侧紧张，所以选择股直肌应以肌瓣为主，少选择肌皮瓣。这两种组织瓣修复缺损的范围都极其有限，相较前 3 种临床上选用的较少。

随着抗免疫排斥技术的发展，同种异体组织移植病例数在逐年上升。腹壁缺损患者若均无法使用以上方法，可采用同种异体移植来重建腹壁。该方法还处在实验室阶段。其与其他器官移植原理类似，在有效控制免疫排斥的前提下从供者那里获得带血管蒂的全层腹壁，通过血管吻合移植到有腹壁缺损的患者身上。该方法为自身组织不足的腹壁缺损患者提供了新的救治思路。

四、腹壁恶性肿瘤的临床特点及治疗原则

（一）腹壁恶性肿瘤的临床特点

腹壁恶性肿瘤分为原发性与继发性两类。原发性腹壁恶性肿瘤可来源于腹壁各层次组织，其中包括淋巴肉瘤、纤维肉瘤、脂肪肉瘤、上皮样肉瘤等，来源于间叶组织的腹壁恶性肿瘤占成人软组织肉瘤（soft tissue sarcoma，STS）的 1%~5%。原发性腹壁恶性肿瘤治疗的关键是手术彻底切除，外科阴性边界切除是预防肿瘤后期复发的关键。继发性腹壁恶性肿瘤可由机体其他各部位

的恶性肿瘤转移而来，最常见的是来自腹腔消化道肿瘤、肾癌和乳腺癌等。继发性腹壁恶性肿瘤在各类文献中报道名称各不相同，主要有腹壁转移瘤、皮肤转移瘤、皮下转移瘤、种植转移瘤、穿刺口转移瘤、切口转移瘤等。继发性腹壁恶性肿瘤病灶大小不一。小的多为结节状，呈紫罗兰或肉色，坚固，单发或多发无痛结节；大的直径达10cm以上，可累及腹壁全层甚至腹腔内脏器，固定、活动度差。部分患者以腹壁转移瘤为首诊症状，进而发现原发灶。临床上除表现为腹壁肿物外，还可出现腹壁肿物的破溃、出血、继发感染、肠梗阻及贫血等并发症，严重影响患者的生存与生活质量。腹膜种植转移是腹腔内肿瘤侵犯壁层腹膜的最重要原因，也是继发性腹壁恶性肿瘤的主要原因。手术切口种植、腹腔镜Trocar孔转移、穿刺点和（或）造瘘口周围种植等医源性种植转移是外科医师需要特别注意并予以避免的。

（二）腹壁恶性肿瘤的治疗原则

原发性、继发性腹壁恶性肿瘤的治疗原则包括：根治性切除肿瘤组织、腹壁缺损的修复重建及术后放化疗与靶向治疗等辅助治疗。腹壁根治切除的范围除原发灶本身的根治切除以外，一般还需切除超过肿瘤边缘肉眼正常组织的2~3cm以上的腹壁，并行术中冰冻，以达到外科阴性边界，复杂情况下往往涉及多脏器切除。姑息性切除的情况包括：腹壁肿瘤出现严重感染、出血导致重度贫血等情况下，为改善患者生活质量可考虑行姑息性腹壁肿瘤切除，为患者后续治疗创造条件；无法根治的转移性腹壁肿瘤，为降低腹壁肿瘤导致的感染、破溃、出血及慢性疼痛等并发症的发生，切除后可提高患者的生活质量，可考虑姑息性切除。传统的观点认为消化道肿瘤侵犯腹壁首选对症治疗或放化疗、生物靶向、介入等多种非手术治疗，但实际上这些治疗的效果甚微，不但不能解决腹壁肿瘤导致的并发症，也不能明显延长患者的生命，甚至会导致生活质量的下降。随着肿瘤生物学研究的进展和临床诊疗技术的进步，越来越多的专家学者认为，如消化道肿瘤的局限性肝、肺转移，继发性腹壁恶性肿瘤中一部分是属于肿瘤局部晚期的区域性疾病，若能实施包括原发灶在内的腹壁恶性肿瘤扩大切除及腹壁修复重建，将有可能使此类患者获得更好的预后。

无论原发性或继发性腹壁肿瘤，切除后均会存在腹壁缺损，应根据腹壁缺损的类型选择不同的修复、重建方案。大部分腹壁肿瘤切除后的腹壁缺损属Ⅱ型或Ⅲ型。Ⅱ型腹壁缺损可利用补片加强修补进行腹壁重建；缺损较大的Ⅱ型腹壁缺损，可在使用补片的同时应用组织结构分离技术或组织瓣技术完成腹壁的修复重建。Ⅲ型腹壁缺损首选带有皮肤的自体组织移植修复，尤其是带有较强韧的自体筋膜组织的，可用于加强腹壁，不仅能达到创面修复的效果，更能达到功能重建的目的，且避免了补片的植入，减少了并发症，降低了花费，同时增加了术后患者舒适度，提高了患者生活质量。

（三）带阔筋膜的股前外侧皮瓣修复法在下腹壁巨大肿瘤切除后腹部缺损中的应用

1.适应证

（1）年龄18~90岁，性别不限。

（2）肿瘤位于中下腹壁或腹股沟区。

（3）肿瘤组织扩大切除后形成创面且无法直接拉拢缝合。

2. 禁忌证

（1）恶性肿瘤已发生远位多处转移，评估切除原发病灶已无临床意义。

（2）有心、肺、肝、肾功能障碍等疾病，无法耐受手术。

（3）有凝血功能障碍。

3. 操作要点

（1）术前准备　①完善相关影像学检查，如 CT 及磁共振成像，明确肿瘤的范围及深度，行三维重建了解肿瘤与周围重要器官的关系，必要时可行正电子发射断层 CT 检查（PET-CT），了解是否存在远位转移，有助于治疗方案的制订，增加对预后判断的准确性；②多学科协作诊疗，请相关科室会诊，如普外科、肿瘤科、放疗科、介入科、病理科等，为患者制订个性化治疗方案；③若术前肿瘤组织已破溃，存在感染征象，取分泌物做细菌培养，应用敏感抗生素，预防术区术后感染；④根据肿瘤大小预判切除后形成的创面大小，设计单侧或双侧带阔筋膜股前外侧穿支皮瓣，使用超声多普勒血流仪对股前外侧皮穿支点进行定位；⑤若肿瘤已侵袭腹部肌层以下，术前需进行肠道准备；⑥术前纠正贫血、低蛋白、电解质、酸碱平衡紊乱，稳定全身情况，排查全身心脑血管疾病。

（2）肿瘤切除　患者麻醉后取平卧位，术区消毒铺巾，若肿瘤破溃，表面做保护性隔离。距离肿瘤边缘 3cm 以上对肿瘤进行根治性扩大切除，术中严格遵循无瘤术的原则。若存在腹股沟区淋巴结转移，则需一并行淋巴结清扫，切下所有组织标记方向后送冰冻病理切片，等待术中冰冻病理结果，证实切缘及基底均为阴性后，再行创面修复。

（3）创面修复　量取需要的阔筋膜及皮肤的大小，根据皮支发出位置及创面大小设计带阔筋膜的股前外侧穿支皮瓣。自髂前上棘至髌骨外伤缘做一连线（髂髌线），以该线的中点为圆心、3cm 为半径的范围内为第一肌皮动脉浅出皮肤的位置，以外下象限居多。设计皮瓣时该穿支点落在皮瓣的上 1/3 部中央附近，再以髂髌线为轴根据缺损的面积分别标出需要切取的皮瓣及阔筋膜的面积。若不携带阔筋膜则该皮瓣的切取范围为：上界可达阔筋膜张肌远端，下界至髌骨上 7cm，内侧达股直肌内侧缘，外侧至股外侧肌间隔或略大；携带阔筋膜后切取范围可扩大；若携带 2 支或 2 支以上穿支切取范围会更大；若腹壁缺损大于一侧阔筋膜或皮瓣面积可选择双侧带阔筋膜股前外侧皮瓣。术中尽量选择远端穿支点，留取足够长的血管蒂。按照设计线切开皮瓣内侧缘，直至阔筋膜深面，自阔筋膜与肌膜之间向外侧解剖寻找到穿支血管。若皮瓣较大，可保留 2 个以上皮穿支。使用橡皮条标记穿支血管，将切开的皮肤、皮下组织、深筋膜三者做临时固定，以防分离、撕脱而造成穿支血管损伤。寻找到穿支后钝性分离股直肌与股外侧肌，向内侧牵开股直肌，暴露旋股外侧血管降支及神经，采用"会师法"解剖出穿支血管直至旋股外侧血管降支处，沿设计线切开皮瓣边缘。根据肿瘤切除后创基情况携带大小合适的阔筋膜，继续解剖并游离旋股外侧血管降支主干至起始部，松解血管蒂部，在不影响血管蒂长度的情况下可携带血管伴行神经，将皮瓣旋转约 180°，覆盖于腹部创面。依据具体情况选择明道或暗道转移皮瓣，将阔筋膜四周与创基周围残存腱膜、腹直肌鞘膜进行固定。固定时使用圆针，注意切勿损伤保留的腹膜或腹腔内脏器。阔筋膜的牢固固定是减少后期腹壁疝发生的关键步骤，一般选择抗强度大、不可吸收的缝合线。逐层缝合皮下阔筋膜、浅筋膜及皮肤，皮瓣下可放置非负压引流管，利于渗出液及淋巴液的引流。

供瓣区残余创面选择股内侧区中厚皮片移植修复，术后适当加压包扎，以免压迫血管蒂部影响皮瓣血运。

（4）术后处理　术后给予抗炎、抗血管痉挛、抗凝治疗，腹部使用多头腹带固定，腹股沟区创面需患肢制动；早期排便时避免腹部用力，可使用开塞露，以减轻腹部压力，利于阔筋膜与周围组织的愈合；术后注意观察皮瓣颜色、温度及弹性，记录引流袋内引流液颜色及引流量，适时拔除引流管。在使用多头腹带的情况下术后2周可逐渐下地活动。根据切口张力情况，一般术后2周左右拆除术区缝合线。根据术前多学科会诊及术中情况结合病理检查结果确定术后放化疗方案。

（5）观察指标　观察并记录术后腹部皮瓣及股前外侧供瓣区植皮成活情况；通过门诊或微信视频随访3~36个月，记录患者对术区外观满意程度、术侧下肢功能恢复情况及是否发生腹壁疝。

（四）带阔筋膜的股前外侧皮瓣修复下腹壁巨大肿瘤切除后大面积皮肤软组织缺损的评价与展望

腹壁或腹股沟区肿瘤彻底切除并不困难，困难的是对切除后所造成的腹壁全层或部分层次缺损的修复与重建，若术者因顾虑缺损创面修复困难导致切除范围不够，则术后肿瘤极易复发。尽管目前网片材质不断改善，但仍然存在感染、粘连和肠瘘的风险。大范围的补片还会导致腹壁顺应性降低；网片无法延伸只能挛缩的特性，导致其不能永久地应用于儿童及少年患者；有生育愿望的妇女也不适合网片修补；腹部创面存在污染或感染也无法使用网片。组织结构分离技术可修复的范围有限，且会增加腹压，导致腹壁缺损复发率高；游离组织瓣技术对血管吻合要求较高，且受区要有适合吻合的血管，手术时间长、风险高。故对于伴皮肤缺失的Ⅲ型腹壁缺损，采用带皮肤的自体组织瓣移植最为适合。腹股沟区肿瘤扩大切除或行腹股沟区淋巴结清扫会造成皮肤软组织缺损，股神经、股血管外露；若强行将创面拉拢缝合，术后可能造成髋关节功能障碍；如果腹股沟区前壁缺如，不使用人工或自身组织加强，后期极有可能出现腹股沟疝。

阔筋膜是全身最厚的筋膜，大量密集的胶原纤维顺着受力方向平行排列成束，具有强大的抗张力作用，携带血运的阔筋膜还存在强大的抗感染能力。因其为自身组织，可随身体的生长发育进行延展，且不存在排异的风险，故携带阔筋膜的股前外侧穿支皮瓣在临床中应用广泛，可用于全身多处组织缺损的修复。张万锋等用带阔筋膜的股前外侧穿支皮瓣修复颅骨硬脑膜缺损创面、跟后区及小腿皮肤伴跟腱缺损创面、手背足背皮肤伴肌腱缺损创面，均取得满意的效果，进一步说明阔筋膜具有强大的抗张力作用，尤其是带血运的阔筋膜组织瓣可用于修复全身多个部位的筋膜或腱性组织缺损。

带阔筋膜的股前外侧穿支皮瓣带血管蒂转移修复腹部或腹股沟区皮肤软组织缺损的优点：①穿支恒定，切取容易；②部位邻近，带蒂转移，无须游离移植，避免吻合血管；③阔筋膜替代人工或生物补片，无排异，顺应性强，血运丰富，抗感染能力强，术后并发症少，可一期修复感染创面；④切取范围大，可修复腹股沟区、下腹部全层皮肤软组织缺损；⑤对供瓣区的功能影响较小，术后供侧膝关节及髋关节活动幅度及力量无明显改变；⑥相比人工或生物补片价格更便宜，可降低患者花费；⑦术后受区外观良好，无须二次整形。

术中注意事项：①肿瘤切除范围必须距离肿瘤边缘3cm以上，术中严格遵循无瘤术的原则。②术中必须等待冰冻病理结果，达到外科阴性边界后方能进行修复。③设计皮瓣时根据缺损大小需携带充足的阔筋膜，以免无法对阔筋膜四周进行强有力的固定。④在不影响血管蒂长度的前提下尽量携带股前外侧皮神经，制成带感觉的皮瓣。⑤皮瓣转移时避免皮瓣蒂部扭转、受压，根据情况选择明道或暗道。若选择暗道转移，谨防血管蒂部受压、扭转及嵌顿，以免出现血运障碍。⑥若行腹股沟区淋巴结清扫需放置引流管，等待无引流液后再拔出，避免渗漏的淋巴液影响切口愈合。⑦供瓣区若无法直接拉拢缝合需游离皮片修复，皮片需制成网状，以免皮片下积液影响植皮成活。且植皮区尽量选择负压吸引，压力均匀有利于皮片成活。使用负压时避免皮瓣血管蒂部受压。

缺点：①因血管蒂长度的限制，无法修复上腹壁的缺损，但可通过游离皮瓣移植修复；②供瓣区缺损较小的情况下可通过股内侧肌穿支瓣修复，但范围较大则需植皮修复，外观欠佳。

腹壁巨大肿瘤是一个需要多学科联合治疗的疾病。烧伤整形科熟悉创面的修复，但对于各种补片的选择经验不足，需要普外科医生的协助；肿瘤切除后后续是否需要行放化疗，则需要肿瘤科医生的帮助。对于大范围的Ⅲ型腹壁缺损，是否可考虑内层使用补片，外层再使用带阔筋膜的股前外侧皮瓣修复，阔筋膜充当前鞘的作用，更能在功能上完整地修复腹壁缺损，减少术后并发症的发生，需要多学科联合探讨、研究。

第二节　病例精析——腹壁重建技术在下腹壁巨大恶性肿瘤切除后大面积皮肤软组织缺损中的应用

病例报告

患者男，59岁，2019年3月发现下腹部包块，约3cm×3cm×1cm，在当地医院行手术切除，未做病检。9个月后复发，包块约5cm×5cm×3cm，再次在当地医院切除后病检结果提示表皮样肉瘤。术后1个月原发部位包块再次复发且迅速长大至20cm×14cm×6cm（图19-4），并出现压迫症状，双下肢、阴茎肿胀，包块疼痛，为求进一步治疗入住汉中市中心医院烧伤科。

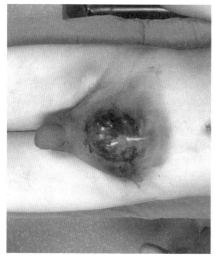

图19-4　下腹部表皮样肉瘤，大小
20cm×14cm×6cm

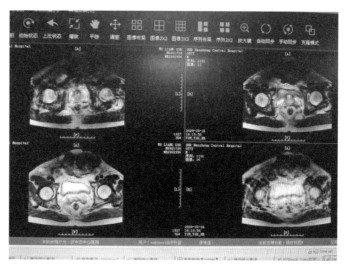

图19-5　腹部磁共振成像肿瘤基底达腹壁全层，仅腹膜未被
侵及，左侧精索被肿瘤组织包裹，双侧淋巴结肿大，其余脏器
未发现转移病灶

查体：患者神志清楚、精神可，食纳差，大小便正常。生命体征平稳，于下腹正中可见一约 20cm×14cm×6cm 大小包块，包块顶端皮肤破溃，有较多血性渗出液，部分表皮菲薄，皮下积存黑色凝血，触之质硬，活动度差。于双侧腹股沟处触及多个肿大淋巴结，无明显压痛。

辅助检查：入院后行胸部 CT、腹部磁共振成像检查，发现肿瘤基底达腹壁全层，仅腹膜未被侵及，左侧精索被肿瘤组织包裹，双侧淋巴结肿大，其余脏器未发现转移病灶（图 19-5）。血常规提示：血红蛋白 75g/L。肝功提示：白蛋白 21g/L。

既往史：体健，无特殊。

个人史：无烟酒等不良嗜好。

入院诊断：下腹部表皮样肉瘤；中度贫血；低蛋白血症。

诊疗经过

1. 术前准备

破溃创面留取分泌物，做细菌培养及药敏实验；纠正贫血、低蛋白，维持内环境稳定；请普外科、放疗科、病理科会诊确定治疗方案后手术治疗，术前口服聚乙二醇电解质散行肠道准备。考虑肿瘤组织大，且左侧精索已被肿瘤组织包裹，腹股沟淋巴结肿大，故手术一并行左侧精索切除，双侧淋巴结清扫。切除后创面预估在 30cm×20cm 左右，且肿瘤组织破溃，局部存在感染可能，故不适宜放置补片，经讨论后决定使用双侧带阔筋膜股前外侧穿支皮瓣修复腹壁缺损创面。术前使用超声多普勒探查穿支点位置进行标记。

2. 手术切除肿瘤组织，腹壁重建

手术切口距离肿瘤边缘 3cm 以上，扩大切除肿瘤组织，深度达脏层腹膜上，上界达脐下 2cm，两侧至髂前上棘，下界将两侧腹股沟淋巴结一并清扫。因左侧精索被肿瘤组织包裹，故将左侧精索与左侧睾丸、附睾全部切除。切除组织体积约 26cm×18cm×13.5cm（图 19-6），全部送术中冰冻病理切片，结果回示切缘及基底未见肿瘤组织，形成腹壁缺损创面面积 32cm×25cm（图 19-7）。根据术前探测的穿支点位置设计两侧带阔筋膜股前外侧穿支皮瓣，大小均为 16cm×25cm（图 19-8）。携带阔筋膜大小与皮瓣相同，2 个皮瓣均携带 2 支皮穿支，血管蒂长 18cm（图 19-9）。解剖完成后右侧皮瓣逆时针旋转 180° 明道转移至腹部创面，左侧皮瓣顺时针旋转 180° 暗道转移至腹部创面，使用 prolene 2-0 缝合线将 2 个阔筋膜紧密缝合，后将阔筋膜四周与创基周围残存腱膜、腹直肌鞘膜进行固定，见张力不大，缝合皮瓣，皮瓣下放置橡胶引流管各 1 根，连接无负压引流袋。供瓣区创面采用股内侧区中厚网状皮片移植，适当加压包扎（图 19-10）。

3. 术后处理

术后给予抗炎、抗血管痉挛、抗凝治疗，腹部使用多头腹带固定。术后腹部 2 个皮瓣血运良好，双侧股前外侧区植皮全部成活。术后 2 周拔除皮瓣下引流管，下地活动。经多学科会诊评估，该患者无须术后放化疗。3 个月后复查无腹壁疝、腹股沟疝出现，未见肿瘤复发（图 19-11）。双下肢髋关节及膝关节活动未见明显受限，患者对外观满意。

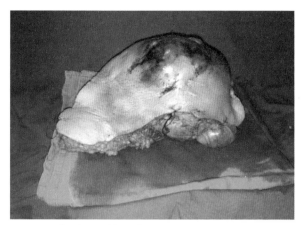

图 19-6　切除组织体积约 26cm×18cm×13.5cm

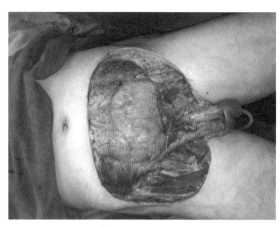

图 19-7　形成膜壁缺损创面面积 32cm×25cm

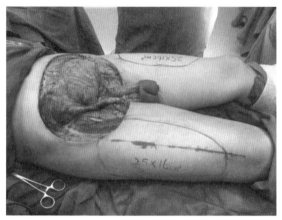

图 19-8　设计两侧带阔筋膜股前外侧穿支皮瓣，大小均为 25cm×16cm

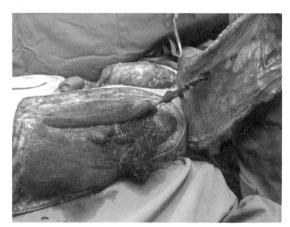

图 19-9　携带阔筋膜大小与皮瓣相同，2 个皮瓣均携带 2 支皮穿支，血管蒂长 18cm

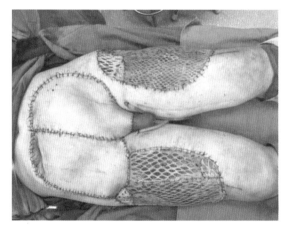

图 19-10　解剖完成后右侧皮瓣逆时针旋转 180° 明道转移至腹部创面，左侧皮瓣顺时针转 180° 暗道转移至腹部创面

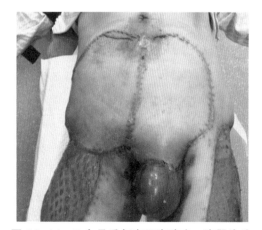

图 19-11　3 个月后复查无腹壁疝、腹股沟疝出现，未见肿瘤复发

诊疗创新点

　　腹壁巨大恶性肿瘤切除后造成的腹壁巨大缺损，采用带阔筋膜的股前外侧穿支皮瓣带血管蒂转移修复，术后外形、功能恢复良好，不易出现腹壁疝；相对于补片术后舒适度良好，且费用低；

相对于游离皮瓣无须吻合血管，手术风险低，时间短，方法简单、安全，易于推广。

诊疗难点

腹壁恶性肿瘤术前需要多学科联合仔细评估，制订手术方案；无法确定术后是否需要继续放化疗；需要根据缺损大小不同选择单侧或双侧带阔筋膜的股前外侧穿支皮瓣，少数患者可能存在股前外侧穿支缺如，则无法使用该皮瓣。

未来需要改进的地方

本例患者双侧腹股沟淋巴结清扫，未仔细结扎淋巴管，术后存在淋巴液漏，术后阴茎回流较差，肿胀明显。以后类似病例需要认真结扎淋巴管，适当延长引流管放置时间，阴茎处可选择适当的静脉与皮瓣边缘静脉吻合，利于阴茎静脉回流减轻术后肿胀。

体会与总结

腹壁巨大Ⅲ型缺损临床上最常见于腹壁肿瘤切除术后，如果因考虑肿瘤切除后腹壁修复困难而选择缩小切除范围，术后极易出现肿瘤复发。本病例在外院两次手术均因切除范围不够，导致术后复发，且多次手术切除不彻底，导致肿瘤复发间隔时间缩短，生长速度加快，极易出现远位转移，故一般情况下肿瘤的切除应严格要求达到外科阴性边界。腹壁肿瘤向深部生长，可能会突破腹膜向腹腔内侵袭，故术前需要完善腹部 MRI，必要时行全身骨扫描或 PET-CT，了解肿瘤是否存在向腹腔内脏器侵袭性生长及远位转移，便于制订手术及术后治疗计划。术前需要请相关科室会诊，若肿瘤组织已突破腹膜向腹腔内组织生长，需普外科联合手术。

腹壁肿瘤切除后腹壁缺损修复方法较多，目前常用修复方案有补片植入＋组织结构分离或邻位皮瓣覆盖、补片植入＋游离皮瓣，但均存在不足。对于范围较大的Ⅲ型缺损，组织结构分离技术无法完全修复缺损，游离皮瓣技术对血管吻合要求技术高，且手术时间长。补片自身存在各种局限性，感染创面无法使用，如抗张强度与可吸收程度之间无法达到双赢，植入后存在异物感，若存在肿瘤复发早期无法察觉，等等。带阔筋膜的股前外侧皮瓣具有强大的抗张力作用，携带血运的阔筋膜抗感染能力强；因其为自身组织，可随身体的生长发育进行延展，且不存在排异的风险；可切取范围大；阔筋膜修复腹膜、前后鞘的缺损，股前外侧皮瓣修复腹壁皮肤的缺损，两层缺损一次修复，减少了患者花费；股前外侧部位隐蔽，未携带重要肌肉组织，对供瓣区的功能影响较小，术后供侧膝关节及髋关节活动幅度及力量无明显改变；术后受区外观良好，无须二次整形。

本病例患者腹壁肿瘤侵袭左侧精索，未突破腹膜，故切除了左侧精索、睾丸及附睾，保留腹膜，行双侧淋巴结清扫，切除瘤体后腹壁缺损创面面积达 32cm×25cm，使用双侧带阔筋膜的股前外侧皮瓣修复，术后外形、功能恢复良好，不易出现腹壁疝，方法简单、安全，易于推广。

第三节　专家点评

专家简介：韩军涛，空军军医大学第一附属医院（西京医院）烧伤与皮肤外科主任，主任医师，教授，硕士生导师，中华医学会烧伤外科学分会委员，中国医药教育协会烧伤专业委员会副主任委员，《中华烧伤杂志》《中华损伤与修复杂志》编委。

带阔筋膜的腹前外侧皮瓣在腹壁缺损中的应用

包括各种疝在内的腹壁缺损的治疗在近半个世纪取得了重要进步。但复杂腹壁缺损的治疗仍是外科医师必须面对的重大挑战，对其认识还在不断完善中。外科治疗的目的不仅是要恢复腹壁的解剖完整性，更要恢复腹壁的功能，通过腹壁重建达到腹壁缺损修复的理想治疗效果。腹壁缺损分为先天性腹壁缺损和后天性腹壁缺损两大类。修复方法包括直接拉拢缝合、皮片移植、补片植入、扩张器、组织结构分离技术、游离组织瓣、局部组织瓣等，具体修复方案的确定需要根据腹壁缺损的大小层次来确定。

肿瘤的发病率逐年升高，腹壁肿瘤也不例外，腹壁扩大切除手术是腹壁交界性和恶性肿瘤治疗的确切有效手段，不应惧怕术后发生巨大腹壁缺损而轻易缩小切除范围。在腹壁缺损准确评估基础上选择恰当的术式进行腹壁缺损的修复重建，是保证手术成功的重要环节。采用双侧带阔筋膜的股前外侧穿支皮瓣带血管蒂转移修复腹壁恶性肿瘤切除后腹壁巨大缺损，不仅最大程度地恢复了腹壁外形，亦重建了腹壁功能，且避免了补片的不良反应。带蒂皮瓣无须吻合血管，减少了手术风险及时间，在基层医院可广泛推广。但该病例术后出现了阴茎水肿，考虑静脉及淋巴回流不畅。以后病例可考虑行阴茎静脉吻合，增加回流，避免术后水肿的发生。

参考文献

[1]　吴晔明. 我国新生儿腹裂的诊治现状及思考 [J]. 临床小儿外科杂志, 2007, 6(6): 1-2.

[2]　李基业. 创伤性腹壁缺损的修复技术 [J]. 中华消化外科杂志, 2016, 15(10): 954-956.

[3]　BAUER JJ, HARRIS MT, GORFINE SR, et al. Rives-Stoppa procedure for repair of large incisional hernia: experience with 57 patients[J]. Hernia, 2002, 6(3): 120-123.

[4]　中华医学会外科学分会疝和腹壁外科学组. 腹壁切口疝诊疗指南 (2014 年版)[J]. 中华外科杂志, 2014, 52(7): 485-488.

[5]　倪小冬, 袁斯明. 腹壁缺损重建方法的研究进展 [J]. 组织工程与重建外科杂志, 2019, 15(4): 268-270.

[6]　BROYLES JM, ABT NB, SACKS JM, et al. Bioprosthetic tissue matrices in complex abdominal wall reconstruction[J]. Plast Reconstr Surg Glob Open, 2014, 1(9): e91.

[7]　曹桢, 刘雨辰, 申英末, 等. 生物补片治疗腹壁肿瘤切除术后的腹壁缺损 [J]. 中华普通外科杂志, 2019, 34(10): 879-881.

[8]　唐健雄, 黄磊, 李绍杰. 生物材料在腹壁疝治疗中的现状和前景 [J]. 中华消化外科杂志, 2020, 19(7): 720-724.

[9]　RAMIREZ OM, RUAS E, DELLON AL. "Components separation" method for closure of abdominal -wall defects: an anatomic and clinical study[J]. Plast Reconstr Surg, 1990, 86(3): 519-526.

[10]　吴巨钢, 顾岩. 消化道恶性肿瘤腹壁侵袭转移的外科治疗策略与选择 [J]. 手术, 2016, 1(3): 60-62.

[11]　侯春林, 顾玉东. 皮瓣外科学 [M]. 上海：上海科学技术出版社, 2013.

[12]　IIDA T, MIHARA M, NARUSHIMA M, et al. Dynamic reconstruction of full-thickness abdominal wall defects using freeinnervated vastus later alis muscle flap combined with free anterolateral thingh flap[J]. Ann Plast Surg, 2013, 70(3): 331-334.

[13] SABBAH M, BIBANI N, GARGOURI D, et al. Cutaneous metastasis of a ring cell gastric adenocarcinoma[J]. Tunis Med, 2015, 93(8/9): 497-499.

[14] NESSERIS I, TSAMAKIS C, GREGORIOU S, et al. Cutaneous metastasis of colon adonecarcinoma:caSc report and review ofthe literature[J]. An Bras Dermatol, 2013, 88(6 Suppl 1): 56-58.

[15] 吴巨钢, 杨建军, 宋致成, 等. 腹壁肿瘤切除术后巨大 / 超大腹壁缺损的外科修复重建策略 [J/CD]. 中华疝和腹壁外科杂志 : 电子版, 2019, 13(6): 500, 502.

[16] 顾岩, 刘正尼, 汤睿. 重视腹壁肿瘤切除后的修复与重建 [J/CD]. 中华疝和腹壁外科杂志 : 电子版, 2011, 5(1): 5-7.

[17] TANG R, GU Y, GONG DQ, et al. Immediate repair of major abdominal wall defect after extensive tumor excision in patients with abdominal wall neoplasm:a retrospective review of 27 cases[J]. Ann Surg Oncol, 2009, 16(10): 2895-2907.

[18] 赵刚, 彭林. 腹壁肿瘤的治疗原则 [J/CD]. 中华疝和腹壁外科杂志 : 电子版, 2011, 5(1): 25-28.

[19] 张万锋, 张小锋, 高秋芳, 等. 头皮轴型血管网皮瓣或带阔筋膜的股前外侧穿支皮瓣修复患者头皮恶性肿瘤根治性切除术后缺损的效果 [J]. 中华烧伤杂志, 2017, 33(8): 491-496.

[20] 张万锋, 梁锋, 李金有, 等. 带阔筋膜的股前外侧穿支组织瓣修复组织缺损 [J]. 中华烧伤杂志, 2013, 29(5): 427-431.

第二十章

游离股前外侧皮瓣技术在修复眶周软组织缺损中的应用

扫码获取教学PPT

陈大志　郑德义

第一节　股前外侧皮瓣临床运用概述

一、前言

1. 简介

股前外侧皮瓣（Anterolateral Thigh Flap，ALT）是由我国学者于20世纪80年代通过大量的成人尸体解剖研究发现并首次报道的，徐达传等详细阐述了股前外侧皮瓣的解剖学特点，随后将股前外侧皮瓣应用于人体头颈部、四肢、会阴等部位软组织损伤的修复。股前外侧皮瓣成功应用于临床显微外科进行软组织的修复与重建，历经40多年的发展，已由最初的仅仅以血管带蒂局部移植发展为如今分叶、嵌合、血管桥接皮瓣，以及应用于肌肉功能重建的肌皮瓣等诸多形式的皮瓣转移。随着股前外侧皮瓣在显微外科的广泛应用，由于该皮瓣具有供皮面积充足、广泛、血管蒂管径粗、血管恒定、供区取皮部位隐蔽、皮瓣具有感觉神经等优点，临床称该皮瓣为显微外科"万能皮瓣"之一。随着对股前外侧皮瓣研究的深入，该皮瓣很快得到推广和应用。如今该皮瓣的应用非常广泛，除可用来修复创伤、感染及肿物切除等所致的皮肤软组织缺损外，还可用于阴道、阴茎再造及舌再造等。股前外侧皮瓣的应用形式也变得灵活多样，如岛状股前外侧皮瓣、股前外侧肌皮瓣、逆行股前外侧皮瓣及筋膜瓣、股前外侧超薄皮瓣、股前外侧穿支皮瓣等，既可以带蒂转移，也可以游离移植。其优点包括：①供区隐蔽，皮瓣可切取面积大。②皮瓣血管蒂较恒定，血管蒂长，管径粗。③皮瓣切取后不影响肢体功能。④可根据需要制成筋膜瓣、肌皮瓣或岛状瓣。⑤若包含股外侧皮神经可制成感觉皮瓣。鉴于以上诸多优点，目前股前外侧皮瓣已成为临床上最为常用的皮瓣之一。

2. 应用范围

（1）头皮软组织缺损的修复　前外侧皮瓣可用于舌、口腔黏膜、面颊皮肤、咽喉的重建。Yang等回顾1072例股前外侧皮瓣用于头颈部修复重建，成功率达97.3%。头皮缺损，尤其是大面积头皮缺损合并颅骨外露，是头颈肿瘤外科修复难点。虽然应用头部轴型皮瓣及头皮扩张等方法治疗头皮缺损也取得了良好的效果，但对于头皮大面积缺损（超过头皮面积的1/4）的修复则仍显不足。股前外侧皮瓣可切取面积大，术后皮瓣萎缩小，皮肤色泽美观，供区供血充足，抗感染能力强，且其血管管径与颞浅动、静脉匹配，手术成功率高，术后能较好地耐受放疗，现已成为众多头颈外科医师修复头皮大面积缺损的首选皮瓣之一。Lin 等在修复头皮及颅骨缺损时应用了携带阔筋膜的股前外侧皮瓣重建硬脑膜缺损，防止脑脊液漏，为脑组织提供足够的保护，即使合并感染也不影响修复效果。并且股前外侧皮瓣设计灵活，可以根据缺损大小及深度制作成不同的皮瓣修复各种复杂的头皮缺损，因而认为股前外侧皮瓣适合大面积头皮组织缺损的修复，尤其适用于骨外露患者头皮组织缺损的修复。

（2）四肢重建　四肢缺损需要相对较薄的皮瓣，携带阔筋膜也可用于修复肌腱。Song 等将复合股前外侧皮瓣用于髌骨切除后膝关节重建，30 个月后，膝关节运动的活动范围是 0°~120°，膝关节的延伸度正常，患者能在没有帮助下行走。Demirseren 等采取逆行带蒂股前外侧皮瓣用于膝部软组织及小腿上 1/3 缺损重建，皮瓣均成活，并恢复了较好的运动功能，其中血管蒂最长达到 28cm。

（3）乳房重建　股前外侧皮瓣是重建乳房的理想皮瓣，该皮瓣拥有足够的组织量、长的血管蒂、较好的脂肪量及重建后满意的外形。当切除的乳房组织较多时，腹直肌皮瓣难以重建出容积相称的乳房；但股前外侧皮瓣携带脂肪后重塑，可以获得与健侧乳房相匹配的容积。这在 Rosenberg 等的临床观察中也得到了证实。

（4）腹壁、会阴部的重建　股前外侧皮瓣修复下腹壁和会阴部的缺损时，可以切取含有或不含有髂胫束，或者携带股外侧肌。LoGiudice 等的研究中，进行腹股沟或下腹壁重建（30 例股前外侧皮瓣和 10 例腹直肌皮瓣）的患者，术后早期并发症发生率相似，但股前外侧皮瓣患者的并发症（>30 天）更低，愈合时间更短。6 例腹直肌皮瓣患者出现迟发性腹壁切口疝，术后 90 天股前外侧皮瓣患者无受区及供区的并发症。这表明带蒂股前外侧皮瓣能更好地重建腹股沟和下腹部缺损。Contedini 等曾用带蒂股前外侧皮瓣合并双边莲花瓣修复会阴大面积缺损，功能和外观恢复较好。而在重建阴茎方面，股前外侧皮瓣也达到了满意的效果。

二、股前外侧皮瓣的解剖基础

1. 旋股外侧动脉降支的解剖

旋股外侧动脉多数起自股深动脉，少数起自股动脉。旋股外侧动脉是股深动脉的最大分支，其发出 3 个分支：升支、横支与降支。降支的体表投影：由髂前上棘和髌骨外上缘连线中点与腹股沟韧带中点作一连线，这一连线的下 2/3 段即为降支的体表投影。旋股外侧动脉降支在股外侧肌与股直肌之间下行，在股外侧肌与股直肌之间分为内、外两个侧支。内侧支发出肌支供养邻近的股中间肌、股直肌和股内侧肌的外下部，终支在膝关节外上方参与膝关节动脉网的构成；外侧支发出肌支供养股外侧肌及股外侧皮肤。降支血管可以作为血管蒂的长度为 8~12cm，在发出第 1 个股外侧肌皮动脉穿支上方约 10cm 处，是血管截断和吻合的常用部位，此处降支外径平均为 2.1mm。

2. 皮瓣的穿支类型

旋股外侧动脉降支在髂髌线中点 3cm 范围内发出较大的穿支，穿支主要有肌皮穿支与肌间隙穿支 2 种类型。徐达传等在解剖中发现，降支血管在下行中沿途发出 1~8 支肌皮动脉或肌间隙皮动脉，供养股外侧肌和股前外侧部皮肤。罗力生则将旋股外侧动脉降支发出的股前外侧皮瓣的营养血管分为4种类型：①肌皮动脉穿支型，约占81%。降支平均发出2.5支（1~8支）肌皮动脉穿支，1支者占多数。②肌间隙皮动脉型，约占8%。③直接皮动脉型，占8%。④无粗大皮动脉型，占3%。随后张春等将股前外侧皮瓣血管分为5种类型，不同类型的血管在大多数个体中可见到两种或两种以上的形式。Ⅰ型：肌皮穿支型，占55.1%，包括深浅2个亚型。Ⅱ型：肌间隙或直接皮支型，占26.9%。Ⅲ型：混合型，占17.9%。Ⅳ型：无粗大皮支型，占3.8%。Ⅴ型：高位皮血管型，占21.5%。通过上述研究，验证了肌皮穿支为皮瓣的主要营养血管。

3. 皮瓣的神经支配和回流静脉

股前外侧皮瓣的感觉神经为股外侧皮神经，从腰丛发出，穿过腹股沟韧带分为前支和后支，前支为皮瓣的主要支配神经。前支沿髂髌线下行，进入股前外侧区，于髂髌连线的上1/3处可见神经的近端。皮瓣携带股外侧皮神经与受区神经吻合可以重建皮瓣感觉。股前外侧皮瓣的静脉回流为旋股外侧静脉，该静脉与其同名动脉相伴行。旋股外侧动脉降支通常存在两条同名静脉与之相伴行，旋股外侧动脉伴行的两条静脉与供应股前外侧皮瓣的动脉穿支相伴行。皮瓣浅层的静脉回流通常位于旋股外侧动脉降支附近，由股外侧浅静脉干回流。通常在皮瓣切取分离组织的过程中，浅层的静脉往往被破坏，因此通过穿支静脉经旋股外侧静脉降支回流通路成为皮瓣静脉回流的主要方式。Chen等学者进行了大样本的股前外侧皮瓣的研究，结果显示在1043例患者中有6例患者的穿支血管存在解剖关系变异。其变异为穿支存在4条伴行静脉、穿支存在1条伴行静脉、穿支存在1条变形静脉且走行过程迂曲、穿支不存在与之伴行的静脉、有2条静脉无穿支动脉存在等，学者同时指出这些变异是导致皮瓣移植未能成活及手术失败的原因之一。

三、股前外侧皮瓣的优缺点

1. 优点

随着显微外科技术的发展，股前外侧皮瓣在国内外得到了广泛的推广和应用。其优点主要包括以下几点：

（1）该皮瓣血管蒂长，径粗，抗感染能力强，有利于皮瓣的成活。

（2）可切取皮瓣面积大，最大可达40cm×20cm，而且部位比较隐蔽，皮肤质地好、弹性好，能修复大面积组织缺损创面，切取后对供区影响较小。

（3）可以携带股外侧皮神经，与受区神经吻合，使皮瓣带有感觉。

（4）旋股外侧动脉不是下肢的主要动脉，切取后不影响下肢血运。

（5）供、受区可以同时手术，缩短了手术时间和皮瓣缺血时间。

（6）皮瓣既可以带蒂顺行或逆行修复邻近的组织缺损，又可以游离移植于身体的任何部位。

（7）皮瓣供区<8cm创面可以直接缝合，只留一线形瘢痕。

2. 缺点

（1）虽然旋股外侧动脉发出的穿支比较恒定，但是还有2.7%的患者缺如，而且穿支的解剖也较困难，应用多普勒测定等辅助手段还有一定的失败率，给临床带来一定困难。

（2）由于术后皮瓣臃肿，影响美观，尤其是对于女性，需要做二期修薄手术。

（3）近期或远期并发症多，包括皮肤坏死、伤口感染、股四头肌功能障碍、供区不适感、严重瘢痕等。

四、股前外侧皮瓣的应用类型及适应证

1. 股前外侧肌皮瓣

旋股外侧动脉发出的穿支供养股外侧肌，可以根据供区的大小来携带部分肌肉形成股前外侧肌皮瓣来填充死腔和重建动力。肌皮瓣的血供丰富，有较强的抗感染作用，可一期修复创面。刘会仁等选用旋股外侧动脉降支为蒂的股外侧肌瓣与股前外侧皮瓣组合的分叶肌皮瓣游离移植修复肢体开放伤，并将肌瓣作为动力肌使用，术后 7 个月肌电图和临床均有初步恢复。另外，股前外侧皮肤和股外侧肌的血供存在变异，术前必须对此有充分的估计。

2. 股前外筋膜脂肪组织瓣

股前外筋膜脂肪组织瓣组织量充足，不携带肌肉，对膝、髋关节功能影响小，切取较大筋膜组织瓣后，供区能直接缝合，继发畸形小；脂肪组织附着于筋膜上，既保证了血运，又保证了脂肪组织的稳固性。术中能即时从浅层逐层修薄脂肪而不影响血运，可避免二次修薄手术，可以用来隆胸、舌再造等。

3. 超薄股前外侧皮瓣

股前外侧皮瓣也可修剪其皮下脂肪而制成超薄皮瓣。以穿支为中心，对直径 3cm 以外的皮下脂肪和深筋膜进行修剪，保留真皮下血管网层，即制成带轴心血管的超薄皮瓣，可用于颈、肩、手掌、手背、足背等部位缺损的修复，超薄皮瓣移植后外形和功能恢复较好。

4. 股前外阔筋膜皮瓣

股前外侧皮瓣切取时可以携带阔筋膜。在修复头皮颅骨缺损并伴有硬脑膜缺损时，可以防止脑脊液的外漏；可修复跟腱缺损，重建跟腱功能；固定在颧骨部位可防止再造的下唇重力性外翻。陈守正等应用股前外阔筋膜皮瓣再造阴茎，获得成功，认为本皮瓣带有阔筋膜，增强了再造阴茎的韧性，使龟头、阴茎体更丰满，减少了术后萎缩程度，远期疗效会更好。

5. 股前外分叶皮瓣、肌瓣

旋股外侧动脉降支走行过程中，沿途发出多个穿支，供应股部皮肤与肌肉。在此基础上，刘会仁等和康庆林等设计了旋股外侧动脉降支为蒂的分叶皮瓣、肌瓣修复多个部位的软组织缺损，可一次修复创面，仅需吻合一组血管，明显缩短手术时间，减少了手术风险。

6. 联合应用

股前外侧皮瓣和髂骨瓣或腓骨瓣联合移植，可用于下颌、颏部全层缺损的修复；股前外侧皮瓣和阔筋膜张肌肌瓣联合移植，可修复巨大腹壁缺损；股前外侧皮瓣与足背皮瓣及髂骨，或股前外侧皮瓣和踇甲瓣联合应用，可用于手部缺损的修复。

五、游离股前外侧皮瓣的切取方法

1. 按照创面大小设计皮瓣，沿皮瓣内侧缘切开皮肤、皮下组织及深筋膜，并将切口向下延长。将上述软组织临时缝合固定，以防止牵拉损伤肌皮血管。

2. 在阔筋膜深面找到股直肌与股外侧肌之间隙，钝性分开股直肌与股外侧肌，即可发现旋股

外侧动脉降支。

3. 沿降支由上而下解剖分离，向内侧牵开股直肌，寻找降支向外侧发出的分支，如为肌皮穿支，则追踪直至进入股外侧肌点位置。

4. 完全切开皮瓣的上、内、下面，在阔筋膜深面向外掀起皮瓣，越过股直肌表面后，在股外侧肌与阔筋膜之间仔细寻找进入筋膜的穿支。

5. 找到穿支后沿穿支逆行追踪，逐步切断其穿行的股外侧肌，探查穿支全部暴露并与降支有明确的连续后切开皮瓣外侧缘，并根据受区需要解剖游离降支干，完全游离皮瓣。

六、血管危象

Gedebou 等经临床应用观测游离股前外侧皮瓣的成活率为 95%~97%，而血管危象是导致皮瓣坏死的极大因素。血管危象既可以发生于动脉，也可以发生于静脉，临床中以静脉危象为主。

两种类型不同的血管危象临床上要加以区分。皮瓣静脉危象：皮瓣出现瘀点，进而形成瘀斑，波及整个皮瓣；皮瓣肿胀明显，颜色呈紫红甚至紫黑色；皮温凉，温度较正常处皮肤低；毛细血管反应加快。皮瓣动脉危象：皮瓣颜色苍白、肿胀、质硬，皮温低，毛细血管反应（点压回血）慢。

血管危象发生的原因很多，主要包括：①外在因素对血管的压迫、牵拉及扭转所引起，或者缝合张力太大等造成；②血管内形成微血栓导致；③对皮瓣进行削薄时造成；④手术操作过程未经发现的造成的穿支动脉损伤及显微吻合技术导致的吻合口形成血栓等。皮瓣发生血管危象的时间大多为手术结束后 24~72 小时内，尽早发现皮瓣血管危象是抢救皮瓣的关键。常规辨别血管危象的临床观察项目包括：皮瓣的色泽、皮瓣的温度、皮纹、皮瓣的质地。皮瓣的点压回血及针刺出血情况也是判断皮瓣血管危象的两项重要指标。这种临床主观判断的方法有其优点，可以综合多种指标对皮瓣有无血管危象进行评估；但这种方法不能对皮瓣状态进行动态持续的监测，可能不能立即发现皮瓣出现了危及其成活的情况，导致耽误皮瓣的抢救时间。对比而言，采用仪器对血管危象进行全过程的监测，能够及时得到反馈。

术后应对皮瓣进行严密监测，一旦出现危象，立即分析导致发生的各种因素，并进行对症处理。观察皮瓣局部是否存在压迫、牵拉、扭转因素，如存在，立即给予解除，具体措施包括皮瓣蒂部轻柔按摩、间断拆处缝线减压，再于皮瓣局部注射或静脉滴注罂粟碱等扩血管，局部烤灯照射，保持皮瓣周围温度。如皮瓣皮肤颜色、皮温等均未见好转，立即给予急诊手术探查。杨建荣等通过研究发现给予危象皮瓣局部轻柔挤压和肝素、利多卡因动脉灌注冲洗有利于皮瓣的成功抢救。王培吉等提出对于预防与治疗微小血管吻合后的血管痉挛，利用 PCA 泵在其吻合口周边给予罂粟碱和利多卡因是一种有效的治疗措施。

七、总结

旋股外侧动脉降支的解剖部位相对恒定，血管口径粗，支配皮瓣的面积大，血管蒂长，可应用于全身大面积的皮肤软组织缺损。随着对该皮瓣解剖的深入认识，此皮瓣除应用于烧伤整形科、颌面外科外，还用于骨科、手外科等。在我国，股前外侧皮瓣以其特有的优势成为修复大面积皮肤软组织缺损的首选皮瓣。在欧美国家，此皮瓣修复会阴部、髂腰部、面部、口腔、颈部等部位缺损的报道较多，但由于人种体质的差异，如皮瓣的厚度明显较亚洲人厚，且毛发重、解剖变异、穿支的解剖困难等原因，限制了该皮瓣的广泛应用。

第二节　病例精析——游离股前外侧皮瓣在修复眶周软组织缺损中的应用

病例报告

　　患者女，48岁，右上眼睑皮肤肿物渐大并反复破溃20余年。20多年前患者无意中发现右上眼睑一约米粒大小黑色肿物，无疼痛、瘙痒，无睁、闭眼障碍，因症状较轻，未予重视。随后右上眼睑皮肤肿物逐渐增大并反复破溃，10年前就诊于我省某医院，行肿物病理活检提示：皮肤基底细胞癌，建议手术切除。患者因自身原因未行手术，其后未予特殊诊治，肿物持续增大并反复破溃，逐渐累及右侧眉弓、额部、鼻根，伴疼痛、视物模糊。4月前就诊于上海某三甲医院，再次行活检提示：皮肤基底细胞癌，建议行手术治疗。患者因自身原因仍未行手术。今患者为求进一步诊治，就诊于我科门诊，门诊以"右眼眶周基底细胞癌"收入我科。

　　既往史、个人史：无特殊。

　　查体：右侧上睑见8cm×6cm肿物，累及眉间、眉弓、内眦及下睑内侧，肿物表面破溃，黑色痂壳覆盖。双侧颌下区及颈部未扪及肿大淋巴结。眼科专科查体：眼睑增厚充血，鼻侧球结膜大片见肿瘤侵犯，球结膜充血明显，下方角膜缘血管长入，角膜上皮糜烂，可见不规则溃疡灶，前房（−）（图20-1）。

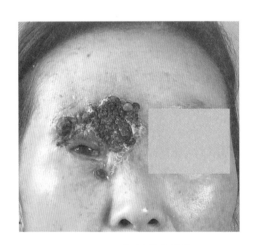

图20-1　右上眼睑肿物

　　辅助检查：病理结果（上海某院，2019年10月17日）示基底细胞癌可能，PAS未见病原体；免疫组化（瘤细胞）示Bcl-2（＋）、Ber-EP4（大部分＋）、AR（少数＋）、CD10（部分外围＋）、CK20（−）、CK10/13（−）、EMA（−）、Ki-67（10~40%），免疫组化支持基底细胞癌。右眼眶MR（我院，2020年1月20日）示右侧眶周、额部及鼻周局部皮肤不均匀突起、增厚，请结合病理检查结果。右侧颞部皮下结节，考虑耳前增大淋巴结可能性大。胸部CT未见明显结节。

入院诊断：右眼眶周基底细胞癌并眼球转移。

诊疗经过

1. 烧伤整形科、眼科、肿瘤科、医务科多学科病例讨论

患者右眼眶周皮肤基底细胞癌诊断明确，应尽快行手术扩大切除；肿瘤侵犯右眼球、泪囊、泪腺，术中需一并剜除；术后定期返院复诊，复查胸片及腹部B超，了解有无复发或远处转移。

2. 科室病例讨论并制订手术方案

右眼眶周基底细胞癌扩大切除，右眼眶内容物剜除，泪囊、泪腺摘除并术中冰冻，游离旋股外侧动脉穿支肌，皮瓣修复术（面动、静脉、下颌后静脉吻合）。

3. 手术主要步骤

（1）距离肿瘤边缘1cm，层次到骨膜，剜除眶内容物（图20-2）。组织送术中冰冻检查，创面止血、冲洗后盐水纱布填塞、覆盖。

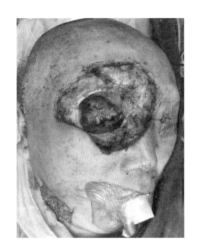

图20-2　右眼眶周肿瘤切除后创面

（2）右下颌缘解剖面动脉、面静脉、下颌后静脉备用，同时切取耳前增大淋巴结送术中冰冻病理检查。

（3）根据术前定位，找到旋股外侧动脉降支及肌支。术中还发现横支的肌皮穿支，标记备用（图20-3）。测量眼眶容积大小，切取11cm×9cm皮瓣及4cm×3cm肌瓣（图20-4）。

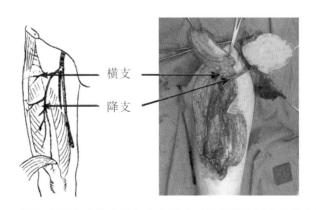

横支

降支

图20-3　旋股外侧动脉模式图和术中探查到的旋股外侧动脉横支及降支

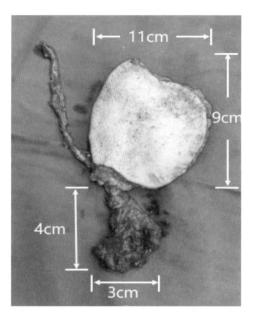

图 20-4　设计的肌皮瓣大小（皮瓣 11cm×9cm；肌瓣 4cm×3cm）

（4）供区关闭时张力较大，利用之前探查的横支的穿支设计接力皮瓣，转移至供瓣区，皮瓣转移后创面关闭，张力适中（图 20-5）。

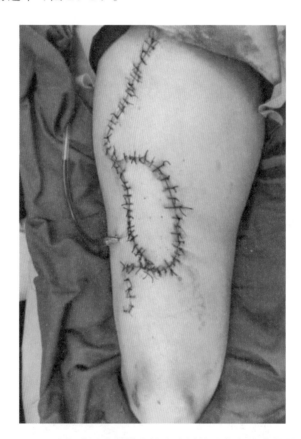

图 20-5　旋股外侧动脉横支接力皮瓣转移修复降支供瓣区

（5）冰冻切片病理回报送检标本切缘及基底均未见肿瘤后，将制备好的皮瓣覆盖创面，肌瓣填塞眼眶，旋股外侧动脉降支与面动脉吻合，皮瓣伴行静脉与面静脉、下颌后静脉吻合（图 20-6）。通血后皮瓣切缘渗血可，毛细血管充盈实验 1~2 秒。

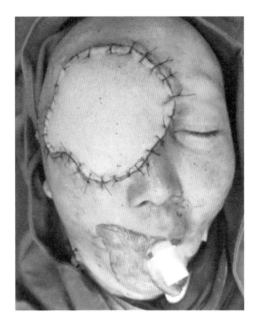

图 20-6　游离股前外侧皮瓣覆盖受区

4. 术后处理措施

严密观察皮瓣血运，预防感染，镇痛，改善微循环，皮瓣保暖等。

5. 随访

患者切口一期愈合，出院 1 个月后复诊，面部皮瓣形态良好，患者对外观满意（图 20-7）。

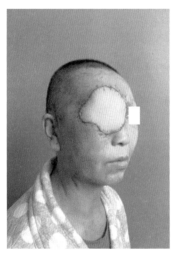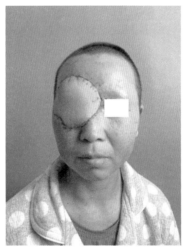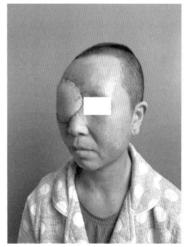

图 20-7　出院 1 个月后复诊时皮瓣形态

诊疗创新点

既往有学者报道运用额顶部带蒂皮瓣、前臂游离皮瓣或背阔肌皮瓣修复眶周软组织缺损，但带蒂皮瓣修复面积与体积不足，不仅移植后局部塌陷，眶内容易形成死腔，且供区还需植皮修复；前臂游离皮瓣在切取了主干动脉之后，行血管移植新增患者损伤，增加了手术时长；行胸背部的皮瓣切取时患者体位不利于两组人员同时进行，增加了手术风险。相较而言，股前外侧皮瓣可塑性强，皮瓣可覆盖眶周软组织缺损，肌瓣则可填充眶内。皮瓣移植面部后几乎无新增辅助切口，受区面部切口隐蔽，且该术式利于两组人员同时切除肿瘤及切取皮瓣，极大缩短了手术时间，从而降低了术后皮瓣血管危象的风险。

◢ 诊疗难点 ◣

临床上直径大于5cm的皮肤基底细胞癌比较罕见，该病例肿瘤扩大切除后不仅创面修复面积大、修复组织成分不同，且肿瘤位于颜面部，需尽量避免二期手术修整或新增辅助切口，术前需谨慎选择手术方式。

◢ 未来需要改进的地方 ◣

术后皮瓣稍显臃肿，今后类似皮瓣在保证血运的情况下，术中可再适当修剪皮下脂肪，让外观更加美观。

◢ 体会与总结 ◣

基底细胞癌是最常见的头面部恶性皮肤肿瘤，但直径达5cm以上的较罕见，在基底细胞癌中所占比例不足1%。手术切除是首选治疗方案，低危因素基底细胞癌标准切除宽度为4mm，但位于面中部的皮肤基底细胞癌，不论大小，独立成为高危因素，肿瘤边缘扩大切除推荐为1cm。

针对该病例行肿瘤扩大切除后，造成了不同组织成分和器官的缺损，所以不仅需要满足平面范围的修复，还要考虑到立体空间的填充。旋股外侧动脉降支发出了多种穿支，手术可根据创面缺损成分的不同，分别切取相应的皮瓣、肌皮瓣或阔筋膜瓣等，以满足临床修复的需要，做到个体化、精准化治疗。

第三节　专家点评

专家简介：郑德义，贵州省人民医院烧伤整形科主任，主任医师，教授，硕士生导师，中华医学会烧伤外科学分会委员，中国医师协会烧伤科医师分会委员，中华医学会整形外科分会瘢痕与再生医学专业学组委员。

股前外侧皮瓣在头面颈部基底细胞癌切除术后修复中的运用

基底细胞癌是目前许多国家最常见的头面部恶性皮肤肿瘤，其恶性程度多较低，发生局部淋巴结转移者较少，远处转移则更罕见。侵犯直径5cm或更大的巨大基底细胞癌较罕见，基底细胞癌在皮肤恶性肿瘤中占比不足1%。基底细胞癌恶性程度低，发展缓慢，一般不发生转移，但如果长时间延误治疗，亦会广泛侵犯，可破坏上下眼睑、眶周皮肤、眶内球旁组织及眼球。基底细胞癌的治疗方案是至关重要的，特别是当旨在实现降低局部复发率和延长生存期时。手术切除是巨大基地细胞癌的首选治疗方案，为降低复发率及提高生存率，肿瘤边缘扩大切除范围至1cm。然而，扩大切除面部的巨大基地细胞癌不仅会导致重要器官如眼睛、耳朵、鼻子和嘴唇的畸形，还会引起复杂的软组织和骨缺损等。人体这些部分的损失，对患者外观、生理和心理功能及社会互动有显著负面影响。

　　头、面部巨大基底细胞癌的手术切除后的修复重建对整形外科医生是极大挑战，其不仅涉及外观，还具有需要恢复功能的要求。如何选择最佳的皮瓣修复取决于肿瘤的大小、皮瓣供区的条件及患者的全身状况。用于头颈肿瘤缺损修复的方法必须安全可靠，修复手术不应延长患者的住院时间，不应增加并发症的发生概率，并且不应影响患者的后续治疗。虽然目前有多种方法可用于眶周软组织肿瘤切除术后缺损的修复，但对于范围较大的缺损，游离组织瓣是目前较常用的方法。股前外侧肌皮瓣以其血管蒂长、口径粗大、解剖恒定等诸多优点，得到整形外科、眼科及颅颌面外科医师的认可。

　　该病例术时，患者取平卧位，供区远离头颈部，适于两组操作，为缩短手术时间提供了有利的条件。若皮瓣宽度在10cm内，供区创面可拉拢缝合无须植皮，且供区部位隐蔽，易于被患者接受。由于大腿皮下脂肪厚，且可带上深筋膜以至部分肌肉，对头面部肿瘤切除后遗留的较大缺损的修复尤为适合。通过此例手术可见，股前外侧肌皮瓣与其他皮瓣相比有其独特的优点：①皮瓣可切取面积大，皮肤质地好，厚薄适中，可修复大面积软组织缺损的创面。②皮瓣血运丰富，有较强的抗感染能力。③皮瓣供血的血管解剖位置较恒定，血管口径粗，手术难度不大。即使有变异，术前行彩超检查也能使术者在术中顺利找到血管。④供区相对隐蔽，大部分供瓣区可直接拉拢缝合，对外观影响小，是目前修复大面积组织缺损比较理想的皮瓣。这些优点使其在头面颈肿瘤缺损修复中有广泛的应用前景。

参考文献

[1]　XU D C, ZHONG S Z, KONG J M, et al. Applied anatomy of the anterolateral femoral flap[J]. Plast Reconstr Surg, 1988, 82(2): 305-310.

[2]　IIDA T, MIHARA M, YOSHIMATSU H, et al. Versatility of the superficial circumflex iliac artery perforator flap inhead and neck reconstruction[J]. Ann Plast Surg, 2014, 72(3): 332-336.

[3]　杨小祥. 股前外侧皮瓣的研究进展 [J]. 组织工程与重建外科杂志, 2011, 7(5): 298-300.

[4]　RUBINO C, FIGUS A, DESSY LA, et al. Innervated island pedicled anterolateral thigh flap for neo-phallic reconstruction in female-to-male transsexuals[J]. Plast. Reconstr Surg, 2009, 62(3): e45-e49.

[5]　戴捷, 周晓, 陈杰, 等. 削薄股前外侧皮瓣游离移植修复舌癌术后缺损 [J]. 组织工程与重建外科杂志, 2008, 6, 4(3): 157.9

[6]　YANG Q, REN ZH, CHICKOOREE D, et al. The effect of early detection of anterolateral thigh free flap crisis on the salvage success rate,based on 10 years of experience and 1072 flaps[J]. Int J Oral Maxillofac Surg, 2014, 43(9): 1059-1063.

[7]　SONG SH, CHOI S, KIM YM, et al. The composite anterolateral thigh flap for knee extensor and skin reconstruction[J]. Arch Orthop Trauma Surg, 2013, 133(11): 1517-1520.

[8]　LOGIUDICE JA, HABERMAN K, SANGER JR. The anterolateral thigh flap for groin and lower abdominal defects: a better ALTF anternative to the rectus abdominis flap[J]. Plast Reconstr Surg, 2014, 133(1): 162-168.

[9]　罗力生, 张立宪, 王志学. 股前外侧皮瓣血管的分型及临床意义 [J]. 修复重建外科杂志, 1990, 4(4): 215-216.

[10]　张春, 吴恙, 陈中, 等. 股前外侧皮瓣血管类型的临床观察与研究 [J]. 中国临床解剖学杂志, 2001, 19(3): 197-199.

[11]　WEI FC, JAIN V, CELIK N, et al. Have we found all ideal soft-tissue flap? An experience with 672 anterolateral thigh flaps[J]. Plast Reconstr Surg, 2002, 109(7): 2219-2226.

[12] 刘会仁, 刘德群, 李瑞国, 等. 旋股外侧动脉降支分叶肌皮瓣治疗肢体皮肤软组织缺损 [J]. 中华显微外科杂志, 2007, 30(4): 26l-263.

[13] OZKAN O, COSKUNFIRAT OK, OZGENTAS HE, et al. Rationale for reconstruction of large scalp defects using the anterolateral thigh flap: structural and aesthetic outcomes[J]. J Reconstr Microsurg, 2005, 21(8): 539-545.

[14] KUO YR, KUO MH, CHOU WC, et al. One-stage reconstruction of soft tissue and Achilles tendon defects using a composite free anterolateral thigh flap with vascularized fascia lata: clinical experience and functional assessment[J]. Ann Plast surg, 2003, 50(2): 149-155.

[15] 陈守正, 程开祥, 黄文义, 等. 应用股前外侧岛状皮瓣一次完成阴茎再造 [J]. 中华显微外科杂志, 1989, 12(3): 141-143.

[16] GEDEBOU T M, WEI F C, LIN C H. Clinical experience of 1284 free anterolateral thigh flaps[J]. Handchirurgie Mikrochirurgie Plastische Chirurgie, 2002, 34(4): 239-244.

[17] CHEN K T, MARDINI S, CHUANG D C, et al. Timing of presentation of the first signs of vascular compromise dictates the salvage outcome of free flap transfers[J]. Plast Reconstr Surg, 2007, 120(1): 187-195.

[18] 杨建荣, 秦涛, 李宏卫. 游离皮瓣血管危象处理的实验研究 [J]. 口腔医学, 2002, 22(4): 172-173.

第二十一章

术前辅助性血管栓塞技术在体表肿瘤切除中的应用

崔　旭　张丕红

第一节　肿瘤血管栓塞技术概述

巨大体表肿瘤尚无确切定义，但一般将大于体重 10% 的体表肿瘤称为巨大体表肿瘤。临床上以神经纤维瘤最为常见，巨大纤维脂肪瘤、巨大脂肪瘤也可见零星报道。巨大体表肿瘤患者如背负重物，容易出现瘤内出血或局部破溃，导致患者生活质量下降，甚至影响呼吸及肢体功能。手术切除为主要治疗方式。但其瘤体血运异常丰富，边界多不清楚，常累及深部组织，易出现术中大出血。术中减少出血的方式有多种，包括术中合理运用缝合技术及肿胀技术、遵循"不切割"原则、注意瘤体抬高、肢体使用止血带等。但对于巨大体表肿瘤的手术切除，术中止血仍很困难，由此造成的瘤体无法彻底切除甚至术中休克在临床上并不少见。而血管栓塞技术在术前可显著减少肿瘤血供，从而减少术中出血。因此在巨大体表肿瘤的治疗中这项技术的优越性十分明显。肿瘤血管栓塞是将栓塞物质通过导管选择性地注入肿瘤供应血管内，使之发生闭塞，从而使肿瘤血供减少甚至血供中断的一项技术。Newton 在 1968 年首先将其用于治疗脊柱血管瘤，20 世纪 70 年代起这项技术逐渐被应用于治疗肝肾恶性肿瘤、颅内动脉瘤和血管畸形等。随着材料工艺学的发展和计算机技术的进步，血管栓塞技术渐趋成熟，成为肿瘤治疗中一种重要的治疗手段。在本专业内，此项技术主要应用于治疗体表血管瘤与血管畸形、神经纤维瘤等。

一、原理

血管栓塞技术治疗肿瘤的主要原理为：阻塞靶血管使肿瘤造成缺血坏死；阻塞或破坏异常血管床、腔隙和通道使血流动力学恢复正常；阻塞血管使远端压力下降或直接封堵破裂的血管以利于肿瘤破裂出血时止血。在肿瘤外科常利用术前辅助性血管栓塞技术减少肿瘤血供，为手术切除瘤体创造条件。

1. 栓塞剂

常用的栓塞剂有弹簧圈、明胶海绵、无水乙醇、正丁基 -2- 氧基丙烯酸酯（NBCA）等；根据栓塞剂性质可以分为固体栓塞剂和液体栓塞剂。栓塞剂作用机制由其性质决定。固体栓塞剂和部分液体栓塞剂对血管壁的结构不产生破坏，仅产生物理栓塞，栓塞剂被吸收后血管可能发生机化和再通；部分液态栓塞剂（无水乙醇等）可因化学破坏作用损伤血管内皮、损坏血管结构，因此很少有再通现象。也可根据栓塞剂在人体内降解的时间将栓塞剂分为长效栓塞剂（如弹簧圈等）、中效栓塞剂（如明胶海绵）和短效栓塞剂等。不锈钢圈系用不锈钢丝压制成弹簧状而成，能永久地栓塞较大血管，主要适用于肿瘤的姑息治疗及动静脉瘘栓塞。其优点是不会发生位置移动，不透X线，便于长期随访；缺点是肿瘤易建立侧支循环。明胶海绵有片状和粉状。片状明胶海绵常用于阻塞合并动静脉瘘的恶性肿瘤。粉状明胶海绵栓塞水平为毛细血管前微小动脉，一般认为与明胶海绵块相比，其侧支循环不易建立，对肿瘤效果较好。

2. 栓塞对靶器官的影响

栓塞的直接后果是造成靶器官局部不同程度缺血、坏死。其程度取决于许多因素，如靶器官对缺血的耐受性、栓塞血管的分支水平、栓塞程度、栓塞剂种类和数量等。栓塞水平可分为毛细血管水平栓塞、小动脉栓塞、主干栓塞和广泛性栓塞。毛细血管水平栓塞指使用微小颗粒或液态栓塞剂栓塞末梢血管，可导致靶器官严重缺血坏死，可用于肿瘤和其他异常血管团的治疗。小动脉栓塞对靶器官的影响则相对稍弱，一般用于止血和治疗肿瘤及部分内脏切除。主干栓塞则对靶器官的影响较小，主要用于改变局部血流方向。将前三者联合应用，可造成靶器官的广泛坏死，临床上主要用于治疗血供丰富的良恶性肿瘤和器官的内科性切除。

3. 栓塞对局部肿瘤血流动力学的影响

肿瘤血管一旦被栓塞，局部血流动力学会随之产生改变，肿瘤局部血供中断或明显减少，但潜在的侧支循环可或早或晚开放，对肿瘤进行供血。

二、设备和器械

1. 常规器械

常规器械主要有穿刺针、导管销、导丝、导管等。

2. 特殊器械

特殊器械主要有微导管及各种不同种类的栓塞剂，包括明胶海绵、弹簧圈、无水乙醇、碘化油、NBCA等。

三、操作方法

1. 血管造影诊断

局麻下用Seldinger法进行经皮穿刺插管做选择性血管造影以证实诊断，明确病变的部位、性质，了解血管本身的解剖位置和变异情况，包括血管的走行、直径、动静脉显影的时间和顺序、血流速度、侧支循环及异常血供，明确靶血管的血流动力学改变，以及病变的显影程度和对比剂排空时间等。

2. 超选择插管

根据造影结果确定所要栓塞的靶血管，然后进行选择性和超选择性插管。原则上要求导管插入需要被栓塞的血管，尽量避开非靶血管以期提高栓塞的疗效并减少栓塞并发症的发生。

3.选择合适的栓塞剂和栓塞策略

根据肿瘤血管的直径、肿瘤的性质和栓塞的目的、栓塞部位及邻近的器官情况、被栓塞血管解剖特点与侧支循环情况采用不同种类的栓塞剂，必要时可组合使用。如果有1支以上的供血动脉，需诸支均进行栓塞。供血动脉较粗、血流量大者，除栓塞末梢血管外，还应进行近端栓塞。有动静脉瘘时，应先堵塞瘘口，再进行栓塞。巨大体表肿瘤血运异常丰富，单独使用近端栓塞剂很容易形成侧支循环，恢复对肿瘤组织的供血，可以近端和末端栓塞剂结合使用以减少肿瘤供血。

4.释放栓塞剂

栓塞剂经导管释放入肿瘤血管的过程是完成栓塞术的关键步骤。在此过程中应始终监视栓塞过程的动态影像，以控制栓塞剂的准确释放。

5.栓塞程度的监测和控制

栓塞治疗最为严重的并发症是误栓非靶器官及栓塞过度。为了防止这类并发症的发生，栓塞剂释放必须在影像监视下进行，掌握好释放栓塞剂的压力和速度，注意栓塞剂的使用量，一般宁少勿多。

6.造影复查

栓塞剂释放后及时造影观察栓塞效果。如果未达到栓塞目的可再次栓塞。一旦发现误栓，可以及早处理。达到栓塞目的后拔除导管，行穿刺点处理。

四、临床应用

介入栓塞目前广泛用于治疗各种富血供的良恶性实体瘤及控制肿瘤破裂出血。根据应用目的可分为以下3类：

1.姑息性栓塞

姑息性栓塞针对不能手术切除的肿瘤，可一定程度上控制肿瘤生长。

2.相对根治性栓塞

相对根治性栓塞是指通过栓塞术使肿瘤完全消失或明显缩小，并且有相当长的稳定时期。

3.术前辅助性栓塞

术前辅助性栓塞可以缩小肿瘤体积，减少肿瘤血供，从而使手术中出血减少，手术野清楚，缩短手术时间，提高肿瘤切除率。巨大体表肿瘤的术前栓塞属于此类。

五、并发症及其防治

血管栓塞后，常见的不良反应和并发症如下：

1.栓塞后综合征

靶器官栓塞后出现预料中的症状和体征，多为自然过程，对症处理后可恢复。其表现及程度与栓塞剂的种类、栓塞水平和程度、靶器官的不同有关，轻者可无明显症状和体征，重者可出现下列反应：

（1）疼痛　系由栓塞后靶器官或肿瘤缺血造成，症状一般随栓塞程度加深而加重，部分栓塞剂如无水乙醇等本身亦可造成严重疼痛。疼痛持续1~10天，可逐渐缓解。疼痛较严重且持续时间较长者应警惕发生并发症的可能。

（2）发热　可能与肿瘤坏死组织释放的致热物质，以及坏死组织、栓塞剂等的吸收有关。体温在38℃左右，少数可在39.5℃以上，持续1~2周甚至1个月。

（3）消化道反应　主要有恶心、呕吐伴食欲下降等。多发生于腹部脏器的栓塞治疗后，常持续1~5天，然后逐渐好转。严重时呕吐物伴有胆汁，甚至咖啡色样物，需对症处理。

2.误栓非靶血管或器官的意外栓塞

其后果与被误栓器官的重要性和误栓程度有关。

（1）反流性误栓　栓塞剂由靶血管反流至非靶血管，并随血流进入非靶器官。

（2）顺流性误栓　栓塞剂通过靶血管而致其远端器官栓塞。主要原因是所选栓塞剂的直径过小及所用压力过高致栓塞剂越过靶血管进入远端，或有潜在的侧支通道开放等。

3.过度栓塞

栓塞程度和范围过大，尤其是使用液态栓塞剂和过量使用颗粒或微小栓塞剂，可能会造成大范围组织坏死，引起相应的皮肤坏死等。栓塞术时术者应少量分次注入栓塞剂，其间应不断反复造影复查，以了解栓塞程度，适度栓塞。

4.感染

若未严格遵循无菌原则，栓塞后大量组织坏死容易引起感染。

六、疗效评价

血管再通现象可发生于栓塞术后1周至数周内。栓塞后血管是否再通的影响因素很多，主要因素如下：

（1）栓塞物是否为长效栓塞剂。长效栓塞剂如医用胶类、弹簧圈、PVA颗粒等所致血管栓塞一般不易再通，中效或短效的栓塞剂如明胶海绵、自体血凝块等则较易再通。

（2）栓塞的靶血管为终末血管、缺乏侧支循环者栓塞后不易再通，反之易再通。

（3）靶器官栓塞后大部分坏死则血管难以再通，少或无坏死者常可再通。

七、巨大体表肿瘤介入栓塞的适应证和禁忌证

1.适应证

（1）术前辅助性栓塞可缩小肿瘤体积，减少术中出血，提高肿瘤切除率。

（2）当肿瘤已不能手术切除时，肿瘤血管内栓塞可以在一定程度上控制肿瘤生长。

（3）出现瘤体内出血时，可行栓塞止血治疗。

2.禁忌证

一般认为无绝对禁忌证。但以下情况应慎用：

（1）全身衰竭、恶病质。

（2）严重器官功能不全。

（3）既往有造影剂过敏病史。

八、巨大体表肿瘤介入栓塞后手术时机

对于巨大体表肿瘤栓塞后手术时机目前尚无定论。多数文献报道手术一般在栓塞后1周内进行。考虑到肿瘤血管内栓塞后侧支循环将重新建立，实现血管再通，从而使瘤体血供增加，理论上栓塞后需及早手术。但是栓塞后48~72小时内局部组织普遍水肿，不存在包膜的体表肿瘤这时肿瘤边界不甚清楚，因此作者主张手术应在栓塞后3~7天内进行。

九、肿瘤介入栓塞的一些进展

经典的明胶海绵、不锈钢弹簧线圈分别从瘤体远端、近端选择性栓塞肿瘤供血动脉后使肿瘤体积缩小，利于手术切除。但栓塞后侧支循环短时间再通、异位栓塞等状况时有发生。随着生物技术和材料科学的发展，各种新的栓塞剂层出不穷，目前已开始逐步应用到临床。如校准后的微球颗粒（如三丙烯酸明胶微球）和传统的不规则颗粒相比，具有柔韧性，有助于避免非目标组织的不必要栓塞。又譬如，在微球基质中以纳米颗粒的形式引入造影剂，可得到不透射线的微球（可视化微球），使得栓塞物在X线下变得可见，解决了肿瘤血管栓塞情况的实时观察问题，也减少了不必要的造影剂注射。而注入药物洗脱微球（drug-eluting beads，DEB）可在栓塞阻断血供的同时注入微球缓慢释放化疗药物。铱-90放射性微球经动脉内注入后，可对肝脏等部位肿瘤进行放射栓塞。因此，将机械性栓塞与其他治疗相结合也是未来发展的方向之一。而液凝胶栓塞剂理论上可以渗透到线圈或导管无法到达的远端区域，且这一过程不依赖于患者的凝血系统，能实现导管尖端远端栓塞。裸铂弹簧线圈（bare platinum coils）、生物活性修饰线圈（modified bioactive coils）、水凝胶弹簧线圈的制备则显著提升了肿瘤介入栓塞后的闭塞成功率。随着DNA纳米折纸技术的快速发展，智能响应性纳米机器人得以构建，理论上可以将合适的栓塞物传送到肿瘤局部，智能识别肿瘤血管，进行特异性栓塞。

第二节　病例精析——术前辅助性血管栓塞在巨大体表肿瘤切除术中的应用

病例报告

患者女，33岁，因"发现臀部肿块18年，术后复发10年"入院，患者18年前偶然间发现臀部有一拳头大小皮下肿块，14年前不慎摔伤致肿块破裂、出血，外院行手术治疗切除肿块，病理结果提示"神经纤维瘤"。4年后臀部再次出现肿块，患者未及时处理，肿块逐渐累及腰部、侧腹部及大腿上段。4年前在外院进行手术治疗，术中因大出血而紧急停止手术，原位缝合切口，术后肿瘤增长速度明显增快。患者自幼全身多处皮肤有咖啡牛奶斑样改变。迄今为止未发现体表其他部位肿块，无脊柱侧弯、胫骨异常等骨性改变。否认家族史。

入院查体：腰臀部、髂腰部、侧腹部及双大腿上段可见约50cm×60cm的巨大肿块，皮肤呈咖啡色斑样改变，臀部正中和右臀外侧分别可见长约25cm的横向和纵向切口瘢痕。瘤体悬垂，

厚度随体位变化，皮温高，质地软，边界欠清，无触痛和破溃，未扪及动脉搏动及震颤。双下肢感觉、运动正常，腹股沟未扪及明显肿大淋巴结（图 21-1）。

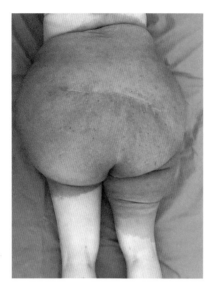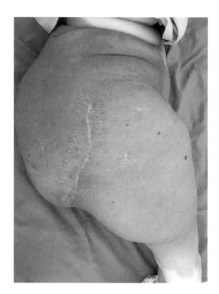

图 21-1　入院时腰臀腹部、双侧大腿巨大肿瘤，大小约 50cm×60cm

入院诊断：腰臀腹部、双侧大腿巨大神经纤维瘤（术后复发）。

诊疗经过

1. 入院后

体位训练：坚持俯卧位。

完善术前检查：Hb 108g/L；Alb 44.6g/L。

CT 示腰背部、臀部及双侧大腿后部皮下可见大片状稍低密度灶，大小约 424mm×492mm×145mm（超出扫描范围），增强后轻度强化，内可见多发迂曲扩张血管影，病灶与双侧竖脊肌、臀大肌局部分界欠清。

CTA+CTV 示病灶内可见迂曲血管影，可见双侧腰动脉、髂内动脉分支参与供血，病灶上部可见静脉引流至双侧腰升静脉。

2. 介入手术治疗

与放射介入科详细讨论后，决定行术前辅助性肿瘤血管栓塞。术中"眼镜蛇"导管超选择插管到左右髂内动脉主干，用 560μm 明胶海绵微粒栓塞肿瘤血管末梢、数枚弹簧圈栓塞主干，右侧第 4 腰动脉仍可见参与肿瘤血管供血，超选择性插管后予以明胶海绵颗粒栓塞。

术中造影见图 21-2、21-3。

术后患者低热，局部疼痛，予以镇痛等对症治疗。

3. 介入栓塞后 5 天行手术切除肿瘤

术前肿瘤表面部分皮肤缺血呈青紫色（图 21-4）。术中先找到肿瘤边界、层次，在正常组织中操作，肿瘤切除后形成巨大不规则继发创面（图 21-5）。肛门临近组织未受累。对切除后组织进行反取皮移植（薄中厚皮片，图 21-6），使用负压引流装置充分引流并协助固定皮片。术中出血约 1200ml，共输浓缩红细胞 6U、血浆 350ml、冷沉淀 1 个治疗量。最后完整切除肿瘤，称重 16.35kg。

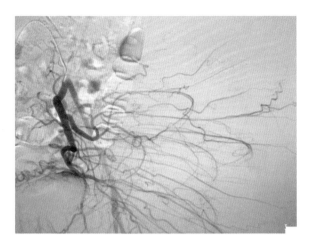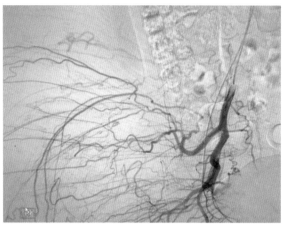

图 21-2　栓塞前肿瘤血供情况

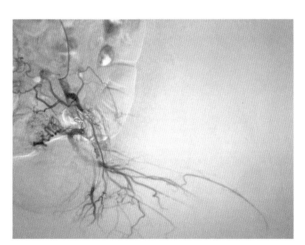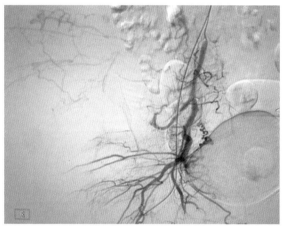

图 21-3　栓塞后肿瘤血供情况

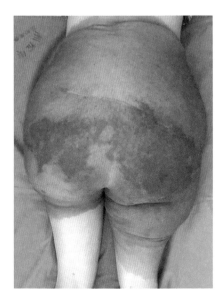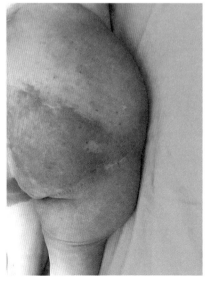

图 21-4　术前肿瘤表面部分皮肤缺血呈青紫色

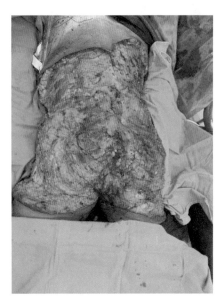

图 21-5　肿瘤切除后形成巨大不规则创面

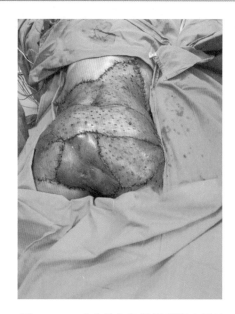

图 21-6　对瘤体组织进行反取皮回植

4. 术后处理

术后转中心 ICU 监护 12 小时，生命体征平稳，复查血红蛋白 89g/L、白蛋白 33.6g/L，予以转回病房。继续抗感染、输血、输蛋白及营养支持治疗。俯卧位、制动，创面持续负压治疗。术后病理结果示梭形细胞肿瘤，结合免疫组化结果考虑神经纤维瘤。皮片成活满意，创面愈合顺利（图 21-7、21-8）。

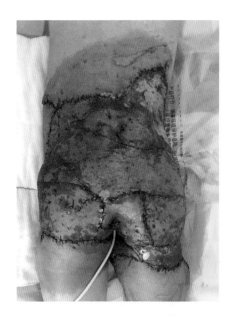

图 21-7　术后 12 天创面情况

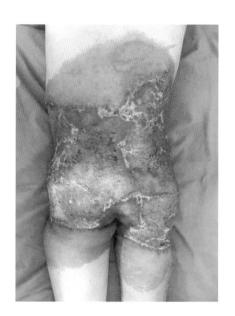

图 21-8　术后 1 个月创面情况

术后半年复查无肿瘤复发证据。患者坚持功能锻炼及抗瘢痕治疗，腰部及下肢活动正常。身体负重明显减轻，外观改善巨大，患者自觉生活质量大为提高（图 21-9）。

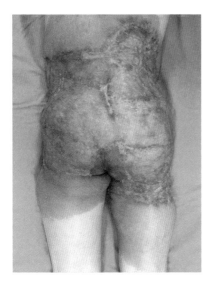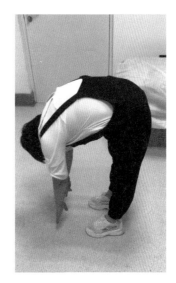

图 21-9 术后半年复查情况

诊疗创新点

巨大体表肿瘤瘤体血运异常丰富，边界多不清楚，常累及深部组织，术中易出现大出血。我们将术前介入栓塞应用于巨大体表肿瘤的治疗，显著减少了瘤体血供，从而减少了术中出血量，最终完整地切除肿块，降低了手术风险；并且栓塞后瘤体周边组织血供可，不影响创面的修复。

诊疗难点

即使术前介入栓塞使瘤体血供大为减少，其血运仍然较为丰富，加之瘤体巨大，受累广泛，因此减少出血及彻底切除肿块仍是手术的难点。在患者入院后，对其积极完善影像学检查，明确肿物范围、浸润深度、与周围组织关系、血供及主要营养血管等。术前多学科充分讨论，制订详细的手术方案。肿瘤切除后创面巨大且不平整，术后易积血积液，创面修复存在一定难度。运用负压引流装置，妥善固定加压，充分引流，患者创面愈合顺利。巨大体表肿瘤治疗难度较大，要减少术中、术后可能出现的风险及并发症，除了术中规范操作，还要重视围手术期处理及多学科合作。如体位训练，术前请放射介入科会诊讨论制订介入栓塞方案，术中控制性低血压可减少创面出血，术后加强护理、积极抗感染，使患者平稳度过围手术期，创面得以顺利愈合。

第三节　专家点评

专家简介：张丕红，中南大学湘雅医院烧伤整形科主任，烧伤重建亚专科主任，主任医师，教授，中华医学会烧伤外科学分会常务委员，中国医师协会烧伤医师分会常务委员，创面修复专业委员会常务委员，中国研究型医院学会烧创伤修复重建与康复专业委员会副主任委员，创面防治与损伤组织修复专业委员会常务委员，中国老年医学会烧创伤分会副会长，中国医药教育协会烧伤专业委员会常务委员，《中华烧伤杂志》常务编委。

术前辅助性血管栓塞为巨大神经纤维瘤切除保驾护航

神经纤维瘤是常见的良性肿瘤,会发生于全身各部位,如皮肤软组织、神经、肌肉、骨骼和内脏,以单发多见。全身多发神经纤维瘤称为神经纤维瘤病,分为Ⅰ型、Ⅱ型和神经鞘瘤病。其中Ⅰ型神经纤维瘤病好发于体表软组织,瘤体持续缓慢生长扩展,常形成巨大瘤体。这种瘤体使患者背负沉重负担,瘤体破溃出血、经久不愈,严重影响患者生活质量。手术切除是巨大神经纤维瘤的主要治疗手段,其面临的主要挑战在于如何避免术中出血过多、如何修复肿瘤切除后的巨大创面,以及如何尽可能恢复外形和功能。

一、巨大神经纤维瘤的临床表现

巨大神经纤维瘤多为Ⅰ型神经纤维瘤病,又称为 Von Recklinghausen 病。该病于 1882 年由 Von Recklinghausen 首先报道,好发于体表软组织,发病率为 1/4000~1/3000,男女无差异。本病和遗传有关,于出生时,或出生后不久,或幼童时期,即有所表现,病程进展缓慢,但在青春期或妊娠期常增速发展,可能与内分泌变化有关。

该病常出现全身散在咖啡牛奶色斑,可发生于头面颈部、躯干及肢体,腰背臀部居多。发生于躯干时病变组织堆积呈"围裙"样下坠,影响坐卧或导致脊柱变形;肢体发病时多呈"橡皮腿"样外观,形成巨肢畸形;头面颈部患病时常导致局部和邻近器官的垂坠变形和移位,甚至侵及面部重要器官,造成相应功能障碍。表面皮肤色素沉着,肿物绵软,密度不均,四周边界不甚清楚,有时重达数千克。早期无不适症状,增大后可引起局部疼痛或感觉异常,瘤体巨大者可出现皮肤破溃并发感染。有些瘤体合并血管畸形,局部皮温明显增高,影像学检查显示血供丰富,可见多发迂曲扩张血管影(图 21-10)。该术前栓塞病例即属这种情况。

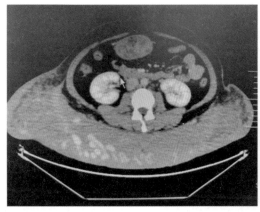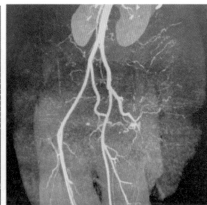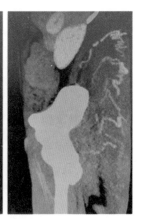

图 21-10 CTA 检查显示瘤块内血管丰富,属高灌注型的神经纤维瘤病变

二、巨大神经纤维瘤的病理特点

神经纤维瘤瘤体组织皮下为大量神经纤维组织,呈灰色淤泥状,偶有胶样物;质脆松软,常有许多大小不等的血管窦腔及疏松蜂窝状组织;病变可侵犯皮肤全层、皮下组织和肌层;偶尔可见包膜,向软组织内生长者包膜不明显。显微镜下观察皮肤无明显角化,基底层有黑色素沉着,

瘤细胞由分化成熟的梭形细胞构成，呈囊状、旋涡状或栅状排列，部分核深染、密集，细胞间质出现黏液样变性或坏死，以及大量炎细胞和极少量的黄色瘤细胞浸润。神经纤维瘤的免疫组化特点主要表现为 S-100 阳性，可见于 85% ~100% 的患者，S-100 表达减弱时预示病灶存在恶性转变可能。

病理研究发现神经纤维瘤的血管内膜往往向心性生长，中膜层平滑肌减少且弹性纤维断裂，管壁脆性增加且支持和连接功能下降。这些病理变化导致血管壁变薄、弹性差，在病灶中形成大量血窦，容易破裂出血，出血不易控制且出血量大。

三、巨大神经纤维瘤手术切除风险

神经纤维瘤具有侵袭性生长特征，瘤体界限不清楚，目前尚无有效根治手段，以手术治疗为主。根据瘤体的具体情况，如患病部位、侵犯程度、血供情况等，并结合患者的就医要求，选择合适的治疗方法改善外观并防止复发。当然，手术完整切除瘤体对于防止复发是非常重要的。但是，由于瘤体内丰富的血管窦腔毫无伸缩性，疏松蜂窝组织也很难钳夹或缝扎止血，往往手术中的出血很难控制，特别是面部的巨大神经纤维瘤或范围广泛、侵及肌肉等深部组织者。瘤体切除时可能出现难以控制的广泛性创面出血，术中术后需大量输血，发生休克和脏器功能不全等危及生命的风险较大。术后也易出现迟发性出血、血肿形成，术后创面的渗血、渗液常导致切口感染或愈合不良，甚至创面迁延不愈。

此外，病变组织完整切除有时也将形成难以修复的广泛深度缺损，皮瓣修复极其困难，勉强植皮又难以成活。因此，临床上不能片面追求神经纤维瘤瘤体完整切除。一般认为，对于躯干肢体神经纤维瘤：如瘤体巨大无法完全切除或瘤体侵犯至深筋膜下切除后创面无法植皮，则切除部分瘤体后皮瓣修复创面；如瘤体未侵犯深筋膜且病灶面积不是特别大，则切除全部瘤体后植皮修复创面。鉴于巨大神经纤维瘤侵犯层次不一、血供情况复杂，手术切除存在出血难控制、创面难修复等治疗风险，术前应常规 CT、MRI 等检查，评估病变所在层次和范围，以及供血来源和灌注情况。若病变层次深、范围广、供血丰富呈高灌状态，则应充分考虑并高度重视外科切除控制出血和切除后创面的修复等问题。

四、控制神经纤维瘤切除出血的措施

术中难以控制的出血极大地影响了神经纤维瘤的切除效率和手术安全性。多年来，诸多专家学者不断探索神经纤维瘤切除的出血控制措施，以确保在控制出血、保证生命体征平稳、恢复病变部位形态和功能的前提条件下进行瘤体的切除。具体策略和措施包括以下几个方面：

1. 术前应进行全面检查，深入了解病情，认真分析讨论，明确手术风险，确定手术方案，估计出血量和输血量，邀请多学科会诊并进行密切合作，制订控制出血措施以及风险防范预案。充分的术前准备是手术成功的前提。

2. 目前介入栓塞广泛用于肿瘤治疗，术前辅助性栓塞可减少瘤体血供，减少术中出血，降低大出血风险，提高肿瘤切除率。对于巨大或复杂的神经纤维瘤，发现存在高灌注状态时，术前需要进行血管造影并对大的供养血管进行栓塞。

3. 手术切除前，瘤体周围血运阻断也可减少瘤体血供，包括参与瘤体血供的周围表浅动脉结扎（如面动脉、颞浅动脉等）和瘤体周围正常组织环形交叉错合缝扎（多用于头皮）；局部肿胀麻醉也可明显减少瘤体切除的出血量。另外，肢体部位应在止血带下进行操作；躯干瘤体巨大时可采用克氏针穿透，用绷带将瘤体悬空吊起于支架上，使瘤体内的血液充分回流入体循环，相当于自体输血，以增加循环血量。

4. 从瘤体边缘的正常组织做切口，用包抄型切除法由瘤体外围向基底及其中央进行，逐步切除病变组织，边切边用纱垫压迫、电凝止血，大血管缝扎或结扎止血，或应用超声刀切除病变，以减少出血。步步为营，尽量避免分离进入瘤体内的血管窦和疏松蜂窝组织，至深筋膜和肌肉组织表面寻找健康组织平面将肿瘤全部或大部分切除。

5. 术前要备血充分，根据患者的出血量和生命体征情况进行输血，输血宜采用成分输血（包括血小板、冷沉淀和凝血因子）。必要时术中采用自体血回输。

6. 因瘤体组织血运丰富，术中可配合控制性降压技术尽可能减少出血。利用药物或麻醉技术使动脉血压维持在 12/8kPa，或维持平均动脉压在 50~60mmHg，或以降低基础血压的 30% 为标准，每次降压时间以不超过 30 分钟为宜，以保证重要脏器氧供。

7. 头面部神经纤维瘤在切除肿瘤组织时应最大限度地恢复头面部的轮廓和外形，并尽可能顾及五官的形态和功能，减少面部神经和表情肌的损伤。肢体病变切除时需分离、解剖并保留主要的神经、血管，在保证肢体血运和功能的条件下切除肿瘤组织。躯干部以尽可能切除肿瘤组织为目的。因病情和条件所限而一次无法完成的手术可以分次进行。

五、术前栓塞与巨大神经纤维瘤切除

神经纤维瘤切除手术需要根据实际情况制订术前、术中和术后有效的预防出血和止血措施，确定手术的切除范围，并制订创面修复计划。对于巨大神经纤维瘤，由于瘤体内有众多的畸形血管，术中止血困难、出血过多是手术面临的最主要风险，有时还伴有动脉瘤、动静脉瘘等高灌注血管畸形——本例患者就存在这种情况。患者病变皮肤皮温明显增高，CTA 检查显示瘤块内血管丰富，可见多发迁曲扩张血管影，存在高灌注改变。为了降低手术切除大出血风险，应密切进行多学科合作。放射介入科积极进行术前瘤体血管栓塞，采用弹簧圈和明胶海绵微粒，将其双侧髂内动脉和第 4 腰动脉这些主要的供养血管妥善予以栓塞。血管栓塞后患者瘤体中央可见臀部皮肤有发紫改变，局部皮温明显下降（图 21-11），诉有低热和局部疼痛，但无消化道等不适症状。栓塞治疗后第 5 天，行瘤体完整切除，术中出血约 1200ml。

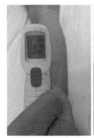 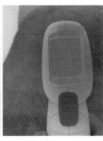 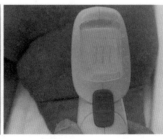 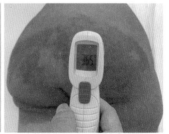

正常皮肤 36℃　　　臀背部 38.3℃　　　大腿上段 37.7℃　　　血管栓塞后臀部 36.5℃

图 21-11　血管栓塞前后瘤体局部皮肤皮温变化情况

腰臀背部为神经纤维瘤的好发部位，本例患者瘤体巨大，皮温显著增高，血供相当丰富，众多供养血管在深部，不能先予暴露——结扎，直接手术切除可能难以控制出血，我们选择术前瘤体血管栓塞，以降低手术出血风险。对该病例的治疗实践充分表明术前栓塞神经纤维瘤的营养动脉能显著减少术中出血，为巨大神经纤维瘤的顺利切除起到了保驾护航的重要作用。

六、巨大神经纤维瘤切除后创面修复

切除后创面修复也是巨大神经纤维瘤治疗的临床问题之一，因创面较大、难以彻底止血，不管是直接缝合、皮瓣转移，还是植皮修复，都可能出现愈合困难。头面颈部多采用瘤体切除后直接缝合或皮瓣转移修复，而躯干和肢体创面基底若无肌腱、骨关节或血管神经外露则用皮片移植进行覆盖。植皮可采用病变组织皮肤反取后回植，或另取其他部位皮肤进行移植，一般以中厚皮为主。病变部位皮肤尽管存在颜色改变，但一般很少有因皮肤回植而复发的情况发生。早些年，有人提出这种植皮因创面较大又不在同一平面，需分块打包。目前这种情况多采用负压创面治疗，可有效加压止血、引流。本例患者回植皮片仅有小部分表皮脱落，创面顺利愈合。术后密切观察术区出血和生命体征情况，保证循环血量也极其重要。

参考文献

[1] JONES RG, KIATISEVI P, MORRIS DC, et al. Intravascular embolisation and surgical resection of a giant neurofibroma with intratumoural haemorrhage[J]. Br J Radiol, 2010, 83(995): e225-e229.

[2] 程永德, 程英升, 颜志平. 常见恶性肿瘤介入治疗指南 [M]. 北京：科学出版社, 2013.

[3] YUAN SM, GUO Y, CUI L, et al. Surgical Management of Giant Scalp Neurofibroma After Ultra-Selective Embolization of Nutrient Artery[J]. J Craniofac Surg. 2015, 26(5): e405-e407.

[4] 郝永红, 宋慧锋, 许明火, 等. 巨大神经纤维瘤病诊断及整形外科治疗 [J]. 中国美容医学, 2013, 22(16): 1724-1727.

[5] MIKAMI T, HONMA-KORETSUNE Y, TSUNODA Y, et al. Cardiac overload resolved by resection of a large plexiform neurofibroma on both the buttocks and upper posterior thighs in a patient with neurofibromatosis type I: a case report[J]. BMC Surg, 2020, 20(1): 106.

[6] SHETH RA, SABIR S, KRISHNAMURTHY S, et al. Endovascular Embolization by Transcatheter Delivery of Particles: Past, Present, and Future[J]. J Funct Biomater, 2017, 8(2): 12.

[7] HU J, ALBADAWI H, CHONG BW, et al. Advances in Biomaterials and Technologies for Vascular Embolization[J]. AdvMater, 2019, 31(33): e1901071.

[8] VÉLEZ R, BARRERA-OCHOA S, BARASTEGUI D, et al. Multidisciplinary management of a giant plexiform neurofibroma by double sequential preoperative embolization and surgical resection[J]. Case Rep Neurol Med, 2013, 2013: 987623.

[9] 丁涛, 曹东升, 谢娟, 等. LigaSureTM 血管闭合系统在体表巨大神经纤维瘤手术切除中的疗效评价 [J]. 安徽医科大学学报, 2014, 49(04): 509-512.

[10] 陈文斌, 张喜成, 成玉花, 等. 巨大神经纤维瘤的手术切除及瘤体皮肤回植 [J]. 中国美容医学, 2005, 04: 425-426.

[11] ZHANG Y, TONG Y, CHEN X, et al. Rapidly expanding giant neurofibroma of the back with intratumoral hematoma: a case report and literature review[J]. Br J Neurosurg, 2020, 20: 1-5.

[12] TOVO FILHO R, CARNEVALE FC, CURI TZ, et al. Surgery combined with embolization in the treatment of plexiform neurofibroma: Case report and literature review[J]. JAAD Case Rep, 2020, 6(5): 462-464.

[13] 胡心宝, 姜会庆, 陈刚, 等. 综合治疗巨大神经纤维瘤一例 [J]. 中国美容整形外科杂志, 2008, 8(4): 310-311.

[14]　JANES LE, SABINO J, MATTHEWS JA, et al. Surgical management of craniofacial neurofibromatosis type 1 associated tumors[J]. Craniofac Surg, 2013, 24(4): 1273-1277.

[15]　FERNER RE, GUTMANN DH. Neurofibromatosis type1 (NF1): diagnosis and management[J]. Handb Clin Neurol, 2013, 115: 939-955.

[16]　ODERICH GS, SULLIVAN TM, BOWER TC, et al. Vascular abnormalities in patients with neurofibromatosis syndrome type I: clinical spectrum, management, and results[J]. Vasc Surg, 2007, 46(3): 475-484.

[17]　熊伟 , 郭树忠 , 慈海 , 等 . 头面部巨大神经纤维瘤伴动静脉畸形一例 [J]. 中国美容医学 , 2014, 23(16): 1327-1329.

[18]　JONES RG, KIATISEVI P, MORRIS DC, et al. Intravascular embolisation and surgical resection of a giant neurofibroma with intratumoural haemorrhage[J]. Br Radiol, 2010, 83(995): e225-e229.

[19]　TOMEI KL, GUPTA V, PRESTIGIACOMO CJ, et al. Spontaneous hemorrhage of a facial neurofibroma: endovascular embolization before surgical intervention[J]. Craniofac Surg, 2013, 24(5): e514-e517.

第二十二章

感染控制技术在坏死性筋膜炎救治中的应用

扫码获取教学PPT

郭在文　孙炳伟

第一节　坏死性筋膜炎感染控制概述

一、坏死性筋膜炎的概述及研究进展

坏死性筋膜炎（necrotizing fasciitis，NF）是一种由于细菌入侵皮下组织和筋膜引起的坏死性软组织感染。关于这种疾病的最早报道可以追溯至公元前5世纪的希波克拉底。1952年，Wilson教授为了强调这种疾病的主要组织病理学特征，首次提出了NF的概念。NF的特点是广泛进展的深浅筋膜坏疽，是一种严重的坏死性感染。NF在症状上易与气性坏疽、坏死性蜂窝织炎、丹毒、细菌协同性坏死等相混淆，所以临床常误诊并造成严重的并发症和后遗症，如未及时处理，可导致患者死亡。因此，提高对本病的认识并做到早期识别和治疗至关重要。即使进行了快速积极的治疗，死亡率仍约为35%。

（一）NF的流行病学特征

NF全身各部位均可发病，感染部位以下肢和上肢最常见，其次为颈部和会阴，多见于中老年人，在儿童中很少见，男女发病率无明显差异。根据感染菌群的不同可分为3型：Ⅰ型为多细菌混合感染，最常见，占55%~80%。Ⅰ型包括需氧菌和厌氧菌的混合感染，其中链球菌感染是最常见的需氧菌，拟杆菌是最常见的厌氧菌，流行病学研究显示链球菌仍然是NF最常见的病原体。Ⅰ型的常见危险因素包括糖尿病、免疫抑制、慢性肾脏疾病、肝脏疾病、恶性肿瘤和酗酒等。Ⅱ型为单细菌感染，占10%~15%，由A群链球菌（化脓性链球菌）引起，有时与金黄色葡萄球菌联合感染，可发生于近期接受过外科手术或外伤的健康个体。Ⅲ型<5%，最具侵略性（在24小时内可导致多器官功能不全），病原菌多为弧菌或产气荚膜梭菌，常见发病条件有以下两种：①皮肤存在伤口，并接触到温暖的海水；②患有中重度肝脏疾病，同时进食未熟海产品。此型死亡率可达30%~50%。24小时内即可发生多系统器官衰竭，死亡率接近100%，通常表现为进展快速和暴发性败血症。这种暴发性疾病几乎可以发生在任何解剖区域，但主要累及四肢、腹部或会阴的表层。研究表明大多数NF病例是多细菌感染。然而，也有研究报告表明，单细菌感染所致的NF

越来越常见，发病率也显著提升。

（二）NF 的病因和发病机制

NF 的发病相关因素较多，其中致病危险因素、解剖学因素等都可能促使该疾病的发生。

1. NF 相关危险因素

NF 的危险因素有以下几种：慢性疾病，如高血压、糖尿病、肝衰竭、周围血管性疾病；全身性疾病，如肿瘤、长期卧床患者等；药物因素，如长期激素治疗、非甾体抗炎药等；也可见于手术、肥胖、长期饮酒、静脉吸毒、免疫缺陷状态，特别是晚期获得性免疫缺陷综合征等。其中糖尿病是 NF 最常见的危险因素。

2. 解剖学因素

NF 可发生于全身的各个部位，但以会阴部、四肢多见，其中筋膜内纤维结缔组织和神经血管结构疏松，对局部播散几乎不构成解剖学屏障，疏松的结缔组织也为微生物的增殖提供了有利的环境，一旦发生 NF 机体会产生免疫应答，炎症细胞大量聚集，迅速趋向损伤部位。入侵的微生物表达的多种有效蛋白酶、细菌毒素等可与宿主多型核白细胞释放的组织损伤酶共同作用，造成组织损伤。随着感染的进展，筋膜鞘被破坏，营养丰富的骨骼肌纤维暴露出来，进一步加重了组织的损伤，形成恶性循环。感染性微生物突破皮肤的保护屏障后，通过释放内毒素和外毒素，利用人体的保护机制造成组织广泛坏死。机体应答后，免疫系统进入敏感状态，产生超常的反应，该区域的血管扩张，释放免疫成分并清除毒素。此过程也伴随着内皮细胞的损伤，血管完整性丧失，血管通透性增加，血浆外渗，导致组织水肿，毛细血管血流受阻。这会减少血氧含量和微循环的有效灌注。缺血缺氧反过来又会导致细胞死亡。随着这一过程的进展，组织缺血加重，血管形成血栓，从而对机体造成了更大的损害。

3. 分子生物学因素

A 族乙型溶血性链球菌（group A streptococcus pyogens，GAS）是引起 NF 的常见细菌。GAS 可分泌多种致病因子，这些毒力因子可以破坏天然的免疫防御。M 蛋白是感染 GAS 的主要致病因子，由 emm 基因编码，其通过结合宿主成分，包括纤维蛋白原、C4b 结合蛋白和免疫球蛋白 Fc10，介导宿主上皮细胞的黏附和对吞噬细胞的抵抗，从而加重炎症反应的程度。M 蛋白 N- 末端区域的抗原性差异构成了 GAS 血清学分类的基础，目前已识别出 200 多种 emm 基因型，然而，只有少数 M 蛋白 /emm 类型分布比较广泛并与系统性感染有关，其中以血清型 M1/emm1 最常见。在感染过程中，中性粒细胞衍生的颗粒蛋白释放的可溶性 M 蛋白可以通过与纤维蛋白原形成激活中性粒细胞的超分子组装继而引发炎症。其中，可溶性 M1 蛋白触发巨噬细胞的程序性死亡，M1 则作为 caspase-1 依赖的 NLRP3 炎性小体激活、诱导促炎细胞因子白细胞介素 -1β（IL-1β）成熟和释放的第二信号。M1 的 B- 重复结构域是炎性小体激活的关键，到目前为止，已经发现 GAS 分泌的链球菌溶血素 O（SLO）和 C3ADP- 核糖基转移酶 SpyA 可以激活巨噬细胞 NLRP3 炎症小体介导的 IL-1β 信号转导。另外，M1 蛋白是一个关键的毒力因子，其可触发角质形成细胞招募活化的白细胞，而不会导致细胞损伤形成。然而，细菌蛋白在体外完全损害了角质形成细胞的愈合能力，从而造成皮肤及筋膜的感染、坏死。

（三）NF 的诊断

1. 临床表现

NF 发病时，早期通常表现为感染部位的红斑、发热、肿胀和压痛，类似于普通蜂窝织炎，疼痛与临床体征不成比例、低血压、腹泻、精神状态改变、皮肤坏死和出血性大疱可作为 NF 与蜂窝织炎相鉴别的依据。这些早期的线索很难在短时间内对疾病进行明确的诊断以及鉴别诊断。因此，所有突然出现肢体剧烈疼痛的患者，无论是否有明显的细菌入口或发热，都应该在早期尽快评估是否有严重的软组织感染。随着病情的进展，中期皮肤表面可能会出现暗红色硬化，并伴有充满液体的蓝色或紫色大疱、血性水疱，按压局部时可有"握雪感"，然后，皮肤会呈浅蓝色、栗色或黑色。此时，真皮乳头的血管遭到破坏并且形成血栓；疾病进展到晚期时，感染到达深筋膜，组织呈现棕灰色，感染可以通过静脉通道和淋巴管迅速蔓延，造成感染性休克和器官衰竭。在这个阶段，患者会出现全身症状，如发热、心动过速和低血压。皮肤也可表现出严重的症状，甚至出现坏死，患者往往表现为持续高热、感染性休克及多器官功能衰竭，死亡率极高。

2. 辅助检查

（1）NF 实验室风险指标（LRINEC）评分系统（表 22-1）　LRINEC 评分系统对疾病的诊断以及与其他软组织感染，包括严重蜂窝织炎或脓肿的鉴别诊断具有重要意义。当评分为 6 分或以上时，该模型的阳性预测值为 92%，阴性预测值为 96%；8 分或 8 分以上是 NF 性筋膜炎的强预测指标。LRINEC 评分也可表明：评分 < 6 的患者的死亡率为 1%，而评分 > 6 的患者的死亡率为 21%。但是，如果临床怀疑 NF，而 LRINEC 评分 < 6 分，显示阴性结果，此时不可将 LRINEC 评分结果作为排除诊断的可靠标志。Burner 等在对 266 例 NF 患者的研究中发现有 20% 的患者出现假阴性结果。LRINEC 评分在糖尿病患者中必须谨慎使用，因为 LRINEC 评分在电解质变化和肾损伤的患者中似乎更加敏感，这就影响了疾病的诊断。此外，LRINEC 评分结果对于疾病的诊断有提示作用，但不能预测疾病临床发展过程的严重程度。因此，在疾病的临床诊断中，LRINEC 评分系统也有一定的局限性，但是不可否认其积极作用。

（2）影像学检查　MRI 能够提供高清晰度的软组织图像，脂肪抑制的 T2 加权成像可更好地显示深筋膜受累情况，其敏感性可达 100%，特异性可达 86%。CT 扫描可以揭示有关感染实际扩散的详细信息，也可显示筋膜平面增厚，软组织积气、积脓，敏感性为 88.5%，特异性为 93.3%。X 线片可以显示由细菌引起的皮下气体，但诊断敏感性较低，因此不能排除诊断。超声图像也可显示肌肉和皮下组织之间的液体，检查发现在深筋膜处有超过 2mm 深的积液时，其诊断准确性为 72.7%，有助于进一步诊断 NF。

（3）手指实验　此方法是诊断 NF 的最佳选择，即在局部麻醉的情况下，从感染区向下至深筋膜处开一个 2cm 的切口进行探查，示指触摸筋膜，若发现组织出血少、阻力小，筋膜坏死、液化并大量渗出，有不收缩的肌肉，可轻易将皮下组织与筋膜分离，则手指试验阳性，应高度怀疑 NF。

通过系统回顾可以发现，个体临床体征（发热、出血性大疱和低血压等）对诊断 NF 的敏感性较差。影像学检查对于 NF 的早期鉴别诊断有一定的作用，可以确定软组织感染的严重程度和深度。MRI、CT、B 超诊断 NF 的敏感性和特异性优于 X 线片。LRINEC 评分对 NF 的诊断敏感性较差，提示低评分不足以排除诊断。手指实验对于 NF 的诊断准确性较高，在床边即可进行。对于病情进展快速且不稳定的患者应立即进行手术，在手术野中可通过软组织的具体表现做出明确的诊断。

表 22-1　坏死性筋膜炎实验室风险指数评分（LRINEC）

变量		数值	分值
C 反应蛋白（mg/L）		<150	0
		≥ 150	4
白细胞计数（个数 /mm³）		<15	0
		15~25	1
		>25	2
血红蛋白（g/L）		>135	0
		110~135	1
		<110	2
血清钠（mmol/L）		≥ 135	0
		<135	2
血清肌肝（μmol/L）		≤ 141	2
		>141	2
血浆葡萄糖（mmol/L）		≤ 10	0
		>10	1
风险	低危	<50	≤ 5
	中危	50~75	6~7
	高危	>75	≥ 8

二、坏死性筋膜炎的感染控制

NF 的治疗应基于 5 个基本原则：早期诊断和手术清创、充分及足量的抗生素、对症支持治疗、反复重新评估、积极的营养支持。

（一）手术治疗

早期彻底的外科清创是治疗 NF 的主要手段。积极充分的清创是降低死亡率的决定因素。所有患者都应该在入院后 12~15 小时内进行紧急外科清创；如果在症状出现 24 小时后进行初次手术，死亡率可能会高出 9 倍。一旦怀疑存在NF，手术清创是必要的，疾病的诊断主要通过临床决定，因较低的清创指征而错过了第一时间的手术治疗，可能会导致感染较轻的患者后期相对过度的治疗。手术治疗时病灶应完全切开，做到切口多而大，清创应彻底，直至新鲜组织出血。如果术中出现典型的症状，如筋膜完整性丧失、颜色发灰、恶臭的分泌物、无出血、明显水肿、肌肉不受累等，则需要进一步清除，即使只留下极少量的坏死组织，也可能导致疾病的潜在复发。在这个过程中，还要用大量碘伏、双氧水、生理盐水反复冲洗，引流管需放置在脓腔深部，以保证充分引流和进一步清除坏死的组织。术后 24 小时内需及时关注创面进展，如果感染有继续扩散的迹象，坏死平面扩大，则应尽早再次清创。每次手术过程中都必须采集微生物样本进行培养，这对于感染菌属的确定以及后期抗生素的选择是必要的。

（二）抗生素治疗

广谱足量应用抗生素是治疗 NF 的重要辅助手段。首先根据 NF 的分类，对于 I 型，即多细菌混合感染，抗生素的选择需要覆盖革兰氏阳性杆菌和厌氧菌。对于前者，通常应选择头孢哌酮舒巴坦；而对于后者，最好的选择是甲硝唑、克林霉素或碳青霉烯类药物。II 型，通常由化脓性链球菌引起，也可与金黄色葡萄球菌联合感染。对于甲氧西林敏感的金黄色葡萄球菌，可使用第一代或第二代头孢菌素。如果怀疑存在耐甲氧西林金黄色葡萄球菌，可选择万古霉素。对于化脓性链球菌建议选择克林霉素进行治疗，可阻止外毒素的产生，并克服细菌接种率高的问题。值得注意的是，耐克林霉素的化脓性链球菌菌株的日益流行可能会严重影响"超级链球菌"感染的治疗。III 型病原菌多为弧菌，可选择四环素和第三代头孢菌素进行治疗。在细菌培养及药敏结果出来前，抗生素可选择氨苄西林－舒巴坦联合克林霉素或甲硝唑；一旦明确感染菌株，则应重新对抗生素进行调整。

（三）对症支持治疗

积极对症支持是治疗的一项重要环节。NF 患者病程长，基础代谢率增高，机体消耗能量大。因此，应注意治疗过程中患者营养的补充，维持机体能量的正常需求，必要时应静脉输注白蛋白及血液制品。及时建立静脉通道，积极扩容，纠正电解质、酸碱平衡紊乱也是重要的举措。另外，应密切关注糖尿病患者的血糖水平，保持血糖在正常范围内，有利于感染的控制与疾病的治疗。

（四）高压氧治疗（HBOT）

HBOT 是软组织感染的一种治疗方法，可以显著地提高血液中氧气的浓度，这对于炎症的愈合及改善微循环缺血具有积极的作用。一方面，高压氧可通过收缩血管来减轻组织水肿，减少白细胞趋化和黏附，减轻缺血再灌注损伤，抑制炎症介质的形成；另一方面，可促进血管的生成和成纤维细胞的增殖，并加快伤口的愈合，对 NF 治疗的各个阶段都可产生积极影响。但是，对 NF 使用 HBOT 是有争议的，Devaney 等在一项回顾性病例对照研究中发现，当 HBOT 作为手术、抗生素和重症监护治疗脓毒症的辅助治疗时，它与降低 NF 患者的死亡率之间存在关联。目前尚无随机对照试验支持高压氧治疗 NF 的有效性。高压氧对疾病的恢复具有一定的促进作用，但临床上应根据患者的实际情况合理选用，不应为了寻求高压氧治疗而延误外科清创的时机。

（五）负压封闭引流治疗（NPWT）

NPWT 能够彻底去除腔隙或创面的分泌物和坏死组织，对于骨髓炎等难以治疗的疾病有很好的治疗效果，是外科清创治疗技术的革新。通过在伤口表面持续地施加负压进行引流，可持续有效清除渗液，减少毒素的吸收，减轻伤口周围的水肿，刺激创面局部的血液循环，并促进肉芽组织增生与创面愈合。对于紧急手术的患者，若其生命体征不平稳，为尽量缩短手术时间，清创后直接应用无菌敷料包扎。在创面敷料类型的选择上，可使用海藻酸银敷料，它在患者伤口愈合率和疼痛评分方面明显优于常规敷料。

（六）静脉注射免疫球蛋白（IVIG）

IVIG 可抑制链球菌和葡萄球菌毒力因子的活性，因此可能对 NF 患者有一定益处。Madsen 等研究发现 IVIG 对 NF 的治疗作用不明显。并且有研究发现，在 NF 合并休克的患者中，接受积极的抗生素和外科治疗后，辅助性 IVIG 对患者的生存率无明显影响。在治疗过程中几乎所有患者都会接受抗生素治疗，例如克林霉素。由于克林霉素能够抑制链球菌毒力因子，所以加入 IVIG 可能不会增加有益的效果。另外，关于静脉注射免疫球蛋白在治疗 NF 中的应用仍有一些未明确的问题，例如在最佳剂量的选择上缺乏统一的共识，目前我们不能排除大剂量应用会增加 IVIG 的疗效。因此，在未来的研究中需要进行大规模试验来确定 IVIG 是否应用在 NF 患者的治疗中，研究方向应集中在疑似或确诊为链球菌或葡萄球菌感染，以及血浆免疫球蛋白水平较低的患者中。

（七）预后

超声检查可以帮助医生了解疾病的严重程度。当液体沿深筋膜积聚时，NF 患者住院时间较长，有截肢或死亡的风险，预后较差。五肽 -3（PTX3）可作为 NF 患者疾病严重程度和死亡风险的标志物，血浆 PTX3 水平与 NF 患者感染性休克、肾脏替代治疗、截肢及死亡风险相关，评估预后的价值优于 CRP。清创后对于患处皮肤缺损面积较大的患者，进行有效的皮肤重建是至关重要的，可明显改善患者的预后与生活质量。Hersant 等通过对 27 例患者进行随机对照试验发现，自体富血小板血浆（A-PRP）和（或）凝血酶凝胶联合中厚皮片（STSG）移植在增加皮肤移植的成功率、促进伤口愈合方面明显优于单独使用 STSG。

（八）展望

未来的研究工作应进行溶血性链球菌的药物敏感实验，筛选溶血性链球菌的致病基因和耐药基因，行 emm 分型检测，掌握 GAS 的常见耐药基因（emm 基因）的分布特点，分析感染性 GAS 的 emm 基因与疾病的关系，为治疗 NF 及临床合理使用抗菌药物提供依据。到目前为止，对于高压氧和静脉注射免疫球蛋白的使用没有达成统一的共识，因此，未来需要设计更加良好的临床试验来研究它们对 NF 治疗的影响。此外，我们仍需要监测 NF 微生物学病因的持续变化，并加强早期的诊断技术，以提高在疾病早期阶段发现和治疗的能力。

第二节　病例精析——坏死性筋膜炎合并感染性休克患者的救治

病例报告

患者女，49 岁，体重 50kg，因"右侧肛周皮肤红肿热痛 5 天，伴意识障碍 1 天"于 2020 年 4 月 9 日转入我科。

患者家属诉 5 天前因痔疮导致右侧肛周皮肤发红，伴疼痛、皮温升高，范围逐渐扩大，未予重视，随后右侧腹股沟区域皮肤出现红肿热痛。2020 年 4 月 8 日患者意识逐渐模糊，皮肤发红范围迅速扩大，中央发黑坏死，肿胀及疼痛较前明显加重，至当地医院就诊，诊断为感染性休克。

予以吸氧、心电监护、补液扩容、升压、抗感染、输注血浆、血小板及红细胞，急诊行右臀部、腹股沟切开引流术，术后休克状态未得到改善，急转入我科。既往有甲状腺功能减退症病史10年。

查体：T 36.2℃，P 130次/分，R 25次/分，BP 69/28mmHg。发育正常，神志时而清楚时而模糊，精神萎，全身皮肤及巩膜可见黄染，可见散在出血点及瘀斑，唇苍白，双肺呼吸音粗，无明显啰音及痰鸣音，心音未见明显异常，腹部膨隆、软、无压痛及反跳痛。四肢肢端湿冷，足背动脉扪及较弱。

专科检查：右侧臀部、会阴部、肛周可见大面积皮肤软组织缺损，肌肉外露，创周可探及潜行腔隙，基底黑色坏死组织覆盖，灰暗、干燥、外露肌肉、筋膜组织无生机；创周皮肤部分发黑坏死，部分发红；皮温升高。右侧腹股沟、外阴伤口皮肤呈紫红色，血运差，可见多处引流切口，切口内可见变性脂肪液化及坏死筋膜组织（图22-1）。手指实验阳性。

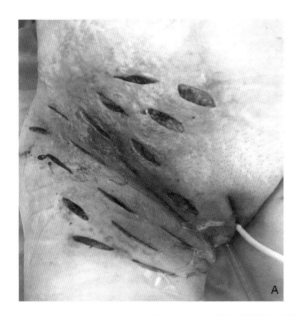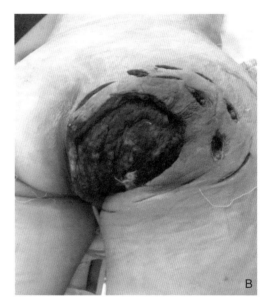

图22-1　入院时腹股沟创面（A）及臀部创面（B）

辅助检查：CT示双肺炎症，胸腔积液，盆腔积液。血常规示血红蛋白81g/L，血小板15×10^9/L，白细胞0.62×10^9/L，红细胞2.24×10^9/L。生化示总胆红素134.23μmol/L，结合胆红素97.02μmol/L，非结合胆红素20.68μmol/L，白蛋白25g/L，尿素氮13.42mmol/L，肌酐114mmol/L，PCT 8.88ng/ml。

入院后立即对患者中性粒细胞趋化功能进行检测，发现患者的中性粒细胞数量急剧下降，残存的中性粒细胞趋化速度及距离明显缩小，几乎丧失了趋化运动功能。

入院诊断：坏死性筋膜炎合并感染性休克、脓毒症、多器官功能不全；甲状腺功能减退症。

诊疗经过

入院后予以重症监护，呼吸机辅助呼吸，去甲肾上腺素维持血压，亚胺培南西司他丁（0.5g，每6小时1次）抗感染，雾化吸痰、肠外营养、输血（MAP、冰冻血浆、血小板）、补充白蛋白、皮下注射重组人粒细胞刺激因子（洁欣）及重组人血小板生成素（特比澳）等治疗。紧急处理创面（彻底开放，每日 3 次冲洗、引流、磺胺米隆纱布湿敷），行臀部及腹股沟的扩创手术。病程中感染未得到有效控制，患者骨髓造血功能受到严重抑制，血细胞三系仍严重减少，外周血涂片未见幼稚细胞，网织红细胞数量减少及比例降低，应用药物之后无明显改善。我们利用我科原创的中性粒细胞分析平台对患者的中性粒细胞趋化功能进行检测，发现患者中性粒细胞的趋化距离、趋化细胞百分比、趋化指数、最大趋化速度均较正常人明显降低，趋化评分为 4 分。第一次扩创术后负压无液体引出，拆除负压见创面基底无生机，无出血及渗出，创周及基底再次出现坏死组织（图 22-2），右髋部正常皮肤开始发红，皮温升高，并逐渐向腰部蔓延（图 22-3）。

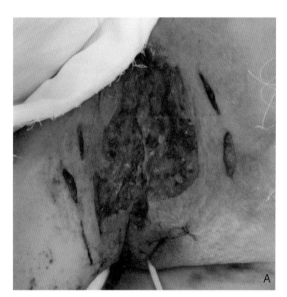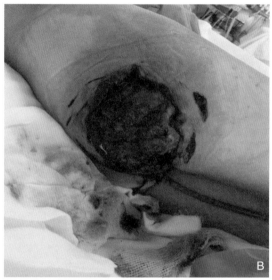

图 22-2　第一次扩创手术后腹股沟创面（A）及臀部创面（B）

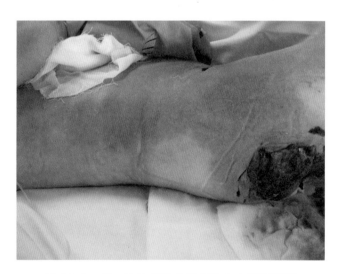

图 22-3　第一次扩创手术后感染向右腰部蔓延

　　面对如此凶险的病情，下一步该怎么办？应立即进行第二次扩创手术。右臀外侧、右侧腹股沟分别留置高位引流管（图 22-4），用于术后创面持续引流及冲洗。切开探查腰部皮下组织，多通道筋膜下持续灌洗联合负压引流。同时进行免疫功能药物干预，予以丙种球蛋白及胸腺肽肌注；

予以替加环素（50mg，每 12 小时 1 次）、头孢哌酮钠舒巴坦钠（3.0g，每 12 小时 1 次）、吗啉硝唑（0.5g，每 12 小时 1 次）及氟康唑（200mg，每日 1 次）联合抗感染；雾化吸痰，肠外营养，输血（MAP、冰冻血浆、血小板），补充白蛋白，升白细胞及血小板，适当利尿，乌司他丁抗炎，脏器功能保护，营养支持及平衡电解质等对症治疗；多次扩创，多通道持续灌洗，创面负压封闭引流，植皮修补等。经过以上治疗，患者病情得到明显改善，各个受损脏器功能均得到恢复。我们再一次对中性粒细胞的趋化功能进行检测，发现趋化距离及速度虽未完全恢复至正常水平，但已较前明显好转，评分已升至 10 分。43 天之后，患者生命体征稳定，移植的自体皮片成活良好，创面愈合（图 22-5）。

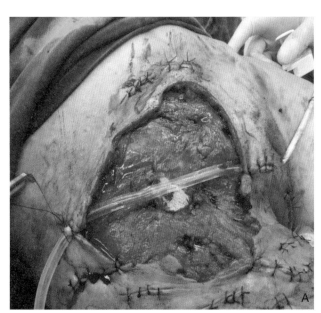
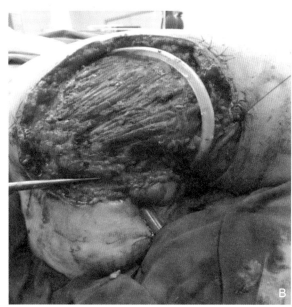

图 22-4　腹股沟创面（A）及臀部创面（B）冲洗引流

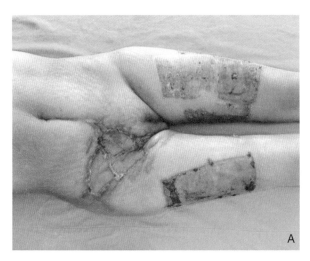
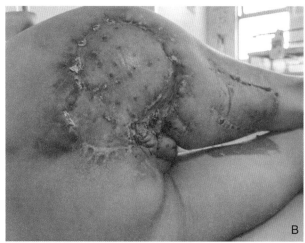

图 22-5　腹股沟创面（A）及臀部创面（B）愈合

体会与总结

首先我们将原创的中性粒细胞分析平台的趋化功能检测应用到临床中，它的意义在于可以评估患者中性粒细胞功能是否完善，评估患者免疫系统功能是否完善，评估患者的预后，评估抗感染治疗是否有效，指导临床诊疗。这个分析平台不仅可以用于烧伤患者，我们还做了 ICU 重症感染患者、部分肿瘤患者的数据统计，发现这些患者的中性粒细胞数据很有意义，也相信不久的将来我们的成果会对这些患者的治疗提供帮助。

坏死性筋膜炎创面处理是最关键的一步，患者在抗休克、抗感染、有效的循环呼吸支持下，我们即刻开始急诊创面处理。初次处置以切除坏死组织、充分开放引流为目的；第二次创面处理主要是坏死组织再次扩创、高低位造瘘持续 24 小时瓶滴维持，以皮下及创面的灌洗、创面负压封闭引流、肛门裂口的修补；第三、四次创面处理主要是肛周及腹股沟、臀股沟皮肤缺损的修复。

入院时患者感染性休克，病原菌不明，经验性治疗抗菌药物选择广覆盖，但临床疗效不明显。病原菌泛耐药鲍曼不动杆菌明确后，依据《中国鲍曼不动杆菌感染诊治与防控专家共识》推荐对于泛耐药鲍曼不动杆菌感染，可采用含舒巴坦的复合制剂，或替加环素、多黏菌素为基础的两药联合，或以碳青霉烯类抗菌药物为基础的三药联合方案。

我们根据病原学结果及时调整抗生素：针对泛耐药鲍曼不动杆菌，抗感染选择碳青霉烯类抗菌药物、含舒巴坦的复合制剂、替加环素三药联合方案（亚胺培南＋头孢哌酮钠舒巴坦钠＋替加环素），患者临床症状及感染指标逐渐好转，提示抗感染有效。

此病例发病时即表现出严重的骨髓造血功能抑制，血三系细胞严重减少。追踪患者既往病史获知患者并无血液恶性肿瘤或免疫功能障碍等疾病，结合患者骨髓涂片及血常规分析，我们仍考虑此患者三系细胞减少为严重的坏死性筋膜炎感染导致，闭合创面、控制感染为治疗的关键。结合患者当时病情及检验结果，我们在患者血小板持续危急低值的情况下仍决定急诊行扩创手术，清除病菌来源，减少毒素的吸收，同时联合应用多种高级、广谱抗生素，大剂量使用大洁欣、特比澳，间断地补充血小板，最终控制了感染，患者三系细胞逐渐回归到正常水平，免疫细胞功能逐渐恢复。

坏死性筋膜炎往往起病急、病情重，短时间内迅速演变为脓毒症，甚至感染性休克，常伴有多脏器功能急性损伤。能否及时、恰当地免疫功能干预、外科干预和抗菌药物使用，是决定患者预后的重要因素。全身炎症反应未纠正会导致创面感染的蔓延，创面组织的持续坏死及感染的扩散会加重全身炎症反应，如此恶性循环，会导致患者脏器功能出现不可逆的损伤，甚至死亡。

第三节　专家点评

专家简介：孙炳伟，苏州市立医院（南京医科大学附属苏州医院）副院长，烧伤整形科学科带头人，主任医师，教授，博士生导师，中华医学会创伤学分会创伤感染委员会委员，中国微生物学会微生物与毒素分会主任委员，中国医师协会整形美容分会常务委员，*Clinical and Experimental Immunology*、*Journal of Bioscience*、《中华烧伤杂志》等杂志编委。

坏死性筋膜炎感染控制的几个新方案

坏死性筋膜炎往往起病急、变化快，迅速演变为脓毒症甚至感染性休克，并常伴有多脏器功能损伤，早期快速有效的治疗方案极其重要。目前主流的治疗方案有开放引流、抗感染、对症支持治疗，但病死率依然很高。有没有更好的治疗技术、诊疗方案？本例给我们带来了更多的探索和思考，特别是在感染控制方面，提出了几个新方案。

一、应用中性粒细胞分析平台对感染性休克进行早期检测、预警及疗效评估

借助我们自主开发的中性粒细胞分析平台对该患者的免疫状态进行检测，评价患者中性粒细胞功能、免疫系统状态，以及抗感染是否有效；对治疗的全过程进行检测和功能评估，以指导治疗。入院后显示该患者的中性粒细胞（PMN）趋化功能异常、骨髓涂片显示"三系减少"，均提示感染性休克、脓毒症存在；第一次扩创术后，检测仍显示中性粒细胞各项功能指标异常，提示感染性病灶尚未得到有效控制；直到第二次扩创手术、针对病原菌的抗感染治疗后，患者中性粒细胞各项功能逐渐趋于正常，炎症指标好转，提示治疗方案有效。

二、积极有效的创面治疗方案改进

1. 坏死性筋膜炎感染蔓延的源头封堵

即在感染病变的前哨部位进行置管，在皮下深筋膜层次植入高位造瘘管、输液管 24 小时持续抗菌药物进行灌洗，在病变组织远端建立隔离带，对细菌蔓延的源头进行抗感染封堵。

2. 传统负压装置的改良使用

在坏死性筋膜炎部位高位置管、低位负压引流，对病变部位筋膜全程进行持续灌洗、引流，使感染症状得到了有效的控制，避免细菌及炎性因子进一步扩散。

三、坏死性筋膜炎合并泛耐药鲍曼不动杆菌的抗生素方案选择

目前已发现多种致病微生物感染可引起坏死性筋膜炎，如细菌、真菌、支原体、衣原体及螺旋体等。本例患者局部细菌学培养为革兰氏阴性杆菌，血培养为鲍曼不动杆菌，采取了针对性的抗菌方案。感染性休克抗生素的应用，主要是早期病原菌不明时，可选择含舒巴坦的复合剂或替加环素、多黏菌素为基础的二联用药，或以碳青霉烯类为基础的三联用药方案。本案例早期抗生素使用泰能联合利奈唑胺，待病原菌结果回报显示为鲍曼不动杆菌，改用替加环素联合头孢哌酮钠舒巴坦钠治疗，取得了明显的疗效。中性粒细胞分析平台的检测结果，也验证了我们抗生素方案选择的有效性。

参考文献

[1] KIM YH, HA JH, KIM JT, et al. Managing necrotizing fasciitis to reduce mortality and increase limb salvage[J]. J Wound Care, 2018, 27(Sup9a): S20-S27.

[2] ABDULLAH M, MCWILLIAMS B, KHAN SU. Reliability of the Laboratory Risk Indicator in Necrotising Fasciitis (LRINEC) score[J]. Surgeon, 2019, 17(5): 309-318.

[3] DEMIRDOVER C, GEYIK A, VAYVADA H. Necrotising fasciitis or pyoderma gangrenosum: A fatal dilemma[J]. Int Wound J, 2019, 16(6): 1347-1353.

[4] MYERS CM, MILLER JJ, DAVIS WD. Skin and soft tissue infections: a case of necrotizing fasciitis[J]. Adv EmergNurs J,

2019, 41(4): 322-329.

[5] RAHIM G R, GUPTA N, MAHESHWARI P, et al. Monomicrobial Klebsiella pneumoniae necrotizing fasciitis: an emerging life-threatening entity[J]. Clin Microbiol Infect, 2019, 25(3): 316-323.

[6] MIN J K, SU H S, JI Y P. Medicolegal implications from litigations involving necrotizing fasciitis[J]. Annals of Surgical Treatment and Research, 2020, 99(3): 131-137.

[7] TAN JH, KOH BT, HONG CC, et al. A comparison of necrotising fasciitis in diabetics and non-diabetics: a review of 127 patients[J]. Bone Joint J, 2016, 98-B(11): 1563-1568.

[8] OLSEN R J, MUSSER JM. Molecular pathogenesis of necrotizing fasciitis[J]. Annu Rev Pathol, 2010, 5: 1-31.

[9] Persson ST, Hauri S, Malmstr m J, et al. Leucocyte recruitment and molecular fortification of keratinocytes triggered by streptococcal M1 protein[J]. Cell Microbiol, 2018, 20(1).

[10] VALDERRAMA JA, RIESTRA AM, GAO NJ, et al. Group a streptococcal m protein activates the NL R P3 inflammasome[J]. Nat Microbiol, 2017, 2(10): 1425-1434.

[11] ALAYED KA, TAN C, DANEMAN N. Red flags for necrotizing fasciitis: a case control study[J]. Int J Infect Dis, 2015, 36: 15-20.

[12] NEEKI MM, DONG F, AU C, et al. Evaluating the laboratory risk indicator to differentiate cellulitis from necrotizing fasciitis in the emergency department[J]. West J Emerg Med, 2017, 18(4): 684-689.

[13] MORGAN MS. Diagnosis and management of necrotizing fasciitis: a multiparametric approach[J]. J Hosp Infect, 2010, 75(4): 249-257.

[14] BURNER E, HENDERSON SO, BURKE G, et al. Inadequate sensitivity of laboratory risk indicator to rule out necrotizing fasciitis in the emergency department[J]. West J Emerg Med, 2016, 17 (3): 333-336.

[15] LEIBLEIN M, MARZI I, SANDER AL, et al. Necrotizing fasciitis: treatment concepts and clinical results[J]. Eur J Trauma Emerg Surg, 2018, 44 (2): 279-290.

[16] LIN CN, HSIAO CT, CHANG CP, et al. The relationship between fluid accumulation in ultrasonography and the diagnosis and prognosis of patients with necrotizing fasciitis[J]. Ultrasound Med Biol, 2019, 45(7): 1545-1550.

[17] 李垒, 刘保池, 俞晓峰, 等. 坏死性筋膜炎的救治 [J]. 中华卫生应急电子杂志, 2017, 3(5): 272-276.

[18] MISIAKOS EP, BAGIAS G, PAPADOPOULOS I, et al. Early diagnosis and surgical treatment for necrotizing fasciitis: amulticenter study[J]. Front Surg, 2017, 4: 5.

[19] KADRI SS, SWIHART BJ, BONNE SL, et al. Impact of intravenous immunoglobulin on survival in necrotizing fasciitis with vasopressor-dependent shock: a propensity scorematched analysis from 130 US hospitals[J]. Clin Infect Dis, 2017,64(7): 877-885.

[20] MARONGIU F, BUGGI F, MINGOZZI M, et al. A rare case of primary necrotising fasciitis of the breast: combined use of hyperbaric oxygen and negative pressure wound therapy to conserve the breast. Review of literature[J]. Int Wound J, 2017, 14 (2): 349-354.

[21] YANG Y, LIU L, GUO Z, et al. Investigation and assessment of neutrophil dysfunction at the early stage of severe burn injury[J]. Burns, 2021, 47(8): 1851-1862.

第二十三章 水刀在深度创面清创和磨痂中的应用

扫码获取教学PPT

王　磊　张清荣　张　逸

第一节　医用水刀概述

一、医用水刀的发展历史

水刀技术产生于1960年，其将水加压后在工作末端喷射形成高速水射流（water-jet），主要应用于工业切割方面。由于其具有无热效应、不改变材料的物理性状、无颗粒污染、切割边缘光滑等优势，因而得到广泛的应用。1982年，两位德国医学教授Papachristou和Barters首次将水刀技术应用于医学领域，成功实施了肝脏外科手术，实现对人体组织的切割。结果显示：在适当的压力下，水流可以切割肝脏实质组织，且在清除肝脏组织的同时不损伤肝脏内的血管和胆管，大大减少了术中的出血量，同时明显缩短手术时间。到20世纪90年代初，德国Rau教授等将经过针对性专业设计的水刀系统应用于临床医疗，医用水刀技术开始形成。随后，水刀开始应用于临床各个领域，包括肝脏外科、泌尿外科、神经外科、眼科、骨科、颌面外科、烧伤外科、整形外科等领域。

（一）肝胆外科领域

医用水刀最早应用于肝胆外科，其相关研究也相对较多。德国Rau教授于1990年首次将医用水刀应用于肝脏手术，随后水刀治疗技术日益成熟。德国有医院开展的肝切除术临床对照研究发现，使用水刀不但显著缩短了断肝时间，还显著减少了患者的失血量及输血量。20世纪初，美国教授Burkhardt利用水刀成功完成首例肝移植术。他通过该研究证实，水刀可以在分离软组织的同时保留重要的神经血管，因此水刀在肝移植术中更有优势。还有学者在行肝肿瘤切除、巨大肝血管瘤切除、胆囊摘除术时将腔镜技术与水刀结合，进一步明确了水刀在肝胆手术中的突出优势。

（二）泌尿外科领域

1999年，Shekarriz教授以猪为实验对象，运用水刀开展了肾切除术的对照研究。Shekarriz将40头猪随机分为实验组（行水刀切除术）和对照组（普通手术刀切除术），比较了两组手术切割的难易程度、复杂性及手术时间等，结果发现实验组术中出血量更少，而且实验组在切割的同时还清洗了创面，不但使手术视野更清晰，而且大大缩短了切割的时间。与此同时，水刀技术也开始应用于临床的肾部分切除术。Penchev 等将水刀应用于肾部分切除术来治疗肾鹿角形结石，结果与动物实验相似，不但术中切割面清晰、出血量少，患者术后恢复也更快。

（三）神经外科领域

水刀在切割过程中不会产生热损伤，由于脑组织的组织特异性及功能特异性，使水刀在神经外科的应用极为广泛。Oertel J 等利用水刀治疗脑胶质瘤、脑膜瘤等多种颅脑肿瘤，通过比较患者术后相关辅助检查及术中出血情况等，发现水刀可明显减轻术后脑水肿，提高患者术后生存质量。Jacob 等在猪脑室手术中使用水刀结合腔镜技术，发现这种手术方式能更好地保留血管。此外，水刀还应用于颅脑开放手术如癫痫病灶切除术、血管母细胞瘤的切除等。这些均证明了水刀具有精确切割、血管神经保护和不损伤周围脑组织等优点。

（四）眼科领域

Wilhelm 等发现在白内障术中使用水刀，可以减少术中内皮细胞的损失及后期白内障的再生。Parolini 等在术中使用水刀行角膜切除术并获得了成功。张劲松教授于 2006 年在国内首次应用水刀完成了白内障水乳化手术。

（五）骨科领域

Honl 等将医用水刀应用于脊柱外科手术，并进行了相关的实验研究。此外，还有用水刀切割骨性组织的相关研究报道。

（六）颌面外科领域

Magritz 等利用水刀开展动物研究，通过对狗进行双侧腮腺切除保留面神经的实验研究，发现所有狗的面神经都能保持正常功能。Siergert 等将水刀应用于临床腮腺切除术中，他使用水刀对 10 例腮腺肿瘤患者进行腮腺切除术，术后所有患者神经功能均未受损，这完全克服了常规腮腺切除术后产生面神经功能障碍等并发症的缺点。

（七）烧伤外科、整形外科领域

1.急慢性创面清创术、磨削术

水刀在深度烧伤创面清创时的磨削过程，是利用高速水流对深度创面坏死组织切割、磨削痂的过程。准确地讲，这样的创面清创术是一种精准磨痂手术。Hans 等在 2005 年首先报道了用水刀行创面清创植皮术，17 例患者中最小 7 岁，最大 80 岁，烧伤面积介于 0.5% ~40% TBSA，创面主要位于面部及手足部，烧伤深度为浅Ⅱ度～Ⅲ度。Hans 等在术中平行移动水刀刀头，发现水刀在清创过程中不仅可以逐层有效清除坏死组织及过度生长的肉芽组织，还能保留创面下健康的真皮组织。这个手术的过程也可称为精准的磨痂手术。术后所有患者植皮处均未出现皮片感染坏死等并发症。随后还有关于水刀在包括静脉溃疡、糖尿病足等慢性难治性创面治疗中的研究报道。Raffii 等使用水刀代替传统手术刀对 15 例患者进行创面清创，均取得了良好的效果。2007 年，Tenenhaus 等将水刀应用于面颈部手术中，面颈部的特殊性使得术中对创面清创的精度要求更高。Tenenhaus 等对 13 例烧伤面积为 3% ~5% TBSA、烧伤深度为浅Ⅱ度～深Ⅱ度的面颈部患者用水刀行创面清创、磨痂，术后覆盖生物膜，所有患者术后皮片均成活良好，无明显并发症。近年来有较多有关传统清创术与使用水刀清创的随机对照研究，这些研究结果均表明水刀在深Ⅱ度创面清创，准确来讲是在创面磨痂时，能够精准控制磨削层次，通过创面磨削既能有效清除坏死组织，又能够最大限度保护间生态组织和正常组织，与传统治疗方式相比对创面损伤较轻，从而可以加速创面愈合，减少瘢痕增生形成。

2. 腋臭手术

Kim 等首次使用水刀行腋臭根治术，术中取平行于腋窝的切口，掀开皮瓣后使用水刀逐层清理汗腺组织直至真皮层。在可视化条件下除去多余腺体，清除过程顺利且迅速，并且没有发生重要的血管神经损伤。30 例患者仅有 1 例患者创口术后血肿，1 例患者创口裂开。所有患者术后均未出现腋臭复发情况，患者满意度较高。这表明在可视化的情况下水刀能够彻底清除汗腺组织，并减少出血。使用水刀行腋臭手术不仅能够有效保护皮肤真皮组织及血管神经组织，还能够有效防止术后并发症的发生，大大降低了术后复发率。

3. 巨乳缩小手术

2006 年，Lonerga 使用水刀对 20 例患者行巨乳缩小手术。他们发现，使用水刀切除乳腺组织不但切除速度快，手术视野清晰，出血量少，同时乳腺导管组织及需要保留的皮肤真皮组织和乳头均未受到明显损伤。手术平均时间较常规手术减少了 10~25 分钟。术后所有患者均未出现术后血肿、感染、出血等并发症，患者术后满意度较高。这表明在乳腺手术中水刀可以安全、精确地切除多余的脂肪及乳腺组织，同时还能减少术中出血量、缩短手术时间、降低术后并发症，提高患者满意度。

4. 肥大型酒渣鼻

2008 年，Rieka 等首次使用水刀行酒渣鼻手术。Rieka 等对 6 例患者在术中使用水刀逐层清除鼻部增生组织，并保留了鼻软骨等支撑组织及重要血管神经，随后行异体皮移植。6 例患者平均手术时间约 34 分钟，所有患者均在 4 周内痊愈，均未出现出血或皮片坏死等并发症。其后 Wong 等多篇个案报道均显示使用水刀行清创植皮术，患者术后恢复情况良好，无须再次手术，且瘢痕增生程度较传统手术减少。

5. 阴茎再造手术

2010 年，Yeh 等应用水刀对一位因烧伤导致阴茎损伤的患者行阴茎再造术。术中使用水刀逐层去除焦痂及肉芽组织，最大限度地留下了健康皮肤组织，然后行中厚皮片移植术。术后的长期随访显示患者阴茎部皮肤无明显瘢痕增生及挛缩，患者性功能正常。这表明水刀能够为创面植皮提供清洁的创基，并且最大程度地保留正常组织及血管神经，从而减少术后瘢痕，保证患者性功能的恢复。

二、医用水刀的工作原理

人体由不同的组织构成，各个组织的组成细胞、细胞排列形式及组织含水量均不同，造成不同组织之间的密度不同。这种密度上的差异使各个组织对相同力量的水流冲击承受力不一。排列疏松、含水量高的组织如脂肪组织、实质腺体组织等承受的力量低于排列紧密、组织含水量低的组织，如神经纤维、血管壁等。因此，在高速水流的作用下，处于同一平面上的不同组织受到相同的水流冲击后，低密度的组织被冲刷分离，而高密度的组织得以保留，显示出独特的高度选择性，能够有效保护重要组织，对深度创面起到了精准磨痂的作用。

医用水刀的工作原理和构造与工业水刀类似，即采用高压泵装置将无菌生理盐水加压，通过无菌管路使之在喷口喷出形成水射流，此高速水流可对人体组织进行有效切割。但是医用水刀的压力远远低于工业水刀，并具有适宜手动控制、水流稳定、外机及喷头材料耐用、对人体无毒害的特点。

随着机电一体化技术的不断发展与进步，医用水刀也随之得到了显著改进。美国安德沃（Andover）公司于1997年开发出清创医用水刀（Versajet），之后英国施乐辉公司（Smith & Nephew）将其量产并商品化，推广应用于急性创伤、各种慢性创面及烧伤创面的外科清创和磨痂。该产品目前已发展至第二代清创水刀系统（Versajet Ⅱ），且应用范围已研究扩展至多个临床学科，包括肝脏外科、泌尿外科、神经外科、眼科、骨科、颌面外科、烧伤外科、整形外科等领域。Versajet Ⅱ清创水刀系统于2013年进入中国市场，属于第Ⅲ类医疗器械，为国内伤口创面的临床治疗提供了一款便利工具，近年来已逐渐为广大临床医生所熟知。

2021年10月深圳海卓科赛医疗有限公司研发的海卓捷水刀CareSYS 585 Ⅰ系统，经国家药监局创新产品通道批准上市，获得国家Ⅲ类医疗器械批文。是中国第一款利用高压水动力进行临床治疗的精准手术刀系统，海卓水刀的压力精度控制、档位设置和刀头种类等关键技术指标均处于国际领先地位，国家药监局批文显示该产品满足精准外科的要求，降低了手术难度，可最大限度地保留正常组织，促进伤口快速愈合。

（一）适应证

1. 急性、慢性创面的清创，烧创伤创面的清创、磨痂，尤其对深Ⅱ度创面的磨痂优势明显。

2. 感染创面的清创。对于非新鲜的创面，清创效果较传统磨、削痂术更好。有研究表明，使用水刀清创比传统的清创法更能有效地促进创面愈合，这可能是由于水流的清洗作用减少了创面上的细菌负荷。水刀产生的局部真空使其能够将传统方式所需的清除坏死组织和清洗创面的两个步骤在同一时刻进行，从而有效清除细菌生物膜。与传统器械相比，利用水刀清创后的创面床更加清洁。

3. 水刀有多种不同弧度、长度的手柄可供选择，刀头末端的工作窗口大小为8~14mm，远小于当前所使用的任何常规刀具，有利于精细磨削和清创。在皮肤创面精细磨削、大面积深Ⅱ度烧伤磨痂清创手术中，有着独特的临床价值，能对传统清创手术方式难以达到的部位，以及不规则、复杂轮廓区域的创面，如窦道腔隙、手指及指蹼、脚趾及趾蹼、腋窝、乳晕区、会阴部，以及头面颈部鼻唇沟、眼睑、嘴唇、耳朵等特殊部位的创面进行高效磨削、磨痂，更具优势。

（二）禁忌证

没有绝对禁忌证。

1. 血友病或者其他凝血障碍性疾病患者，或正在接受抗凝药物治疗的患者慎用。

2. 一般不直接用于Ⅲ度烧伤创面的清创。一是因为它在较厚的焦痂中穿透率较低；二是在利用水刀对较厚的焦痂创面清创时，因为坏死组织非常坚硬，操作者往往需要对水刀手柄施加更大的压力，一旦施压过大，水刀刀头不慎进入脂肪层便会迅速清除脂肪组织，很容易形成缺损。国产海卓水刀 CareSYS I 在这方面进行了创新性的探索，在提高压力值的同时，细分操作档位，合理调整参数后可用于焦痂创面的清理。

（三）水刀用于清创和磨痂

以国产第一款医用水刀——海卓捷水刀 CareSYS 585 I 系统（图 23-1）为例：

1. 系统组成与核心技术

海卓捷水刀 CareSYS 585 I 系统由水动力治疗设备和一次性使用水刀刀头两部分组成，主工作站采用智能化设计，人机交互界面，操作更简单。一次性使用水动力系列刀头分两种不同结构，在国家药品监督管理局注册有 12 个产品型号，以满足临床上不同的应用需要。该国产系统有三大核心技术，即氢密封技术、微型无菌高压控制技术、基于深度学习的全新组织特异性算法。

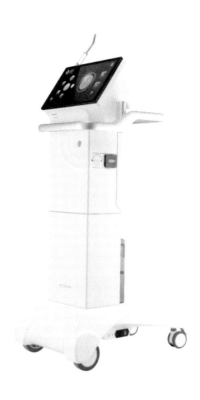

图 23-1　CareSYS 585 I 清创水刀系统

2. 工作原理与性能

（1）工作原理　当刀头的泵体或者泵头与主机连接后，由主机提供机械动力，对进入泵体（泵头）内的生理盐水高频脉冲式加压。加压后的生理盐水通过高压管路到达刀头末端的工作部位喷出，形成直径很小的高速水射流，水射流的冲击力可实现对人体组织的切割和（或）粉碎。应用于创面清创磨痂时：一方面，通过精确可控的高速水射流将创面的坏死组织、感染组织、细菌生物膜和污染物等击碎并裹挟带入回流管回收；另一方面由于文丘里吸引效应的存在，高速水射流附近会形成一个局部真空区域，使刀头在工作窗口产生吸引效应，协助带走被清除物和周围污染物，实现精准治疗的目的。

（2）主要性能（表23-1）

①精确水流控制：海卓捷水刀采用中华水芯、Smart HC算法等专利技术，将压力控制在较高的精度范围内，术者通过一键操作来调节档位，轻松改变水射流的压力和速度，实现连续精细水流控制，两种不同结构的刀头可分别实现高效精细的磨削、切割与分离。

②组织选择性：常规清创方法单次切向增量为750~1700μm，在清除坏死组织的同时，部分有活性的真皮组织也一并被清除；海卓捷水刀单次切向增量为21~100μm，治疗精度高，可将不同活性、韧性的组织有效分离，在彻底清除坏死组织的同时最大化保留间生态上皮组织和正常组织，同时无热损伤，无结痂和空泡，不造成继发损伤。

③多档位，更宽压力范围，更精准：海卓捷水刀可以通过档位选择来调节水流的压力，压力与刀头的水射流速度成正比，以此实现对刀头切割力的控制。有14个档位，水射流压力范围1600~14 500psi，压力控制精度±5%。

表23-1 医用水刀的性能

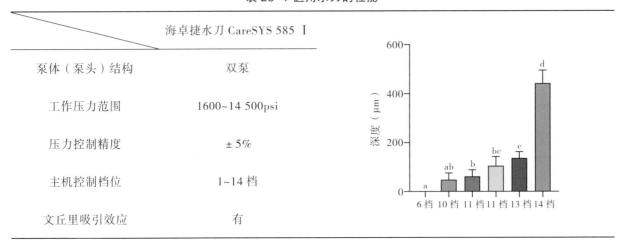

	海卓捷水刀 CareSYS 585 Ⅰ
泵体（泵头）结构	双泵
工作压力范围	1600~14 500psi
压力控制精度	±5%
主机控制档位	1~14 档
文丘里吸引效应	有

④高效，缩短手术时间：大面积烧伤创面传统磨痂、清创手术，需要多人多器械操作，手术时间长；海卓捷水刀磨痂、清创只需单刀头便可完成，临床试验中100cm²的深Ⅱ度烧伤创面磨痂、清创快则1分钟即可完成，相当于0.6s/cm²的速度即可完成磨痂、清创，节约了人力与时间。

⑤有效预防感染：创面感染是传统清创、磨痂后的常见并发症。海卓捷水刀可破坏细菌生物膜，对创面有灌洗作用，能够有效地减少创面细菌数量。通过文丘里吸引效应可及时将失活的组织碎片、创面分泌物、细菌生物膜回吸收清除，减轻创面二次污染，并防止细菌性污染物向创面深层扩散。

3. 智能设计

一键智能排空设计，操作简单，缩短了手术前准备时间。海卓捷水刀配有基于RFID的电子标签识别功能，实现主机和刀头的自动识别配对，避免误用。

（四）磨削痂后创面的封闭

1. 急性（烧伤）创面，磨削痂后一般予以生物敷料如同种异体皮肤或异种皮肤（猪皮）、生物内脏膜等覆盖创面，也可使用非生物敷料如水胶体敷料、泡沫敷料、藻酸盐敷料、透明质酸敷料、亲水性纤维敷料、碳纤维敷料等新型创面修复敷料覆盖创面。

2. 慢性感染创面，清创磨削后一般予以生物敷料、创面负压材料、非生物敷料等新型创面修复敷料覆盖，待后期创面基底新鲜后，二期行自体皮移植术。

（五）操作要点

1. 手术时机

理论上可处理各个时期需要清创、磨痂的创面。

（1）急性（烧伤）创面，通常在患者一般情况稳定和禁食时间满足手术要求的情况下，尽早行创面磨痂手术。

（2）慢性感染创面，尽早行清创磨削术，及时清除感染创面的坏死组织及细菌生物膜，为后期创面修复做好创面准备。

2. 术前准备

一般选择全麻，常规术前准备；术前创面洗必泰或碘伏消毒，做好无菌术前操作准备；术中及术后密切监测患者生命体征。术前选用敏感抗生素，术后通常继续应用3~5天，根据患者体温、创面渗液情况及全身感染性指标调整或停用抗生素。

3. 操作步骤

（1）接通水动力清创系统的主机电源，启动控制系统，按照说明书的步骤将一次性使用水刀刀头与主机连接。

（2）启动主机，排空刀头内的空气。

（3）选择适宜的主机档位，手持刀柄使其末端工作窗口平行朝向目标创面，接触创面并左右平移做切线运动，超高速生理盐水水射流冲击切割和粉碎坏死组织、感染组织、细菌生物膜和污染物等，并主动吸走这些组织碎屑、细菌生物膜黏液和污物残渣。

（4）手术完毕，停机，拔下一次性使用水刀刀头，按医疗废弃物相关规定处理。

4. 操作中的注意事项

（1）水动力治疗控制台使用注意事项

①控制台只能与配对的一次性使用清创水刀刀头（以下简称为刀头）配套使用。

②控制台主机设有低档位和高档位区域。低档位状态下，刀头产生较低的切割力和抽吸力；高档位状态下，刀头产生较高的切割力和抽吸力。所以，为达到对伤口的最佳处理效果，建议使用时从低档位启动清创程序，并根据清创实际需要调至适当档位。

③第一次使用刀头需要首先运行"排空程序"，排空刀头管路内空气，否则不能正常使用。正常使用过程中，当生理盐水快消耗尽时，要及时停机更换生理盐水袋，防止气泡进入管路，否则可能会影响刀头使用性能。更换生理盐水袋时，用止液夹夹紧进液管，将其取下，重新插入新的生理盐水袋，再松开液夹。

④控制台专门配置有废液桶，禁止废液管连接到负压源。

⑤为了避免非预期的手术时间延期，在麻醉给药前确保系统可操作。

⑥控制台只能使用无菌生理盐水溶液。控制台所使用的生理盐水温度范围为 10℃ ~30℃，不

要对设备所使用的生理盐水进行术前预热。

（2）刀头使用注意事项

①需要清理坚硬表皮焦痂时，建议先用其他手术器械清理焦痂后，再用水刀刀头完成清创磨削或伤口修复。

②器械只能使用无菌生理盐水溶液，采用其他液体作为介质将会产生不可预期风险。

③不要在使用刀头前对生理盐水进行预热，因加入后生理盐水会使刀头部分部件损坏导致组织非预期切割。

④当更换生理盐水袋时务必关闭止液夹，否则管路中进入气泡有可能导致管路压力失常，切割不良。

⑤如果喷射孔口产生阻塞，需立即将手持刀头从伤口位置移开，放开脚踏开关或点击主机界面上的停止键终止系统运行，停下手术操作。待故障排除后或更换刀头后才能再次使用，否则会产生不可预期风险。

⑥高压水流只能逐层穿透软组织而无法穿透坚硬及致密组织，清创过程中遇到骨组织、结缔组织或其他硬性组织，可能会导致产生水雾。操作者及相关人员应遵循感染控制预防措施，包括：手术手套的使用，戴口罩、护眼镜，以及穿上防护衣、防滑鞋。

⑦刀头具有对组织的切割性，在邻近神经血管束或血管处使用时需要注意。

三、清创水刀临床应用现状与临床优势

清创水刀适用于伤口清创和磨痂（急性、慢性伤口和烧伤创面）、软组织清创，以及根据医生的判断，需要进行锐性清创及脉冲灌洗的手术部位的清理。若应用于替代锐器清创和（或）脉冲灌洗的创面手术清理，应由医生综合患者情况进行判断决策。对深Ⅱ度创面、慢性创面的清创、磨痂优势明显。

（一）应用现状

关于水刀清创、磨痂的基础和临床研究已经比较多，其中已上市销售的代表产品有施乐辉公司的 Versajet 清创水刀系统、国内海卓科赛医疗有限公司的 CareSYS 585 Ⅰ 水刀清创系统。2006 年有文献报道，Versajet 可产生压力高达 14 020psi 的水射流，它有能力切割包括致密筋膜和肌腱在内的组织（但不能切割骨头或硬焦痂），2021 年上市的海卓捷水刀 CareSYS 585 Ⅰ 最高压力为 14 500psi，可以有效应对部分焦痂。

Rennekampff 等报道使用水动力清创系统对 17 例深Ⅱ度～Ⅲ度烧伤创面行早期清创处理，结果显示深Ⅱ度烧伤创面经过清创处理自然愈合，Ⅲ度烧伤创面经清创后期植皮后愈合，创面愈合时间较传统的清创方式缩短。徐风瑞、乔亮等于 2016 年报道，与传统清创方法相比，水刀能有效清除深Ⅱ度创面的细菌及炎性介质，较大程度地保留正常的组织。于新国等人也于同年报道，将传统磨痂、削痂等技术和水刀清创技术对上肢电弧烧伤创面的清创疗效进行比较，结果显示水刀清创技术较传统技术可以缩短上肢电弧烧伤创面的手术时间、愈合时间，并且创面愈合情况好，瘢痕增生轻。Kakagia 和 Karadimas 在 2018 年发表的论文里系统性地综述了水刀在烧伤方面的应

用，认为水刀在烧伤治疗中有良好的有效性和安全性。也有文献报道对 61 名儿童 Ⅱ 度烧伤创面分别用水刀清创和传统方式清创进行随机对比实验，结果显示两组在术后感染和创面愈合时间方面的差异无统计学意义。对于 Ⅲ 度大面积烧伤和大块的创面坏死组织，水刀清创系统的清创效果较传统手术清创似乎没有显著优势。

水刀清创、磨痂应用于临床已 20 多年，其临床应用已由创面的精准清创磨痂治疗逐渐拓展至其他临床学科，包括神经外科、泌尿外科、颌面外科、骨外科、眼科、医学整形美容和烧伤外科、创面修复科等，尤其对深 Ⅱ 度创面的清创、磨痂及慢性创面的磨削优势明显。随着水动力技术的不断进步和医用水刀产品的持续更新迭代，医用水刀的施展空间将会进一步扩大。

（二）临床优势

1. 医用水刀在临床上应用的优势

（1）不产热，所以不会导致其他如高频电刀、超声刀等常规手术器械产生的热损伤，不会对重要脏器、周围组织造成热损伤。

（2）切割精确，因而可选择性地切开实质组织，极大程度地保护血管、神经和周围正常组织，具有高度的组织选择性和保护性。

（3）切割分离和液体抽吸同时进行，使手术野保持清晰，避免误伤其他组织。

（4）切割速度快，有效地缩短了手术时间。

2. 水刀清创、磨痂与传统清创、磨痂相比的优势

（1）精细清创，更多地保留正常组织

①相对于传统锐器清创、磨痂，水刀清创、磨痂可以最大程度地保留皮肤真皮及皮下部分毛囊、汗腺组织。金属锐器清创、磨痂的力度和深度不容易把握，在去除坏死组织的同时也不同程度地损伤部分健康上皮组织，而水刀清创、磨削独特的平移、逐层清创方式，可以使清创、磨痂变得精细化，更好地保留正常组织。

②水刀清创、磨痂的作用介质是常温的生理盐水，不发生组织热损伤，更有利于创面愈合。

③一定的组织选择性。人体各种组织的弹性、密度和柔韧强度各不相同，则应对高速水流冲击的耐受能力也强弱不等。而清创水刀系统由低到高不同档位下刀头水流的冲击切割力也由弱到强各不相同，只有当高速水流的冲击力超过某一组织的耐受能力时，该组织才能被剥离、粉碎和清除。档位（压力）与组织耐受力（响应）之间的这种对应关系，在临床应用中体现出了一定的组织选择性。在清创、磨痂过程中，面对不同组织及其坏死残留物和被污染物时，可选用恰当的档位进行操作。

（2）更有效去除创面细菌负载，减轻感染　清创水刀系统在清创磨痂的同时，可以主动带走被清除物（坏死组织碎屑、黏液和细菌生物膜碎片等），而文丘里吸引效应更加强了这个效果，使创面的细菌负载量可以减少近 1000 倍，有利于创面愈合。

（3）缩短手术时间　2008 年有文献报道，相对于传统磨痂术，水刀清创、磨痂可使手术时间缩短 39%。尤其对手、关节等非大面积且不平整创面实施清创、磨痂时，水刀降低了手术难度，手术时间缩短更为显著。

四、医用水刀的展望

科技突飞猛进的时代，得益于机械动力学、材料学、材料加工技术、电子电控技术和机电一体化技术等方面的进步和一次次革新突破，医用水刀将会朝着智能化、精细化和可视化等方向迅速发展，让医生、患者等多方受益。

（一）智能化

目前的医用水刀已具备了数字化功能，随着产品综合技术的进步，水刀有望在切割力控制精度上逐步提升。人体各种组织对水刀切割力的响应性研究将积累形成大数据库，使医用水刀走向自动组织辨识和智能化操作成为可能，甚至会出现医用水刀机器人。

（二）精细化

稳定、宽幅、高精度控制的压力（切割力）覆盖符合精准外科的需求，使手术简单化、精细化，在保证手术目的的前提下可更有效地控制手术损伤。若配以进一步个性化设计的刀头，可在眼科、骨外科、妇科、泌尿外科等方面得到更有效、更精细的应用。期待更加稳定、宽幅、高精度控制切割力的水刀上市并应用于临床。

（三）可视化

伤口的形态多种多样，一些慢性伤口尤其是窦道伤口等，只有彻底清创才能让伤口愈合，但是医生不容易用肉眼观察到伤口的全貌，清创受限。如果医用水刀具备可视化功能，则大大方便了医生的操作。另外，可视化医用水刀将会有更多的用途，比如一些空腔脏器手术、肠道手术等，未来在精细化介入治疗方面也具有很好的前景。

（四）作用介质的改进

目前医用水刀的作用介质是普通的无菌生理盐水，未来可赋予其更多的附带功能。比如在生理盐水中加入一定浓度的医用级无菌硬质材料颗粒，可增强水刀的冲击切割力，实现对密度大的组织（如骨组织）的精细切割与清理。也可加入抗生素、抗肿瘤药物等，在物理清除或分离的同时达到杀菌和预防的效果，为术后治疗减轻负担。

（五）降低成本和费用

目前清创水刀系统的制造成本和临床应用成本较高，制约了医用水刀的推广。

相信随着材料学、材料加工技术及动力学技术等方面的发展与革新，水刀的器械成本将会降低。医用水刀在挖掘替代材料的同时，还可以向小型化发展，降低制造成本和患者费用，这样更多的患者会选择这种微创、高效、术后恢复快速的手术方式，从而让更多的医生和患者享受到先进水刀技术带来的便利和益处。

第二节　病例精析——清创水刀在深Ⅱ度烧伤创面磨削痂中的应用

▌病例报告▌

患者男，21岁，因"电弧烧伤头面颈、双手2小时"入院。

专科检查：头面颈部、双手及双腕部烧伤创面，面颈部创面红白相间，双手及手腕部创面基底苍白，创面总面积 7%TBSA，深Ⅱ度～Ⅲ度，末梢血运可。

入院诊断：电弧火烧伤深Ⅱ度～Ⅲ度 7%TBSA。

诊疗经过

于伤后第 2 天全麻下行面颈部深Ⅱ度烧伤创面水刀精准微创磨削痂 + 人体生物敷料覆盖术，双手Ⅲ度创面切痂 + 大张中厚自体皮移植术。术后第 3 天面颈部换药，人体生物敷料在位干燥，无渗出。术后第 9 天面颈部换药，去除人体生物敷料，创面部分愈合，未愈部分无坏死组织，无异味，基底新鲜。2~3 天换药 1 次，术后 15 天创面愈合（本病例中的Ⅲ度创面情况不予讨论）。

术前面部深Ⅱ度创面如图 23-2 所示：患者面部创面基底红白相间，呈深Ⅱ度烧伤表现，局部创面基底偏白。

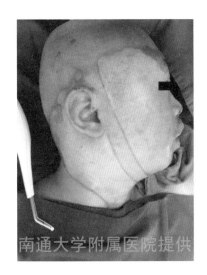
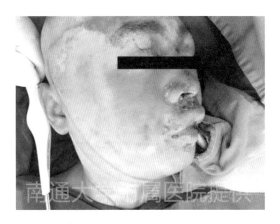

图 23-2　术前面部创面

术中面部应用水动力清创系统设备磨削痂，予调节水动力清创系统工作档位至 5 档行创面清创，去除坏死组织直至创面呈弥漫性针尖状渗血（图 23-3）。

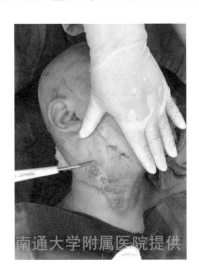
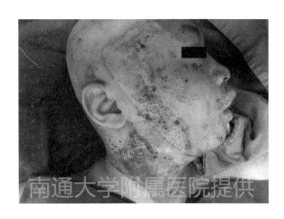

图 23-3　术中面部磨削痂

清创后使用人体生物敷料覆盖创面，边缘妥善固定（图 23-4）。

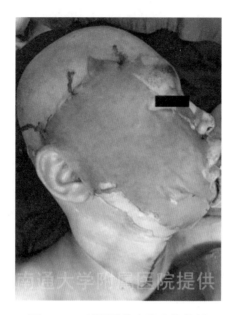

图 23-4　创面覆盖人体生物敷料

面部磨痂术后患者创面渗出少，敷料干燥，于术后第 9 天第一次换药，打开外敷料，人体生物敷料存活于创面，血管化良好，其下无积血、积液，敷料无溶解；去除人体生物敷料，见少部分创面开始上皮化，大部分创面新鲜，渗血活跃，未见坏死组织存留（图 23-5）。予油性敷料覆盖，无菌纱布包扎。创面未使用生长因子。

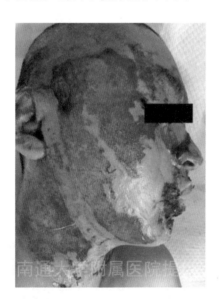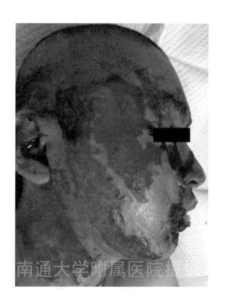

图 23-5　术后第 9 天创面

术后第 11 天第二次创面换药，去除创面敷料，见患者创面基本愈合，零星散在点状皮损，新生皮肤菲薄（图 23-6）。

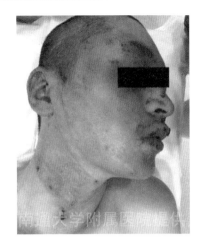
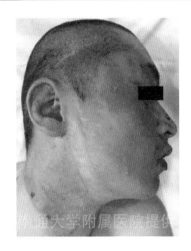

图 23-6　术后第 11 天创面

术后第 15 天，创面新生皮肤明显增厚，表面皮屑形成（图 23-7）。予出院，嘱患者注意保持面部清洁、保湿、防晒，定期复查。

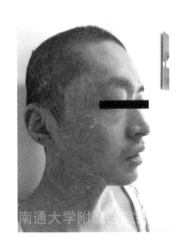
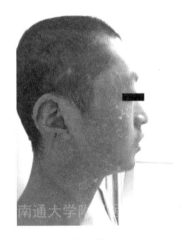
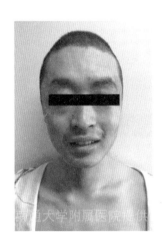

图 23-7　术后第 15 天创面

术后 3 个月复诊，面部未见瘢痕增生，有色素改变（图 23-8）。

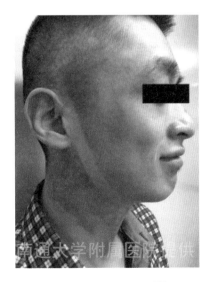
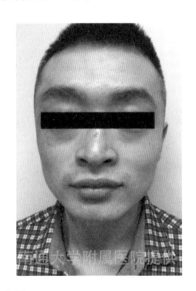

图 23-8　术后 3 个月

术后 6 个月复诊，面部未见瘢痕形成，少许色素改变，较前消退（图 23-9）。

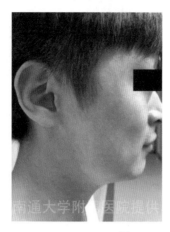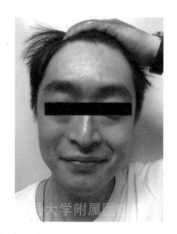

图 23-9 术后 6 个月

诊疗创新点

针对早期深Ⅱ度烧伤患者，进行病情评估后，早期用水刀行烧伤创面磨痂 + 生物敷料覆盖术，能够为皮肤移植创造有利的创面床，促进创面愈合，减轻瘢痕增生，具有良好的应用前景，值得我们继续研究并广泛应用于临床。

诊疗难点

Ⅲ度烧伤及大面积烧伤创面，不宜单独使用水刀清创，需要医生综合患者情况进行判断决策，根据创面的深度选择合理的清创术式（切痂术、削痂术、磨痂术）。

体会与总结

烧伤创面清创、磨削是创面床准备必不可少的一个环节，目的是去除创面上受到感染或已经失去活性的组织，从而为后续的皮肤移植创造一个基底较为干净的创面床。传统的磨、削、切痂术均是经典烧伤外科清创术式，但由于传统手术器械切割性能强，精准性较差，术中操作者常常无法准确掌握和控制清创的范围和深度，容易导致创面基底或创面边缘的健康真皮组织一并受到损伤。真皮损伤是影响创面愈合质量、伤口愈合及收缩程度、瘢痕增生的主要因素之一，真皮损伤会延长创面的愈合时间，且术中出血量增多，后期瘢痕增生严重。在清创、磨削的同时最大程度保留有活性的真皮，是烧伤创面愈合的关键，也是减少瘢痕形成的一个非常关键的环节。因此，在清创过程中，最大程度地保留真皮组织对创面的愈合及减少后期的瘢痕增生是非常必要的。深Ⅱ度烧伤磨痂术，采用微创性磨、削、刮的方式清除创面的坏死组织，磨削平面至创面出现珍珠白色的新鲜真皮层及致密的出血点。与传统手术器械进行的磨削痂术相比，水刀微创性磨削痂术对创面造成的损伤较小，符合现代微创外科的要求。

本例患者电弧烧伤深Ⅱ度～Ⅲ度 7%TBSA，伤后 72 小时内对面部深Ⅱ度烧伤创面用水刀进行精准微创磨削痂 + 人体生物敷料覆盖术，术后患者一般情况平稳，面部创面术后 15 天愈合。后期随访未见明显瘢痕增生，创面临床预后理想，患者对外貌恢复满意。

第三节 专家点评

专家简介：张逸，南通大学附属医院烧伤整形科、创面修复科、医学整形美容中心、烧伤康复中心科主任，主任医师，教授，医学博士，硕士生导师，国家卫生健康委能力建设和继续教育创面修复科专家委员会委员，中华医学会烧伤外科学分会常务委员，中华医学会组织修复与再生分会委员，中国医师协会烧伤科医师分会常务委员，中国医师协会美容与整形医师分会委员，中国康复医学会烧伤治疗与康复学专业委员会副主任委员，中国整形美容协会瘢痕医学分会常务委员，江苏省医学会整形烧伤外科分会主任委员，江苏省医师协会烧伤外科医师分会候任会长，江苏省整形美容协会副会长兼瘢痕医学分会会长，江苏省烧伤外科质量控制中心副主任，《中华烧伤杂志》《中华损伤与修复杂志》《中国美容医学杂志》编委。

多种手段实现精准清创

烧伤是第四大最常见创伤。烧伤可能导致瘢痕、烧伤脓毒症，甚至死亡，需要及早进行安全和有效的治疗。及时清除烧伤坏死组织对创面预后、患者生存至关重要。清创是帮助创面自行愈合或者后期行植皮术的重要治疗步骤之一。烧伤创面清创的目标是去除无法存活或已坏死的组织、预防创面感染、促进创面愈合，同时控制疼痛，并使上述结果最优化。烧伤清创术在去除坏死组织的同时，防止健康的皮肤或组织被一同去除是十分重要的，清创过深或过浅，都可能对患者的后期创面愈合产生不利影响。因此，选择最适合的清创方式也是我们面临的挑战。虽然普遍认为，清创可以去除创面上的坏死组织，促进愈合，但尚未发现哪种单一方法更为优越，也没有发现哪一种技术能适合每一位患者。清创术和使用技术的性质取决于烧伤创面的深度、烧伤的严重程度和患者个人的情况。精准去除坏死组织，同时最大程度保留伤口基底间生态上皮组织，对创面愈合和预后具有极大的帮助。针对深度烧伤创面临床常用的清创方法有以下几种。

一、外科清创术

（一）传统手术刀清创

传统的外科式清创是烧伤创面清创的黄金标准。坏死组织的完全切除，去除包括皮肤或筋膜组织，过去一直是标准的烧伤坏死组织清创术主要内容。然而，此方法尽管最终能够去除所有的坏死组织，但因为切除深度过深，往往导致后期瘢痕的严重增生和相应部位的严重畸形。1971 年 Janzekovic 介绍了切除烧伤创面的关键技术——切除所有的焦痂和受损的真皮，直至刮至健康的出血组织。坏死组织的切向切除，通过连续分层切除除去失活的组织，直至基底点状出血，这表示已经到达活的组织水平。后来切向切除取代了完全切除，成为标准的烧伤坏死组织清创技术。切向切除能够将切除组织的大小限制于坏死组织的范围内，使外科医生能够在术中确定清创的程度，降低了烧伤患者的死亡率，并获得了良好的美容和重建效果。

不同的手术刀有各自不同的清创效果。许多之前流行的磨削痂工具至今仍在使用，如 Week 刀、Humby 刀、Watson 刀和 Goulian 刀等。这些手术刀一般被用于传统的外科清创术。Weck 刀和 Goulian 刀，尺寸较小且易于操作，非常适合于表面轮廓较多的部位或小面积创面的清创，清创也较为精准；Humby 刀和 Watson 刀，尺寸稍大，适用于面积更大、创面更加平坦的清创。手术刀清创法只有在有足够的张力的情况下才能很好地进行切向切除，它不适用于不平整的表面、无张力的区域及皮肤临界厚度区域（如手和面部）。这些刀具可配备皮肤防护装置，且大多用于烧伤清创的手术刀都可以通过调整刀片和防护装置之间的间隙宽度，来控制组织切除的厚度。在清创过程中，医生也可以通过改变皮肤表面与刀片之间的角度及对创面施加的压力来控制切除坏死组织的厚度。切向切除也存在一些缺点：切向手术切除每次可切除 700~1700μm，若清创程度过深，存活的真皮会被一同去除；若清创程度过浅，则不能将失活组织完全切除。术中也会出现失活组织的去除深度不够均匀、清创过程中的出血风险更高等现象。在使用手术刀清创的过程中，可以使用电刀和辅助剂，包括局部药物，如在切除区域注射含有稀释肾上腺素的肿胀液使伤口表面膨胀，以及在四肢上端应用止血带，能够在一定程度上减少术中的出血量。亚甲蓝会优先被非上皮组织吸收，可以帮助医生区分坏死和非活体组织，避免清创过深。

（二）等离子刀清创

近年来，陆续出现了一些新型的清创工具，如等离子体介导的双极射频消融术（plasma-mediated bipolar radiofrequency ablation，PBRA）。这种清创术采用的工具通常被称为等离子刀或"射频消融术"技术，该技术是利用盐溶液中两个电极之间的双极射频电流，激发电解质产生一种聚焦等离子体。它通过打破坏死组织而不是活组织内较弱的分子键来达到清创的目的。使用 PBRA 进行创面清创是由于它可以有选择地去除组织。PBRA 已经被证明可以在不引起周围组织热损伤的情况下有效地清除创面床上坏死的组织碎片。而且有相关初步研究表明，PBRA 可以通过清创来减少细菌载负荷。然而，虽然使用等离子刀能够选择性地清除坏死组织，从而减少出血量，但也会或多或少损伤创面边缘有活性的组织，导致再上皮化延迟。

（三）水刀系统清创

近几年，外科清创术引入了诸如利用水的力量进行清创的新型器具，通常称为清创水刀系统。该系统通过使用高压无菌生理盐水的射流在伤口表面产生一种叫文丘里的效应，使得在冲洗、磨削创面的同时还能够抽吸走伤口的坏死组织，从而去除创面的残余物。尤其是在手、足、面部等凹凸轮廓的表面上，与常规手术器械清创相比，使用水刀清创存在明显的优势。也有研究表明，水刀在减少细菌方面也优于用传统的手术刀。与传统的皮肤切除术相比，使用水刀进行小面积的深Ⅱ度烧伤创面清创、磨痂术时速度很快，但对大面积创面清创速度较慢。也有研究表明，相对较为坚硬的坏死组织，水刀更适用于清除较软的坏死组织。因此，水刀是深Ⅱ度烧伤创面清创、磨痂手术时的最佳选择，但不是Ⅲ度烧伤清创的最佳选择。

二、酶促清创术

（一）自溶清创

失活组织的自溶性清创对伤口的愈合起着举足轻重的作用。自溶性清创是依靠创面中由巨噬细胞和内源性蛋白水解活性所致的坏死组织和焦痂从健康组织中选择性液化、分离和消化的自然过程而发生的。作为自然愈合过程的一部分，自溶是由死亡或受损细胞释放的酶分解死亡组织的过程。虽然这个词可能意味这个过程是主动的自我消化，但自溶实际上是细胞活动停止的结果。自溶清创取决于整个创面的湿润程度，以便发生自然的酶促反应。在创面湿润的情况下，坏死组织会自发从伤口表面脱落下来。Trudgian 认为，当坏死组织吸收水分后，会软化并从伤口表面脱离，从而显示出组织损伤的真实程度和潜在伤口床的情况。因此，自溶性清创的关键与伤口中水分含量的多少有关。

使用水凝胶、水胶体或透明薄膜等供湿或保湿敷料，可达到自溶清创的目的。它们被认为是较为温和的清创剂，提供创面所需要的湿润环境，促进失活组织的再水化。Trudgian 认为，水凝胶为健康组织的再生提供了温暖潮湿的环境，为创面的愈合或者后期植皮提供了最佳条件。Cowan 认为，水凝胶适用于处理干性创面，使创面再水化，从而促进创面自溶。水凝胶对伤口有保护和缓冲作用，并对较浅表的烧伤创面有舒缓和冷却的作用。水凝胶已被证明能够有效地管理烧伤导致的剧烈和长期的疼痛。对于某些烧伤患者，如老年人或孕妇，在不能选择手术的情况下，也可以使用水凝胶来加速清创过程。Martinet 等人提出，在Ⅳ级压疮治疗中，相较于在水凝胶中加入链激酶和（或）链道酶，单独使用水凝胶可能是一个更加经济的方法。

与其他清创技术相比，自溶清创的优势是不引起创面进一步损伤或面积扩大，对患者造成的创伤相对较小，但它也存在一定的缺陷，如：清创耗时较长，需要数周或更长时间进行多次换药才能使坏死部分脱离，使创面暴露于毒性降解产物之下，并且在此期间会增加伤口发生败血症的风险，可能增加烧伤的感染率和死亡率。因此，一般来说自溶清创不是烧伤创面首选或推荐的清创方法。

（二）外源性酶促清创

酶促清创术，被认为是一种很有前途的手术切除的替代方法。酶促清创是通过消化和溶解使伤口床中的失活组织从伤口分离或消化已经坏死的组织。酶能降解伤口坏死组织，对纤维蛋白、胶原蛋白、弹性蛋白、血小板来源的生长因子及伤口愈合所必需的物质产生影响。由于各种原因不能进行手术清创时，可以利用酶制剂进行创面的初始清创。酶制剂可用于清除有明显细菌生物负荷（严重定植或感染）的伤口，也可用于去除深度烧伤创面上黄色的坏死组织和黑色的焦痂。有些酶有选择性，只会降解失活组织；而有些酶是非选择性的，不能区分活组织和非活组织。当出现进展性坏死时，不适合用酶促清创。迄今为止，胶原酶是去除烧伤创面坏死组织常用的一种酶制剂。胶原酶软膏是从组织梭状芽孢杆菌菌株中提取的一种选择性清创剂，其特点是具有选择性，只分解一种蛋白质，即胶原蛋白，因此对清洁的组织不会产生有害影响。

研究表明，胶原酶的作用会受到多种因素影响，如湿润的伤口环境、酶制剂的类型和所用的浓度等，因此胶原酶通常与抗菌药物一起使用。胶原酶可以直接涂在伤口床上。用胶原酶治疗时，效果依赖于伤口床内潮湿环境的维持，因为这种酶需要水分来发挥预期的生物活性。水分可以通过创面的内源性渗出或外源性施加的水凝胶来提供。尽管酶清创的速度较缓慢且清创效率低，但由于其应用广泛，易于与其他清创方法结合，故临床医师经常将酶促清创剂与其他清创方法如外科清创、自溶清创等相结合。有证据表明，对儿童使用胶原酶清创可达到与单纯外科切除术同等的创面愈合时间，两者联合治疗可减少额外的外科切除。

应用胶原酶也可能产生一些副作用，例如可能会产生短暂的刺痛感觉，甚至会感到痛苦，但这些副作用往往是轻微和短暂的。到目前为止，除了疼痛之外，没有任何与使用酶制剂治疗烧伤相关的不良事件或并发症的报告。

三、生物清创术

这种清创技术是利用无菌的蛆来去除创面坏死组织。这种幼虫清创疗法在欧洲非常流行，它在清除烧伤焦痂和产生良好的肉芽组织方面非常有效且相对迅速。通常使用丝状蝇（Lucilia Sericata）和其他类似物种的幼虫来进行生物清创。在创面上，这些幼虫会避开健康组织和肉芽组织，仅食用坏死组织。生物清创术需要大量的应用经验，对伤口和伤口周围区域进行精确的准备，要注意正确处理从伤口移除（充满幼虫的）的敷料，并防止幼虫对周围皮肤造成损害。此外，患者的个人意愿也是一个重要考虑因素。这种方法在我国并不常见。

四、其他清创术

（一）机械清创

机械清创术，一般是利用不锈钢刮匙、刷子、解剖刀、镊子和剪刀，也可采用高速研磨机、砂纸或钢丝绒来摩擦创面从而清洁伤口表面。它的最终目标是创造一个清洁的创面床来促进创面后期的愈合。

（二）激光清创

用激光法对烧伤创面进行清创早有报道。Levin 等很多外国研究者用激光刀成功治疗深度烧伤患者。有研究表明，脉冲 CO_2 激光或铒激光能够确保有效和精确地清创。Reynolds 等人发现，CO_2 激光器是一种光热激光器，具有明显的凝固作用。铒激光是一种光机械激光器，对靶组织的凝固作用非常有限。由于铒激光的物理特性，其在消融组织时很少引起凝固，在清除部分深度烧伤时特别有利。Reynolds 等人的研究表明，铒激光在儿童深度烧伤的清创中，作用尤为明显。与成人相比，儿童的真皮层往往更薄，利用铒激光清创，不能存活的组织可以被精确地清除。临床上经常利用激光对创面进行磨削。但是，在健康组织上使用，一旦超过真皮乳头层，就会有大量的点状出血，妨碍能见度。因此，激光术适用于需要精准清创的手术。

五、展望

清创术、磨削术是治疗深度烧伤的重要步骤，目的是去除坏死和感染性的物质，并为皮肤移植和最终伤口的闭合做准备。目前在临床上，烧伤创面的清创方法多种多样，包括自溶、酶促和常规手术刀清创法，还有生物清创术、磨皮、激光、高压水冲洗和等离子刀清创法等。理想的清创方法应集实用、精确、快速、安全、有效于一体，且可以减少手术次数、缩短住院时间并减少相关的成本。清创方法的选择应因人而异，既要根据创面情况而定，也要考虑患者的年龄、一般情况和并发症等因素。目前，尚未发现哪种单一的方法在清创效果方面更为优越，也没有发现哪种技术适用于所有的患者。

随着人类新兴科学技术的不断进步与发展，越来越多的清创工具被创造出来。这些新工具的出现，意味着传统用于烧伤创面清创的手术刀不再是我们唯一的选择。作为烧伤科、创面修复科的临床医生，我们所面对和治疗的是患者而不是伤口。我们必须清楚地认识到根据相应的创面选择不同的清创方式以适应患者个人情况的重要性。在未来的临床工作中，继续研究最适合患者的精准清创方式，使创面获得最佳愈合，是烧伤科、创面修复科医生所面临的一个持续挑战。

参考文献

[1]　MARK S, GRANICK MD, JOHN POSNETT, et al. Efficacy and cost-effectiveness of a high-powered parallel waterjet for wound debridement[J]. Wound Rep Reg, 2006, 14: 394-397.

[2]　HYLAND EJ, D'CRUZ R, MENON S, et al. Prospective, randomised controlled trial comparing Versajet™ hydrosurgery and conventional debridement of partial thickness paediatric burns[J]. Burns, 2015, 41(4): 700-707.

[3]　MOSTI G, MALTALIANO V. The debridement of chronic leg ulcers by means of a new, fluidjet-based device[J]. Wounds, 2006, 18: 227-237.

[4]　CAPUTO WJ, BEGGS DJ, DEFEDE JL, et al. A prospective randomised controlled clinical trial comparing hydrosurgery debridement with conventional surgical debridement in lower extremity ulcers[J]. Int Wound J, 2008, 5(2): 288-294.

[5]　National Institute for Health and Clinical Excellence. The versajet Ⅱ hydrosurgery system for surgical debridement of acute and chronic wounds and burns, NICE guideline(MIB1) 2014.

[6]　GRAVANTE G, DELOGU D, ESPOSITO G, et al. Versajet hydrosurgery versus classic escharectomy for burn debridment: a prospective randomized trial[J]. Burn Care Res, 2007, 28(5): 720-724.

[7]　JANZEKOVIC Z. A new concept in the early excision and immediate grafting of burns[J]. Trauma, 1970, 10(12): 1103-1108.

[8]　MONAFO WW. Tangential excision[J]. Clin Plast Surg, 1974, 1(4): 591-601.

[9]　TRUDGIAN J. Investigating the use of aquaform hydrogel in wound management[J]. Br J Nurs, 2000, 9(14): 943-948.

[10]　EDWARDS J. Hydrogels and their potential uses in burn wound management[J]. Br J Nurs, 2010, 19(11): S12+S14-S16.

[11]　MARTIN S J, CORRADO O J, KAY E A. Enzymatic debridement for necrotic wounds[J]. Wound Care, 1996, 5(7): 310-311.

[12]　REYNOLDS N, CAWRSE N, BURGE, et al. Debridement of a mixed partial and full thickness burn with an erbium: YAG laser[J]. Burns, 2003, 29(2): 183-188.